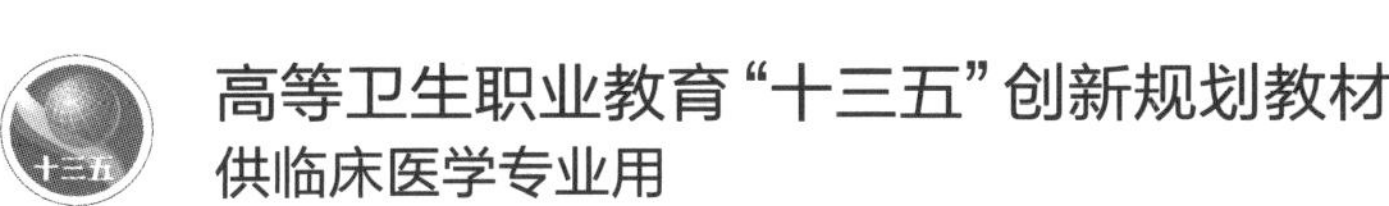

高等卫生职业教育“十三五”创新规划教材
供临床医学专业用

人体解剖学与组织胚胎学

主　编　李朝鹏　武煜明

副主编　何世洪　贺　艳　王纯尧　叶　明

编　者（以姓氏笔画为序）

王纯尧（毕节医学高等专科学校）
王媛媛（北京中医药大学）
古丽扎尔·阿布都热西提（阿克苏职业技术学院）
叶　明（红河卫生职业学院）
朱建忠（沧州医学高等专科学校）
全　莉（宁夏医科大学）
李　华（安徽医学高等专科学校）
李朝鹏（邢台医学高等专科学校）
何世洪（四川中医药高等专科学校）
陈海瑞（曲靖医学高等专科学校）
武煜明（昆明卫生职业学院）
贺　艳（仙桃职业学院）
韩利军（永州职业技术学院）
解亚男（邢台医学高等专科学校）
谭玉蓉（遵义市第五人民医院）
颜绍雄（昭通卫生职业学院）

人民卫生出版社

图书在版编目(CIP)数据

人体解剖学与组织胚胎学 / 李朝鹏，武煜明主编
.—北京：人民卫生出版社，2019
ISBN 978-7-117-28145-4

Ⅰ. ①人… Ⅱ. ①李… ②武… Ⅲ. ①人体解剖学－高等职业教育－教材②人体组织学－人体胚胎学－高等职业教育－教材 Ⅳ. ①R32

中国版本图书馆 CIP 数据核字(2019)第 059105 号

人卫智网	www.ipmph.com	医学教育、学术、考试、健康，购书智慧智能综合服务平台
人卫官网	www.pmph.com	人卫官方资讯发布平台

人体解剖学与组织胚胎学

主　　编：李朝鹏　武煜明
出版发行：人民卫生出版社（中继线 010-59780011）
地　　址：北京市朝阳区潘家园南里 19 号
邮　　编：100021
E - mail：pmph @ pmph.com
购书热线：010-59787592　010-59787584　010-65264830
印　　刷：人卫印务（北京）有限公司
经　　销：新华书店
开　　本：787 × 1092　1/16　　印张：29
字　　数：742 千字
版　　次：2019 年 5 月第 1 版　2023 年 6 月第 1 版第 10 次印刷
标准书号：ISBN 978-7-117-28145-4
定　　价：99.00 元
打击盗版举报电话：010-59787491　E-mail：WQ @ pmph.com
（凡属印装质量问题请与本社市场营销中心联系退换）

出版说明

为贯彻落实《国务院关于加快发展现代职业教育的决定》《医药卫生中长期人才发展规划(2011—2020年)》《教育部关于全面提高高等职业教育教学质量的若干意见》《关于医教协同深化临床医学人才培养改革的意见》的文件精神，满足高等职业教育临床医学专业人才培养的新要求，适应信息技术手段的不断发展与创新，人民卫生出版社经过充分调研论证，启动了临床医学专业高等卫生职业教育创新规划教材的编写工作。

本套教材的编写深入贯彻十九大精神，全面落实全国卫生与健康大会、《"健康中国2030"规划纲要》要求，适应新时期临床医学人才培养改革发展需要，严格执行教材质量控制体系，以"创新"与"共享"作为基本共识，以增强学生的创新精神和实践能力为教材编写的工作重点。本套教材汇集全国70余所院校专家的智慧与力量，在教材体系设计、内容构建与形式上进行了尝试：

1. 坚持品质，编写精品教材　教材编写遵循"三基、五性、三特定"的原则，教材从顶层设计到局部编写强调思想性、科学性、先进性、启发性、适用性。突出职业教育教材属性，严格控制篇幅，实现整体优化。

2. 突出技能，提升综合素养　围绕培养目标，本套教材的编写强调知识、技能、素养三位一体的综合培养：知识为基，技能为本，素养为重。技能培养以早临床、多临床、反复临床为遵循，通过纸质教材与数字内容的结合，使教材内容得到立体化的体现。素养以职业道德、职业素养和人文素养为重。编写队伍引入临床一线教师，力争实现教材内容与职业岗位能力要求对接零距离。

3. 纸数融合，注重创新　本套教材为融合教材，通过随文二维码增强教材的纸数资源融合性与协同性，打造具有时代特色的高职临床医学专业"融合教材"，服务并推动职业院校教学信息化。通过教材随文二维码的内容的扫描，进一步帮助学生理解、巩固知识，全面体现"以学生为中心"的教材建设理念。

本套教材共25种，预计于2019年6月前陆续出版，供高等卫生职业院校临床医学专业师生使用。

高等卫生职业教育“十三五”创新规划教材评审委员会名单

高等卫生职业教育“十三五”创新规划教材临床医学专业目录

序号	书名	主编
1	医用化学	何丽针　宗大庆
2	人体解剖学与组织胚胎学	李朝鹏　武煜明
3	生理学	晏廷亮　王光亮
4	生物化学	梁金环　张艳平
5	病原生物学和免疫学	卫　茹　杨朝晔
6	病理学与病理生理学	吴寿峰　季　丹
7	药理学	陈俊荣　凌伯勋
8	细胞生物学和医学遗传学	李　弋
9	预防医学	杨福江　晏志勇
10	诊断学	曹聪云　周齐艳
11	内科学	闫金辉　李祖祥
12	外科学	王高卓　林　坚
13	妇产科学	杨敬改　陈晓敏
14	儿科学	林　梅　王振敏
15	传染病学	白志峰　史卫红
16	眼耳鼻喉口腔科学	马　涛　徐　芳
17	皮肤性病学	胡晓军　魏双平
18	中医学	金玉忠　简亚平
19	医学心理学	朱　玲　黄　莉
20	急诊医学	韩扣兰
21	康复医学	任国锋
22	全科医学导论	乔学斌

续表

序号	书名	主编
23	临床医学实践技能	熊洁琳　张丽丽
24	医患沟通	夏　曼　施宏伟
25	职业生涯规划与就业指导	才晓茹　康齐力

数字资源编者名单

主　编　解亚男

副主编　李　华　朱建忠

编　者（以姓氏笔画为序）

王纯尧（毕节医学高等专科学校）
王媛媛（北京中医药大学）
古丽扎尔·阿布都热西提（阿克苏职业技术学院）
叶　明（红河卫生职业学院）
朱建忠（沧州医学高等专科学校）
全　莉（宁夏医科大学）
李　华（安徽医学高等专科学校）
李朝鹏（邢台医学高等专科学校）
何世洪（四川中医药高等专科学校）
陈海瑞（曲靖医学高等专科学校）
武煜明（昆明卫生职业学院）
贺　艳（仙桃职业学院）
韩利军（永州职业技术学院）
解亚男（邢台医学高等专科学校）
谭玉蓉（遵义市第五人民医院）
颜绍雄（昭通卫生职业学院）

前　言

本教材依据《国务院关于加快发展现代职业教育的决定》以及《教育部关于深化职业教育教学改革全面提高人才培养质量的若干意见》文件精神，以专业培养目标为导向，以职业技能培养为根本，融传授知识、培养能力、提高素质为一体，突出启发性，重视培养学生的创新能力、获取信息及终身学习的能力，满足高端技能型、应用型医药人才的需求而编写的高等卫生职业教育“十三五”创新规划教材，供全国高等职业医学教育教学使用。

本教材牢固确立职业教育在国家人才培养体系中的重要位置，力求职业教育专业设置与产业需求、课程内容与职业标准、教学过程与生产过程“三对接”，“崇尚一技之长”，提升人才培养质量，做到学以致用。教材编写符合“三基、五性”原则，以学生为主体，注重持续激发学生的学习热情，运用现代信息技术创新教材形式，打造“融合教材”。编写内容注重临床医学专业特点、突出与临床课程联系、加强与职业岗位需求对接、强化与临床执业助理医师资格考试接轨，满足高等卫生职业教育临床医学专业人才培养需要。编写形式注重职业教育特点，力求简洁活泼、图文并茂，增加数字资源，如内容提要、知识拓展、自测题、实验指导等，通过章首、随文、章末二维码，把数字资源与纸质教材内容相对应，满足现代教育多样化教学需要。

本教材包括人体解剖学和组织胚胎学两部分内容，全书配有精美插图500余幅。通过本教材的学习可获得正常人体的形态、结构等基本知识和基本理论，掌握解剖学课程实践操作的基本技能，培养和形成良好的职业素质和职业操守，并具有结合生活实际、临床疾病进行应用的能力，同时为学习医学后续课程奠定基础。

参加编写的人员为全国多所医学高等院校中有多年教学和临床经验的一线教师，从而保证了教材编写质量。在编写过程中，得到了相关院校领导与老师的大力支持和帮助，同时参考了相关教材，在此一并表示诚挚的感谢！

该教材的编写，虽经编委会多次讨论、修订和完善，几易其稿，但是书中疏漏、错误、不足之处在所难免，恳请大家不吝赐教，以便再版时修订并加以完善。

李朝鹏　武煜明

2019年1月

目　录

上篇　系统解剖学

下篇 组织与胚胎学

绪　论

学习目标

1. 掌握：人体的组成和分部；人体解剖学与组织胚胎学的常用术语。
2. 熟悉：人体解剖学与组织胚胎学的定义。
3. 了解：人体解剖学与组织胚胎学的学习观点和方法。
4. 具备人体组成的基本知识，正确理解运用解剖学姿势、方位术语的能力。
5. 能够利用解剖学姿势、方位术语的相关知识，正确描述人体器官的位置关系，同时树立严谨的学习态度。

一、人体解剖学与组织胚胎学的定义和地位

人体解剖学与组织胚胎学是研究正常人体形态结构、发生发展及其相关功能的科学，属于生物科学的形态学范畴，是医学科学中一门重要的基础课程。其主要任务是研究探讨人体各器官的位置、形态、毗邻关系、发生发育规律及其相关功能。医学名词中约 1/3 来源于人体解剖学与组织胚胎学。学习人体解剖学与组织胚胎学的目的是掌握正常人体的形态结构知识，为后续医学课程的学习打基础。

人体解剖学与组织胚胎学包括：解剖学、组织学和胚胎学。

解剖学：分为系统解剖学和局部解剖学。系统解剖学是按照人体的系统组成，描述各器官位置、形态结构的科学。局部解剖学是以某一局部为中心描述各器官位置分布与毗邻关系的科学。系统解剖学和局部解剖学主要通过肉眼观察研究人体形态结构，又称巨视解剖学。

组织学：借助显微镜与切片技术，研究人体器官、组织与细胞的微细构造。组织学研究根据所选用仪器的不同，在光学显微镜下所观察的结构称光镜结构或微细结构，在电子显微镜下所观察的结构称电镜结构或超微结构。

胚胎学：研究人体胚胎发生、发展规律与发生发育过程中的形态结构变化。

由于研究角度、方法和目的不同，人体解剖学又分为其他分支，如临床应用解剖学、X 线解剖学、断层解剖学、运动解剖学、艺术解剖学等。

二、人体的组成和分部

构成人体结构和功能的基本单位是细胞（cell）。人体细胞大小不一，形态多样，不同种类的细胞完成不同的生理功能。细胞之间存在一些不具细胞形态的物质，称为细胞间质。许多形态和功能相似的细胞与细胞间质共同构成组织（tissue）。人体组织分为四种基本组织，即上皮组织、结缔组织、肌组织和神经组织，它们是构成人体各器官和系统的基础。由几种组织有机地结合，构成具有一定形态，能够完成一定功能的结构称器官（organ），如心、肝、肾等。功能上密切相关的器官一起构成人体的系统，完成人体某种连续的生理功能。人体可分为九大系统，即运动系统、消化系统、呼吸系统、泌尿系统、生殖系统、循环系统、感觉器官、内分泌

系统和神经系统。其中消化系统、呼吸系统、泌尿系统和生殖系统这四个系统的器官均有直接或间接的管道与外界相通，这种具有直接或间接管道与外界相通的器官又称为内脏。人体各器官、系统在神经和体液的调节下，相互联系，共同配合，构成一个完整的有机体。

人体可分为头、颈、躯干和四肢。头的前面称为面，颈的后面称为项。躯干前面分为胸部、腹部、盆部和会阴；躯干后面称为背。四肢分上肢和下肢，上肢分为肩、臂、前臂和手；下肢分为臀、股、小腿和足。

三、人体解剖学与组织胚胎学常用术语

为了正确描述人体结构的形态、位置以及它们间的相互关系，必须制定公认的统一标准，以便统一认识，相互交流，为此规定了解剖学姿势和方位术语。

（一）解剖学姿势

解剖学姿势是指身体直立，两眼平视前方，上肢自然下垂于身体两侧，掌心朝向前；下肢并拢，足尖向前的姿势。在描述人体器官位置关系时，必须以解剖学姿势为准（图绪-1）。

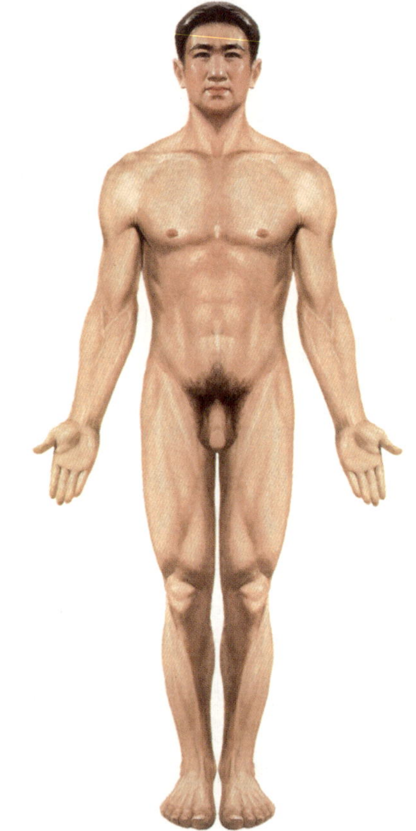

图绪-1　解剖学姿势

（二）常用的方位术语

1. 上和下　按解剖学姿势，近头顶者为上，近足底者为下。如眼与口比较，眼位于口之上，口位于鼻之下。在比较解剖学或胚胎学中，上也称为颅侧；下也称为尾侧。

2. 前和后　靠近身体腹面者为前，靠近背面者为后。前也称为腹侧，后也称为背侧。在描述手时，前、后常用掌侧和背侧代替。

3. 近侧和远侧　相对四肢根部距离远近的术语，即靠近四肢的根部者为近侧，远离四肢根部者为远侧。

4. 内侧和外侧　相对正中矢状面距离远近的术语，距正中矢状面近者为内侧，反之为外侧。描述上肢前臂结构时，内侧也称尺侧，外侧也称桡侧。描述小腿结构时，小腿内侧和外侧又分别称胫侧和腓侧。

5. 内和外　是描述与体腔或空腔器官位置关系的术语。腔内者或近腔面为内，腔外者或远腔面者为外。

6. 浅和深　是表示与体表距离远近的术语，靠近体表者为浅，距离体表远者为深。

（三）轴和面

1. 轴　在解剖学姿势下，将人体设定了三个互相垂直的轴（图绪-2）。

（1）矢状轴：为前后方向，与水平面平行，与人体长轴垂直的轴。

（2）冠状轴：为左右方向，与水平面平行，与人体长轴垂直的轴。

（3）垂直轴：与人体长轴平行，与水平面垂直的轴。

轴多用于表达关节运动时骨的位移轨迹所沿的轴线。

2. 面　按照轴线可将人体或器官切成不同的切面，以便从不同角度观察器官结构。

（1）矢状面：是沿矢状轴方向所做的切面，将人体分为左右两部分。其中通过人体正中

线的矢状面，称为正中矢状面，将人体分为外观对称的两部分。

（2）冠状面：是沿冠状轴方向所做的切面，将人体分为前、后两部分。

（3）水平面：又称横切面，与地平面平行，将人体分为上、下两部分。

在描述器官切面时，沿器官长轴所做的切面称纵切面，与长轴垂直所做的切面称横切面。

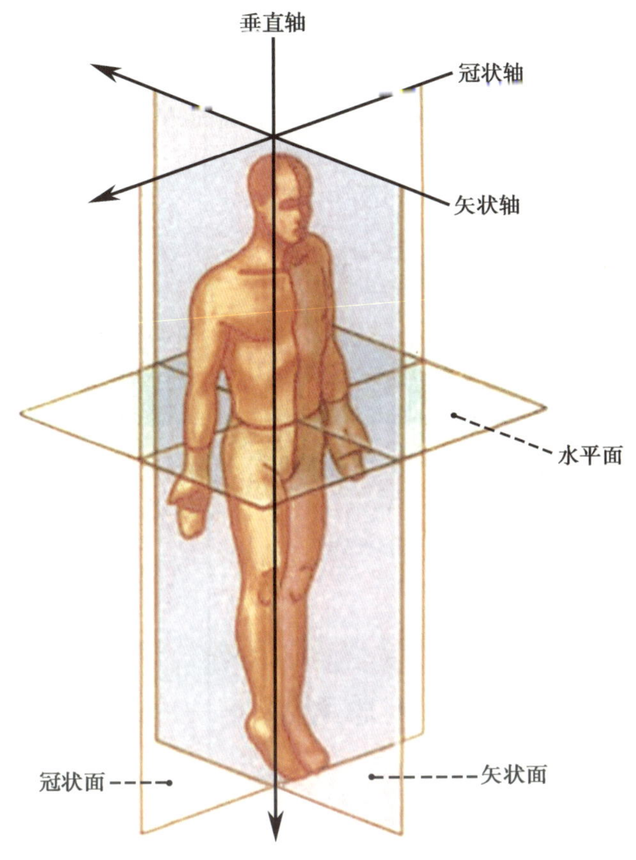

图绪 -2　人体的轴和面

四、人体解剖学与组织胚胎学的学习观点和方法

1. 形态与功能相联系的观点　器官的形态结构是其功能的结构基础，一定的形态结构决定细胞、组织和器官的功能，如肌细胞呈细长纤维状，收缩可以缩短。人类上、下肢从事不同功能活动，上、下肢形态结构差异显著，与四肢动物有明显区别。长期锻炼可使肌发达、骨骼粗壮，长期卧床则可致肌萎缩、骨质疏松。结构与功能相互联系、相互影响。

2. 局部与整体相统一的观点　人体是多器官、多系统组成的有机体。任何器官和局部都是整体不可分割的一部分。通过神经系统和体液的调节，局部与整体之间，器官与器官之间，局部与局部之间，在结构和功能上既相互联系又相互影响。如运动系统的活动，可促进心、肺的功能活动。在学习的过程中要有局部与整体相统一的观点，从整体的角度来理解器官、局部的形态结构，以及它们之间的功能关系。同时注重局部结构与整体结构的差异，平面结构与立体结构的关系，以便更好的学习利用。

3. 进化发展的观点　人类是经历了漫长的生物进化发展而来的，是种系发生的结果，其形态经历了由低级到高级、由简单到复杂的种系演变的过程，所以保留着一些与脊椎动物相类似的基本特点。现代人类仍在不断发展变化中，不同性别、不同地区、不同种族的人，个体之间均有差异；不同环境、不同的社会生活和劳动条件，均可影响人体结构的发展，这些都是正常普遍的现象。在个体发育过程中，器官的位置、形态、结构可能出现变异、畸形，人体也可能出现返祖现象。以进化发展的观点研究人体形态结构，可以更深入、立体地认识人体。

4. 理论与实际相结合的观点　学习人体解剖学与组织胚胎学的目的是为了更好地认识人体结构，将其知识运用于医学理论与实践。本门课程形态结构多，内容量大，名词多，需要理解记忆，为了更牢固掌握，必须注重理论与实践相结合，将理论上抽象的结构与名词，通过对标本、模型、组织切片的观察，以加深记忆和理解。同时结合自身与各器官功能活动特点，通过对照、比较、综合分析，以熟练掌握，达到学以致用。

五、人体解剖学发展简史

人体解剖学发展简史（文本）

显微镜的结构与使用及组织切片的制作（文本）

（何世洪）

思考题

1. 试述人体的系统组成。
2. 试述解剖学姿势。
3. 简述常用的方位术语。

自测题

上篇

系统解剖学

第一章 运动系统

学习目标

1. 掌握：骨的形态和构造；各部椎骨的主要特征；胸骨的组成、胸骨角的意义；颅骨和四肢骨的名称、位置及主要的形态结构；关节的基本结构；脊柱的整体观；肋弓的构成；肩、肘、髋、膝关节的组成、结构特点和运动；骨盆的构成；全身主要骨性标志。肌的形态和构造；全身各部主要肌群的位置、形态和作用；斜角肌间隙的位置、通过结构及临床意义；膈的位置、形态、3个裂孔的位置及通过结构。

2. 熟悉：颅的整体观；骨连结的分类；椎骨间连结的方式及作用；颞下颌关节和腕、踝关节的组成、结构特点及运动；肌的起止、配布与作用；咀嚼肌的位置、组成和作用。

3. 了解：骨的理化性质；新生儿颅的特点；脊柱的运动；胸廓的形态、特点；胸锁关节、骶髂关节的构成及特点；手足关节的组成及足弓的概念；肌的辅助装置等。

4. 具备在标本和模型上辨认运动系统的形态结构，以及对全身体表标志进行触摸和定位的能力。

5. 能够培养严谨的科学态度和实事求是的精神，运用运动系统解剖知识，分析运动系统常见疾病，为临床学习打下基础。

运动系统由骨、骨连结和骨骼肌三部分组成。运动系统的器官分布于人体各部，占人体体重的60%～70%。骨和骨连结构成人体支架，肌附着于骨上，构成了人体的基本轮廓。

骨和骨连结组成骨骼，肌跨过关节附着于骨，肌收缩牵动骨，通过关节产生运动。运动系统具有支持体重、维持体态、保护内脏器官、完成各种运动的功能。

骨和肌的某些部分在人体表面能够摸到或看到的称为骨性标志和肌性标志。临床上常利用这些标志作为器官定位，判定血管、神经的走向及针灸取穴等的依据。

第一节　骨和骨连结

病例导学与分析

35岁女性，业余体育爱好者，在曲棍球比赛中肩部撞到了墙边挡板上，肩部感到疼痛。医生检查时发现患者的右侧锁骨外侧端异常突出，肩锁关节与喙肩韧带处红肿、压痛，锁骨肩峰端轻度松动。右肩位置较左肩为低。影像学报告：右肩锁关节间隙明显变宽，锁骨肩峰端高于正常位置。诊断：右肩锁关节脱位。

问题：

1. 患者可能损伤了什么结构？

2. 患者右侧肩部降低的原因是什么？

病例分析

一、概述

骨是一种器官，具有一定的形态和功能，坚硬而有弹性，有血管、神经、淋巴等供应，不断地进行新陈代谢，具有生长发育、改建、修复和再生的能力。成人骨共有206块，除听小骨(6块)外，按位置不同，可分为颅骨(23块)、躯干骨(51块)和四肢骨(126块)(图1-1)。

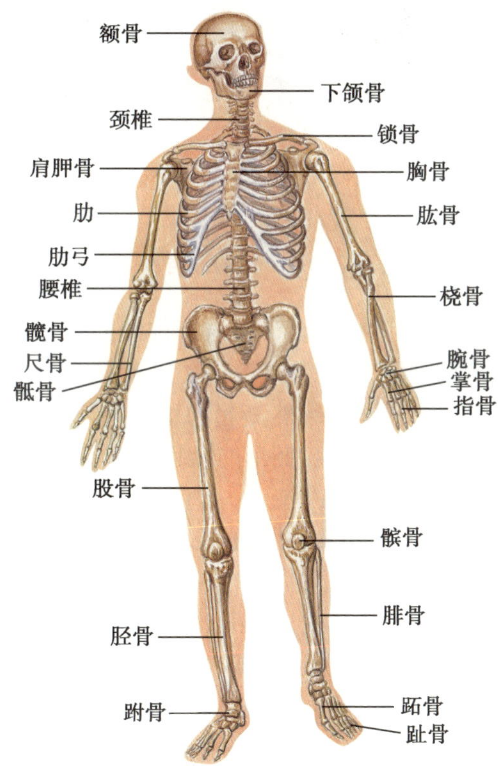

图1-1 全身骨骼(前面观)

(一)骨的形态结构

1. 骨的分类 骨按形态可分为四类，即长骨、短骨、扁骨、不规则骨等(图1-2)。

(1)长骨(long bone)：呈管状，可分为一体两端。中部为骨体(骨干)，骨质致密，中间的空腔为骨髓腔(medullary cavity)，充满骨髓。骨的两端膨大为骺(epiphysis)，游离端光滑区为关节面，由关节软骨被覆。骺与骨干相连结处为干骺端(metaphysis)。长骨多位于四肢，在运动中起杠杆作用。

（2）短骨（short bone）：略呈立方形，能承受重量和压力，群集排列，外周为骨密质，内部为骨松质。多位于腕部和足部，运动幅度小，起支撑的作用。

（3）扁骨（flat bone）：呈板状，参与构成颅腔、胸腔、盆腔，具有保护内脏器官的作用。

（4）不规则骨（irregular bone）：形状不规则，如椎骨。某些不规则骨内有空腔称为含气骨，如上颌骨。

籽骨在某些关节运动中发生摩擦的部位或转变力作用方向的部位，多位于肌腱内。

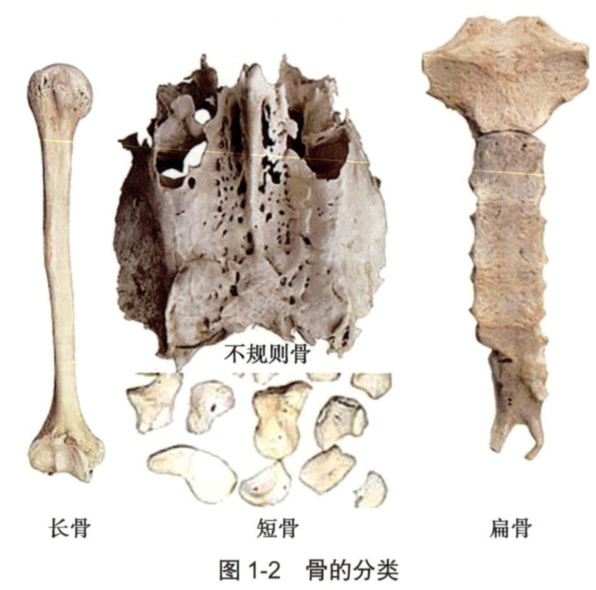

图 1-2　骨的分类

2. 骨的表面形态　骨的表面因受肌肉牵拉、血管神经的走行和贯通及与周围脏器毗邻而产生一定的形态，并赋以特定的名称。

（1）骨面的突起：平滑的骨面称面。突然高起的称为突，较尖锐的小突起称为棘（spine）；基底较大的突起称隆起，粗糙的隆起称粗隆；圆形的隆起称结节和小结。细长的锐缘称嵴（crest），低而粗涩的嵴称线。

（2）骨面的凹陷：大的凹陷称窝，小的称凹（fovea）或小凹（foveola）。长形的凹称沟，浅的凹称压迹（impression）。

（3）骨的空腔：骨内的腔洞称腔、窦或房（antrum），小的称小房（cellules），长形的称管（meatus）或道。腔或管的开口，称口（aperture）或孔，不整齐的口称裂孔（hiatus）。

（4）骨端的膨大：较圆者称头（head）或小头（capitulum）。头下略细的部分称颈。椭圆的膨大称髁（condyle），髁上的突出部分称上髁（epicondyle）。

（5）骨的边缘：骨的边缘称缘，边缘的缺口称切迹。

3. 骨的构造　骨由骨膜、骨质、骨髓及神经、血管等组成（图 1-3）。

（1）骨质（bone substance）：由骨组织构成，分骨密质和骨松质。骨密质（compact bone），质地致密，耐压性强，分布于骨的表面。骨松质（spongy bone），呈海绵状，由相互交织的小梁排列而成，分布于骨的内部，按照骨所承受的压力和张力的方向排列。颅盖骨内外均为骨密质，分别称外板和内板。外板厚而坚韧，富有弹性，内板薄而松脆，故颅骨骨折多见于内板。内、外板之间为骨松质，称板障，有板障静脉经过。

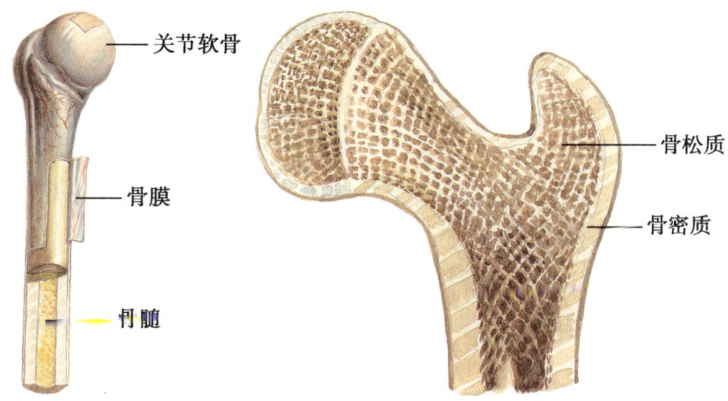

图 1-3　长骨的构造

（2）骨膜（periosteum）：除关节面的部分外，新鲜骨的表面都覆有骨膜。骨膜由纤维结缔组织构成，含有丰富的血管和神经，对骨的营养、再生和感觉有重要作用。骨膜可分为内、外两层。外层致密有许多胶原纤维束穿入骨质，使之固着于骨面。内层疏松有成骨细胞和破骨细胞，具有产生新骨质、破坏原骨质和重塑骨的功能。幼年期骨细胞功能活跃，促进骨的生长；成年时处于相对静止状态，但当骨发生损伤（如骨折）时，骨膜又重新启动成骨功能，促进骨折的修复愈合。如骨膜剥离太多或损伤过大，则骨折愈合困难。

位于骨髓腔内面和骨松质间隙内的骨膜称骨内膜（endosteum），是一层菲薄的结缔组织，也含有成骨细胞和破骨细胞，有造骨和破骨的功能。

（3）骨髓（bone marrow）：充填于骨髓腔和松质的间隙内，分为红骨髓和黄骨髓。在 5～6 岁以前，人体内都是红骨髓，具有造血功能。6 岁以后，长骨骨髓腔内的红骨髓逐渐被脂肪组织代替，失去造血功能成为黄骨髓，在特殊情况下（如失血过多等），黄骨髓还可转变为红骨髓继续造血。

临床上作骨髓穿刺时，应在安全易操作的部位进行，如髂前上棘或髂后上棘等处，穿刺取样检查骨髓。

知识拓展

骨膜的临床应用

因骨膜对骨有营养、再生、感觉等功能，临床骨折手术时，应尽可能保持骨膜的完整，以利于骨折的愈合。骨膜血供丰富，临床上常设计切取带血管的骨膜瓣移植，修复骨折所致的骨不连，促进骨折愈合。

4. 骨的化学成分和物理特性　新鲜骨坚硬而有弹性，主要取决于它的化学成分。骨主要由有机物和无机物组成。有机物主要由骨胶原纤维和黏多糖蛋白组成，约占骨总量的 30%～40%，使骨具有韧性和弹性。无机物的组成有碱性磷酸钙、碳酸钙、氟化钙、氯化钙等，约占 60%～70%，使骨具有坚硬性。在人的一生中，骨质的化学成分随年龄增长而变化。小儿骨质中有机物多，柔韧而易变形，如遇暴力易发生青枝状骨折。老年人骨质中无机物多，脆性大易骨折。正常情况下，青壮年人骨质中，有机物与无机物的比例适当，骨有最佳的韧性和硬度。

骨还具有一定程度的可塑性，在婴幼儿时期，由于体位、姿势不良等原因可引起颅、脊柱、肢体的变形。

5. 骨的发生与发育　人类骨的个体发生比较复杂，骨来源于胚胎时期的间充质，约在胚胎第8周左右，以两种方式成骨，即膜化骨和软骨化骨。

(1) 膜化骨：在间充质密集的膜中央，一些间充质分化为成骨细胞这种细胞产生骨纤维和骨基质，在基质中逐渐出现钙盐沉积而形成骨质，并不断向四周伸延。

(2) 软骨化骨：以长骨为例，胚胎早期，在间充质内先形成透明软骨样软骨雏形，在软骨膜下，骨原细胞分化为成骨细胞，在软骨体中部产生一些骨质称为骨领(图1-4)，软骨膜即成为骨膜。在骨领形成的同时软骨干内部基质迅速钙化，软骨细胞退化，骨膜中的血管穿过骨领进入软骨，也带入了由间充质形成的成骨细胞和破骨细胞，使软骨干内部形成许多不规则腔隙，成骨细胞在此基础上形成骨小梁，称为原发骨化点。骨化点不断向两端扩大，腔隙融合为骨髓腔。

在胎儿出生前后，长骨两端的软骨先后出现骨化点，称继发骨化点，其所形成的骨为骺，逐渐发育膨大，干与骺交界为干骺端，干与骺之间的软骨为骺软骨。骺软骨不断增殖使骨的长度增加，骺软骨完全骨化大约在17～25岁，干与骺完全融合为骺线，骨再不能增长。骨的加粗是靠骨膜下成骨细胞的增殖来完成的。

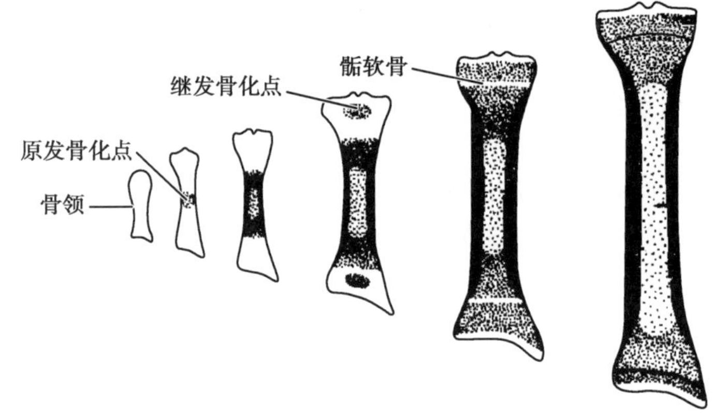

图1-4　长骨的发生

6. 骨的血管、淋巴管和神经　骨膜有丰富的血管、淋巴管和神经。

(1) 血管：在长骨有骨膜动脉、滋养动脉、干骺端动脉、骺动脉。这些动脉，均有静脉伴行。

(2) 淋巴管：骨膜有丰富的淋巴管。

(3) 神经：随血管分布于骨膜，如骨外伤或骨膜炎时，疼痛剧烈。

(二) 骨连结

骨与骨之间借纤维结缔组织、软骨或骨相连，构成骨连结。根据连结方式不同，可分为直接连结和间接连结两大类。

1. 直接连结　直接连结活动性很小或基本不活动，分为软骨连结、纤维连结、骨性结合(图1-5)。

(1) 软骨连结(cartilaginous joint)：两骨之间借软骨相连，如椎间盘、肋软骨、骨干与骺之间的骺软骨等。

(2) 纤维连结(fibrous joint)：相邻两骨借结缔组织连结。如颅骨之间的缝、椎骨间的韧带和桡尺骨之间的骨间膜等。

（3）骨性结合（synostosis）：两骨借骨组织相连，常由纤维连结或软骨连结骨化而成。如颅囟骨化和 5 块骶椎融合成一块骶骨等。

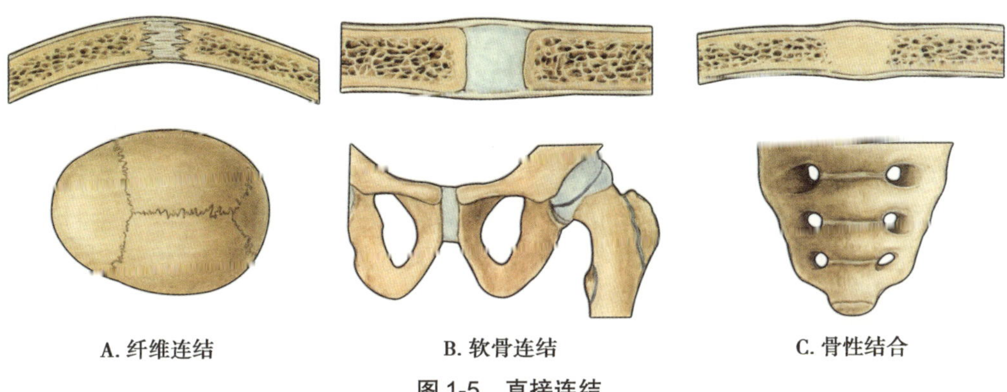

A. 纤维连结　　B. 软骨连结　　C. 骨性结合

图 1-5　直接连结

2. 间接连结　间接连结又称为关节（articulation），是相邻骨之间借膜性结缔组织囊相连结，相对骨面之间有间隙，运动范围较大。

（1）关节的基本结构：构成关节的基本结构包括关节面、关节囊和关节腔（图 1-6）。

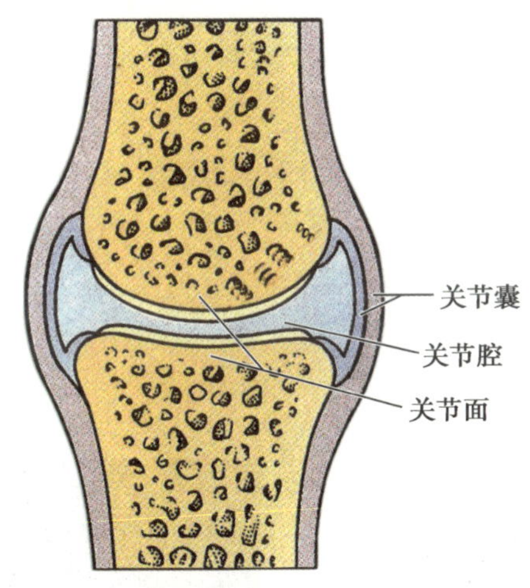

图 1-6　关节的构造

1）关节面（articular surface）：构成关节各骨的邻接骨面。关节面都被覆着光滑的关节软骨（articular cartilage），可减少摩擦并有弹性，有缓冲外力冲击的作用。

2）关节囊（articular capsule）：为结缔组织构成的膜性囊。附着于关节面周缘及附近骨面上。它分为内、外两层，外层称纤维层（fibrous membrane），厚而坚韧，有丰富的血管、神经，其周缘与骨膜融合；内层称滑膜（synovial membrane），贴于纤维层内面，周缘附着于关节软骨边缘。滑膜层薄而柔软，表面光滑，有丰富的毛细血管网。滑膜层能产生滑液，滑液具有润滑关节和营养关节软骨的作用。关节囊的厚薄和紧张的程度，与关节的稳固性和灵活性有密切关系。

3）关节腔（articular cavity）：为关节囊与关节面共同围成的密闭腔隙；腔内有少量滑液。关节腔内为负压，有利于关节的稳固。

（2）关节的辅助结构：关节的辅助结构包括韧带、关节盘和关节唇三部分。

1）韧带（ligament）：由致密结缔组织构成，呈扁带状、圆束状或膜状。主要功能是限制关节的运动幅度，增强关节的稳固性。位于关节囊外的韧带称囊外韧带，如膝关节的髌韧带，其本身就是由肌腱延续而成的。此外，尚有一些韧带位于关节内，为关节（囊）内韧带，如股骨头韧带和前、后交叉韧带等。

2）关节盘（articular disc）：关节腔内的纤维软骨板，为关节盘。关节盘将关节腔分隔成两部分。它的作用是使关节头和关节窝更加适应，关节运动可分别在上、下关节腔进行，从而增加了运动的灵活性和多样化。此外，关节盘也具有缓冲震荡的作用。具有关节盘的关节有颞下颌关节、胸锁关节、桡腕关节。膝关节内的关节盘是两块半月形的软骨片，为半月板。

3）关节唇（articular labrum）：是由纤维软骨构成的环，围在关节窝的周缘，以加深关节窝，增加关节的稳固性，如肩关节和髋关节。

4）滑膜襞（synovial fold）：是滑膜层突入关节腔所形成的皱襞。滑膜襞增大了滑膜的表面积，利于滑液的分泌和吸收，起缓和冲撞和震荡的作用。滑膜襞也可呈囊状，填于肌腱与骨面之间形成滑膜囊，可减小两者间的摩擦。

（3）关节的运动：按运动轴的不同分下列四个基本形式。

1）屈（flexion）和伸（extension）：关节沿冠状轴运动。运动时两骨之间的角度发生变化，角度变小称屈，角度变大称伸（图 1-7）。在足部，足背向小腿前面靠拢称为背屈（踝关节的伸）；与其相反的运动称为跖屈（踝关节的屈）（图 1-8）。

2）内收（adduction）和外展（abduction）：关节沿矢状轴运动。运动时骨向正中矢状面靠拢，称内收，反之称外展（图 1-9）。

3）旋转（rotation）：关节沿垂直轴或肢体长轴运动。运动时骨向前内侧旋转，称旋内，反之称旋外（图 1-10）。在前臂桡骨对尺骨的旋转运动中，将手背转向前方的运动称旋前，将手掌恢复到向前而手背转向后方的运动称旋后（图 1-11）。

4）环转运动（circumduction）：关节运动时，关节头在原位转动，骨的远端做圆周运动。能做环转运动的关节必须是双轴以上关节。如肩关节、髋关节等。

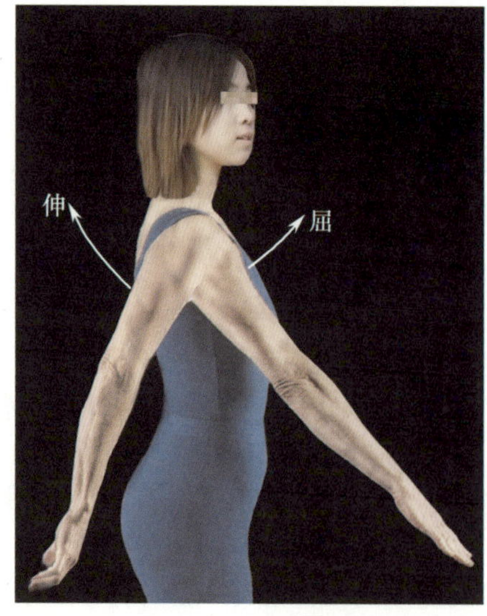

图 1-7　屈和伸

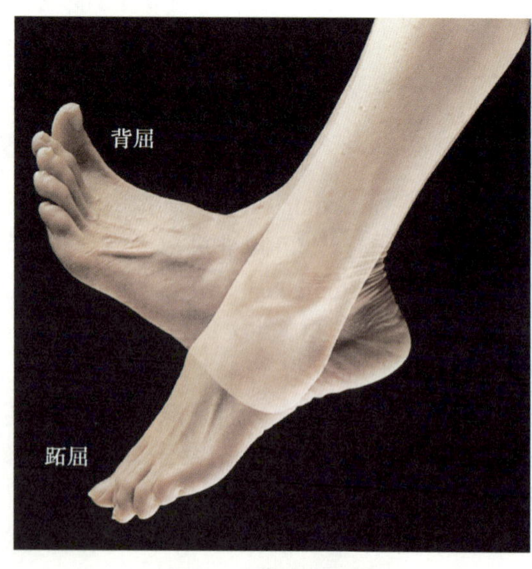

图 1-8　背屈和跖屈

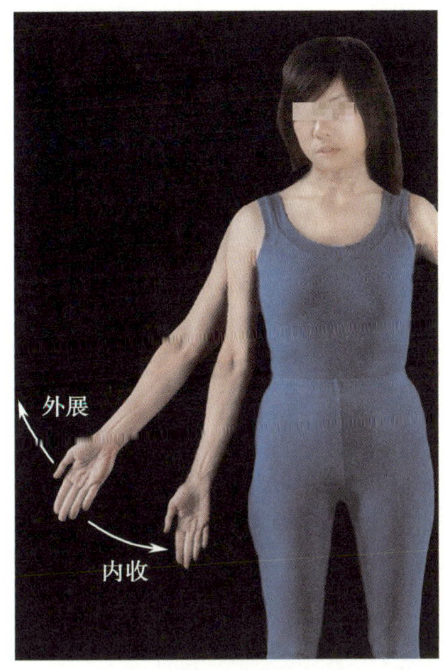

图 1-9 内收和外展

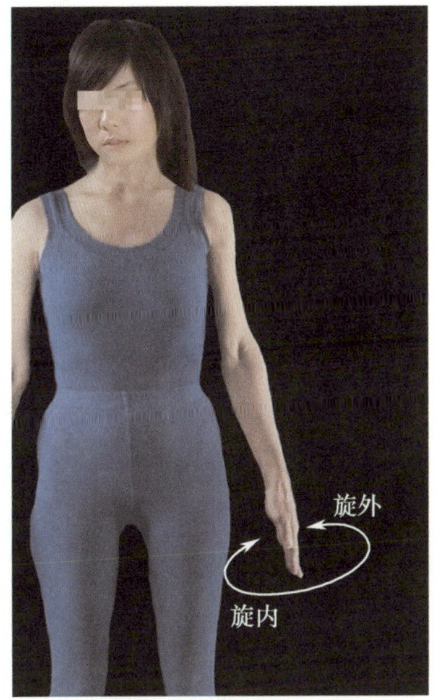

图 1-10 旋内和旋外

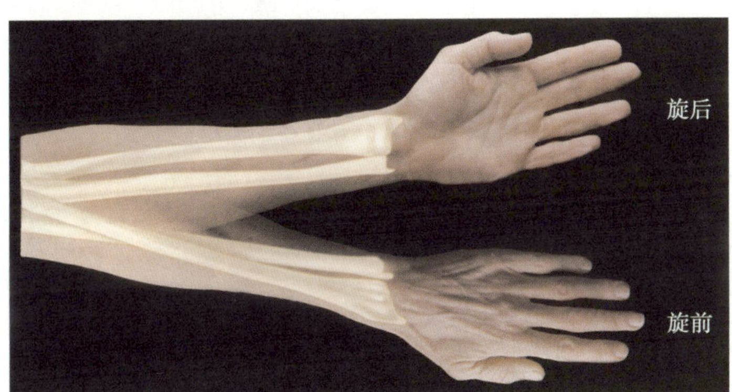

图 1-11 旋前和旋后

(4) 关节的分类：关节按构成的骨数、关节面的形态、运动轴的数目以及运动方形式进行分类(图 1-12)。

1) 单轴关节：①滑车关节(屈戌关节)，关节头呈滑车状，关节窝与关节头的沟相对应。仅能沿水平冠状轴做屈、伸运动，手的指间关节属于此型。有的滑车两端大小不一，关节窝上的嵴呈螺旋线状，称为蜗状(螺旋)关节，其运动轴为斜冠状轴，运动方向为斜线。②车轴关节，关节头呈圆形面，关节窝常与韧带相连形成环形，寰枢正中关节和桡尺近侧关节属之。它仅能循长轴(垂直轴)做旋转(回旋)运动。

2) 双轴关节：①椭圆关节，关节头为椭圆球面，关节窝为椭圆形凹面，如桡腕关节。此关节可沿水平冠状轴(长轴)做屈伸运动，又可沿水平矢状轴(短轴)做收展运动。还可进行环转运动。②鞍状关节，相对两骨的关节面都是马鞍形，二者互为关节头和关节窝，可沿水平冠状轴做屈伸运动，沿水平矢状轴做收展运动，还可进行环转运动。

3) 多轴关节：①球窝关节，关节头为球面，关节窝为球形凹，可进行无数个轴运动，如屈

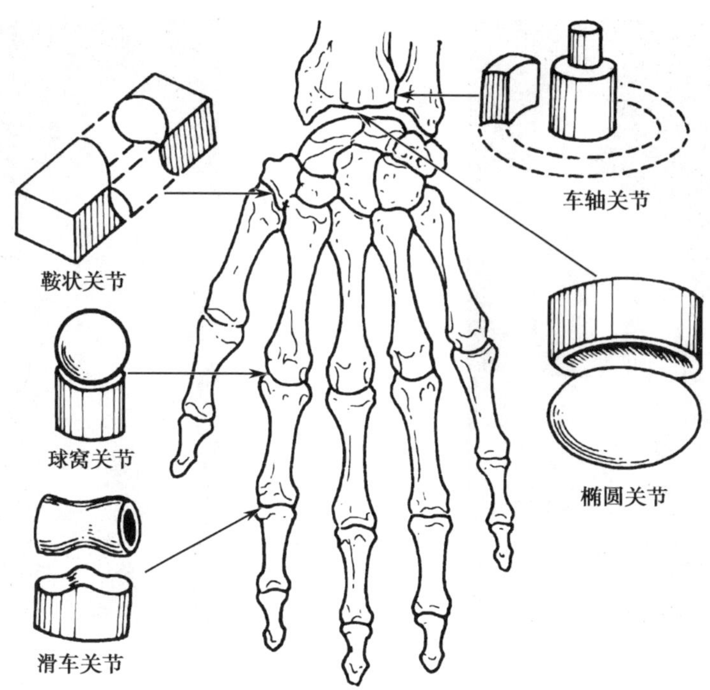

图 1-12　关节的分类

伸运动、收展运动、旋内旋外运动和环转运动等。如果关节窝深，包绕关节头的 1/2 以上时，则其运动度受限，称为杵臼关节。②平面关节，相对两骨的关节面接近于平面，实际可理解为巨大球体或球窝的一小部分，故也属多轴关节。

此外，两个或两上以上结构独立的关节，运动时必须互相配合才能完成的，称为联合关节，如两侧的下颌关节和椎间关节等。

二、躯干骨及其连结

躯干骨包括椎骨、胸骨和肋共 51 块，借骨连结参与构成脊柱、胸廓和骨盆。

(一) 脊柱

脊柱由 24 块椎骨、1 块骶骨和 1 块尾骨及其间的连结构成。

1. 椎骨(vertebrae)　位于项、背、腰部正中。幼年分为颈椎(7 块)、胸椎(12 块)、腰椎(5 块)，骶骨(5 块)、尾骨(3～4 块)。成年后 5 块骶椎融合成 1 块骶骨，3～4 块尾椎融合成 1 块尾骨。

(1) 椎骨的一般形态：椎骨是由椎体和椎弓两部分构成的(图 1-13)。

1) 椎体(vertebral body)：呈圆柱状，位于椎骨前部，是负重的主要部分，外表为骨密质，内部是骨小梁组成的骨松质。

2) 椎弓(vertebral arch)：呈弓形，位于椎体的后方，椎体与椎弓围成椎孔(vertebral foramen)，各椎孔相连构成椎管(vertebral canal)。椎弓与椎体连接处为椎弓根，根的上、下方各有一个凹陷为椎上、下切迹，相邻椎骨的椎上、下切迹构成椎间孔(intervertebral foramina)，椎弓较宽的部分为椎弓板。由椎弓发出 7 个突起，向后方伸出的为棘突(spinous process)，向两侧伸出一对横突(transverse process)，自椎弓板向上、下各伸出一对为上、下关节突(superior and inferior articular processes)。相邻两椎骨的上、下关切突组成椎间关节。

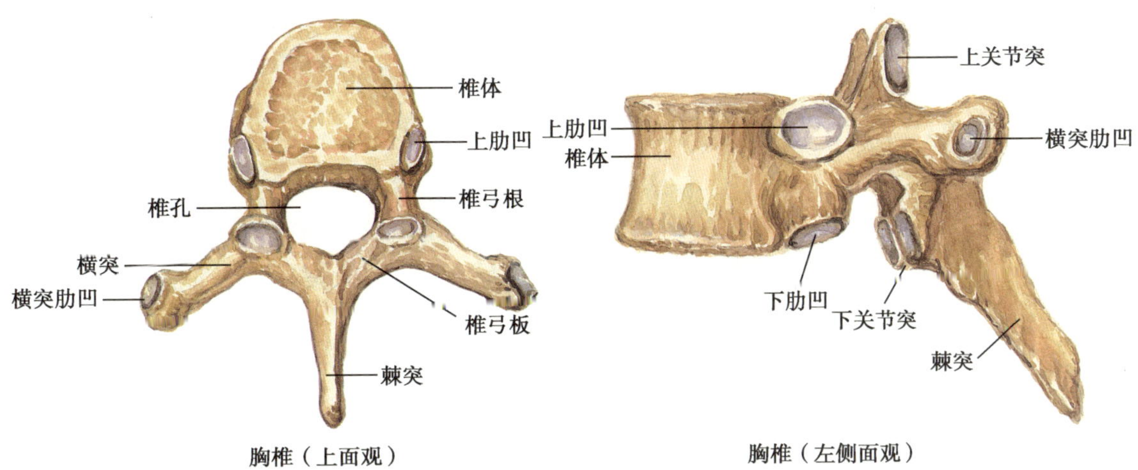

胸椎（上面观）　　胸椎（左侧面观）

图 1-13　胸椎的一般形态

（2）各部椎骨的形态特征

1）颈椎（cervical vertebrae）：椎体小，呈椭圆形，椎孔三角形，横突有横突孔，棘突短，2～6 颈椎末端分叉（图 1-14）。第 1、2、7 颈椎比较特殊。

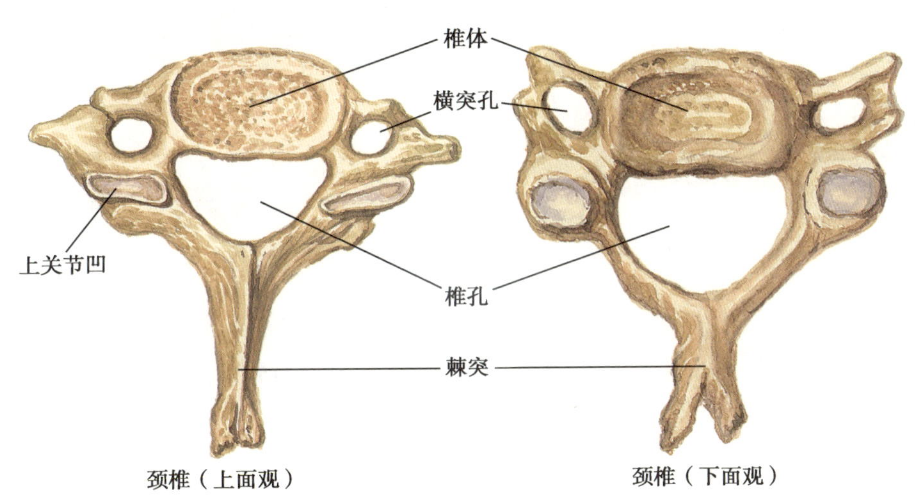

颈椎（上面观）　　颈椎（下面观）

图 1-14　颈椎（上、下面观）

知识拓展

颈动脉结节和颈部压迫止血

如果椎体钩增生肥大，可使椎间孔狭窄，压迫脊神经，产生疼痛等颈椎病症状。第 6 颈椎横突末端前部较粗大，称颈动脉结节，有颈总动脉行经其前方。当头部大出血时，可将颈总动脉压迫于此结节，进行止血。

第 1 颈椎又称寰椎（atlas），呈环形，无椎体和棘突，由前弓、后弓及侧块构成。前弓短，后面有一小关节面，称齿突凹。侧块上面有椭圆形关节面，与枕髁相关节。侧块下面为圆形关节面与第二颈椎的上关节面相关节（图 1-15）。

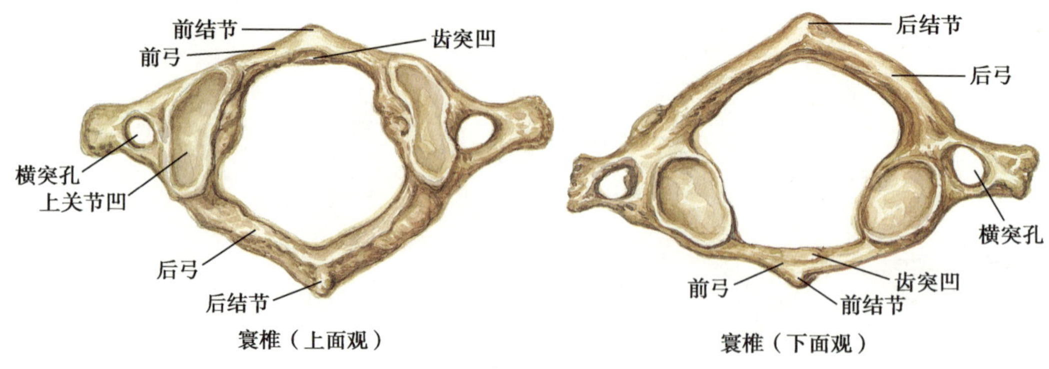

图 1-15　寰椎(上、下面观)

第 2 颈椎又称枢椎(axis)，在椎体上方有一齿突(图 1-16)。

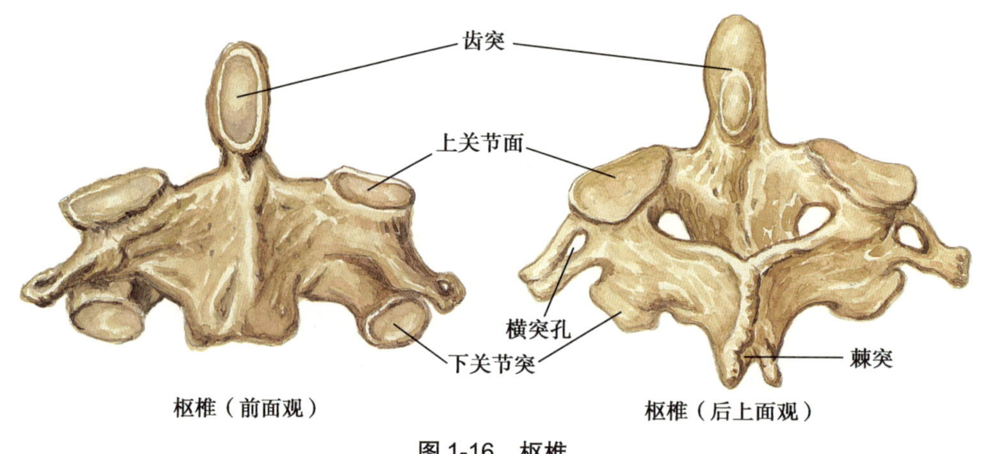

图 1-16　枢椎

第 7 颈椎又称隆椎(prominent vertebra)，棘突最长，末端不分叉，活体易于触及，是一明显的骨性标志，也是临床计数椎骨和针灸取穴的重要标志(图 1-17)。

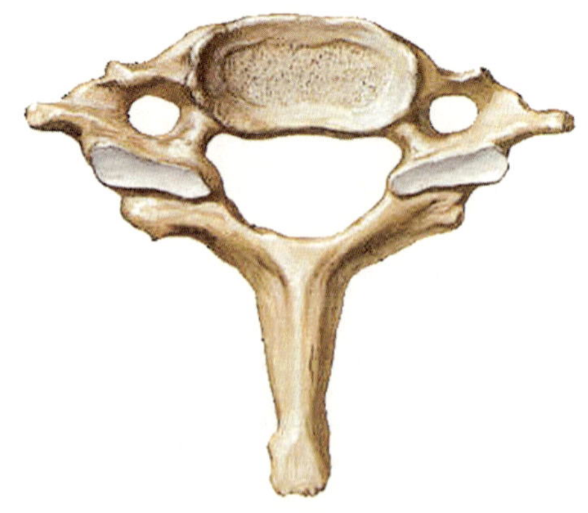

图 1-17　隆椎

2）胸椎(thoracic vertebrae)：椎体呈心形，侧面后部有肋凹，椎孔圆形，横突有肋凹，棘突长，伸向后下方，相邻棘突成叠瓦式排列。上、下关节突关节面的方向近冠状位(图 1-13)。

3）腰椎（lumbar vertebrae）：椎体大而肥厚，呈蚕豆形，椎孔三角形，上、下关节突关节面的方向呈矢状位，棘突扁宽，近似水平向后（图 1-18）。

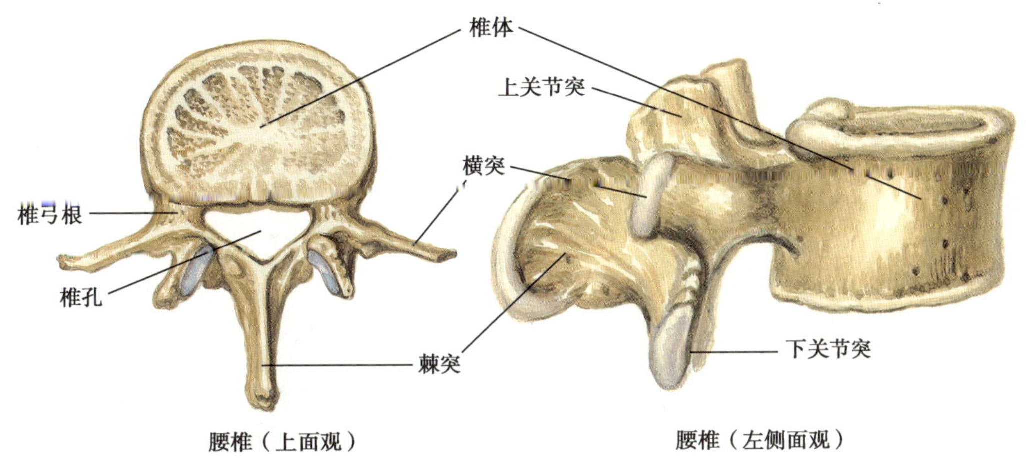

图 1-18 腰椎的一般形态

4）骶骨（sacrum）：为底在上、尖在下的三角形，底与第 5 腰椎相接，其前缘向前突出为岬（promontory）。骶骨前面凹陷，有四条横线，横线两端有 4 对骶前孔（图 1-19）。后面粗糙不平，在正中线有骶正中嵴，两侧有 4 对骶后孔。骶骨两侧上部有耳状面，其后方骨面凹凸不平的为骶粗隆。骶骨内有一纵行的骶管，下口略呈三角形为骶管裂孔（sacral hiatus），裂孔两侧有向下突出的骶角，临床骶管麻醉常以骶角作为标志（图 1-20）。

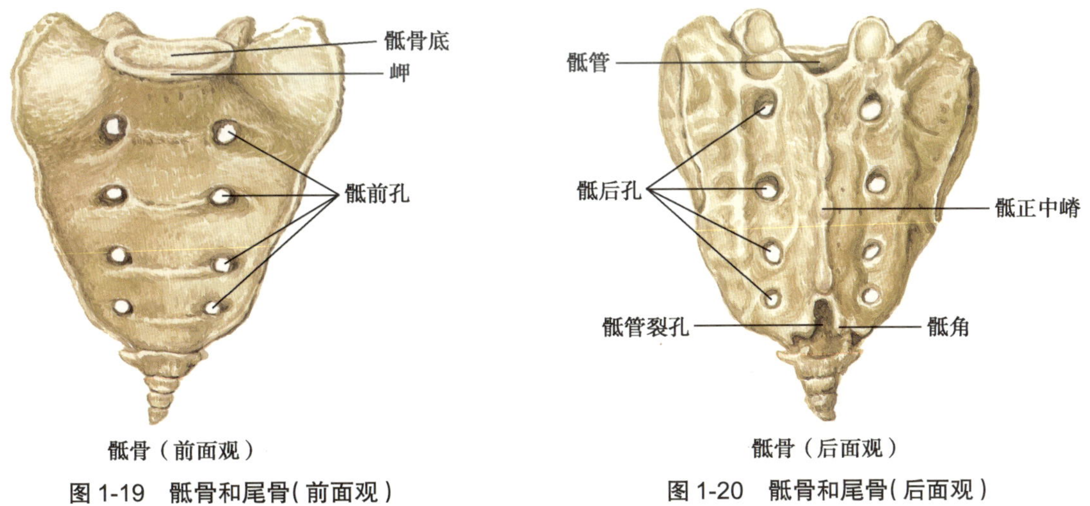

图 1-19 骶骨和尾骨（前面观）

图 1-20 骶骨和尾骨（后面观）

5）尾骨（coccyx）：由 4 块退化的尾椎融合而成，各部结构均不典型（见图 1-19、图 1-20），上接骶骨，末端游离为尾骨尖，是体表的骨性标志。

2. 椎骨的连结

（1）椎体间的连结：借椎间盘和韧带相连结。

1）椎间盘（intervertebral disc）是连结相邻两个椎体之间的纤维软骨盘，胸部最薄，颈部较厚，腰部最厚。椎间盘周围部是以同心圆排列的纤维软骨组织构成的纤维环（anulus fibrosus），内部是有弹性的胶状物质髓核（nucleus pulposus）（图 1-21）。颈、腰部的纤维环前部较厚，后外部比较薄弱。椎间盘坚固而有弹性，可承受压力、减缓冲击、保护脑，有利于脊柱运动。

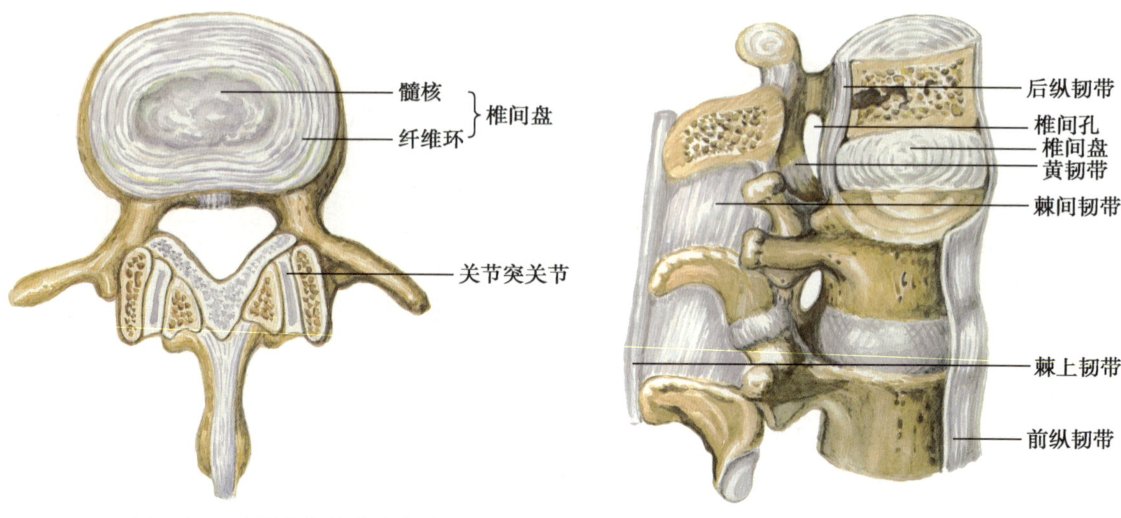

图 1-21　椎间盘和关节突关节

图 1-22　脊柱的韧带

2）韧带（ligament）对连结椎体和固定椎间盘起重要作用，前纵韧带在椎体前面，是全身最长的韧带，有防止脊柱的过度后伸。后纵韧带位于椎体后面，有防止脊柱的过度前屈（图 1-22）。

（2）椎弓间的连结：包括椎弓板、突起间的韧带和关节突关节（图 1-22）。

位于相邻的两个椎弓板之间的韧带为黄韧带；连于棘突尖端的棘上韧带，细长而坚韧；在第 7 颈椎以上的棘上韧带扩展成片状为项韧带（图 1-23）；相邻棘突之间的韧带为棘间韧带，均有限制脊柱过度前屈的作用。

关节突关节由相邻椎骨上、下关节突构成关节突关节，运动范围很小。

（3）寰椎与枕骨、枢椎的关节：寰椎与枕骨的枕髁之间构成寰枕关节，使头部能作前俯、后仰和侧屈等微量运动。寰椎的齿突凹与枢椎的齿突构成寰枢关节，可使头部作旋转运动（图 1-24）。

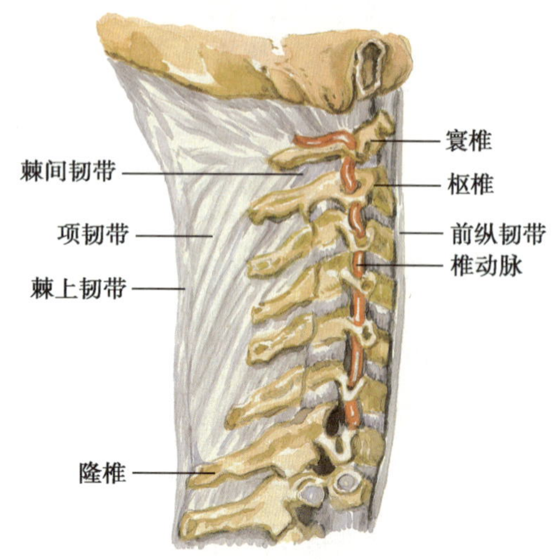

图 1-23　项韧带

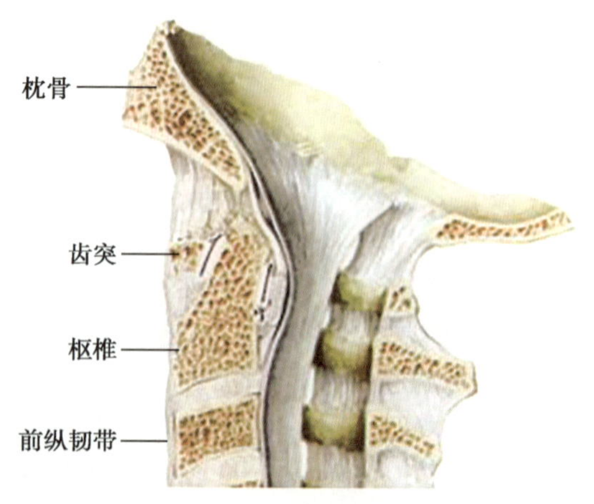

图 1-24　寰枕、寰枢关节

知识拓展

椎间盘突出症及颈椎病

脊柱的运动属于联合运动，检查脊柱的屈伸、侧屈和旋转三组运动，是诊断脊柱疾患的重要步骤之一。椎间盘作为连结椎骨的重要结构，其前方是前纵韧带、后方是后纵韧带，分别阻止椎间盘向前、后突出；纤维环后部较薄弱，且后外侧缺乏韧带保护。外伤或退行性改变时，可引起纤维环的后外侧部破裂，使髓核向后外方或后外侧突出，使椎管或椎间孔狭窄，产生压迫脊髓或脊神经根的症状，称椎间盘突出症，常发生在负重较大的第4、5腰椎或第5腰椎与骶骨之间。

颈椎间盘退变突出或颈椎椎骨赘生物的形成，可突向椎管、椎间孔和横突孔，压迫脊髓、脊神经和椎动脉，引起血管神经等一系列症状，临床上称颈椎病。寰枢关节是脊柱特殊的关节，周围有许多韧带加强，在外伤时，枢椎齿突骨折，若寰椎横韧带保持完整，齿突可保持原位，不会引起严重症状。若寰椎横韧带松弛或断裂，寰椎向前脱位，齿突后移，椎孔狭窄，使脊髓受压，严重时可危及生命。

3. 脊柱的整体观和运动

（1）脊柱的整体观：前面观，脊柱的椎体从上至下逐渐增大，而从骶骨耳状面开始向下逐渐减小。后面观，有成排的棘突和横突。所有棘突连成一纵嵴，颈椎的棘突短而分叉；胸椎的棘突较长，呈叠瓦式排列；腰椎的棘突呈板状，平向后方。侧面观，可见椎弓根及椎间孔和骶管侧面的耳状关节面，以及四个生理弯曲，即颈曲、胸曲、腰曲和骶曲。颈曲和腰曲凸弯向前，胸曲和骶曲凸弯向后。脊柱内的椎管，上通颅腔，下达骶管（图1-25）。

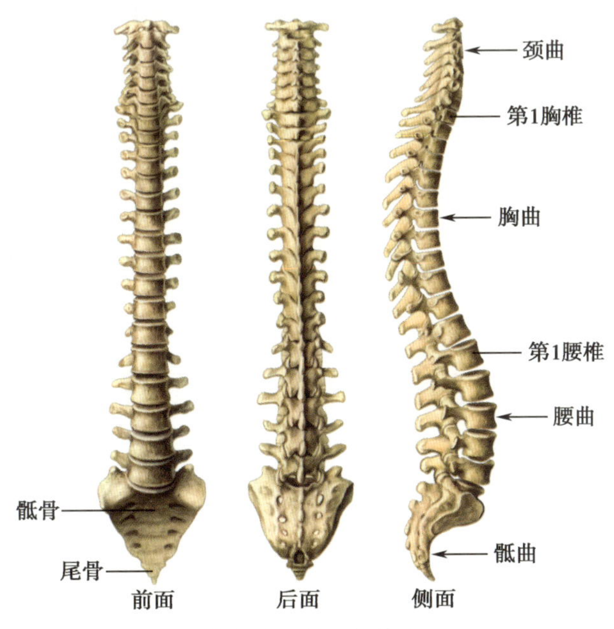

图1-25 脊柱整体观

（2）脊柱的运动：脊柱可做屈、伸、侧屈、旋转和环转等运动，其中颈部和腰部的运动幅度较大，脊柱的活动度与年龄、性别和锻炼程度有关。由于腰部的运动幅度较大，故腰部损伤较为常见。

（二）胸廓

1．胸廓的组成 胸廓（thorax）由12个胸椎、12对肋和1个胸骨组成。

（1）胸骨（sternum）：位于胸前壁正中，是上宽、下窄的扁骨，分为胸骨柄、胸骨体和剑突三部分。胸骨两侧有接1～7对肋软骨的切迹。胸骨柄上缘正中有颈静脉切迹，颈静脉切迹的外侧为锁切迹。胸骨柄与胸骨体连结处形成微向前凸的骨性隆起称为胸骨角（sternal angle），其两侧与第2肋软骨相连结。胸骨角位置表浅，易触及，为临床上计数肋骨的骨性标志。剑突扁而薄，紧接胸骨体（图1-26）。

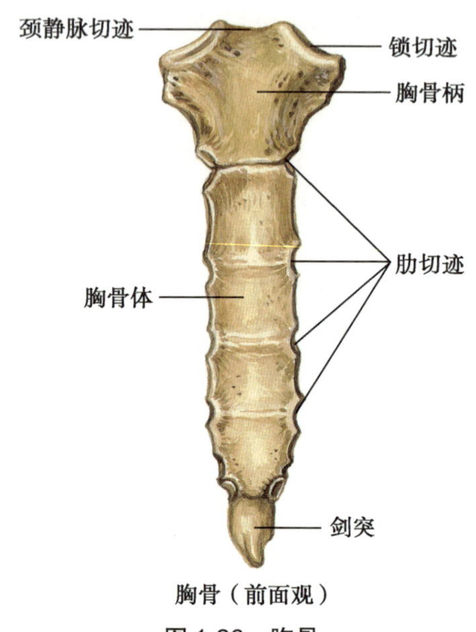

图1-26 胸骨

（2）肋（rib）：共12对，由肋骨与肋软骨构成，第1～7肋前端与胸骨相连，称为真肋；第8～10肋前端不直接与胸骨相连，称为假肋；其中8～10肋软骨依次连于上位肋软骨，形成的软骨弓为肋弓（costal arch）；第11、12肋末端游离于腹壁肌层中称为浮肋。

1）肋骨（costal bone）：细长、无髓腔属扁骨，分为体和前、后两端。后端膨大，称肋头（costal head），有关节面与胸椎肋凹相关节。外侧稍细，称肋颈（costal neck）。颈外侧的粗糙突起，称肋结节（costal tubercle），有关节面与相应胸椎的横突肋凹相关节。肋体（shaft of rib）长而扁，分内、外两面和上、下两缘。内面近下缘处有肋沟（costal groove），有肋间神经、血管经过。体的后份急转处称肋角（costal angle）。前端稍宽，与肋软骨相接（图1-27）。

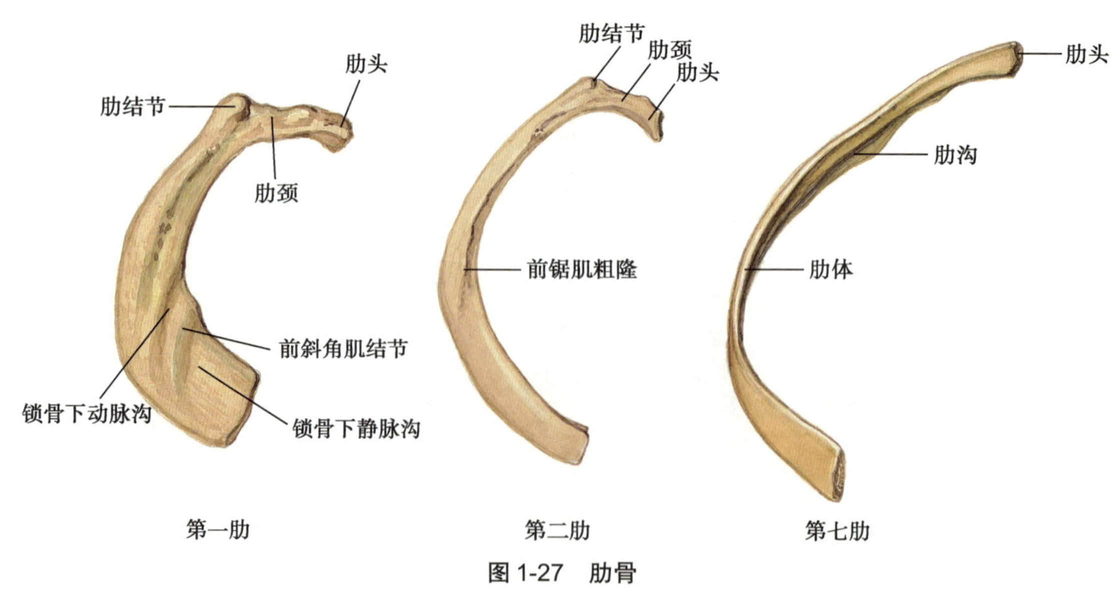

图1-27 肋骨

第 1 肋骨扁宽而短，分上、下面和内、外缘，无肋角和肋沟。内缘前份有前斜角肌结节，为前斜角肌腱附着处。前斜角肌结节的前、后方分别有锁骨下静脉和锁骨下动脉经过的压迹（沟）。

第 11、12 肋骨无肋结节、肋颈及肋角。

2）肋软骨（costal cartilage）：位于各肋骨的前端，由透明软骨构成，终生不骨化。

2. 胸廓的连结

（1）肋椎关节（costovertebral joint）：肋骨后端与胸椎之间有两处关节，一个称肋头关节，由肋头的关节面与相应胸椎椎体侧面的肋凹组成。另一个是肋横突关节，由肋结节关节面与相邻胸椎的横突肋凹组成（图 1-28）。

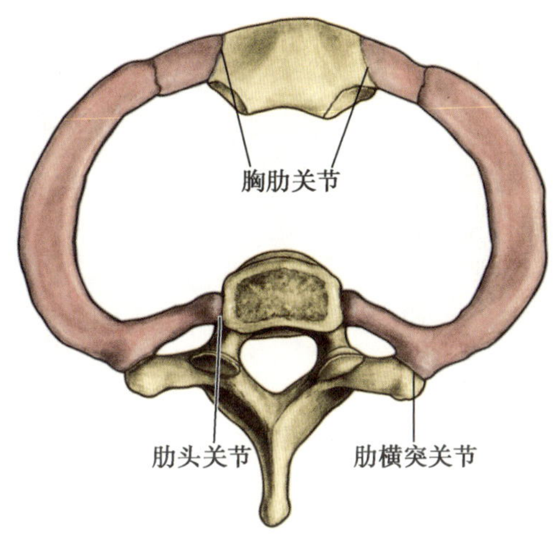

图 1-28 肋椎关节

（2）胸肋关节（sternocostal joint）：由 2～7 肋软骨与胸骨的相应的肋切迹构成，属微动关节。第 1 肋软骨和胸骨柄之间为软骨连结，第 2～7 肋软骨与胸骨之间形成微动的胸肋关节，第 8～10 肋软骨分别与其上方的肋软骨相连，形成肋弓（图 1-29）。

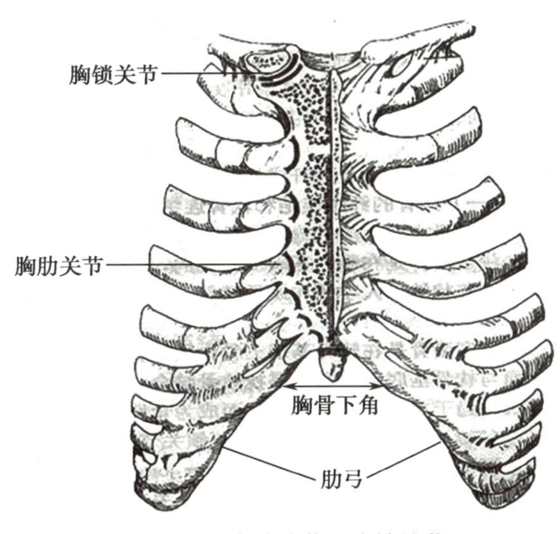

图 1-29 胸肋关节及胸锁关节

3. 胸廓的整体观和运动 胸廓可分上、下口，前、后和外侧壁（图 1-30）。前壁短后壁长。胸廓上口呈肾形，为前低后高的斜面，由第 1 胸椎、第 1 对肋骨和胸骨柄上缘围成。胸廓下口宽大，前高后低，由第 12 胸椎、第 12 对肋、第 11 对肋的前端、左右肋弓以及剑突组成。两侧肋弓的夹角为胸骨下角。相邻两肋之间称肋间隙。

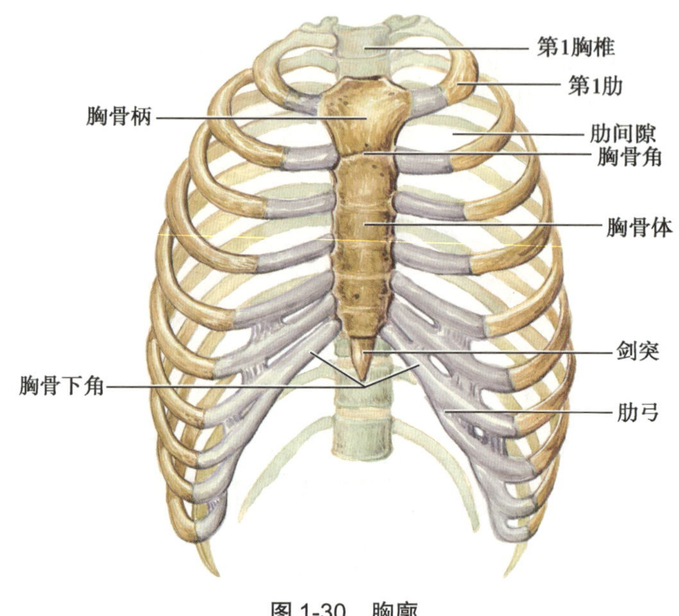

图 1-30 胸廓

胸廓除保护、支持功能外，主要参与呼吸运动。吸气时，在肌的作用下，肋前端上举，胸骨上升，胸廓前后径和横径均增大，胸腔容积增大；呼气时，在重力和肌的作用下，胸腔容积减小，胸腔容积的改变，促成了肺呼吸（图 1-31）。

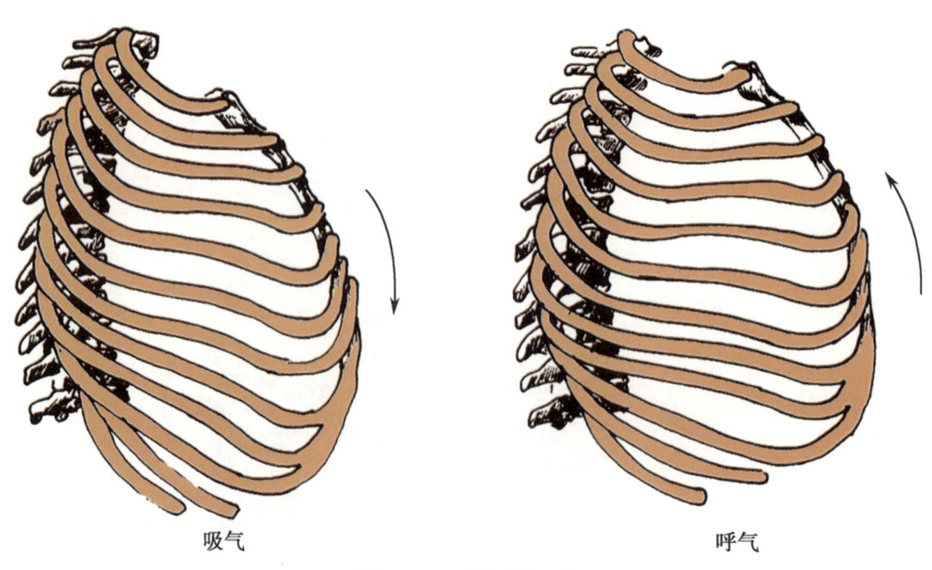

图 1-31 胸廓的运动

三、颅骨及其连结

（一）颅骨的组成

成人的颅骨（skull）由 23 块颅骨构成（3 对听小骨除外）。颅骨是头部的支架。颅骨多为扁骨或不规则骨。除下颌骨和舌骨以外，彼此借缝或软骨牢固连结。颅分为后上部的脑颅和前下部的面颅，二者以眶上缘和外耳门下缘的连线为分界线。

1. 脑颅（cerebral cranium）　由 8 块组成。其中不成对的有额骨、筛骨、蝶骨和枕骨，成对的有颞骨和顶骨。它们构成颅腔。颅腔的顶是穹窿形的颅盖（calvaria），由额骨、枕骨和顶骨构成。颅腔的底由中部的蝶骨、后方的枕骨、两侧的颞骨、前方的额骨和筛骨构成。

（1）额骨（frontal bone）：位于颅的前上方，分三部（图 1-32）。

1）额鳞：呈贝壳形的扁骨，内有含气的空腔称额窦；

2）眶部：为后伸的平位薄骨板，构成眶下壁；

3）鼻部：位于两侧眶部之间，呈马蹄铁形，缺口处为筛切迹。

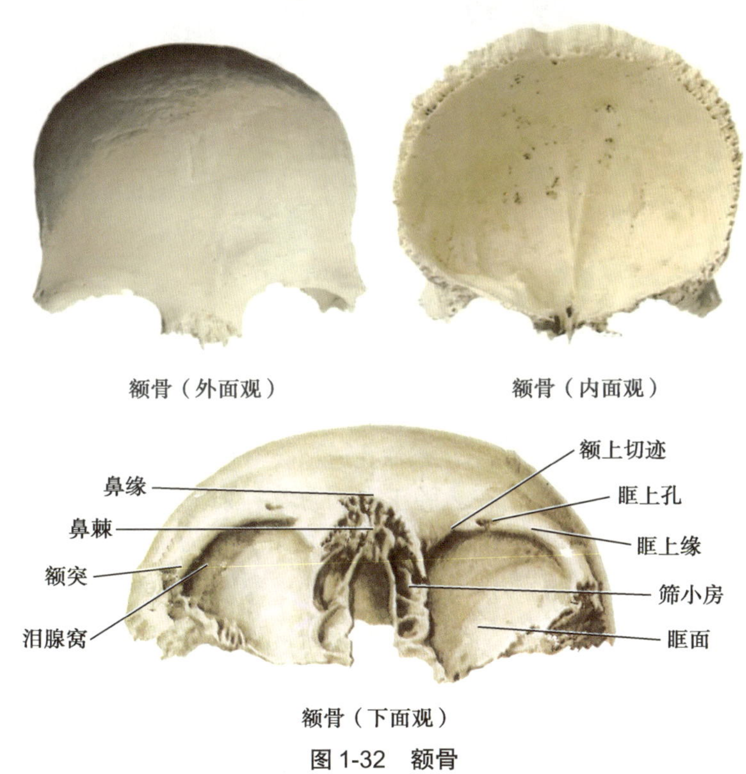

图 1-32　额骨

（2）蝶骨（sphenoid bone）：位于颅底中部，结构复杂，形如展翅蝴蝶，可分为体、小翼、大翼、翼突四部分（图 1-33）。

1）蝶骨体：略呈立方体，中央凹陷为垂体窝（hypophysial fossa）。体部内有含气的空腔为蝶窦。

2）小翼：是自体的前面、上面向两侧平伸的三角形骨片。

3）大翼：是自体向外侧伸出。

4）翼突是自体与大翼交界处向下方伸出，分为翼突内侧板、翼突外侧板，两者间为翼突窝。

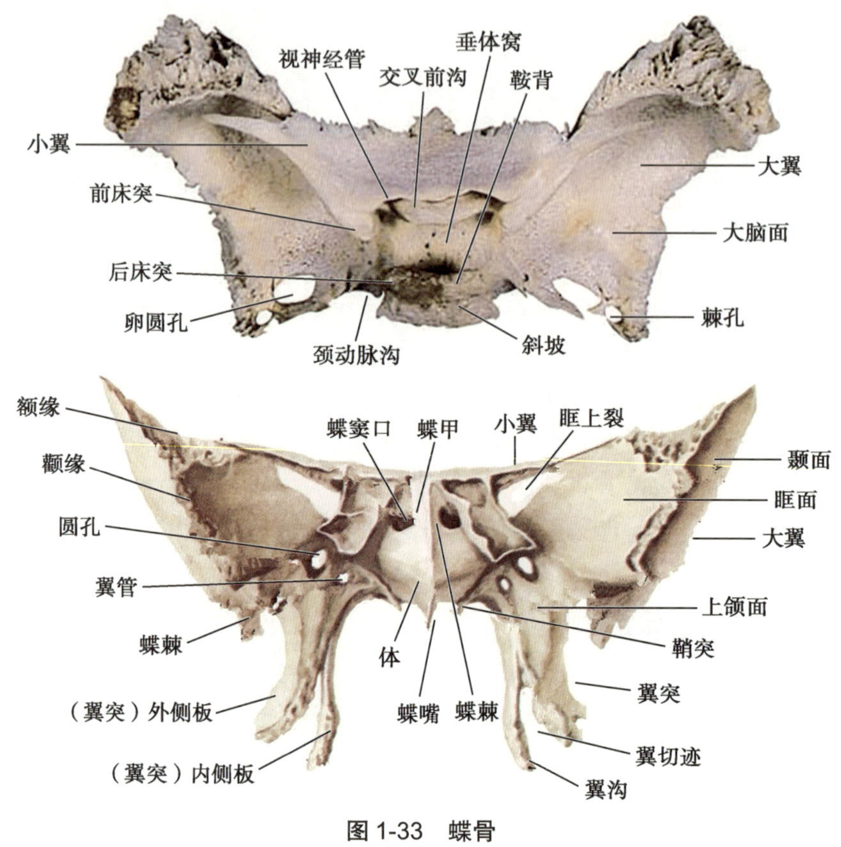

图 1-33　蝶骨

（3）筛骨（ethmoid bone）：位于鼻腔上部及颅前窝中部，从前面看呈“巾”字形（图 1-34），可分为筛板、垂直板、筛骨迷路三部分。

1）筛板：为方形骨片，在颅前窝中部，有筛孔通鼻腔，筛板前部有向上突起的骨嵴为鸡冠。

2）垂直板：为筛板中线下垂处，在鼻腔正中，构成骨性鼻中隔的上后部。筛骨迷路位于垂直板两侧和鼻腔的外上方，位于鼻腔和眼眶之间，由许多称为筛窦的泡状小腔构成。

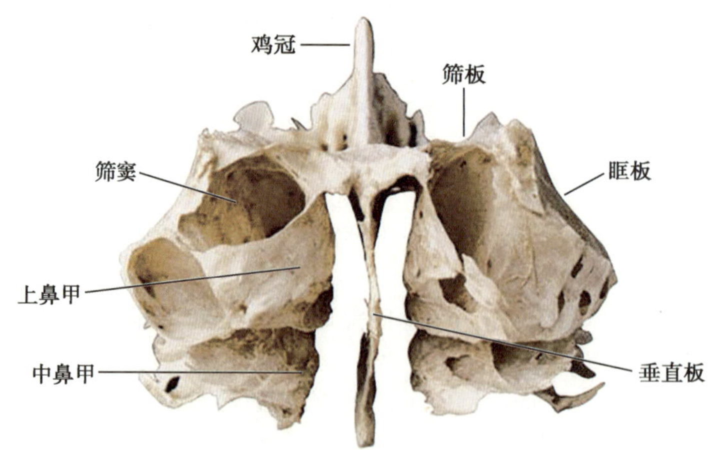

图 1-34　筛骨

3）筛骨迷路：外壁骨板薄而光滑构成眶腔内壁，其内侧壁在鼻腔内，附有两个向下卷曲的骨片，上方的短小为上鼻甲，其下方为上鼻道，下方稍大为中鼻甲，其下方有中鼻道。迷路内由菲薄的骨板围成多个含气小腔，称筛窦。

(4) 颞骨（temporal bone）：参与构成颅的侧壁及颅底。可分为鳞部、鼓部和岩部（锥部）三部分（图 1-35）。

1）鳞部：呈鳞片状，前部下方有颧突，与颧骨的颞突形成颧弓。颧突后端下方有下颌窝（mandibular fossa），窝的前缘隆起为关节结节（articular tubercle）。

2）鼓部：是围绕外耳道前面、下面和后面的骨板。

3）岩部：有三个面，尖端朝向前内侧，前上面中部有一弓状隆起，其外侧为鼓室盖，靠近尖端处有三叉神经压迹。后上面近中央部分有内耳门。下面对向颅底外面，近中央部有颈动脉管外口，向前通颈动脉管，开口于尖端处形成颈动脉管内口。颈动脉管外口的后方为颈静脉窝，其外侧有细而长的茎突（styloid process），其根部后方有茎乳孔（stylomastoid foramen）。岩部后部有圆隆的突起为乳突（mastoid process），其内有含气小腔隙为乳突小房。

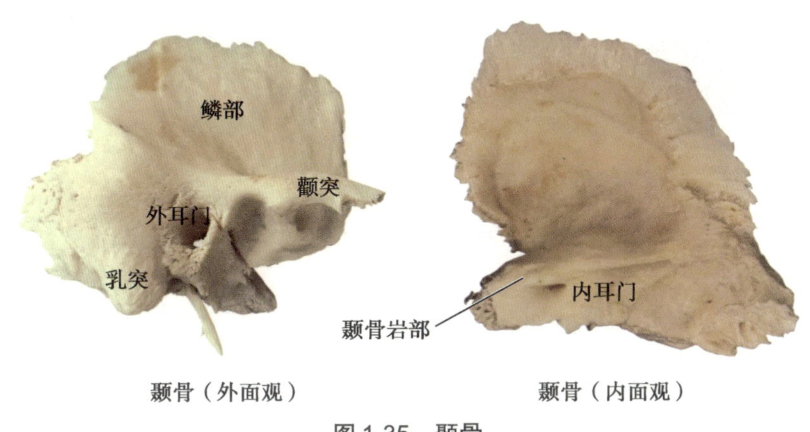

图 1-35 颞骨

(5) 枕骨（occipital bone）：位于颅的后下部，呈勺状。前下部有枕骨大孔（foramen magnum）。枕骨借此孔分为四部。前为基底部，后为枕鳞，两侧为侧部。侧部的下方有椭圆形关节而为枕髁。枕骨大孔后方有明显的隆起为枕外隆凸（图 1-36）。

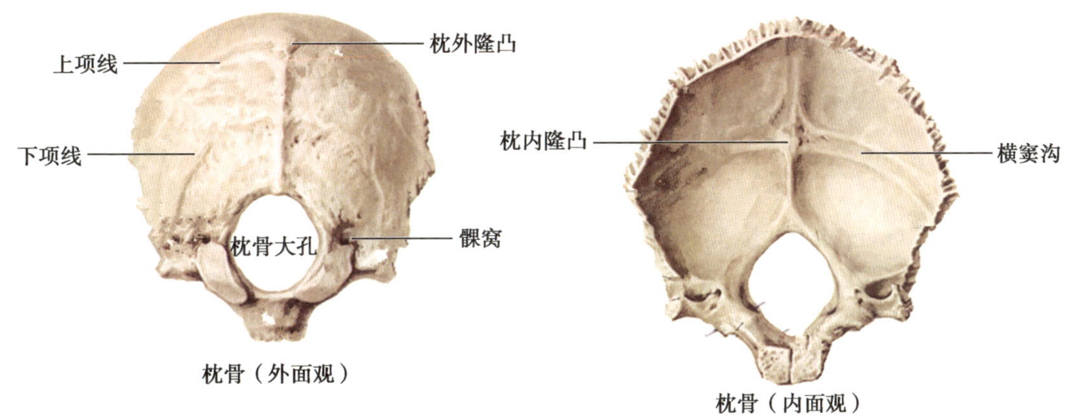

图 1-36 枕骨

（6）顶骨（parietal bone）：外隆内凹，呈四边形，位颅顶中部，左右各一。

2．面颅（facial cranium） 共15块，成对的有鼻骨、泪骨、颧骨、上颌骨、下鼻甲、腭骨。不成对的有下颌骨、犁骨、舌骨。面颅诸骨在面部组成眶腔、骨性鼻腔和骨性口腔。

（1）下颌骨（mandible）：位于面部下方，可分为一体二支（图1-37）。

体呈弓状，下缘光滑，上缘有下牙槽，外面前方对第三颗牙槽下方处有颏孔（mental foramen）。在体的内面中线处有尖锐的颏棘。

下颌支末端分叉形成前方的冠突和后方的髁突，两者中间凹陷处为下颌切迹。髁突上端膨大为下颌头，其下稍细为下颌颈。在下颌支的内面中央有下颌孔，经下颌管通向颏孔。下颌支与体的接合部称为下颌角（angle of mandible），其外面有咬肌粗隆，内面有翼肌粗隆。

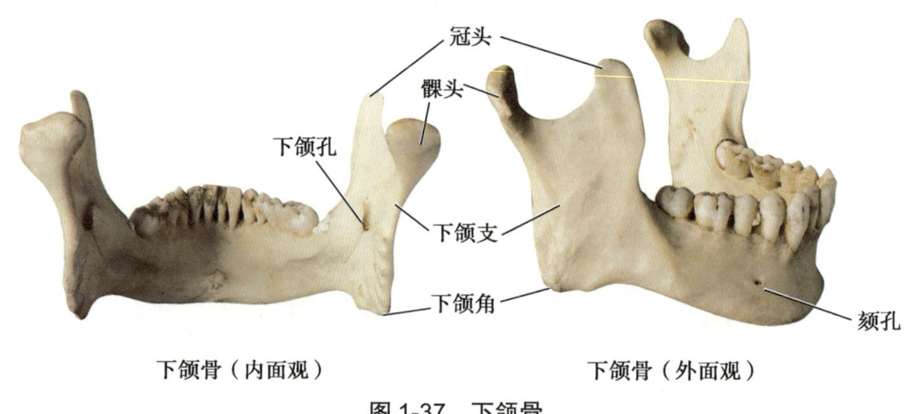

图1-37 下颌骨

（2）舌骨（hyoid bone）：为借肌肉和韧带悬于颈上部正中的蹄铁形小骨。舌骨中部肥厚为舌骨体，向后方伸出的突起为大角，向上的短突为小角。（图1-38）。

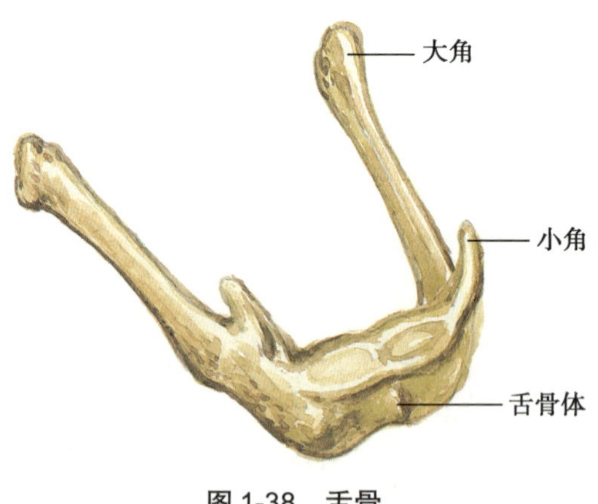

图1-38 舌骨

（3）上颌骨（maxilla）：成对，构成颜面的中央部，几乎与全部面颅骨相接，可分一体和四突（图1-39）。

上颌体内含上颌窦，分前面、颞下面、眶面及鼻面。前面上份有眶下孔（infraorbital foramen），其下方凹陷，称尖牙窝。颞下面朝向后外，中部有几个小的牙槽孔。眶面构成眶的下壁，有矢状位的眶下沟，向前下连于眶下管。鼻面构成鼻腔外侧壁，后份有大的上颌窦裂孔，通入上颌窦，前份有纵行的泪沟。

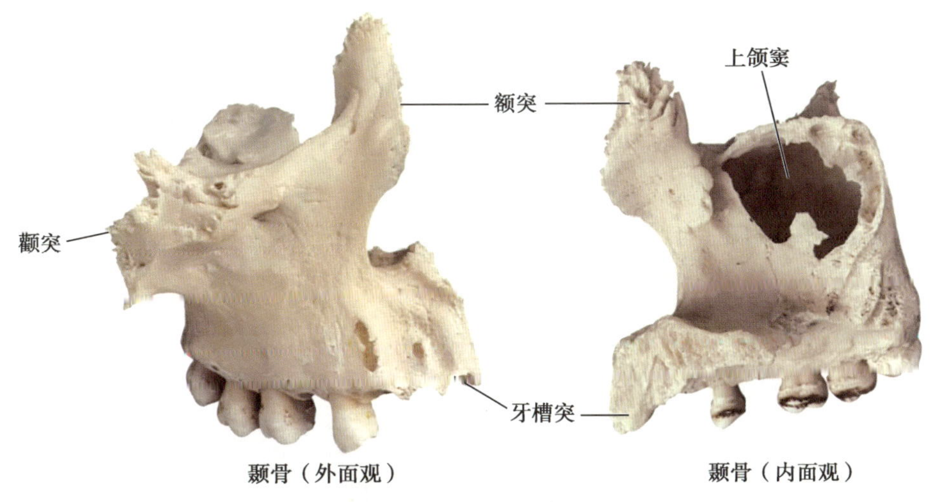

图 1-39 上颌骨

额突（frontal process）突向上方，接额骨、鼻骨和泪骨。

颧突（zygomatic process）伸向外侧，接颧骨。

牙槽突（alveolar process）由体向下伸出，其下缘有牙槽，容纳上颌牙根。

腭突（palatine process）由体向内水平伸出，于中线与对侧腭突结合，组成骨腭前份。

（4）腭骨（palatine bone）：呈“L”形，位于上颌骨腭突与蝶骨翼突之间，分水平板和垂直板两部。水平板组成骨腭的后份，垂直板构成鼻腔外侧壁的后份（图 1-40）。

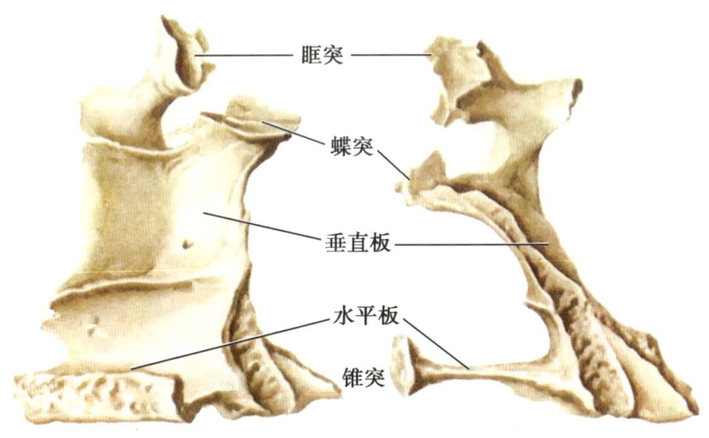

图 1-40 腭骨

（5）鼻骨（nasal bone）：为成对的长条形的小骨片，上窄下宽，构成鼻背的基础。

（6）泪骨（lacrimal bone）：为方形小骨片，位于眶内侧壁的前份。前接上颌骨，后连筛骨迷路眶板。

（7）下鼻甲（inferior nasal concha）：为薄而卷曲的小骨片，附着于上颌体和腭骨垂直板的鼻面上。

（8）颧骨（zygomatic bone）：位于眶的外下方，呈菱形，形成面颊的骨性突起。

（9）犁骨（vomer）：为斜方形小骨片，组成骨性鼻中隔后下份。

（二）颅的整体观

1. 颅的顶面观 颅盖呈卵圆形，各骨之间借缝紧密相连。在额骨与顶骨之间为冠状缝（coronal suture）；两顶骨之间为矢状缝（sagittal suture）；顶骨与枕骨之间为人字缝（lambdoid suture），这些缝都是锯齿状。颅盖外面光滑，在额骨最隆凸处为额结节、顶骨最隆凸处为顶结节。

颅盖内面，有许多脑的沟、回压迹，沿正中线上有一条浅沟称上矢状窦沟，两侧有一些树枝状浅沟为脑膜中动脉沟（图 1-41）。

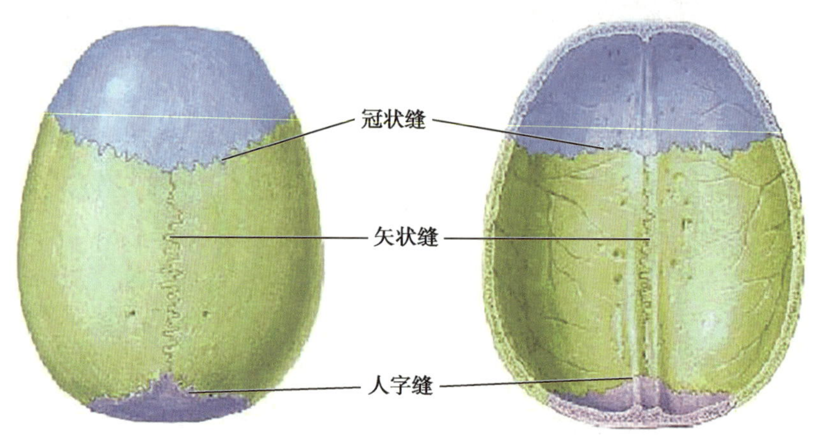

图 1-41 颅顶内、外面观

2. 颅底内面观 颅底内面高低不平，由前向后分为三个阶梯状加深的窝形结构（图 1-42）。

（1）颅前窝（anterior cranial fossa）：最浅。在正中矢状位上的突起为鸡冠，两侧的筛板上有许多小孔为筛孔，与鼻腔相通，筛板两侧为额骨，构成眶的上壁。

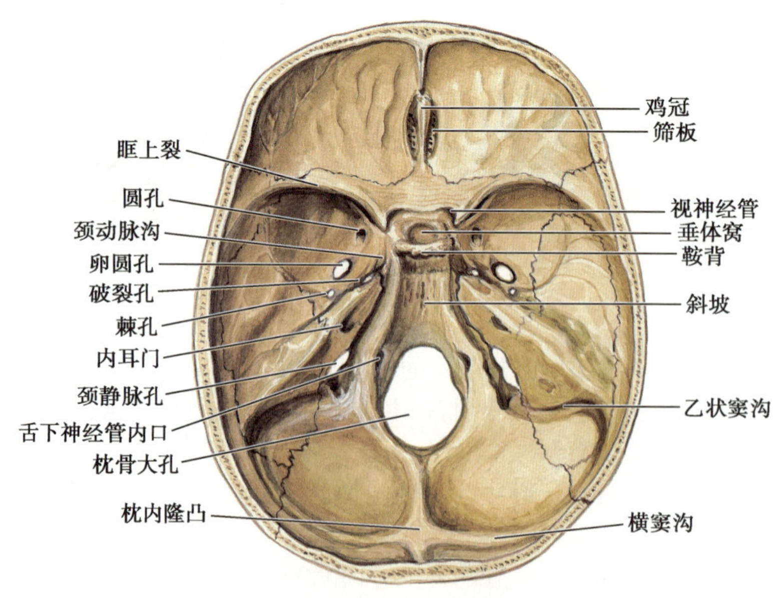

图 1-42 颅底内面观

（2）颅中窝（middle cranial fossa）：两侧为深窝，中部高起由蝶骨体构成，上面的凹陷为垂体窝，窝的两侧的浅沟称颈动脉沟。向后有破裂孔。窝的后界高起的骨板为鞍背。鞍背向前外侧形成的突起，称后床突。垂体窝的前界是鞍结节，其前方有视交叉沟。在视交叉沟的两端前方有视神经管，与眼眶相通。在视神经管的外侧，由蝶骨小翼向后方形成的前床突。在蝶骨体上由前床突、鞍结节、垂体窝、鞍背、后床突形成的马鞍状结构，合称蝶鞍。在蝶鞍的前外方向蝶骨大翼与小翼之间的裂隙为眶上裂，在蝶鞍的两侧由前内向后外方向依次排列的有圆孔、卵圆孔和棘孔。自棘孔向外有 浅沟为脑膜中动脉沟。在颞骨岩部尖端有三叉神经压迹，在颞骨岩部后外侧上面有一小而平坦的骨面称鼓室盖。

（3）颅后窝（posterior cranial fossa）：最深，中部有枕骨大孔。孔的后方上面有一十字形隆起称枕内隆凸（internal occipital protuberance），自此向两侧横行的浅沟称横窦沟，继续向前转向内下为乙状窦沟，末端终于颈静脉孔。在枕骨大孔的前上方，颞骨岩部后面中央有圆形的内耳门。向外深入内耳道。枕骨大孔前上为斜坡，与鞍背相接。枕骨大孔的前外侧缘有舌下神经管内口。

3．颅底外面观　凹凸不平，不规则，孔裂较多，以两侧下颌窝前缘连线将颅底外面分为前、后两区（图 1-43）。

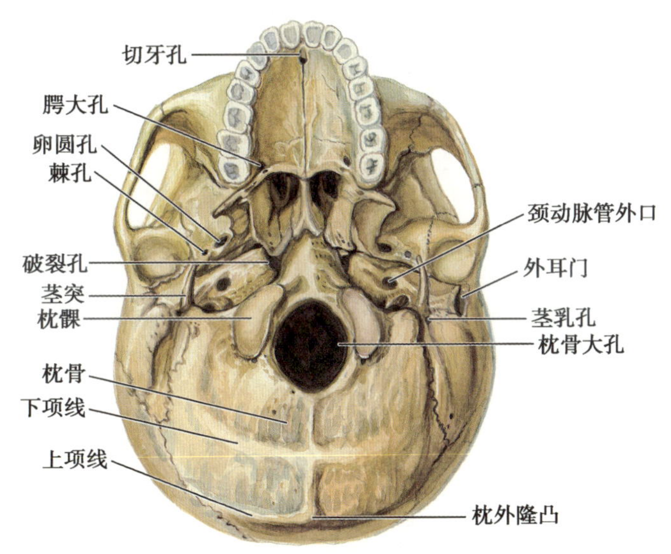

图 1-43　颅底外面观

（1）前区：前正中部的水平骨板为骨腭，它是口腔与鼻腔的分界，骨腭前部正中为切牙孔。骨腭周缘为牙槽弓，有牙槽容纳上颌牙齿。骨腭后部为腭骨水平板，其后缘上方有鼻后孔。

（2）后区：中部有枕骨大孔，孔的两侧有椭圆形关节面为枕髁，髁的前外侧上方有舌下神经管外口，再向外为一葫芦形的颈静脉孔，孔的前方为颈动脉管外口。颈静脉孔的外侧有骨刺状的茎突，其后外侧是乳突，两者之间有一小孔为茎乳孔。乳突前方有一光滑椭圆形关节窝为下颌窝，窝的前方隆起为关节结节。在枕骨大孔后方的隆起为枕外隆凸，其向两侧延伸为上项线，下方有与之平行的下项线。

4．颅的侧面观　大部分为脑颅，小部分为面颅（图 1-44），在颧骨与颞骨之间的骨桥为颧弓。颧弓根部下方的大孔为外耳门，其后下方是乳突。在颧弓平面以上的浅窝称颞窝。窝内额、顶、颞，蝶四骨会合处呈“H”形的缝，称翼点（pterion），内面有脑膜中动脉前支通过。此处骨质薄弱，若损伤易造成硬脑膜外血肿。

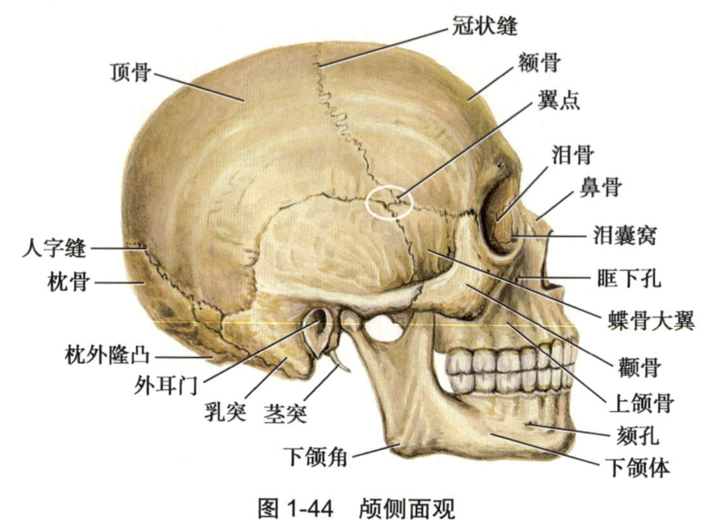

图 1-44　颅侧面观

颧弓平面以下、上颌骨体和颧骨后方的不规则间隙称颞下窝，窝内主要有咀嚼肌等。窝的前壁为上颌骨体的颞下面，内侧壁为翼突外侧板，外侧壁为下颌支，下壁与后壁空缺。此窝向上借卵圆孔和棘孔与颅中窝相通，向前经眶下裂通眶，向内侧借上颌骨与蝶骨翼突之间的翼上颌裂通翼腭窝。

翼腭窝（pterygopalatine fossa）为上颌体、蝶骨翼突与腭骨之间的狭窄间隙，深藏于颞下窝深面，是许多神经血管经过的重要通道。此窝有 6 个不同方向的通道与其他部位相通，向外侧借翼上颌裂通颞下窝，向前借眶下裂通眼眶，向内侧借蝶腭孔通鼻腔，向后借圆孔和翼管分别通颅中窝和颅底外面，向下借腭大管、腭大孔通口腔（图 1-45）。

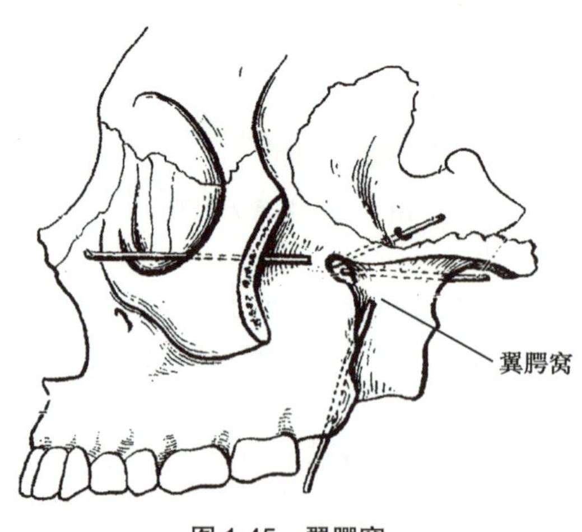

图 1-45　翼腭窝

5. 颅的前面观　由额骨和面颅诸骨构成（图 1-46）。额骨的下方有成对的眶腔，在眶的内下方正中有梨状孔，构成骨性鼻腔前界。

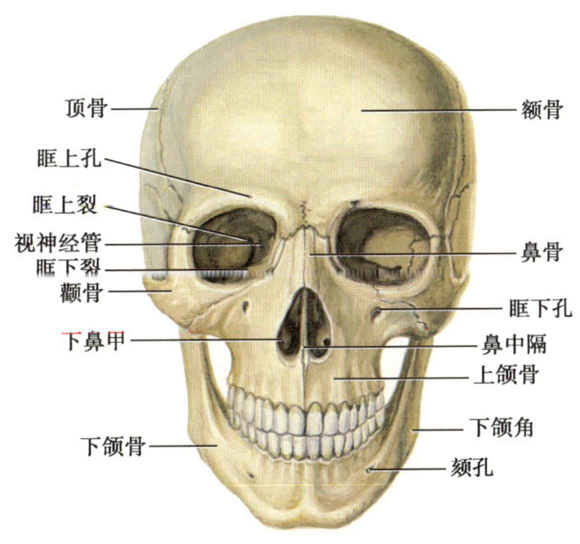

图 1-46 颅的前面观

(1) 眶(orbit):略呈四角锥形,容纳视器,尖向后内方,经视神经管通颅中窝(图 1-47)。眶有四缘和四壁。眶上缘的内、中 1/3 交界处,有眶上切迹(或眶上孔)。眶下缘中点下方 1cm 处有眶下孔,向后连眶下管。眶外缘钝圆,内缘由额骨及上颌骨额突构成。眶上壁薄,与颅前窝相邻。内侧壁与筛窦和鼻腔为邻,前下方有一纵行陷窝为泪囊窝(fossa for lacrimal sac),向下经鼻泪管通下鼻道。下壁与上颌窦为邻。外壁厚,后上方有眶上裂通颅中窝,下方有眶下裂通颞下窝。

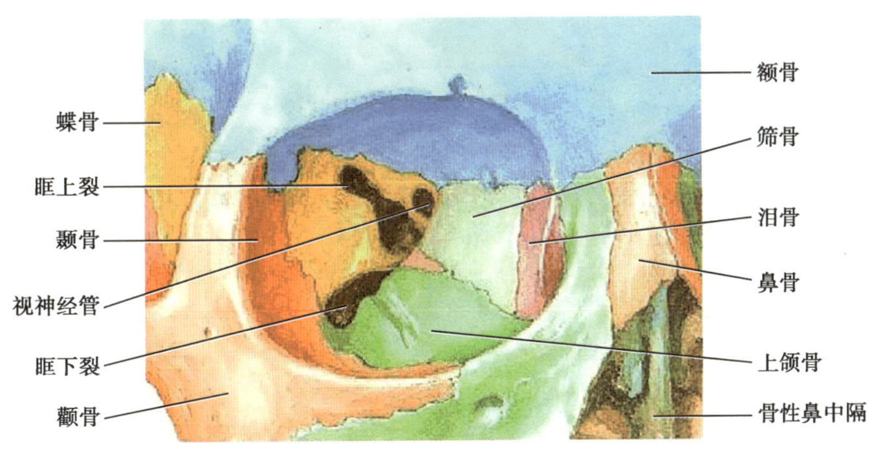

图 1-47 眼眶

(2) 骨性鼻腔(bony nasal cavity):位于面颅中央,上壁邻颅前窝,下壁为骨腭与口腔相隔,外壁结构复杂,有三片向内下突出的骨片,分别为上鼻甲、中鼻甲和下鼻甲。各鼻甲下方的间隙分别称为上鼻道、中鼻道和下鼻道(图 1-48)。在鼻腔正中有一矢状位的骨性鼻中隔,由犁骨和筛骨垂直板构成,将鼻腔分为左、右两部分(图 1-49)。骨性鼻腔前界为梨状孔,后界为鼻后孔。

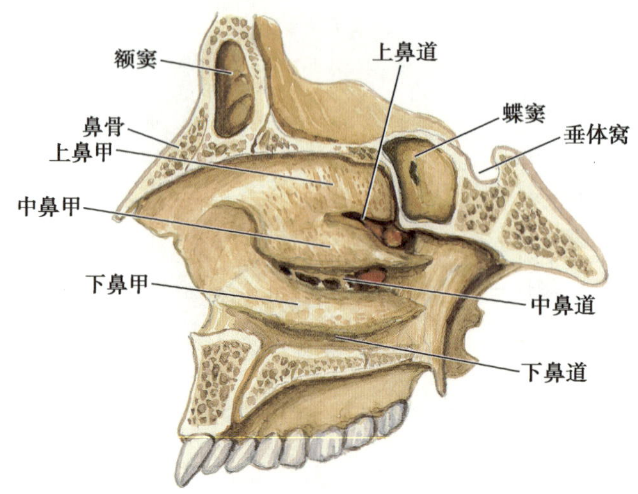

图 1-48　骨性鼻腔外侧壁（右侧）

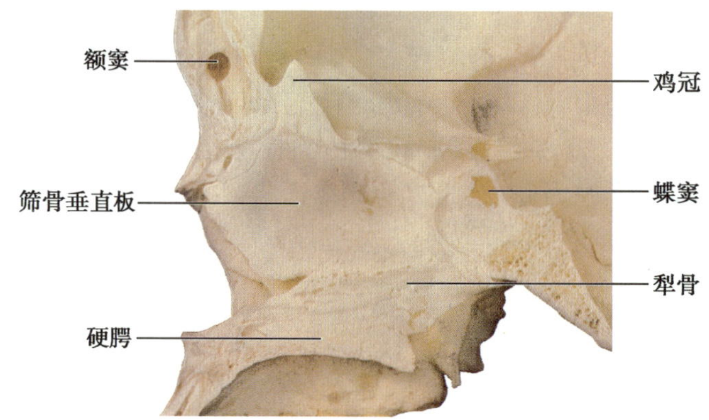

图 1-49　骨性鼻腔（骨性鼻中隔）

（3）鼻旁窦（paranasal sinuses）：在鼻腔周围的颅骨内，有与鼻腔相通的含气骨腔，统称鼻旁窦，包括额窦、筛窦、蝶窦、上颌窦（图 1-50～图 1-52）。

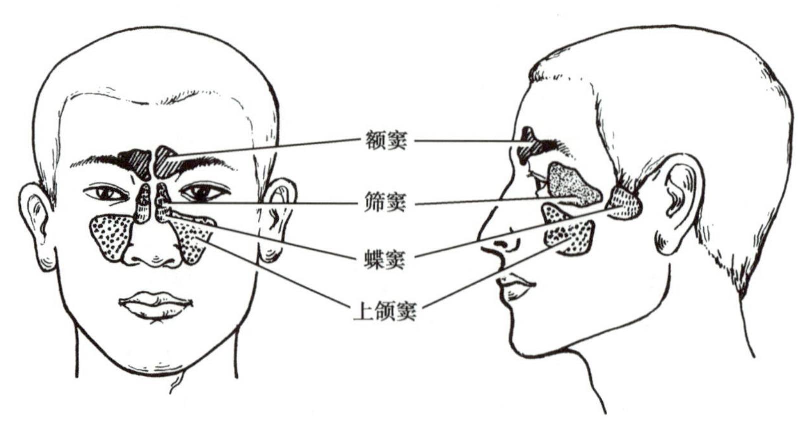

图 1-50　骨性鼻旁窦

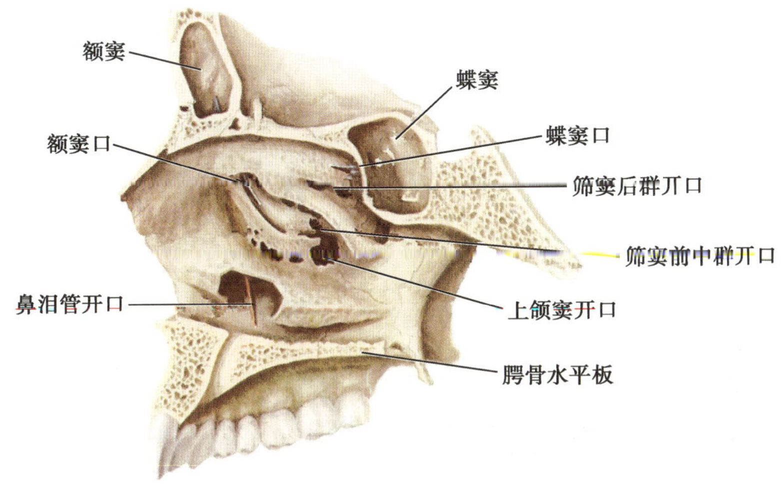

图 1-51 鼻旁窦开口

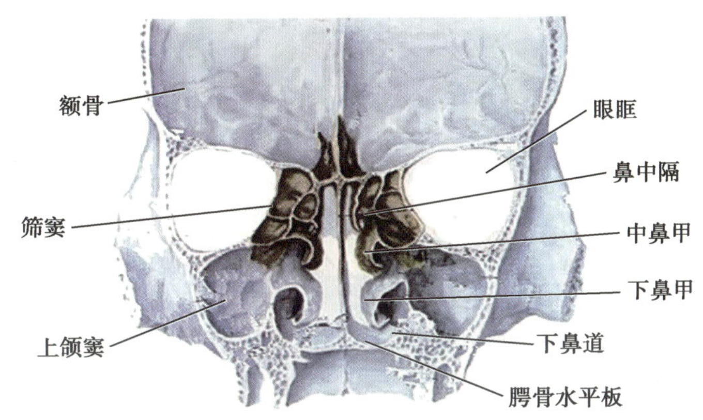

图 1-52 颅冠状切（通过筛骨前部）

1）额窦（frontal sinus）：在眶内上方的额骨内，左、右不对称，3 岁开始发育，开口于中鼻道。

2）筛窦（ethmoidal）：位于鼻腔外壁的筛骨迷路内，呈蜂窝状，分前、中、后三群。前、中群开口于中鼻道，后群开口于上鼻道。筛窦出生后开始发育，15～18 岁时发育完成。

3）蝶窦（sphenoidal sinus）：位于蝶骨体内，被中隔分为左、右两部，开口于上鼻甲后方的蝶筛隐窝。10～14 岁发育完成。

4）上颌窦（maxillary sinus）：位于上颌骨体内，是容积最大的一对鼻旁窦，约 15ml，在 20 岁左右发育完成。其内侧经上颌窦裂孔开口于中鼻道。由于窦口高于窦底，分泌物不易排出。

（4）骨性口腔（oral cavity）：由上颌骨、腭骨、下颌骨围成，上壁即鼻腔的底，前壁和两侧壁分别为上颌骨、下颌骨的牙槽弓和牙，下壁和后壁是软组织。

（三）新生儿颅的特征及出生后的变化

胎儿的脑比咀嚼器官发育的快，故新生儿脑颅大于面颅（8∶1）。眶距大，下颌角与乳突不明显，面颅的上、下颌骨与鼻旁窦不发育，口、鼻很小。

颅底各骨为软骨性骨发生，颅顶各骨为膜性骨发生。颅骨缝大而明显有颅囟（cranial fontanelle）（图 1-53）。前囟（anterior fontanelle）位于两顶骨与额骨之间；后囟（posterior fontanelle）

位于两顶骨与枕骨之间；蝶囟在额、蝶、颞、顶骨之间；乳突囟，在顶、颞、枕三骨之间。除前囟在 1～2 岁闭合，其余各囟出生后不久即闭合。

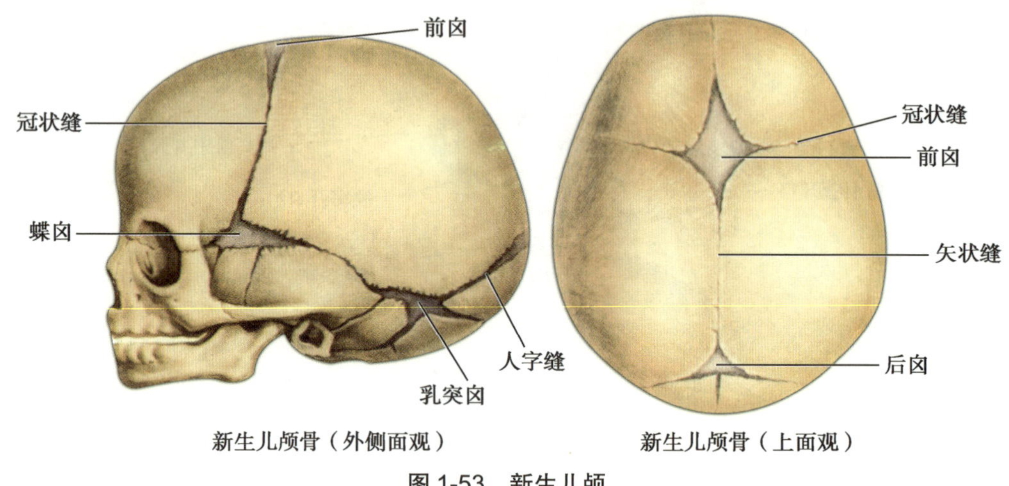

图 1-53 新生儿颅

（四）颅骨的连结

1. 纤维连结和软骨连结 纤维连结即缝，是颅骨间的主要连结形式，如冠状缝、矢状缝、人字缝、蝶顶缝等；在鼻骨和鼻骨之间，两侧腭骨水平板之间，缝较直，为直缝。颅底、蝶骨与枕骨间为软骨连结，成年以后为骨性结合。

2. 颞下颌关节（temporomandibular joint） 又称下颌关节，由下颌骨的下颌头与颞骨的下颌窝和关节结节构成。关节囊的外面有颞下颌韧带加强。关节囊松弛，关节腔内有纤维软骨构成的关节盘，将关节腔分为上、下两腔。颞下颌关节的运动，两侧同时进行，属于联合关节。下颌骨可作张口、闭口、前进、后退及侧方运动。张口时，下颌骨下降并伴有向前移动；闭口时，回到原位；当张口过大，关节囊过于松弛时，下颌头滑到关节结节前方不能退回，造成下颌关节脱位。侧方运动，实际上是一侧关节旋转，另一侧做前后运动（图 1-54）。

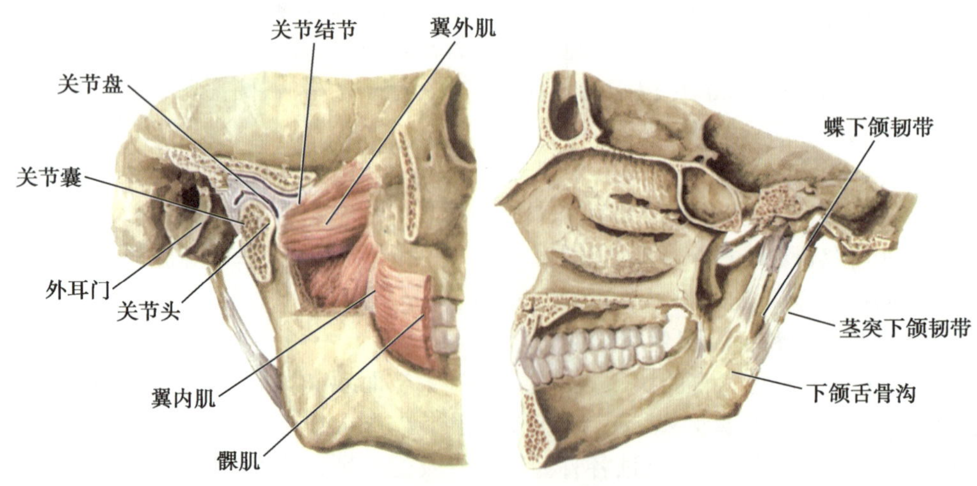

图 1-54 颞下颌关节

四、四肢骨及其连结

四肢骨包括上肢骨和下肢骨两部分，每部又分为肢带骨和自由肢骨。上肢骨 64 块，下肢骨 62 块，排列方式大致相同，由于人直立行走，上肢从支持体重中解放出来，骨骼轻巧而灵活，成为运动和劳动器官。下肢骨粗大，成为支撑身体和行走的器官。

（一）上肢骨及其连结

1. 上肢骨　由上肢带骨和自由上肢骨两部分组成。

（1）上肢带骨：包括锁骨和肩胛骨。

1）锁骨（clavicle）：位于胸廓上方，呈“～”形，全长在皮下都可摸到，内侧端粗大与胸骨相接为胸骨端，外侧端扁平与肩峰成关节为肩峰端（图 1-55）。锁骨上面光滑，下面粗糙，内侧 2/3 向前凸，外侧 1/3 向后凸。锁骨支撑肩胛骨，保持肩的宽度。

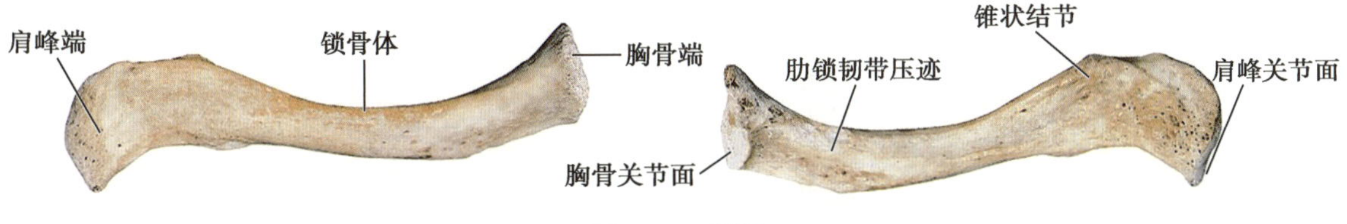

图 1-55　锁骨

2）肩胛骨（scapula）：为三角形的扁骨，位于胸廓背面上外方，2～7 肋之间，有两面、三角和三缘（图 1-56）。前面为肩胛下窝。后面有一横置的骨嵴为肩胛冈，冈的外端扁平为肩峰，肩胛冈上方的深窝为冈上窝，下方为冈下窝。肩胛骨的外侧角肥厚，有梨形关节面为关节盂。上角平第 2 肋，下角平第 7 肋，可作计数肋骨的标志。肩胛骨的内侧缘近脊柱又称为脊柱缘；外侧缘又称为腋缘；上缘短，近外侧角处有一指状突起为喙突。

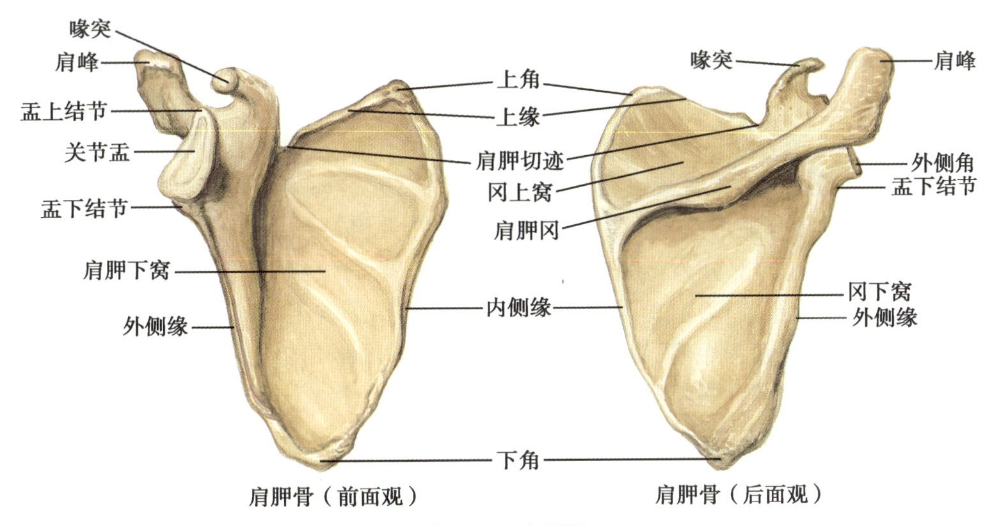

图 1-56　肩胛骨

（2）自由上肢骨：包括肱骨、桡骨、尺骨和手骨等。

1）肱骨（humerus）：位于臂部，属长骨，分为一体两端（图 1-57）。上端膨大，向内上方有半球形关节面为肱骨头，与肩胛骨关节盂组成肩关节。肱骨头的稍下方有两个隆起，外侧为大结节，前方为小结节，两结节之间为结节间沟。肱骨头与体交界处稍缩细为外科颈，是易发生骨折的部位。

肱骨体前面中部外侧有一“V”形粗糙面为三角肌粗隆，体后面中部有自内上斜向外下的一条不明显的光滑浅沟为桡神经沟。

下端扁平稍前屈，外侧半球形的关节面为肱骨小头，内侧滑车状关节面为肱骨滑车，滑车的内上方是内上髁，内上髁后方有尺神经沟。肱骨小头的外上方是外上髁。在滑车后面上方的深窝为鹰嘴窝，在滑车前面上方的深窝为冠突窝。

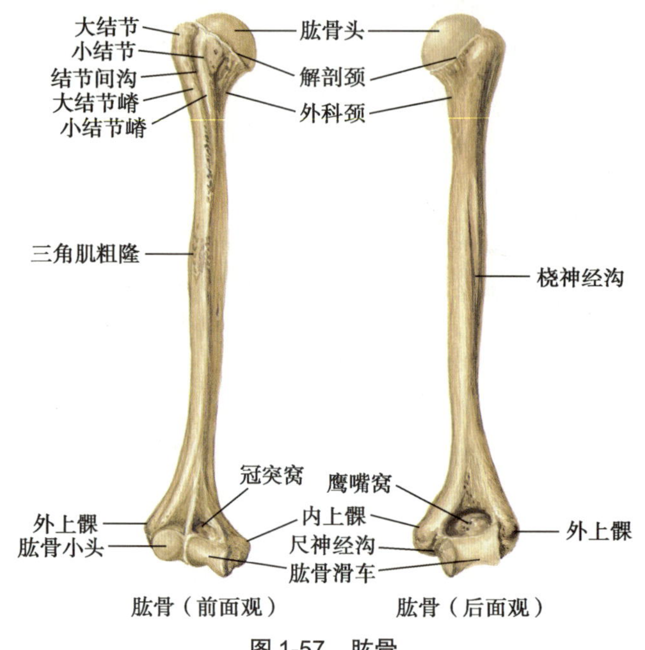

图 1-57　肱骨

2）桡骨（radius）：位于前臂外侧，属长骨，分一体两端。上端细，下端粗大（图 1-58）。

上端为桡骨头，其上方有关节凹，与肱骨小头相关节。头周围有环状关节面，与尺骨桡切迹相关节。桡骨头的下方略细，称桡骨颈。颈内下侧有一粗糙的突起为桡骨粗隆。

桡骨体呈三棱柱状，内侧缘较锐利为骨间缘。

下端较粗大，内侧有弧形关节面为尺切迹，与尺骨头相关节，下面有腕关节面与腕骨相关节。外侧有一向下突起的部分为茎突。

3）尺骨（ulna）：位于前臂内侧，属长骨，分一体两端，上端粗大，下端细小（图 1-58）。

上端向上前方的突起为鹰嘴，其下方有一向前凹陷的半月形关节面为滑车切迹，切迹下方的突起为冠突，冠突外侧的弧形关节面为桡切迹。

尺骨体呈三棱柱状，内侧缘锐利为骨间缘。

下端呈小球状为尺骨头，外侧有半环形关节面，后内侧有一向下伸出的骨突为茎突。

4）手骨：包括腕骨、掌骨和指骨（图 1-59）。

腕骨（carpal bones）为短骨，共 8 块，排成两列，自桡侧向尺侧，近侧列为手舟骨、月骨、三角骨和豌豆骨（位于三角骨的掌侧面）；远侧列是大多角骨、小多角骨、头状骨和钩骨。

掌骨（metacarpal bones）属长骨，共 5 块，自桡侧向尺侧排列为第 1～5 掌骨。可分为底、体和头三部分。近侧端膨大为底，接腕骨，中间为体，远侧端圆而光滑为头，接指骨。

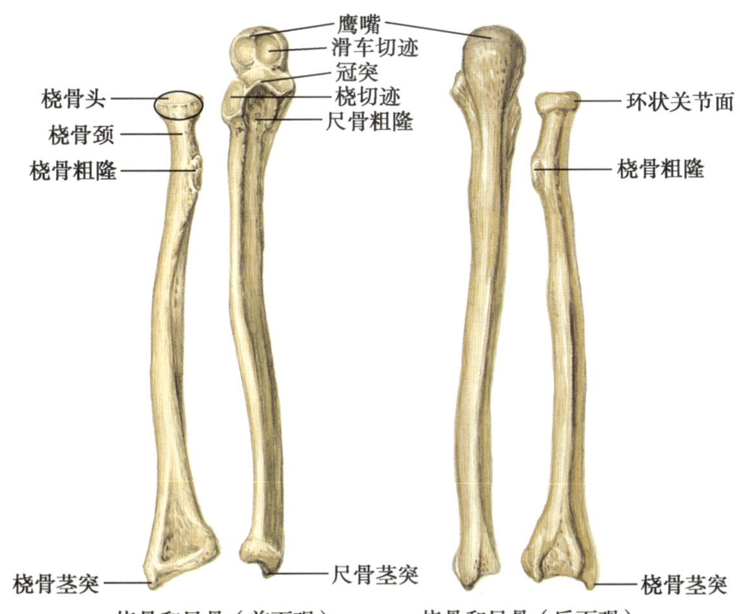

图 1-58　桡骨与尺骨

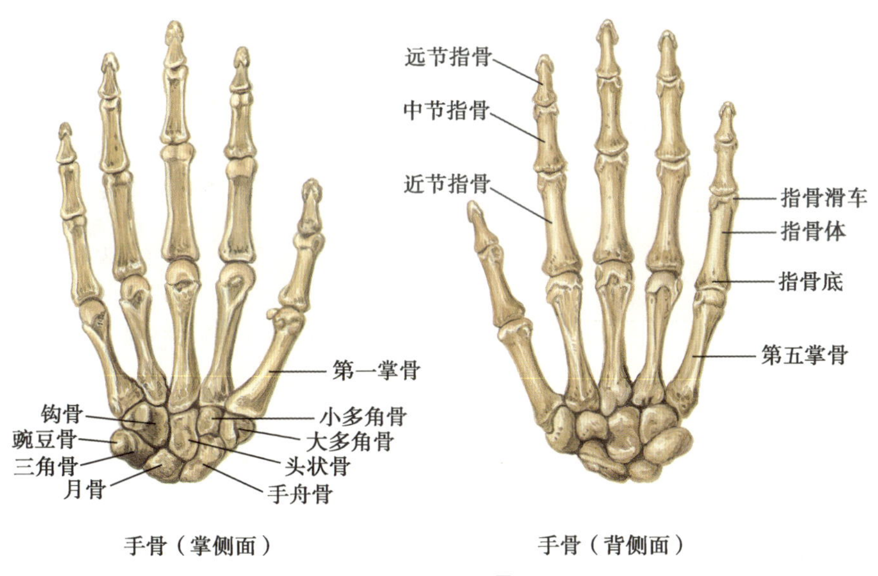

图 1-59　手骨

指骨（phalanx）属长骨，共 14 块，除拇指仅两节外，其余各指都是三节。由近侧向远侧分为近节、中节和远节指骨。

2. 上肢骨的连结　包括上肢带骨的连结与自由上肢骨的连结。

（1）上肢带骨的连结：主要有胸锁关节和肩锁关节。

1）胸锁关节（sternoclavicular joint）：是上肢与躯干相连结的唯一关节。由胸骨柄的锁切迹和锁骨的胸骨端及第 1 肋软骨的上面构成，关节腔内有关节盘，可使锁骨肩峰端作升、降、向前、向后和轻度的旋转运动（图 1-60）。

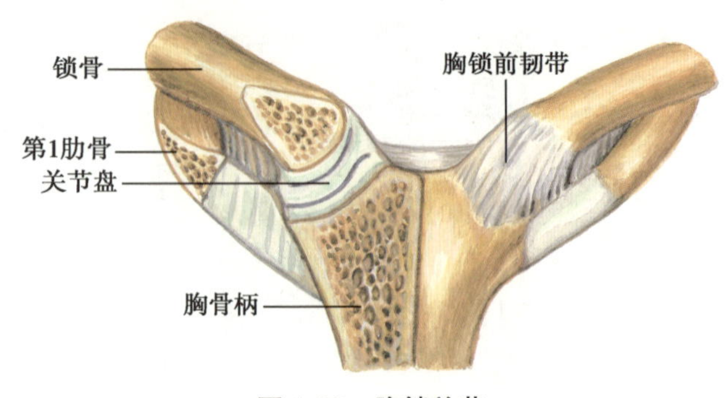

图 1-60　胸锁关节

2）肩锁关节（acromioclavicular joint）：由锁骨的肩峰端与肩峰的关节面构成，属于平面关节。

3）喙肩韧带（coracoacromial ligament）：连于肩胛骨的喙突与肩峰之间的韧带，防止肱骨头向上脱位。

（2）自由上肢骨的连结：包括肩关节、肘关节、手关节等。

1）肩关节（shoulder joint）：由肱骨头和肩胛骨关节盂构成，属球窝关节。肱骨头大，关节盂小，关节囊薄而松弛，囊内有肱二头肌长头腱通过。上壁、前壁和后壁都有肌和肌腱纤维加入，而增强了肩关节的稳固性。囊的前下壁薄弱，是肩关节易发生脱位的部位。肩关节为全身最灵活的关节，能完成前屈、后伸、内收、外展、旋内、旋外及环转运动（图 1-61）。

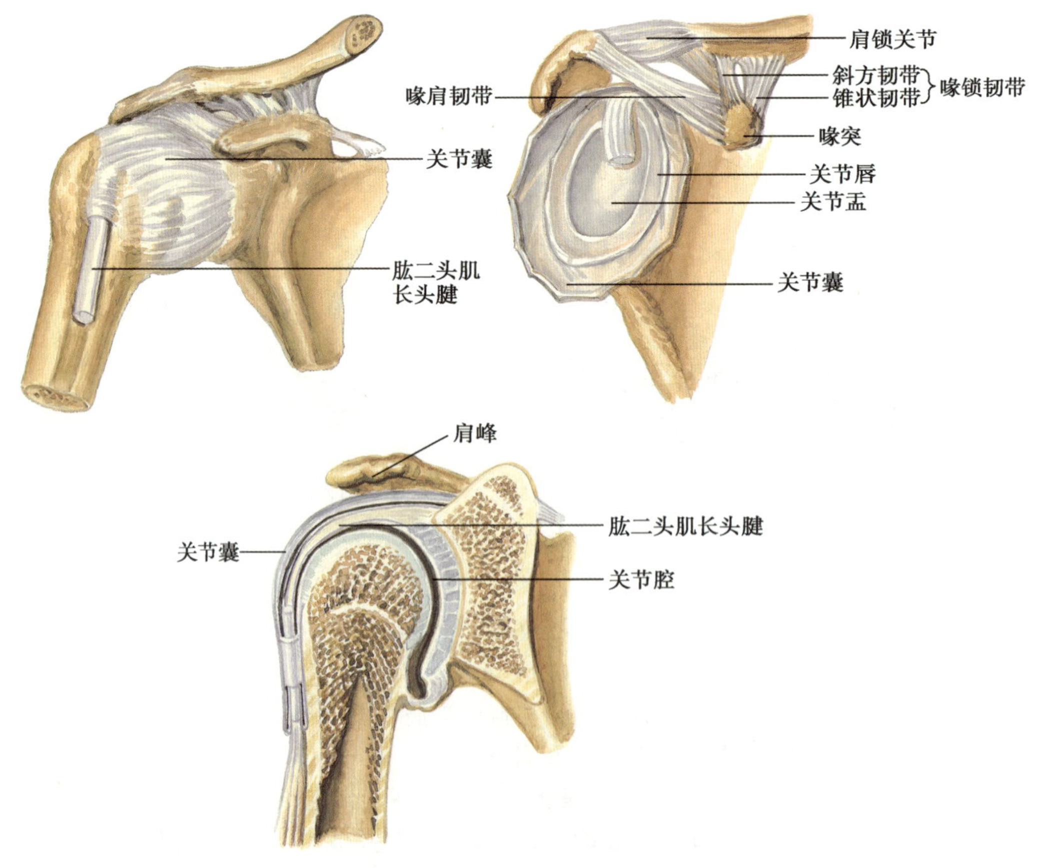

图 1-61　肩关节

2）肘关节（elbow joint）：由三个关节组成，包在一个关节囊内，属复合关节（图 1-62）。

肱桡关节（humeroradial joint）由肱骨小头和桡骨头关节凹构成。参与肘关节的屈、伸和前臂的旋前、旋后运动。

肱尺关节（humeroulnar joint）由肱骨滑车和尺骨滑车切迹构成，能在冠状轴上作屈、伸运动。

桡尺近侧关节（proximal radioulnar joint）由桡骨头环状关节面与尺骨的桡切迹构成，属车轴关节，可在垂直轴上作旋前和旋后运动。

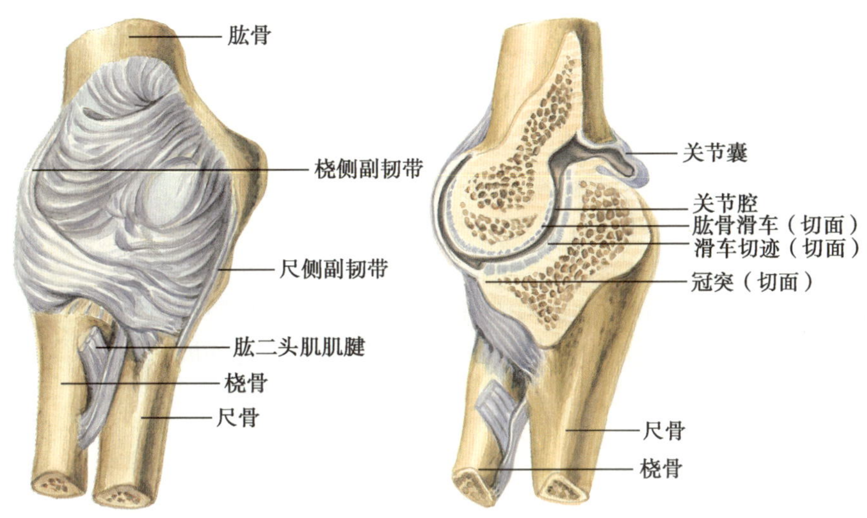

图 1-62 肘关节

关节囊的前、后壁薄而松弛，内、外侧壁分别有尺侧副韧带和桡侧副韧带加强。在桡骨环状关节面的周围有桡骨环状韧带，其两端附着于尺骨桡切迹的前、后缘，运动时有防止桡骨头脱位的作用。

肱骨内、外上髁和尺骨鹰嘴可在体表扪及，当肘关节伸直时，此三点在一条直线上。当关节屈曲至 90° 时，此三点的连线构成一个尖朝下的等腰三角形，称为肘后三角。

知识拓展

肩周炎和肘关节脱位及穿刺点

肩关节运动灵活、范围广，是人体易发生脱位的关节之一，肩关节前、后部及上部有韧带和肌加强，其下部缺乏保护，相对薄弱，当上肢极度外展时，易发生肱骨头向下脱位。肩关节周围的肌、肌腱、滑膜囊和关节囊等软组织发生炎症，导致肩关节疼痛，活动受限等临床表现，临床上称肩周炎。

肘关节发生后脱位时，鹰嘴向后上移位，肱骨内、外上髁和尺骨鹰嘴三点位置关系发生改变。肘关节前方和内侧有血管神经经过，临床上肘关节的穿刺和手术入路多在后方和后内侧进行。

3）前臂骨的连结：为桡、尺两骨之间的连结，有桡尺近侧关节、桡尺远侧关节和前臂骨间膜。桡尺近侧关节与桡尺远侧关节属联合运动的车轴关节，可使前臂作旋前、旋后运动。旋前运动时，桡骨头作原位转动，桡骨远端绕尺骨头旋转，桡骨交叉到尺骨前方；旋后运动时，桡骨回到原位。前臂骨间膜连结于桡、尺两骨的骨间缘之间，是坚韧的结缔组织膜（图 1-63）。

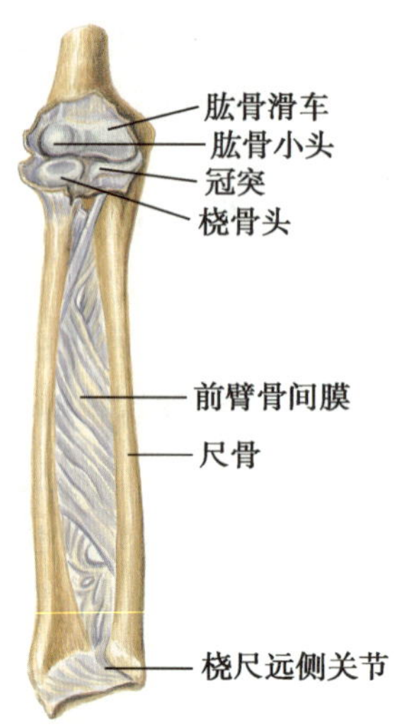

图 1-63　前臂骨连结

4）手关节：包括桡腕关节、腕骨间关节、腕掌关节、掌指关节和指骨间关节（图 1-64）。

桡腕关节（radiocarpal joint）也称腕关节（wrist joint）由桡骨远端关节面与尺骨头远端的关节盘构成椭圆形关节窝；舟骨、月骨、三角骨构成椭圆形关节头。关节囊松弛，周围有韧带加强。属椭圆关节，可作两轴运动如屈、伸、收、展和环转运动。

腕骨间关节属平面关节，只能作轻微的运动。腕掌关节由远侧列腕骨与 5 块掌骨底构成。其中拇指腕掌关节为鞍状关节，可作屈、伸、收、展和对掌运动。对掌运动是拇指掌面与其他 4 指掌面相对的运动，是人类进化的结果，有利于人手抓握工具和作精细灵巧的工作。

掌指关节由掌骨头与近节指骨底构成，能作屈、伸、收、展和环转运动。手指的内收和外展运动是以中指的中轴为中心，向中轴靠近为内收，远离中轴为外展。

指骨间关节位于各节指骨之间，属滑车关节，仅能作屈、伸运动。

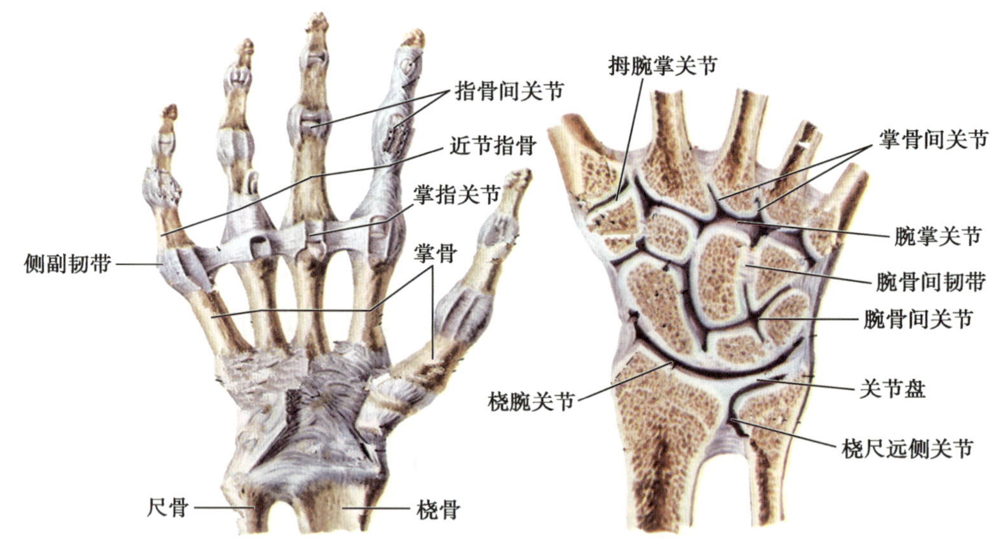

图 1-64　手关节

（二）下肢骨及其连结

1. 下肢骨　由下肢带骨和自由下肢骨两部分组成。

（1）下肢带骨：即髋骨（hip bone）为不规则的扁骨（图 1-65）。16 岁以前由髂骨、坐骨和耻骨以软骨连结而成，成年后软骨骨化，三骨在髋臼处互相愈合。髋臼底部中央粗糙，无关节软骨附着，称为髋臼窝。窝的周围骨面光滑，称为月状面。髋臼的前下部骨缘的缺口为髋臼切迹。

1）髂骨（ilium）：位于髋骨的上方，分为髂骨体和髂骨翼两部分。髂骨翼的上缘为髂嵴，两髂嵴的最高点连线经过第 4 腰椎棘突。髂嵴的前、后端突出部为髂前上棘和髂后上棘。髂前上棘下方有髂前下棘。髂前上棘后方 5～7cm 处骨面增宽为髂结节。髂骨翼内面有光滑的浅窝为髂窝，后下部有粗糙的耳状面与骶骨耳状面相接。髂窝下界为一钝圆的骨嵴为弓状线。

知识拓展

骨髓穿刺术的应用解剖

骨髓穿刺术是用骨髓穿刺针刺入骨松质，采取红骨髓的一种诊断技术，其检查内容包括细胞学、骨髓培养、原虫和病原体等。适用于不明原因发热、血液病及恶性肿瘤的诊断、鉴别诊断及治疗随访。穿刺点有髂前上棘、髂后上棘、胸骨柄和胫骨等。

2）坐骨（ischium）：构成髋骨的后下部分，分为体和支两部分。坐骨体粗壮，向后下伸出为坐骨支，坐骨体与坐骨支相连接处后方有粗糙的圆形隆起为坐骨结节。坐骨体后缘有三角形的骨突为坐骨棘。坐骨棘上方的凹陷为坐骨大切迹，坐骨棘下方的凹陷为坐骨小切迹。

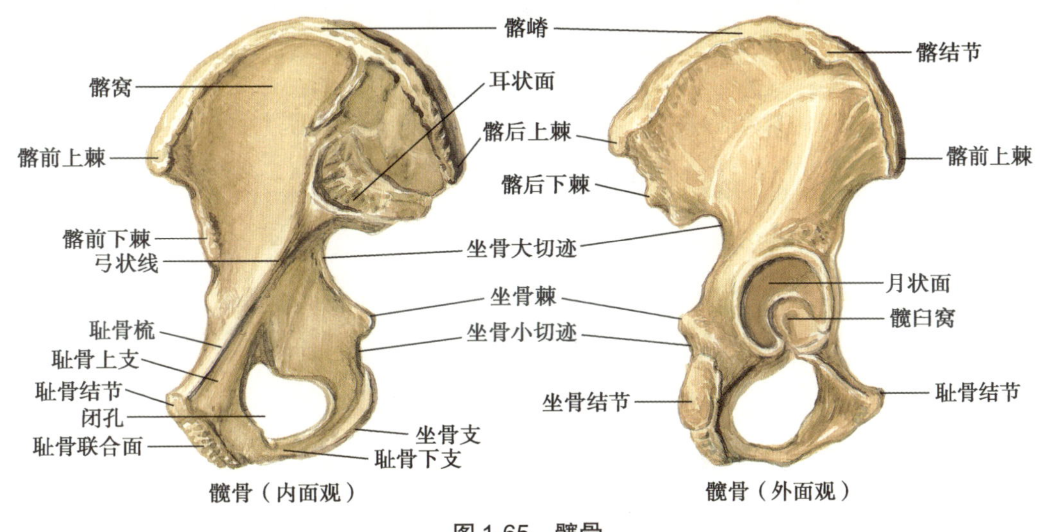

图 1-65 髋骨

3）耻骨（pubis）：构成髋骨的前下部，分为一体、两支。耻骨体粗大，向前内移行于耻骨上支，上支的上缘锐利为耻骨梳，向后与弓状线相续，向前终于圆形的耻骨结节。上支的内侧端呈锐角急转向外下形成耻骨下支。在耻骨上支与下支移行部的内面较粗糙的为耻骨联合面。

闭孔是由坐骨与耻骨共同围成的骨环。

（2）自由下肢骨：包括股骨、髌骨、胫骨、腓骨和足骨。

1）股骨（femur）：人体中最粗大、坚实的长骨，约占身长的 1/4，分为一体两端（图 1-66）。

上端有朝向内上前的股骨头（femoral head），与髋臼相关节。头中央稍下有小的股骨头凹。头下外侧的狭细部称股骨颈（neck of femur）。颈与体连接处上外侧的方形隆起，称大转子（greater trochanter）；内下方的隆起，称小转子（lesser trochanter），有肌肉附着。大、小转子之间，前面有转子间线，后面有转子间嵴。大转子是重要的体表标志，可在体表扪到。

股骨体略弓向前，上段呈圆柱形，中段呈三棱柱形，下段前后略扁。体后面有纵行骨嵴为粗线。此线上端分叉，向上外延续于粗糙的臀肌粗隆，向上内侧延续为耻骨肌线。粗线下端也分为内、外两线，二线间的骨面为腘面。粗线中点附近，有口朝下的滋养孔。

下端膨大，有向后方突出的膨大为内侧髁和外侧髁。两髁之间有髁间窝。内侧髁向内侧突出部为内上髁。内上髁上方的小突起，称收肌结节。外侧髁向外侧突出部为外上髁。两髁前方的关节面为髌面。

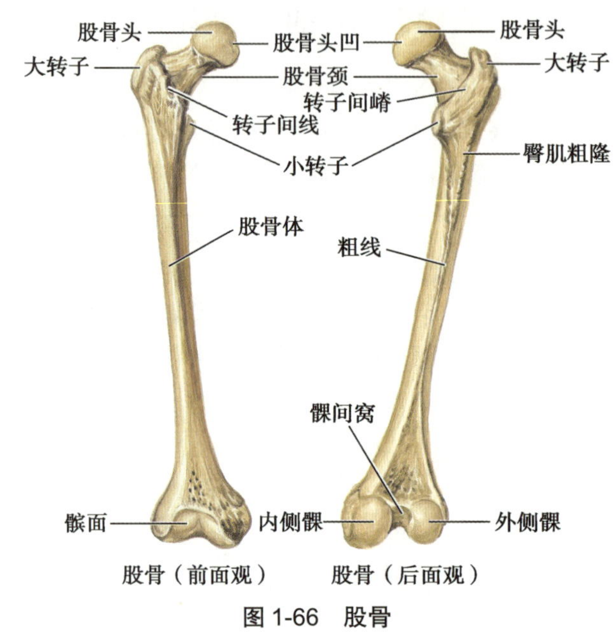

图 1-66 股骨

2）髌骨(patella)：位于膝关节前方，包在股四头肌腱内，是人体最大的籽骨，为尖向下的栗子形(图 1-67)。前面粗糙，后面为光滑的关节面，外侧部宽大，内侧部较小，与股骨髌面成关节。

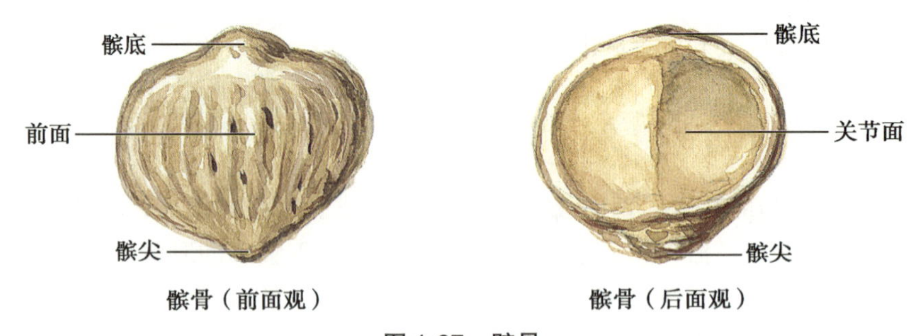

图 1-67 髌骨

3）胫骨(tibia)：位于小腿内侧，属长骨，分一体两端(图 1-68)。

上端膨大，上面为光滑的关节面分为内侧髁和外侧髁，与股骨的内、外侧髁相关节。两髁之间的骨突称为髁间隆起。在外侧髁的后下面有一小圆形的腓关节面，与腓骨成关节。

胫骨体呈三棱柱状，前缘锐利，内侧面平坦光滑均位于皮下。前缘的上方有一粗糙的隆起为胫骨粗隆。

下端稍膨大，内侧向下突出形成内踝。下端外侧有腓切迹与腓骨相连。

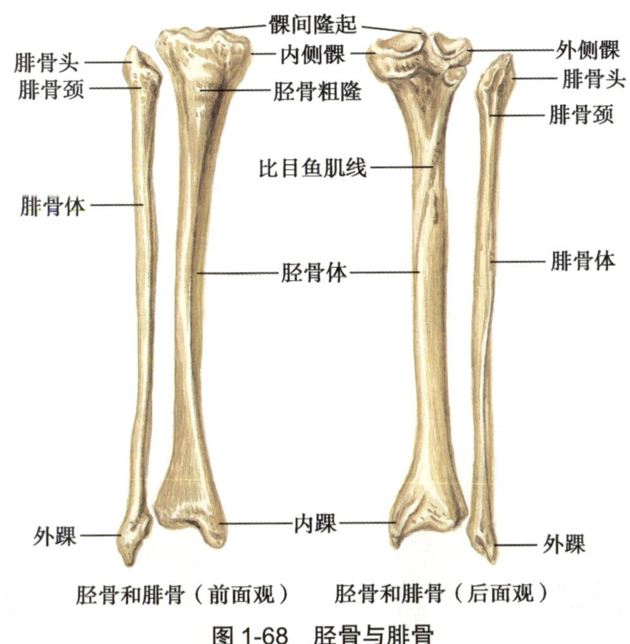

图 1-68　胫骨与腓骨

4）腓骨（fibula）：位于小腿外侧（图 1-68）。细长，上端膨大为腓骨头，与胫骨相接，下端膨大形成外踝。

5）足骨：包括跗骨、跖骨、趾骨等（图 1-69）。

跗骨（tarsus bones）共 7 块，均属短骨，可分前、中、后三列。前列由内向外为内侧楔骨、中间楔骨、外侧楔骨和骰骨。中列有位于三块楔骨后方的足舟骨。后列的上方为距骨，后下方为跟骨。跟骨后下部粗糙为跟骨结节。

跖骨（metatarsal bones）共 5 块，均属长骨。自内向外为第 1～5 跖骨，每块跖骨都分为底、体、头三部分；底接跗骨，头接趾骨，第 5 跖骨底的外侧粗糙突起为第 5 跖骨粗隆。

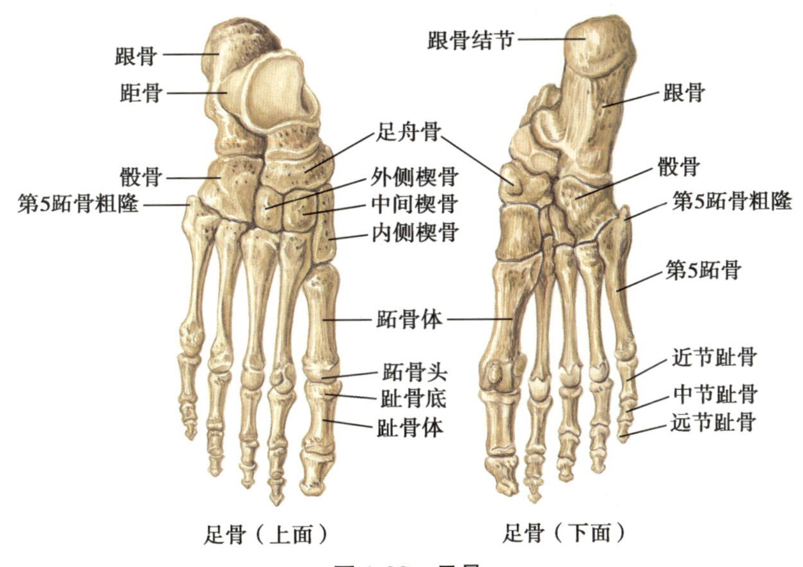

图 1-69　足骨

趾骨（bones of toes）共 14 节，均属长骨，除踇趾两节外，其余各趾均为三节，自近侧向远侧分为近节、中节和远节趾骨。每节可分底、体、头三部分，远节远端无关节面。

2. 下肢骨的连结　包括下肢带骨的连结与自由下肢骨的连结。

（1）下肢带骨的连结：主要包括骶髂关节、耻骨联合和骨盆等。

1）骶髂关节（sacroiliac joint）：由髋骨耳状面和骶骨耳状面相结合构成。关节囊坚厚而紧张，几乎不能运动，以支持和传导重力为主。在关节周围有韧带加强，在骶髂关节后下方有自骶、尾骨侧缘到坐骨结节的骶结节韧带；位于骶结节韧带前方有自骶、尾骨侧缘到坐骨棘的骶棘韧带。两条韧带与坐骨大切迹围成坐骨大孔，与坐骨小切迹围成坐骨小孔（图 1-70）。

2）耻骨联合（pubic symphysis）：由左、右耻骨联合面借纤维软骨板连结而成。耻骨联合中常存在一条纵行裂隙，孕妇和产妇尤为明显（图 1-71）。

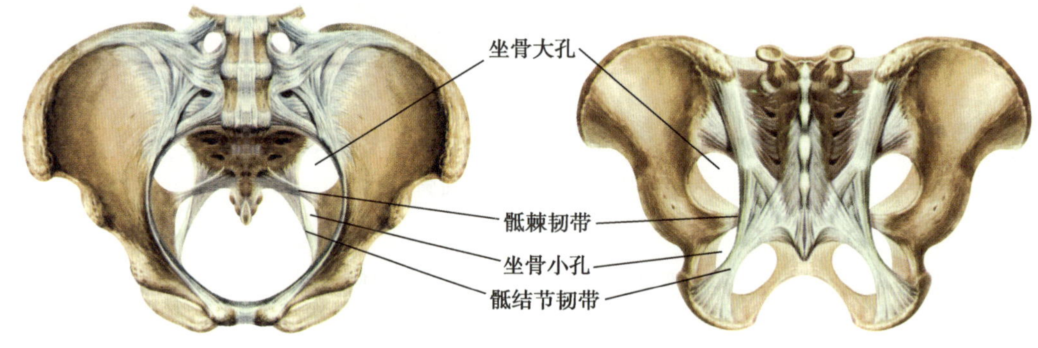

图 1-70　骨盆的韧带

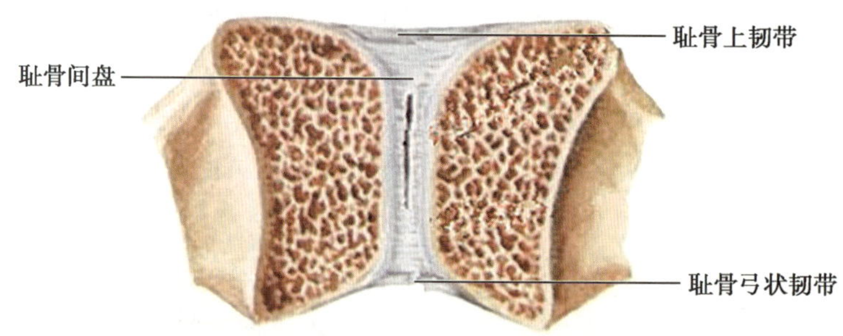

图 1-71　耻骨联合

3）骨盆（pelvis）：由左右髋骨、骶骨、尾骨借骨连结构成（图 1-72）。具有保护盆腔内脏和传导重力的作用。骨盆可由骶岬向两侧经弓状线、耻骨梳、耻骨结节和耻骨联合上缘依次连结形成界线，可将骨盆分为上方的大骨盆和下方的小骨盆。

小骨盆又称为真骨盆，由上、下两口及盆腔三部分组成。上口由界线围成，下口由尾骨尖、骶结节韧带、坐骨结节、耻骨弓、耻骨联合下缘围成。耻骨弓由两侧坐骨支和耻骨下支连结而成。两侧耻骨弓下的夹角为耻骨下角，男性角度较小，女性角度较大。小骨盆的内腔为盆腔，容纳盆腔脏器，女性盆腔又是胎儿产道。

男性、女性骨盆从青春期开始，在内分泌激素的作用下，逐渐出现明显的性别差异。女性骨盆外形矮而宽，盆腔呈圆桶形，上口呈圆形，下口宽大，耻骨下角为 80°～100°。男性骨盆，上口呈心形，下口狭小，外形窄而长，盆腔为漏斗状，耻骨下角为 70°～75°（图 1-73）。

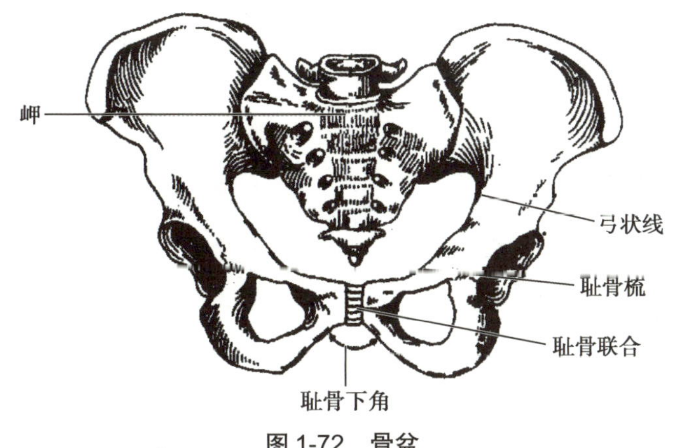

图 1-72 骨盆

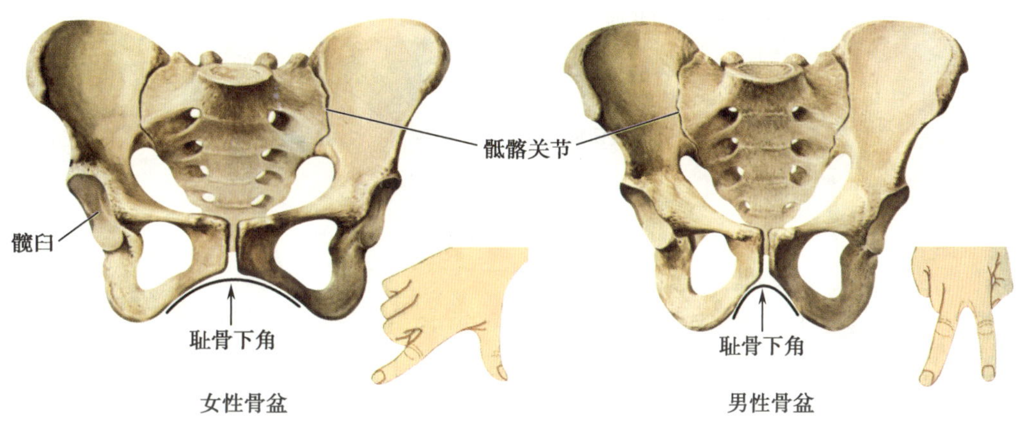

图 1-73 男性骨盆与女性骨盆

（2）自由下肢骨的连结：包括髋关节、膝关节、足关节等。

1）髋关节（hip joint）：由髋臼与股骨头构成（图 1-74）。髋臼周缘有关节唇，加深关节窝，增加关节稳固性。关节囊厚而坚韧，股骨颈除后面的外侧 1/3 部以外都被包在囊内，关节囊周围有韧带增强。

髋关节的前方为髂股韧带（iliofemoral ligament），可防止髋关节过伸，对维持人体直立起重要作用。股骨头韧带（ligament of the head of the femur），位于关节囊内，连于股骨头与髋臼横韧带之间，其内有营养股骨头的血管通过。如果股骨头韧带受损伤，可引起股骨头坏死。

髋关节属杵臼关节，可作三轴运动，屈伸、收展、旋内、旋外和环转运动。由于髋臼窝深，关节囊厚而坚韧，运动的灵活性不如肩关节。

2）膝关节（knee joint）：由股骨下端、胫骨上端和髌骨构成，为人体中最复杂的关节。由于股骨与胫骨相对的关节面曲度不完全适应，关节中间有半月板，分为内、外侧半月板。内侧半月板 C 形，较大；外侧半月板“O”字形，较小。半月板周缘肥厚，附着于关节囊。由于半月板的存在，使股骨与胫骨的关节面相适应，增加了关节的稳固性，也扩大了运动范围。

在关节囊内，股、胫两骨之间有两条交叉韧带，前交叉韧带可防止胫骨前移，后交叉韧带可防止胫骨后移。关节囊宽阔而松弛，周围有韧带增强，前壁不完整，由髌骨和髌韧带填补，外侧有腓侧副韧带，内侧有胫侧副韧带，后部有腘斜韧带增强。

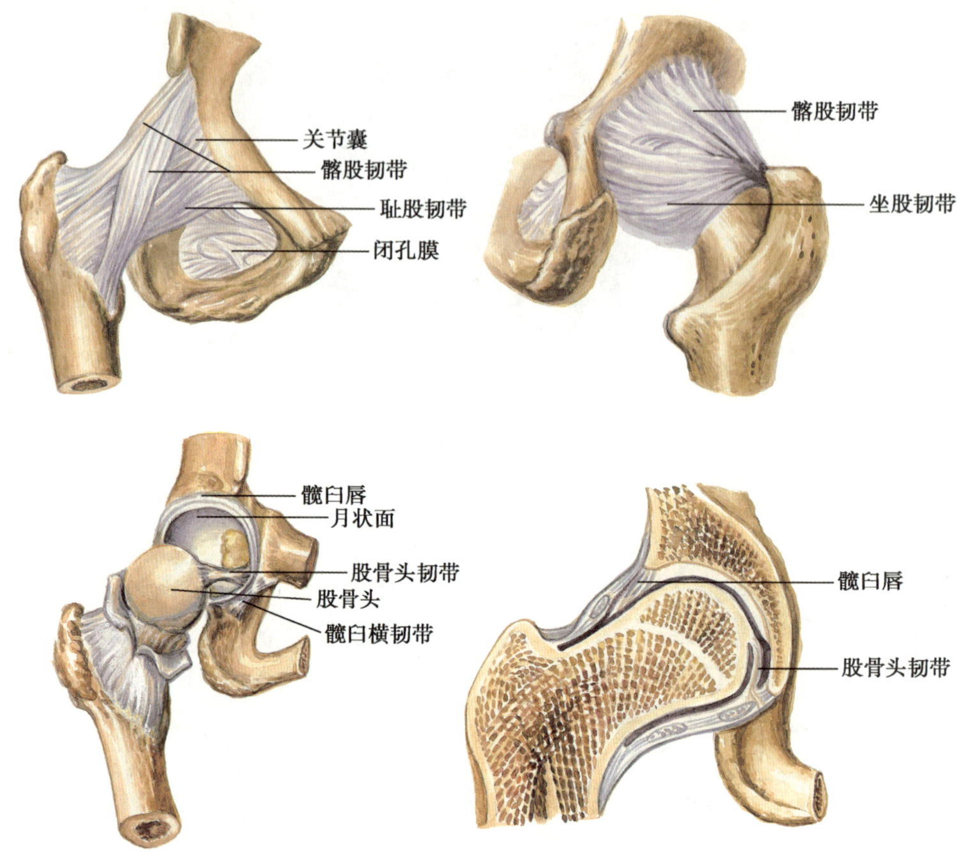

图 1-74　髋关节

膝关节可作屈、伸运动，当屈膝 90° 时，小腿可作轻度的内旋和外旋运动（图 1-75、图 1-76）。

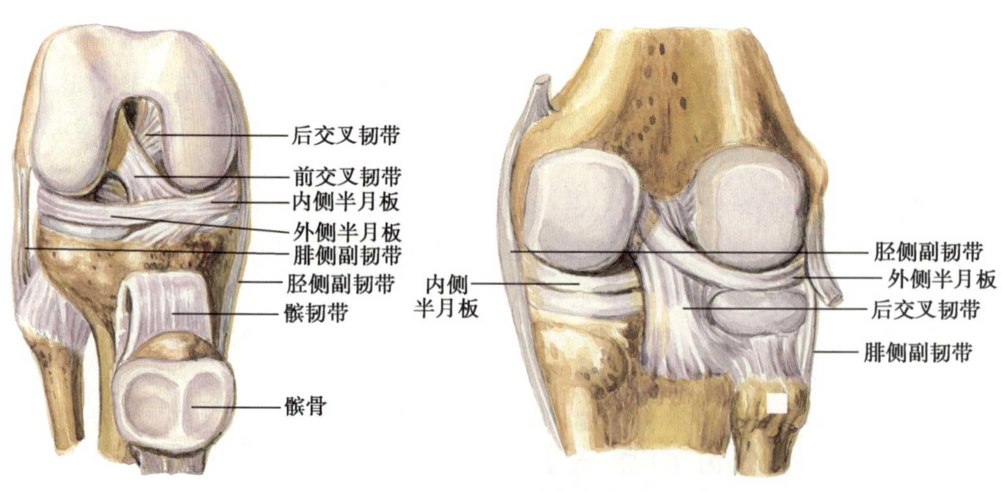

图 1-75　膝关节

3）小腿骨的连结：小腿胫、腓两骨连结紧密。上端，胫骨外侧髁的外下方关节面与腓骨头组成胫腓关节，下端为胫腓韧带联合，胫腓骨体之间借骨间膜连结。小腿两骨之间几乎无活动性（图 1-77）。

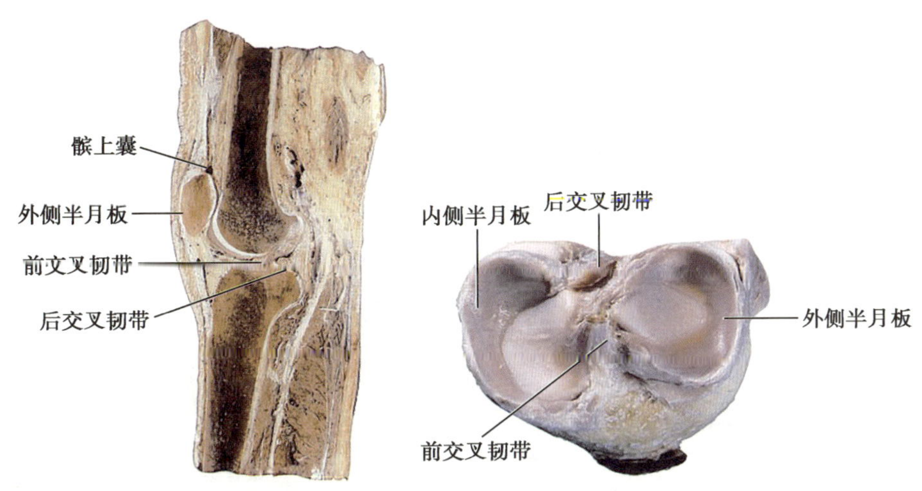

图 1-76　膝关节

4）足关节：包括距小腿关节（踝关节）、跗骨间关节、跗跖关节、跖趾关节、趾骨间关节（图 1-78）。

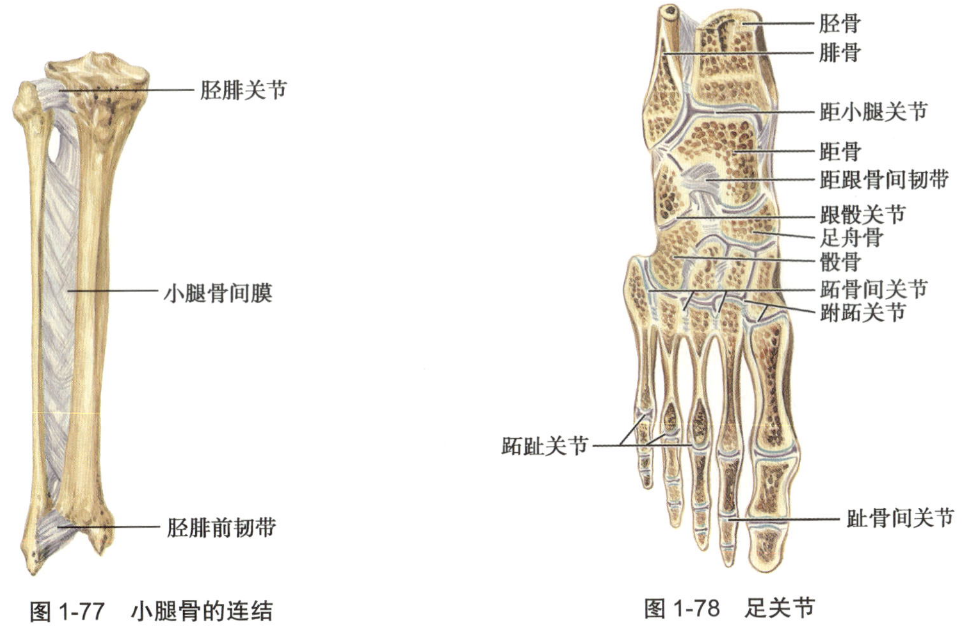

图 1-77　小腿骨的连结

图 1-78　足关节

距小腿关节（talocrural joint）又称踝关节（ankle joint）由胫、腓骨下端和距骨滑车构成。关节囊前、后壁薄弱而松弛，两侧有韧带增强，内侧韧带（三角韧带）强韧，外侧副韧带薄弱，易受损伤。踝关节属屈戌关节，使足作背屈与跖屈运动。在跖屈时，足可作轻度的侧方运动。

跗骨间关节为跗骨各骨之间构成的关节，属平面关节，只能有轻微运动，与踝关节联合运动时可提起足内缘，使足底转向内侧称足内翻，也可提起足外缘，使足底转向外侧称足外翻。在崎岖不平的山路上行走或在斜坡上站立时，存在足内翻和外翻运动，对维持人体的平衡或直立姿势具有重要作用。

跗跖关节属平面关节，活动甚微。跖趾关节与手的掌指关节相似，但活动范围很小。趾骨间关节由相邻两节趾骨的底与滑车构成，可作屈、伸运动。

5）足弓：由跗骨、跖骨借其连结共同组成的凸向上的弓形结构，可分为纵弓和横弓两部分（图 1-79）。在人体直立行走及负重时，足弓有重要的弹力缓冲作用，同时足弓也具有保护足底神经血管避免受压的作用。如果足底腱或韧带松弛，足弓塌陷可导致扁平足。

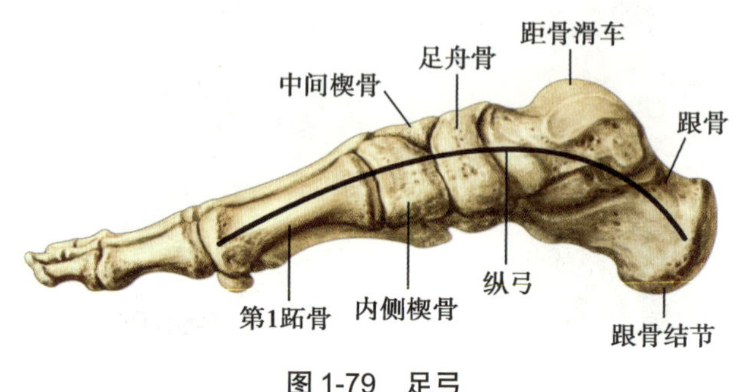

图 1-79 足弓

五、重要的体表标志

表面结构是通过观察和触摸人体表面的骨性和肌性标志，或通过体表标志线或分区，确定器官的位置与毗邻关系，进而确定临床检查、治疗和护理技术操作的部位、方向、角度和深度。有机结合理论与活体、标本是学习表面结构的最佳方法，通过自己的手指（用于触摸）和眼睛（用于观察）来了解体表以及内部的器官结构。

（一）头部骨性标志

1. 眶上切迹和眶下孔 位于眶上缘的中、内 1/3 相交处，距正中线约 2.5cm，有的呈切迹状，有的呈孔状，左、右侧形状可不相同。眶上神经和血管由此切迹（孔）穿过。正常情况下，用指尖压迫眶上切迹时可以刺激眶上神经产生明显疼痛。如为轻度昏迷，患者对此反应较敏感；中度昏迷者反应迟钝；重度昏迷者则无反应，在临床上可以此作为鉴别昏迷深浅程度的标志之一。如为眶上孔，可在该孔的稍上方向深处压迫，仍可触压到眶上神经。据统计，两侧为切迹者占 59.2%，两侧为孔者占 36.1%，一侧为孔一侧为切迹者占 4.7%。在眶下缘中点的下方约 1cm 处有眶下孔，此处有眶下血管和眶下神经穿过（图 1-46）。

2. 颧弓 颧弓位于耳屏至眶下缘的连线上，由颞骨的颧突与颧骨的颞突共同构成，长约三横指（5～6cm），全长均可在皮下摸到。颧弓以上为颞窝，以下为颞下窝。颧弓上缘相当于大脑颞叶前端下缘，颧弓下缘与下颌切迹之间的半月形间隙中点为咬肌神经封闭及上、下颌神经阻滞麻醉进针点。颧弓位置突出，是颌面部骨折的好发部位。

3. 颏孔 成人的颏孔位于下颌第 2 前磨牙根的下方，下颌体上、下缘连线的中点，距正中线约 2.5cm 处。颏孔为下颌管的下口，有颏血管和神经通过。

4. 下颌角 为下颌支后缘与下颌体下缘转折之处，此处骨质较薄，容易骨折。

5. 乳突 位于外耳门的后方，为颞骨的一部分，是胸锁乳突肌的附着部位。乳突根部的前内侧有茎乳孔，面神经由此孔出颅。在乳突后部的内面为乙状窦沟，容纳乙状窦。乳突根治术时注意保护面神经和乙状窦。乳突内有许多小腔，称为乳突小房，通过乳突窦口开口于鼓室后壁，化脓性中耳炎时可蔓延至乳突小房，出现乳突压痛。

6. 翼点 位于颞窝内侧壁上，颧弓中点上方约 3.8cm 处，由顶骨、蝶骨大翼、额骨和颞骨的相邻缘连结而成，多数呈“H”形（图 1-44），少数为“N”形。此处骨质薄弱，且其内有脑膜中动脉前支紧贴骨壁经过。

7. 顶结节 顶骨中部转折处的突出部分称为顶结节。两侧顶结节的连线亦称双顶径，是头部的最宽处（图 1-41）。临床常测量胎头双顶径来观察胎儿的发育状况，判断是否头盆不称，可顺利分娩。

8. 枕外隆突和上项线 枕外隆凸是枕骨外面枕鳞中央的显著突出部，内面为硬脑膜窦的窦汇，在幼儿时不明显。枕外隆凸两侧顺延的弓形骨嵴称为上项线，相当于颅内横窦的位置，其下方有与其平行的下项线，为肌肉附着部位（图 1-36）。

9. 囟 新生儿颅盖各骨之间尚未成缝，以膜性结构连结。主要有前囟和后囟。前囟位于冠状前端相交处，呈菱形。前囟左、右径出生 3 个月时为 26mm，面积为 370mm^2，女婴较男婴略小。前囟闭合的时间有较大的个体差异，1.5 岁时约有半数闭合，2 岁时绝大多数已完全闭合，只有个别偶有延迟闭合现象，闭合时间延迟可能与营养不良有关。前囟正常时平坦，颅内压增高（如急性脑膜炎、脑积水等）时可膨隆，颅内压低（如严重脱水等）时下陷，因此，在新生儿观察和触摸前囟状态已成为判断颅内压高低的重要指标（图 1-2）。后囟位于矢状缝后端与人字缝相交处，呈三角形。后囟较前囟小，出生后 3 个月左右闭合。患佝偻病或脑积水时，前、后囟均延迟闭合。前、后囟深面有上矢状窦通过，位置表浅、恒定，是新生儿囟穿刺的常用部位（图 1-53）。

10. 舌骨 舌骨体高度约平第 3 颈椎，其体表位置为口腔底皮肤与颈前部皮肤相移行处。在舌骨体的两侧可触到舌骨大角。

（二）躯干部骨性标志

1. 第七颈椎棘突 位于颈背部最突出的隆起，头部前屈时更容易触及，为计数椎骨的标志。

2. 颈动脉结节 即第 6 颈椎横突前结节，位于胸锁乳突肌前缘深处，正对环状软骨下面。平环状软骨，在胸锁乳突肌前缘，以拇指向后加压，可将颈总动脉压向颈动脉结节，阻断血流，达到止血的目的。

3. 胸骨颈静脉切迹 位于胸骨上缘，两侧胸锁关节之间的凹陷，其上方为胸骨上窝。

4. 锁骨和锁骨下窝 锁骨全长均位于皮下，其锁骨中、外 1/3 交界处下方的深窝称锁骨下窝，在窝的内下方一横指可摸到肩胛骨的喙突。通往上肢的大血管和神经束均从喙突内下方通过。

5. 胸骨角 胸骨角是胸骨柄与胸骨体连接处向前突出形成的钝角，体表易于摸到。该角侧方平对第 2 肋软骨，是计数肋的标志之一。胸骨角向后平对以下器官：①第 4 胸椎体下缘；②主动脉弓的起、止端；③气管杈；④左主支气管与食管交叉处；⑤胸导管由右侧转向左侧上行的部位；⑥上、下纵隔的分界。这些对应关系在影像学上对于确定病变部位有重要意义。

6. 肩峰 高耸于肩关节的上方，为肩部的最高点。

7. 喙突 位于锁骨中、外 1/3 交界处下方约 2.5cm 处的锁骨下窝内，其内下方有腋血管和臂丛各束经过。

8. 剑突 是胸骨的下部结构。剑突上端与胸骨体相连，称剑胸结合，剑胸结合的两侧和第 7 肋软骨直接相连。剑突与左侧肋弓的交点处是心包穿刺的常用部位。

9. 肋弓和胸骨下角 上 7 对肋软骨与胸骨直接相连，第 8～10 肋软骨依次与上位肋软骨相连，形成肋弓。两侧肋弓围成胸骨下角，为 70°～110°，角内夹有剑突。剑突与肋弓的交角称剑肋角，又称肋弓角，左侧剑肋角常作为心包穿刺的进针部位。肋弓在剑突两侧自内上向外下极易摸到，是临床上进行肝、胆囊及脾触诊的标志。肋弓最低点平第2、3腰椎间。肋弓还是胸、腹部表面分界的标志之一。

10. 肋和肋间隙　肋有12对，肋与肋之间的间隙为肋间隙，12对肋构成11对肋间隙。肋和肋间隙可作为胸腔和腹腔上部器官位置关系的定位标志。胸膜腔穿刺、心内注射等技术操作均需计数肋间隙，临床常以胸骨角、男性乳头和肩胛骨下角为标志来计数，如胸骨角平对第2肋，其上、下方分别为第1、2肋间隙；上肢自然下垂时，肩胛骨下角平对第7肋骨或第7肋间隙，其上、下方分别为第6、7肋间隙（图1-30）。

11. 棘突　在脊柱后正中线上，棘突形成纵嵴，自上而下均可摸到。第7颈椎棘突较长，常作为辨认椎骨序数的标志；胸椎棘突较长，斜向后下，从上向下依次掩盖，呈叠瓦状排列；腰椎棘突呈长方形板状，向后平伸，棘突间隙较大，临床上常在下位腰椎棘突间进行腰椎穿刺；骶椎棘突退化成骶正中嵴（图1-25）。

12. 肩胛冈和肩胛下角　肩胛冈为肩胛骨背面高耸的骨嵴，肩胛骨背面以此分为上方的冈上窝和下方的冈下窝。两侧肩胛冈内侧端的连线平对第3胸椎棘突，外侧端延伸为肩峰，是肩部的最高点。肩胛骨下角呈锐角，当上肢自然下垂时平对第7肋或肋间隙，两侧下角的连线平对第7胸椎棘突，是临床上背部计数肋骨和胸椎的标志之一（图1-56）。

13. 骶管裂孔和骶角　沿骶正中嵴向下，骶管下端由第4、5骶椎椎弓板缺如而形成的切迹与尾骨围成孔为骶管裂孔，是椎管的下口。裂孔两侧第5骶椎下关节突向下的突起为骶角，易于触及，是确定骶管裂孔位置和麻醉时进针方向的定位标志。

（三）上肢骨性标志

1. 肱骨内、外上髁、鹰嘴　肱骨内、外上髁为肱骨下端向两侧伸出的突起，为肘部两侧最突出的骨性标志，体表易于摸到。肘后部的显著骨性突起为尺骨鹰嘴。肘后三角有助于鉴别肘关节是否脱位或肱骨有无髁上骨折（图1-10）。屈肘呈直角时，肱骨外上髁、桡骨头与鹰嘴三点所连接成的三角形，称为肘外侧三角。伸肘时，在鹰嘴、桡骨头及肱骨小头之间所形成的凹陷，称为肘后窝。肘外侧三角和肘后窝是常用的肘关节穿刺部位。在肱骨内上髁的后下方与尺骨鹰嘴之间有一浅沟，即尺神经沟，尺神经走行于此沟处的皮肤与骨面之间，位置表浅，当内上髁骨折或尺神经沟处受到硬物撞击时，此神经易受损伤。

2. 桡、尺骨茎突　桡骨下端外侧为桡骨茎突。尺骨下端称尺骨头，头之后内侧向下的突起为尺骨茎突。用拇指和示指放在桡腕关节的桡、尺侧，即可触及桡骨茎突和尺骨茎突。桡骨茎突比尺骨茎突低1～1.5cm，这种解剖学上的位置关系可用于鉴别桡骨、尺骨下段是否骨折（图1-58）。

3. 豌豆骨　位于腕部远侧皮纹的内侧的突起。

（四）下肢骨性标志

1. 髂嵴　是髂骨翼的上缘。两侧髂嵴最高点的连线平对第4腰椎棘突，是腰椎穿刺时计数腰椎的标志之一。髂嵴的前端向前下方突出，在瘦人甚为显著，用手指沿腹股沟向上外触摸，首先遇到的骨点就是髂前上棘，腹股沟韧带及缝匠肌附于此处。髂前上棘后上方5～7cm处有一向外上方的突起，为髂结节，是骨髓穿刺的常用部位和腹部分区的重要标志。髂嵴的后端突向后下方，为髂后上棘。两侧髂后上棘的连线平对第2骶椎中部，硬脊膜囊终于该平面，在骶管麻醉时不可高于此平面，否则有将药物注入蛛网膜下隙的危险。

2. 耻骨结节　自此向内侧延伸的隆起为耻骨嵴，长约2.5cm位于腹股沟内侧端，瘦人较易摸到。

3. 坐骨结节 坐骨体下端的粗大隆起，为坐骨最低处。当人体直立时，坐骨结节被臀大肌覆盖。取坐姿时，臀大肌稍向外上方移位，坐骨结节承受体重。坐骨结节至髂前上棘的连线称奈拉通(Nelaton)线，正常情况下此线恰好通过股骨大转子尖，若大转子尖向此线上方或下方移位即为异常，多见于髋关节脱位或股骨颈骨折。坐骨结节也是产科测量骨盆径线的常用骨性标志。

4. 股骨大转子 股骨颈与体连线处上外侧上部形成的隆起。屈髋时，由坐骨结节至髂前上棘的连线通过股骨大转子。为髋部向外侧最突出之点，在髂结节下方约 10cm 处可以触及。

5. 胫骨粗隆 为胫骨体上端向前突出的隆起，当屈膝时位于髌骨下方四横指处。

6. 股骨内、外侧髁 为膝部两侧的隆起。股骨内、外侧髁侧面最突出的部分为内、外上髁。

7. 胫骨前缘 位于胫骨体前面，居皮下，从胫骨粗隆沿小腿前内侧面向下触摸，可触及其全长。

8. 髌骨 髌骨位于膝前中央，居于皮下，界线明显。髌骨上方连股四头肌腱，下续髌韧带，止于胫骨粗隆。在股四头肌腱中间，可触及股直肌腱，长约 5cm，恰位于膝正中线上。屈膝时，在髌韧带两侧，可触及一横沟，为股骨髁和胫骨髁所形成的关节裂隙。髌骨与股骨两髁之间有内、外侧髌旁沟，若膝关节内有积液，髌旁沟消失，呈现浮髌现象。

9. 腓骨头 在胫骨外侧髁后外方，与胫骨粗隆处于同一水平线上(图 1-12)。腓骨头下方缩细处为腓骨颈，腓总神经从后上向前下绕过腓骨颈，此处骨折或受到压迫时(如侧卧时受到硬床板的压迫)可损伤腓总神经，出现足下垂。

10. 内踝和外踝 内踝为胫骨下端内侧向下伸出的突起，大隐静脉在内踝前方 1.0～1.5cm 处，即内踝前缘与胫骨前肌腱的沟中，沿小腿内侧向上走行。外踝为腓骨下端膨大形成的三角形突起。外踝稍低于内踝且偏后，其后方可触及腓骨长、短肌腱。胫前动脉在踝关节前面内、外踝连线中点以下改名为足背动脉。

第二节 骨 骼 肌

病例导学与分析

病人，男，40 岁，腰部胀痛 3 年，加重 1d，来医院检查有腰部劳损史，疲劳后加重，休息后减轻。检查时脊柱外观一般正常，俯仰活动多无障碍，一侧或两侧骶棘肌处、骶骨后部或骶骨后面腰背肌止点有压痛。X 线检查患者脊柱正常。髋膝屈曲实验腰骶部出现疼痛。

问题：

1. 该患者诊断为什么疾病？
2. 腰骶部都有哪些肌？这些肌起止点及功能？

病例分析

一、概述

运动系统的肌多数附着于骨骼上，故称骨骼肌（skeletal muscle），是运动系统的动力部分，有 600 多块，约占体重的 40%。每块肌都是一个器官，具有一定形态、结构和功能，有丰富的血管、神经和淋巴管分布，在躯体神经支配下进行随意收缩或舒张运动，故又称随意肌。主要分为头肌、颈肌、躯干肌和四肢肌（图 1-80）。

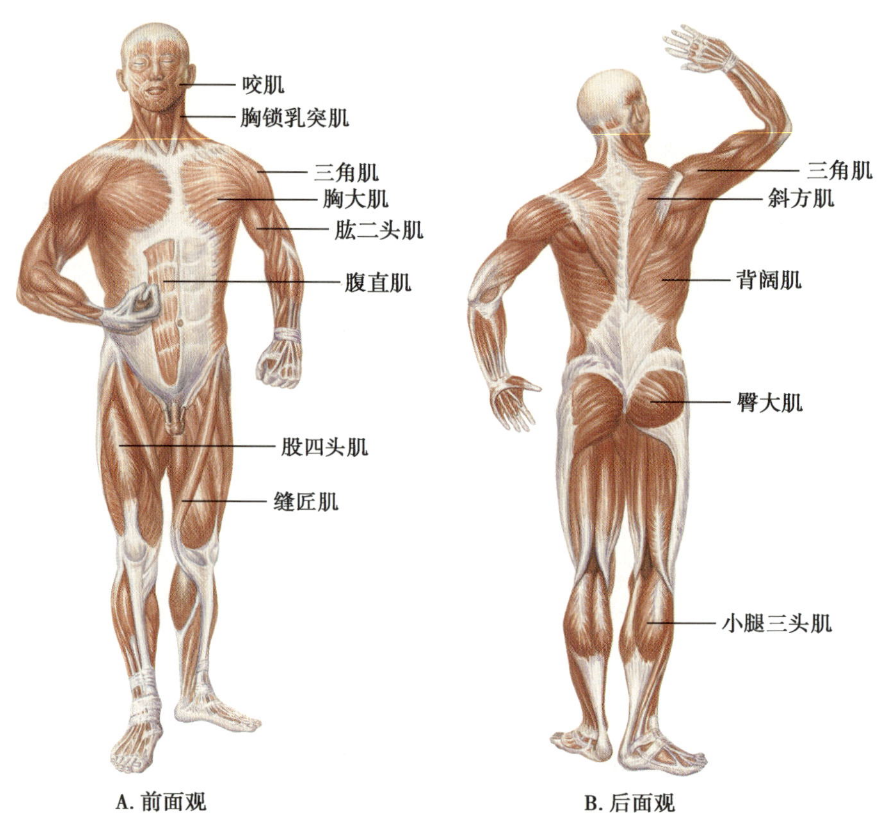

图 1-80 全身骨骼肌

（一）肌的形态和构造

肌可分为中间的肌腹（muscle belly）和两端的肌腱（tendon）。肌腹是肌的主体，由横纹肌纤维组成。肌腱呈索条或扁带状，由胶原纤维构成，无收缩能力，常附着于骨。

肌的形态多种多样，按其外形可分为长肌、短肌、扁肌和轮匝肌四种（图 1-81）。长肌多见于四肢，收缩的幅度大，可产生大幅度的运动，但由于其横截面肌束的数目相对较少，故收缩力也较小；短肌收缩幅度小，可完成精细运动，有些肌有长的腱，肌束斜行排列于腱的两侧，酷似羽毛名为羽状肌（如股直肌），有些肌纤维斜行排列于腱的一侧，为半羽状肌（如半膜肌、拇长屈肌），这些肌肉横断面肌束的数量大大超过梭形或带形肌，故收缩力较大，但由于肌束短，所以运动的幅度小；扁肌的肌腹和肌腱都呈膜状，其肌腱称为腱膜（aponeurosis）；轮匝肌则围绕于眼、口等开口部位，收缩时可关闭孔裂。

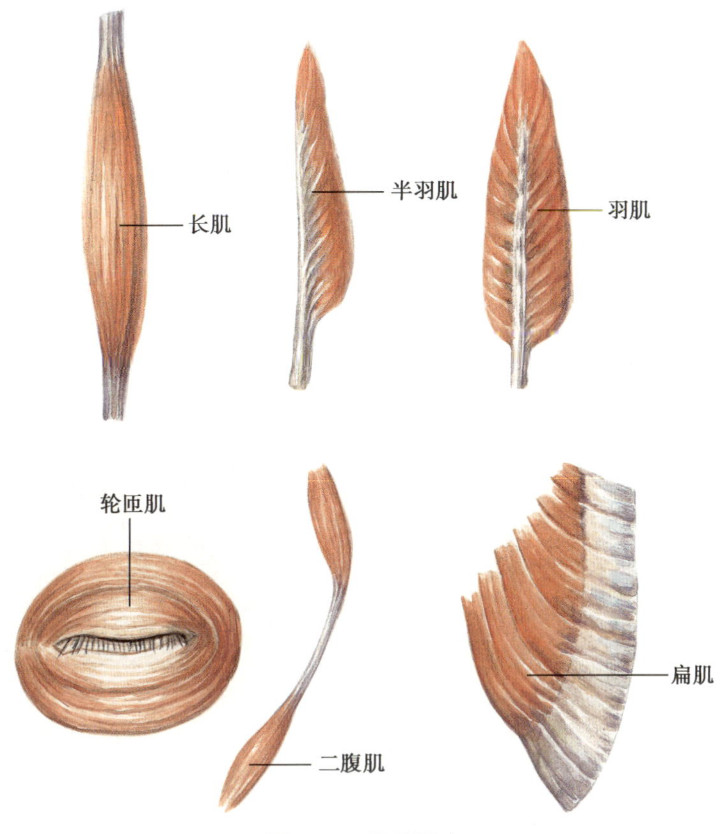

图 1-81　肌的形态

（二）肌起止、配布和作用

肌通常以两端附着在两块或者两块以上的骨面上，中间跨过一个或几个关节（图 1-82）。肌收缩时，使两骨彼此接近或者分离而使关节产生运动。一般来说，运动时两骨中总有一块骨的位置相对固定，另一块骨相对移动。肌在固定骨上的附着点称为起点，也称定点，而在移动骨上的附着点称为止点，也称动点。全身肌的起止点有一定的规律性，通常将接近身体正中面或四肢靠近近侧的附着点称为肌肉的起点或定点，另一端称为止点或动点。

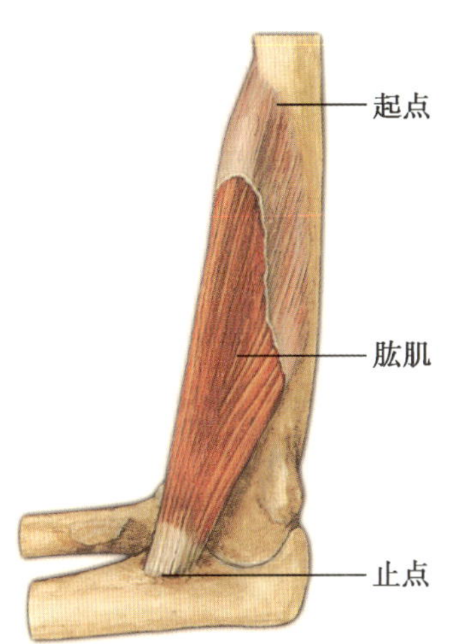

图 1-82　肌的起止点

肌在关节周围配布的方式和多少与关节的运动类型密切相关。在关节同一个运动轴的两侧配布作用完全相反的肌或肌群，互称拮抗肌。而在关节同一个运动轴同侧配布的肌或肌群，因其功能相同，互相协同，故称协同肌。各肌在神经系统的支配下，彼此协调，使动作准确有序。

人体骨骼肌的配布与直立姿势和劳动有密切关系。如为适应人体直立姿势，项部、背部、臀部、大腿前面和小腿后面的肌特别发达；人类上肢为了适应劳动的特点，屈肌比伸肌发达，尤其表现在运动手指的肌上。

（三）肌的命名法

肌可根据形状、大小、位置、起止点、纤维方向和作用等命名。依形状命名的如斜方肌、菱形肌、三角肌、梨状肌等；依位置命名的如肩胛下肌、冈上肌、冈下肌、肱肌等；依位置和大小综合命名的有胸大肌、胸小肌、臀大肌等；依起止点命名的如胸锁乳突肌、肩胛舌骨肌等；依纤维方向和部位综合命名的有腹外斜肌、肋间外肌等；依作用命名的如旋后肌、咬肌等；依作用结合其他因素综合命名的如旋前圆肌、指浅屈肌等。

（四）肌的辅助装置

1. 筋膜（fascia） 可分为浅、深两层（图 1-83）。

（1）浅筋膜（superficial fascia）：分布于皮下，由疏松结缔组织构成。内含浅动、静脉、浅淋巴结和淋巴管、皮神经等。

（2）深筋膜（profundal fascia）：又称固有筋膜，由致密结缔组织构成，遍布全身，包裹肌肉、血管神经束和内脏器官。当肌肉分层时，固有筋膜也分层，并深入肌群之间，称为肌间隔。深筋膜包裹血管神经称为血管神经鞘。深筋膜除有保护和约束肌的作用外，在肌收缩时，还可减少相邻肌或肌群之间的摩擦，有利于肌或肌群的独立运动。在病理情况下，筋膜可以潴留脓液，限制炎症的扩散。

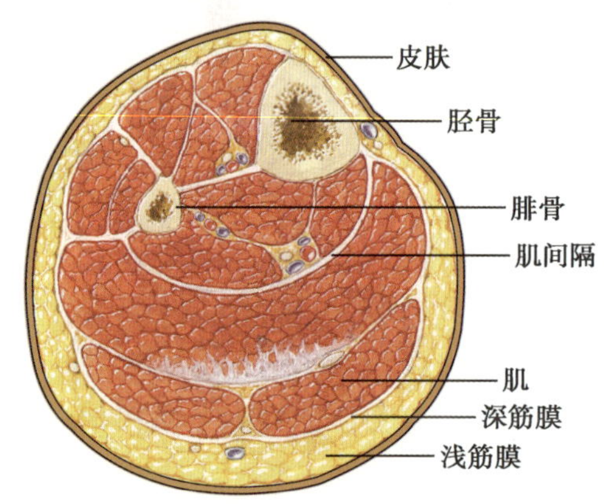

图 1-83 筋膜示意图

2. 腱鞘和滑液囊

（1）腱鞘（tendinous sheath）：形成的鞘状结构。可分外层的纤维层和内层的滑膜层。滑膜构成双层圆筒状套管，套管的内层紧包在肌腱的表面，外层则与纤维鞘相贴。两层之间含有少量滑液。滑膜的两层在骨面与肌腱间互相移行的部分，称为腱系膜，发育过程中腱系膜大部分消失，仅在一定部位上保留，以引导营养肌腱的血管通过。腱鞘的作用是使肌腱固定于一定的位置，并在肌活动中减少肌腱与骨面之间的摩擦。

（2）滑膜囊：在一些肌腱和骨面之间，生有结缔组织小囊，壁薄，内含滑液，称为滑膜囊（synovial bursa），其功能是减缓肌腱与骨面的摩擦。滑膜囊有的是独立封闭的，有的与邻近的关节腔相通，可视为关节囊滑膜层的突出物。

二、头肌

头肌主要分为面肌和咀嚼肌两部分（图 1-84）。

1. 面肌 也称表情肌，为扁而薄的皮肌，大多起自颅骨的不同部位止于面部皮肤，围绕面部孔裂环绕或放射状排列。面肌的作用是开大或闭合孔裂，并能牵拉面部皮肤，产生各种表情。

（1）颅顶肌：扁而薄，左右各有一块枕额肌（occipitofrontalis），它由两个肌腹和中间的帽状腱膜构成。前方的肌腹位于额部皮下，称额腹，收缩时可提眉，并使额部皮肤出现皱纹，后方的肌腹位于枕部皮下，称枕腹，收缩时可向后牵拉帽状腱膜。

（2）眼轮匝肌（orbicularis oculi）：位于睑裂周围，呈扁椭圆环形，收缩时可使睑裂闭合。

（3）口轮匝肌（orbicularis oris）：位于口裂周围，呈扁环形，收缩时可使口裂闭合。口周围除口轮匝肌外，还有从各个方向呈辐射状排列的一些肌，它们收缩时可协助开大口裂或改变口裂的外形，统称口周围肌。

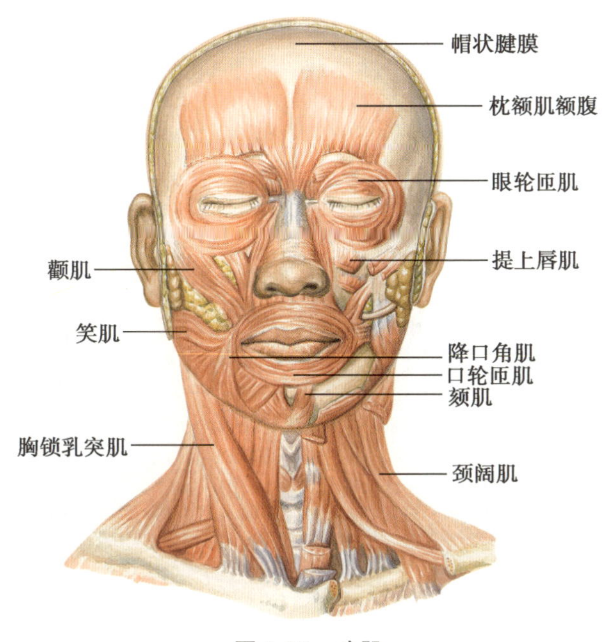

图 1-84 头肌

2. 咀嚼肌 是运动颞下颌关节的肌肉，每侧有 4 块，即颞肌、咬肌、翼内肌和翼外肌（图 1-85）。

（1）颞肌（temporalis）：呈扇形，起自颞窝，止于下颌骨的冠突，主要作用为上提下颌骨。

（2）咬肌（masseter）：长方形，起自颧弓，止于下颌角的外面，收缩时上提下颌骨。

（3）翼内肌（medial pterygoid）：起自翼突，止于下颌角内面，可上提并向前运动下颌骨。

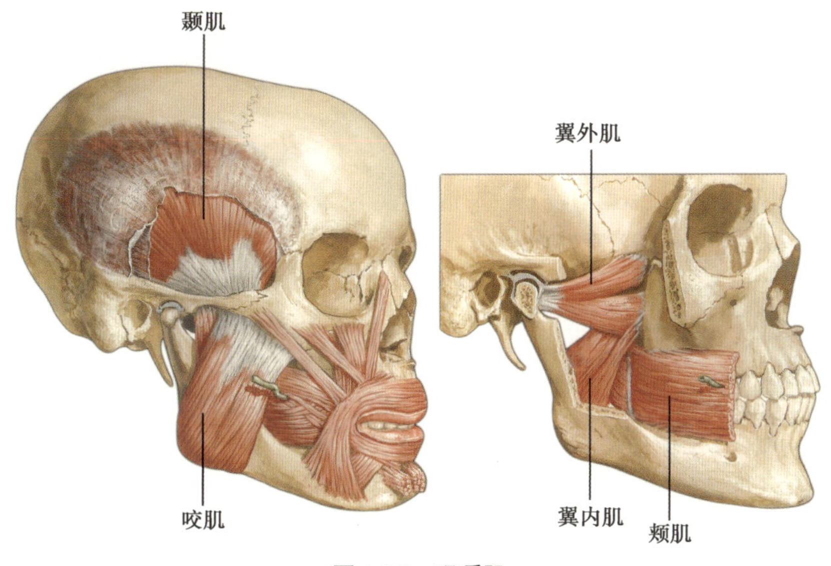

图 1-85 咀嚼肌

（4）翼外肌（lateral pterygoid）：起自翼突，止于下颌颈，主要使下颌骨向前。两侧翼内肌、外肌交替收缩，可使下颌骨向左右移动，作研磨动作。

三、颈肌

颈肌分颈浅肌群、舌骨上、下肌群和颈深肌群（图 1-86）。

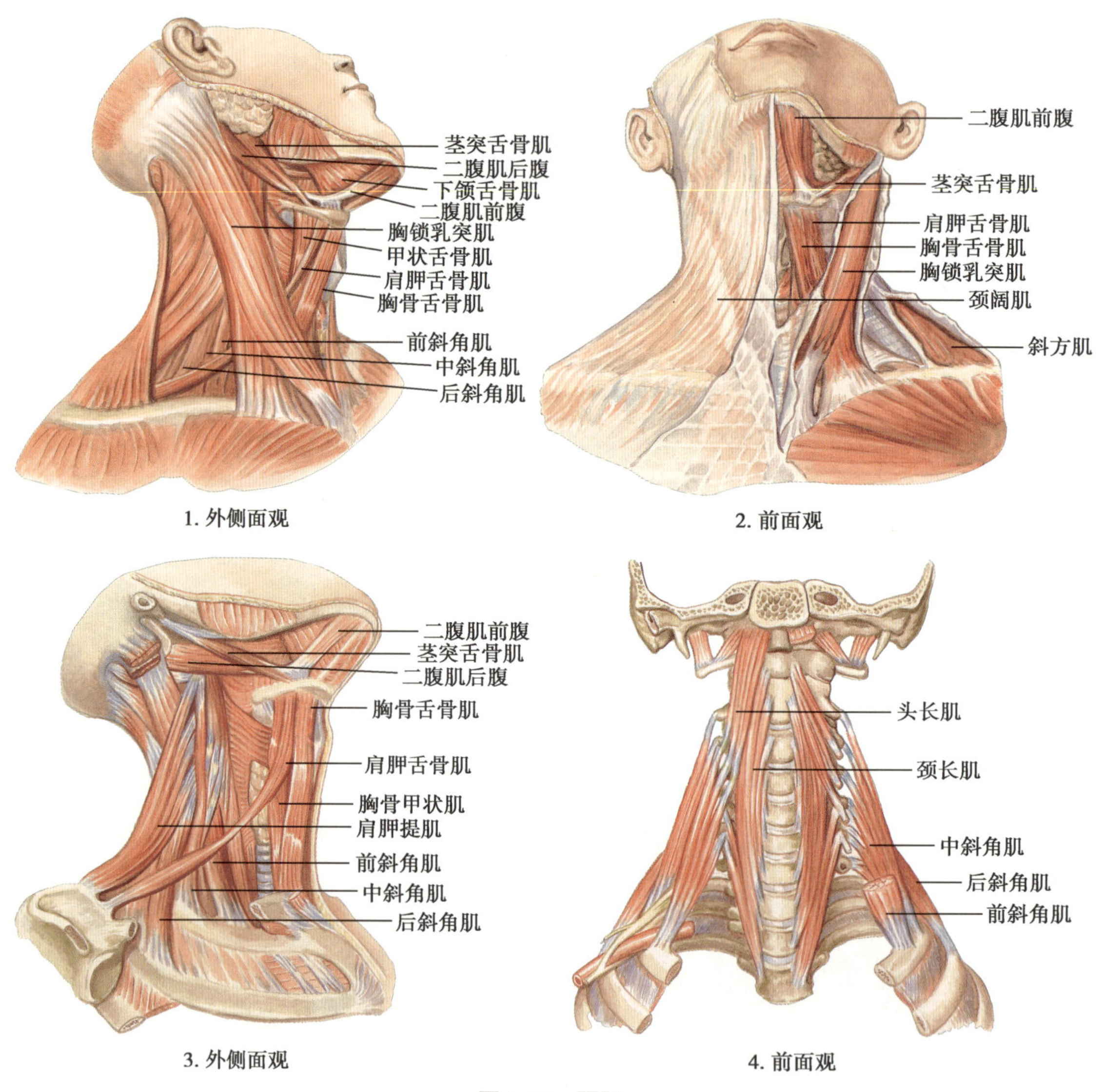

图 1-86　颈肌

1．颈浅肌群

（1）颈阔肌（platysma）：位于颈部浅筋膜中，起自胸大肌和三角肌表面的筋膜，止于口角。收缩时可紧张颈部皮肤，使口角向下。

（2）胸锁乳突肌（sternocleidomastoid）：斜位于颈部两侧，于体表可见其轮廓。起自胸骨柄和锁骨的胸骨端，止于颞骨乳突。一侧收缩使头向同侧屈、颜面转向对侧，两侧同时收缩，可使头后仰。

知识拓展

先天性肌性斜颈

先天性肌性斜颈俗称“歪脖”，是儿童较常见的1种颈部先天性畸形，因一侧胸锁乳突肌缩短或发生纤维性挛缩所致，常在出生1个月内发现。及早诊断、尽早治疗，效果好。否则，畸形和继发性改变随年龄增大而加重，面部的不对称和视觉不在一个水平难以改变。

2. 舌骨上肌群　位于舌骨和下颌骨及颅底之间，每侧有4块：二腹肌、下颌舌骨肌、茎突舌骨肌和颏舌骨肌。舌骨上肌群的主要作用是上提舌骨，协助吞咽。

3. 舌骨下肌群　位于颈前部，在舌骨下方正中线的两侧，每侧有4块：浅层有胸骨舌骨肌和肩胛舌骨肌，深层有胸骨甲状肌和甲状舌骨肌。各肌的起止点与其名称相一致。舌骨下肌群的主要作用是下降舌骨和喉。

4. 颈深肌群　颈深肌群位于脊柱颈部的两侧和前方，主要有前斜角肌、中斜角肌和后斜角肌，各肌均起自颈椎横突，其中前、中斜角肌止于第1肋骨，后斜角肌止于第2肋骨。前、中斜角肌与第1肋之间形成一呈三角形的裂隙，称为斜角肌间隙，内有锁骨下动脉和臂丛通过。

知识拓展

斜角肌间隙的临床意义

在斜角肌间隙内，锁骨下动脉和臂丛下干相距第1肋约6.4mm，当发生锁骨下动脉瘤或者斜角肌肥厚时，可压迫臂丛产生上肢疼痛及感觉障碍。锁骨下静脉于前斜角肌止点前面横跨第1肋，当锁骨或第1肋发生病变时，亦可首先影响锁骨下静脉，导致患者该侧肿胀和淤血。

四、躯干肌

躯干肌可分为背肌、胸肌、膈、腹肌和会阴肌。

（一）背肌

背肌位于躯干后面，分浅、深两群（图1-87）。浅群肌有斜方肌、背阔肌、肩胛提肌和菱形肌等。深层肌有竖脊肌。

1. 斜方肌（trapezius）　位于项部和背上部，起自上项线、枕外隆凸、项韧带、第7颈椎和全部胸椎的棘突，止于锁骨的外侧1/3、肩峰和肩胛冈。该肌收缩时，可使肩胛骨向脊柱靠拢，如肩胛骨固定，两侧同时收缩时，可使头后仰。

2. 背阔肌（latissimus dorsi）　为全身最大的阔肌，位于背下部。起自下6个胸椎的棘突、全部腰椎的棘突和髂嵴后份，止于肱骨小结节嵴。收缩时使臂内收、旋内和后伸；上肢固定则可上提躯干。

3. 肩胛提肌（levator scapulae）　呈带状位于项部两侧，斜方肌的深面。起自上4个颈椎的横突，止于肩胛骨的上角。收缩时上提肩胛骨。

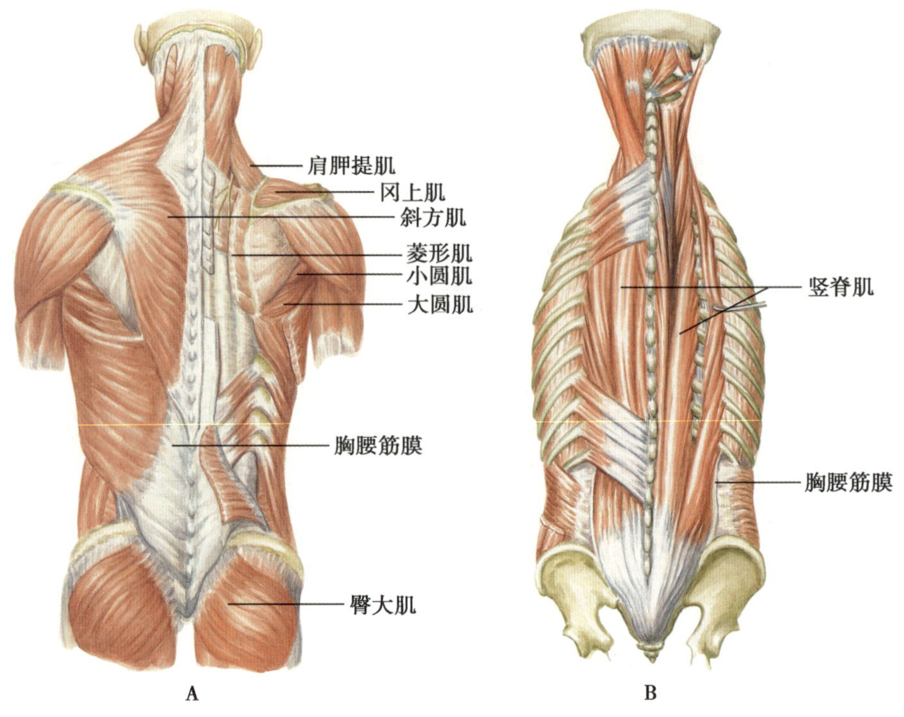

图 1-87　背肌

4. 菱形肌（rhomboideus）　位于斜方肌的中部深面，呈菱形，收缩时牵拉肩胛骨移向内上方。

5. 竖脊肌（erector spinae）　又称骶棘肌，纵列于脊柱两侧的纵沟内。起自骶骨背面、髂嵴后部和腰椎棘突，分三群肌束向上分别止于椎骨、肋骨及乳突。竖脊肌在维持人体直立方面起重要作用，同时收缩，可使脊柱后伸和仰头。

胸腰筋膜（thoracolumbar fascia）包裹竖脊肌和腰方肌，分浅、中、深三层。前中层筋膜包绕竖脊肌，形成竖脊肌鞘。胸腰筋膜在腰部显著增厚，并与背阔肌起始腱紧密结合。

（二）胸肌

胸肌分为胸上肢肌和胸固有肌。

1. 胸上肢肌（图 1-88）

（1）胸大肌（pectoralis major）：位于胸廓的前上部，起自锁骨的内侧半、胸骨和第 1～6 肋软骨，止于肱骨大结节嵴。收缩时，可使肩关节内收、旋内和前屈；若上肢固定则可上提躯干，也可上提肋协助吸气。

（2）胸小肌（pectoralis minor）：位于胸大肌的深面，呈三角形，起自第 3～5 肋骨，止于肩胛骨喙突。收缩时，拉肩胛骨向前下方，肩胛骨固定时可提肋助吸气。

（3）前锯肌（serratus anterior）：以肌齿起自上 8 个肋骨的外面，止于肩胛骨内侧缘和下角。收缩时，拉肩胛骨向前并使其紧贴胸廓。当肩胛骨固定时，可上提肋以助吸气。

2. 胸固有肌

（1）肋间外肌（intercostales externi）：居浅层，起自上位肋的下缘，肌纤维斜向前下方，止于下位肋的上缘。收缩时，可提肋以协助吸气。

（2）肋间内肌（intercostales interni）：位于肋间外肌的深面，起自下肋的上缘，肌纤维斜向前上，止于上肋的下缘。收缩时，可降肋以协助呼气（图 1-89）。

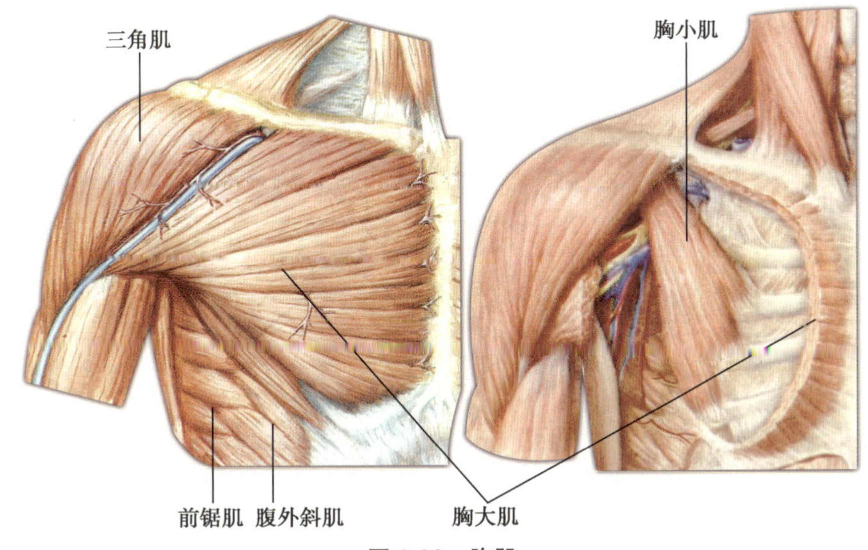

图 1-88 胸肌

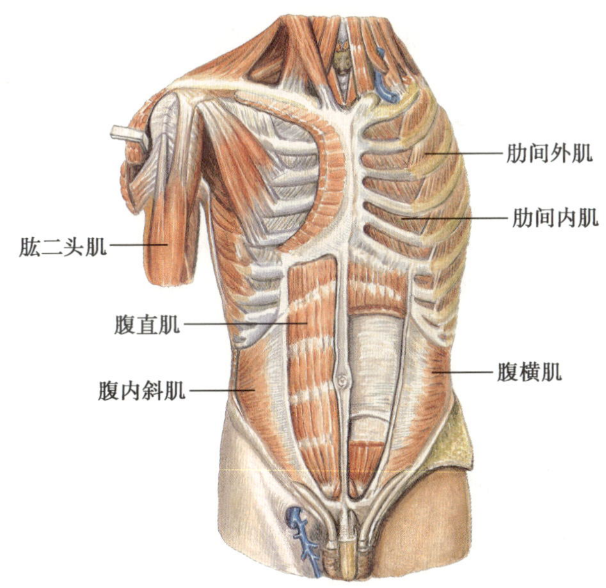

图 1-89 胸固有肌

（三）膈

膈（diaphragm）（图 1-90）为向上膨隆的穹窿状扁肌，位于胸、腹腔之间，为胸腔的底和腹腔的顶。膈的周边是肌性部，中央为中心腱。膈肌起自胸廓下口，止于中心腱。膈上有 3 个裂孔。主动脉裂孔在脊柱的前方，约平对第 12 胸椎，由左右两个膈脚与脊柱共同围成，有降主动脉和胸导管通过。食管裂孔在主动脉裂孔的左前上方，约平对第 10 胸椎，有食管和迷走神经通过。腔静脉裂孔在食管裂孔的右前方，位于中心腱上，约平第 8 胸椎，有下腔静脉通过。

膈是重要的呼吸肌，收缩时，膈穹窿下降，胸腔容积扩大，有助于吸气；舒张时，膈穹窿上升，胸腔容积变小，有助于呼气。若膈与腹肌同时收缩，则能增加腹压，以协助排便、呕吐及分娩等。

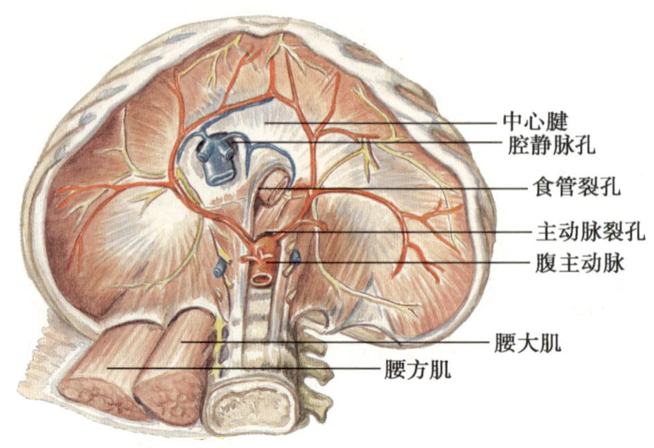

图 1-90　膈

（四）腹肌

分前外侧群和后群。前外侧群有 3 块扁肌和 1 块腹直肌，后群有腰方肌和腰大肌等。

1. 前外侧群（图 1-91）

（1）腹外斜肌（obliquus externus abdominis）：是腹前外侧壁最浅层的扁肌，肌束由外上斜向前内下方，大部分在腹直肌外侧缘移行为腹外斜肌腱膜，经腹直肌的前面，参与构成腹直肌鞘的前层，至腹正中线处与对侧腹外斜肌腱膜相互交织，参与白线的形成。腹外斜肌腱膜的下缘卷曲增厚，连于髂前上棘与耻骨结节之间，称为腹股沟韧带（inguinal ligament）。在耻骨结节的外上方，腹外斜肌腱膜形成三角形的裂孔，称为腹股沟管浅（皮下）环。

（2）腹内斜肌（obliquus internus abdominis）：位于腹外斜肌深面，肌束呈扇形放散斜向前上方，大部分肌束至腹直肌外侧移行为腱膜，在腹直肌外侧缘处分为前后两层，分别与构成腹直肌鞘的前后层，至腹正中线处参与构成白线。

（3）腹横肌（transversus abdominis）：位于腹内斜肌的深面，肌束横行向前、向内，在腹直肌的外侧缘移行为腱膜，参与构成腹直肌鞘的后层，并终于白线。腹内斜肌的腱膜与腹横肌

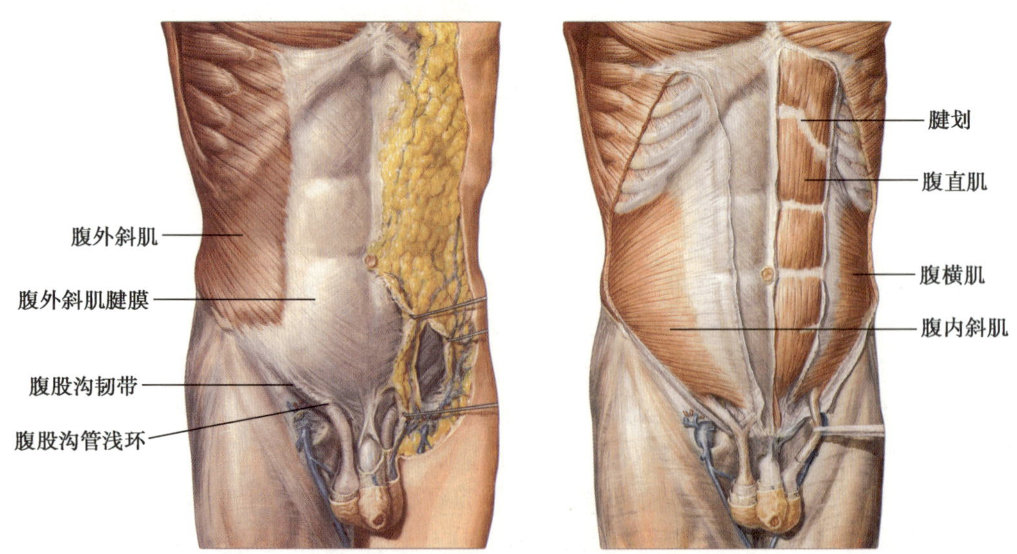

图 1-91　腹前外侧壁肌

腱膜的下部会合，形成腹股沟镰（或称联合腱），止于耻骨梳的内侧份。自腹内斜肌下缘分出一些肌束，与腹横肌最下部的肌束一起包绕精索和睾丸至阴囊，称为提睾肌，收缩时可上提睾丸。

腹前外侧肌群具有保护腹腔脏器的作用，收缩时，可增加腹压，并能降肋以助呼气，也能使脊柱前屈、侧屈和旋转。

（4）腹直肌（rectus abdominis）：位于前正中线的两侧，被腹直肌鞘包裹，为上宽下窄的带状肌。起自耻骨联合和耻骨嵴，止于胸骨剑突和第5～7肋软骨前面。肌的全长由3～4条横行的腱划分为多个肌腹，腱划与腹直肌鞘前层紧密结合。

2. 后群 有腰方肌和腰大肌，腰大肌将在下肢肌中叙述。

腰方肌（quadratus lumborum）位于腹后壁脊柱的两侧，其后方为竖脊肌。该肌起自髂嵴后部，向上止于第12肋和第1～4腰椎横突。收缩时能下降和固定第12肋，并使脊柱侧屈。

3. 腹肌的肌间结构

（1）腹直肌鞘（sheath of rectus abdominis）：为包裹腹直肌的纤维性鞘。它由腹壁三层扁肌的腱膜构成。腹直肌鞘分前、后两层，前层完整。在脐下4～5cm以下，后层完全转至腹直肌的前面参与构成鞘的前层，该处形成的游离下缘为凸向上的弧形线，称为弓状线（半环线）。此线以下的腹直肌后面直接与腹横筋膜相贴。

（2）白线（linea alba）：位于腹前壁正中线上，介于左、右腹直肌鞘之间，由两侧三层腹肌腱膜的纤维交织而成。上至剑突，下达耻骨联合。白线坚韧而缺乏血管，是临床腹部切口的常选部位。

（3）腹股沟管（inguinal canal）：位于腹股沟韧带内侧半的上方，是肌、筋膜和腱膜之间的潜在斜行裂隙，长4～5cm，男性有精索、女性有子宫圆韧带通过。腹肌沟管有内、外两口和前、后、上、下四壁。内口称腹股沟管深（腹）环，位于腹股沟韧带中点上方约1.5cm处。外口即腹股沟管浅（皮下）环。腹股沟管的前壁为腹外斜肌腱膜和腹内斜肌，后壁为腹横筋膜和腹股沟镰，上壁为腹内斜肌和腹横肌的弓状下缘，下壁为腹股沟韧带。

知识拓展

腹股沟疝

发生在腹股沟区的腹外疝称为腹股沟疝。一般分为腹股沟斜疝和腹股沟直疝两种。腹股沟斜疝是腹腔内容物从腹壁下动脉外侧的深环突出，经腹股沟管，向前下方斜行，再穿过腹股沟管浅环，常进入阴囊；腹股沟直疝是从腹壁下动脉内侧，直接向前突出，不经过腹股沟管，不进入阴囊。资料表明，腹股沟斜疝远比腹股沟直疝多见，男性远较女性多见，右侧比左侧多见。

4. 腹部筋膜

（1）浅筋膜：在腹部上部为一层，在脐以下分为浅、深两层。浅层含有脂肪，深层为膜性层，含有弹性纤维。

（2）深筋膜：可分数层，分别覆盖各层肌。

（3）腹内筋膜：贴附在腹腔壁的内面，有不同名称，一般以所覆盖的肌命名，如腰大肌筋膜。其中腹横筋膜范围最大，贴在腹横肌、腹直肌鞘及腹直肌（弓状线以下）的内面。

（五）会阴肌

见生殖系统。

五、四肢肌

四肢肌分为上肢肌和下肢肌。

（一）上肢肌

上肢肌按部位可分为肩肌、臂肌、前臂肌和手肌（图 1-80）。

1. 肩肌　配布于肩关节周围，均起自上肢带骨，止于肱骨，作用是运动肩关节，并增强肩关节的稳定性（图 1-92）。

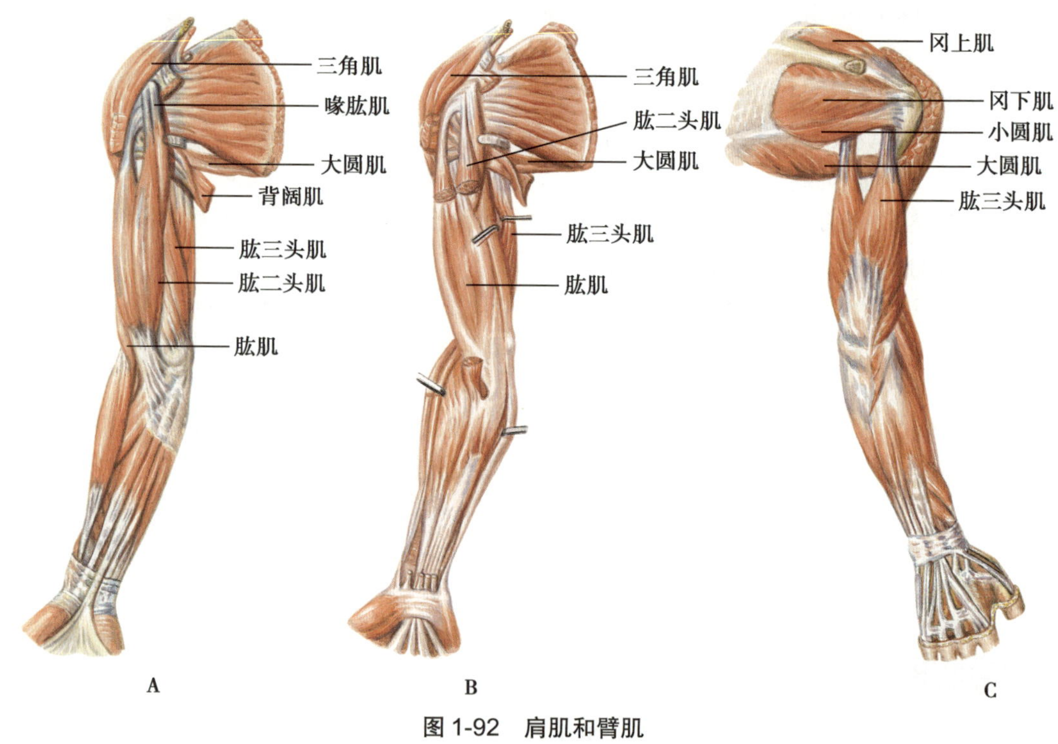

图 1-92　肩肌和臂肌

（1）三角肌（deltoid）：位于肩外侧部，呈三角形，形成肩部的膨隆。起自锁骨的外侧半、肩峰和肩胛冈，止于肱骨三角肌粗隆。收缩时，主要可使肩关节外展。

（2）冈上肌（supraspinatus）：起自肩胛骨冈上窝，止于肱骨大结节上部，可使肩关节外展。

（3）冈下肌（infraspinatus）：起自肩胛骨冈下窝，止于肱骨大结节中部，可使肩关节旋外。

（4）小圆肌（teres minor）：位于冈下肌的下方，起自肩胛骨外侧缘上 2/3，止于肱骨大结节下部，可使肩关节旋外。

（5）大圆肌（teres major）：位于小圆肌的下方，起自肩胛骨下角的背面，止于肱骨小结节嵴，可使肩关节内收、旋内。

（6）肩胛下肌（subscapularis）：起自肩胛下窝，止于肱骨小结节，可使肩关节旋内。

2. 臂肌　分为前、后两群，前群为屈肌，后群为伸肌（图 1-13）。

（1）前群

1）肱二头肌（biceps brachii）：呈梭形，起端有长短两个头，长头起自肩胛骨盂上结节，经结节间沟下降，短头起自肩胛骨喙突，两头在臂中部合成一个肌腹，经肘关节的前方，止于桡骨粗隆。其主要作用是屈肘关节，当前臂屈曲并处于旋前位时，肱二头肌为前臂有力的旋后肌。

2）喙肱肌（coracobrachialis）：位于肱二头肌短头的后内方，起自肩胛骨喙突，止于肱骨中部内侧，可使肩关节屈和内收。

3）肱肌（brachialis）：位于肱二头肌下半部的深面，起自肱骨下半部的前面，止于尺骨粗隆，可屈肘关节。

（2）后群

肱三头肌（triceps brachii）：位于肱骨的后方，起端有三个头，分别起自肩胛骨盂下结节、肱骨桡神经沟外上方和内下方，止于尺骨鹰嘴，其主要作用是伸肘关节

3. 前臂肌　位于尺、桡骨的周围，有 19 块，多数为具有长肌腹和长肌腱的长肌，分前、后两群（图 1-93、图 1-94）。

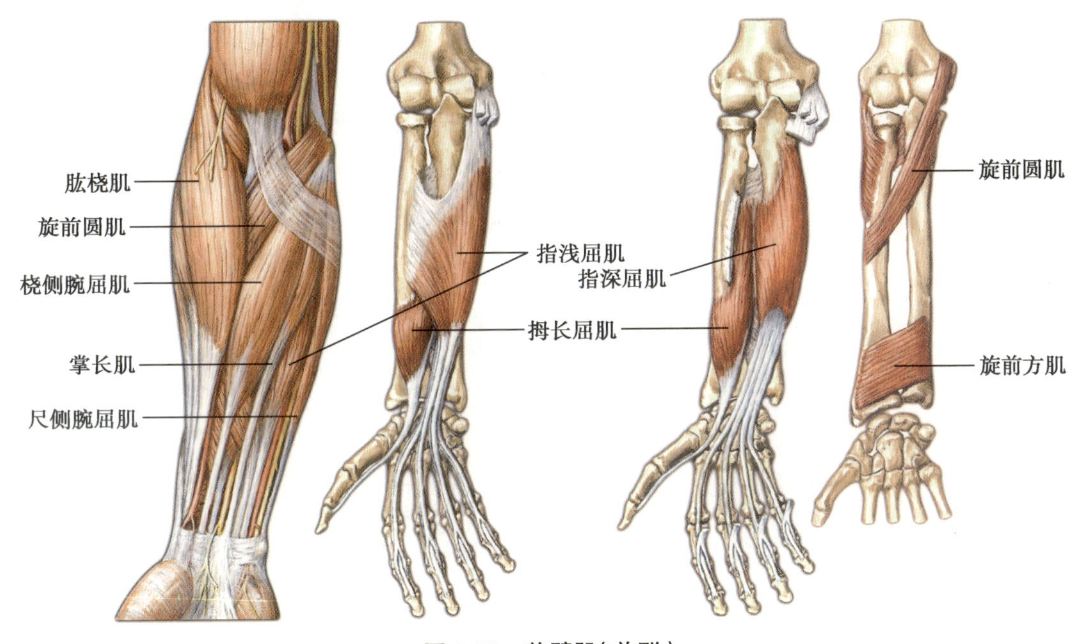

图 1-93　前臂肌（前群）

（1）前群：位于前臂的前面和内侧，共 9 块，可分四层。主要有屈腕、掌、指关节的作用，并能使前臂旋前。

1）第一层：5 块，自桡侧向尺侧依次为肱桡肌（brachioradialis）、旋前圆肌（pronator teres）、桡侧腕屈肌（flexor carpi radialis）、掌长肌（palmaris longus）、尺侧腕屈肌（flexor carpi ulnaris）。肱桡肌起自肱骨外上髁的上方，止于桡骨茎突。其他四肌共同起自肱骨内上髁，旋前圆肌止于桡骨外侧面的中部。桡侧腕屈肌止于第 2 掌骨底。掌长肌止于掌腱膜。尺侧腕屈肌止于豌豆骨。

2）第二层：1 块，为指浅屈肌（flexor digitorum superficialis），起自肱骨内上髁、尺骨和桡骨前面，止于第 2～5 指中节指骨体两侧。

3）第三层：2 块，为拇长屈肌（flexor pollicis longus）和指深屈肌（flexor digitorum profundus）。两肌分别起自桡骨和尺骨上端的前面、骨间膜，拇长屈肌止于拇指远节指骨底掌侧，指深屈肌

止于第2～5指远节指骨底掌侧。

4）第四层：1块，为旋前方肌（pronator quadratus）。起自尺骨，止于桡骨。

（2）后群：位于前臂的后面，有10块，分浅、深两层。主要有伸腕、掌、指关节的作用，并能使前臂旋后。

1）浅层：5块，自桡侧向尺侧依次为桡侧腕长伸肌（extensor carpi radialis longus）、桡侧腕短伸肌（extensor carpi radialis brevis）、指伸肌（extensor digitorum）、小指伸肌（extensor digiti minimi）和尺侧腕伸肌（extensor carpi ulnaris）。5块肌共同起自肱骨外上髁。桡侧腕长伸肌和短伸肌分别止于第2和第3掌骨底背侧；指伸肌肌束向下移行为4条肌腱，达指背后移行为指背腱膜，分别止于第2～5指中节和远节指骨底背侧；小指伸肌止于小指指背腱膜；尺侧腕伸肌止于第5掌骨底背侧。

2）深层：5块，自上向下依次为旋后肌（supinator）、拇长展肌（abductor pollicis longus）、拇短伸肌（extensor pollicis brevis）、拇长伸肌（extensor pollicis longus）、示指伸肌（extensor indicis）。旋后肌起自肱骨外上髁和尺骨外侧缘上部，止于桡骨前面的上部。其他4肌均起自桡骨和尺骨的后面及骨间膜。拇长展肌止于第1掌骨底的外侧；拇短伸肌止于拇指近节指骨底背侧，拇长伸肌止于拇指远节指骨底背侧。示指伸肌止于示指的指背腱膜。

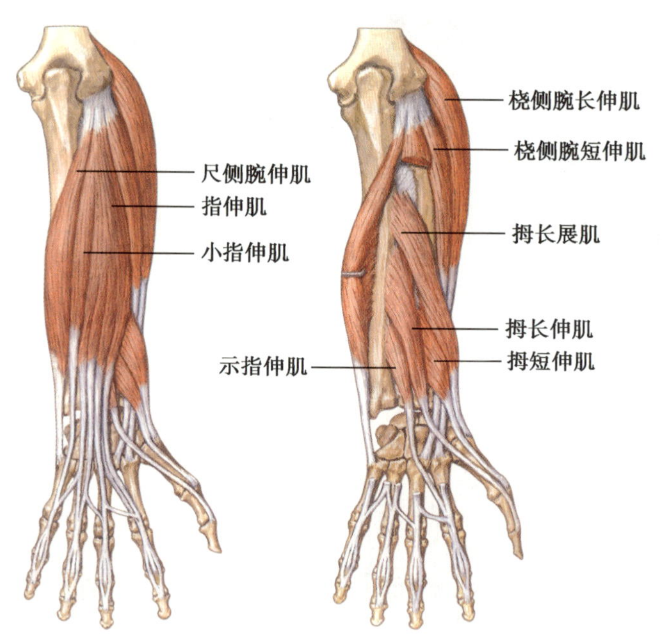

图1-94 前臂肌(后群)

4. 手肌

（1）外侧群：较为发达，在手掌桡侧形成一隆起，称鱼际（thenar）。共有4块：拇短展肌、拇短屈肌、拇对掌肌和拇收肌（图1-95）。可以使拇指屈、内收、外展和对掌等。

（2）内侧群：位于手掌尺侧，也形成一个隆起，称小鱼际（hypothenar）。共有3块：小指展肌、小指短屈肌、小指对掌肌。可以使小指屈、外展和对掌等。

（3）中间群：有4块蚓状肌有7块骨间肌。蚓状肌可以屈第2～5指的掌指关节和伸其指骨间关节。骨间肌可使2、4、5指以中指为准内收和外展。

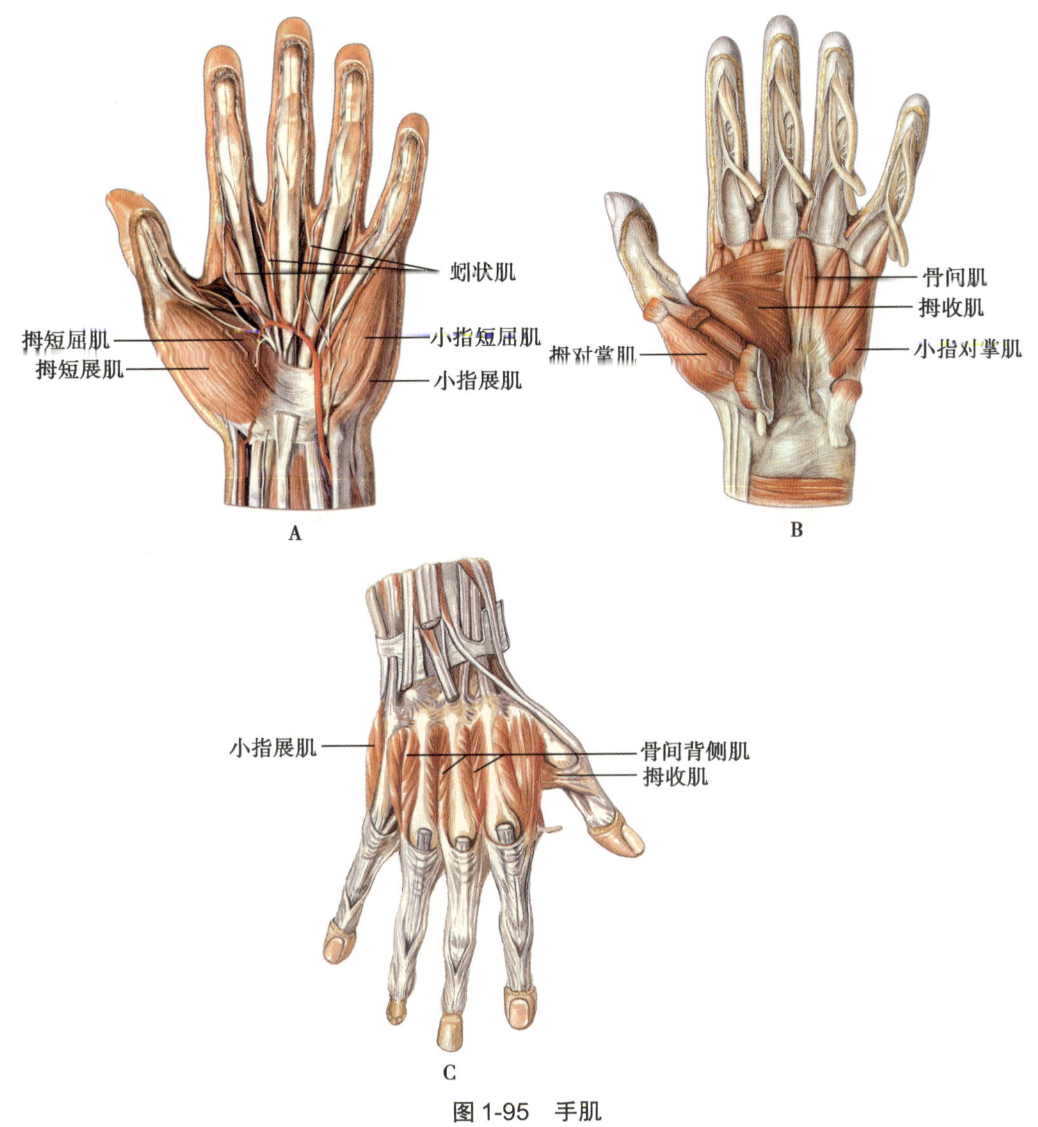

图 1-95 手肌

5. 上肢的筋膜和腱鞘 臂部的深筋膜在前、后肌群之间插入，附于肱骨，形成臂内、外侧肌间隔。前臂深筋膜在桡腕关节处明显增厚，分别形成腕掌侧韧带、腕背侧韧带和屈肌支持带（腕横韧带）。

手掌面中部的深筋膜特别厚，呈三角形，称掌腱膜。

经过腕部的屈指肌腱、伸腕和伸指肌腱均有腱鞘包绕。手指的屈肌腱被指腱鞘包绕，对肌腱起约束作用。

6. 上肢的局部结构

（1）腋腔（axillary cavity）：是位于胸外侧壁与臂上部内侧之间的锥形腔隙。腋腔可分为顶、底和四壁。顶即腋腔上口，由第 1 肋外缘、锁骨和肩胛骨的上缘围成，向上与颈部相通。底由腋筋膜构成。前壁为胸大肌、胸小肌；后壁为肩胛下肌、大圆肌和背阔肌；内侧壁为前锯肌；外侧壁为肱二头肌和喙肱肌；腋腔内有血管、神经、淋巴结和脂肪等。

（2）肘窝（cubital fossa）：位于肘关节前面，为三角形浅凹。外侧界为肱桡肌，内侧界为旋前圆肌，上界为肱骨内、外上髁之间的连线。窝内有正中神经、肱动脉及其伴行静脉、肱二头肌腱、桡神经及其分支和肘深淋巴结等。

（3）腕管（carpal canal）：位于腕部掌侧，由腕骨沟和屈肌支持带围成，屈指肌腱和正中神经从管内通过。

（二）下肢肌

下肢肌按部位可分为髋肌、大腿肌、小腿肌和足肌（图 1-80）。

1. 髋肌　主要起自骨盆的内面和外面，跨越髋关节止于股骨上部。按所在的部位和作用，髋肌分为前、后两群（图 1-96）。

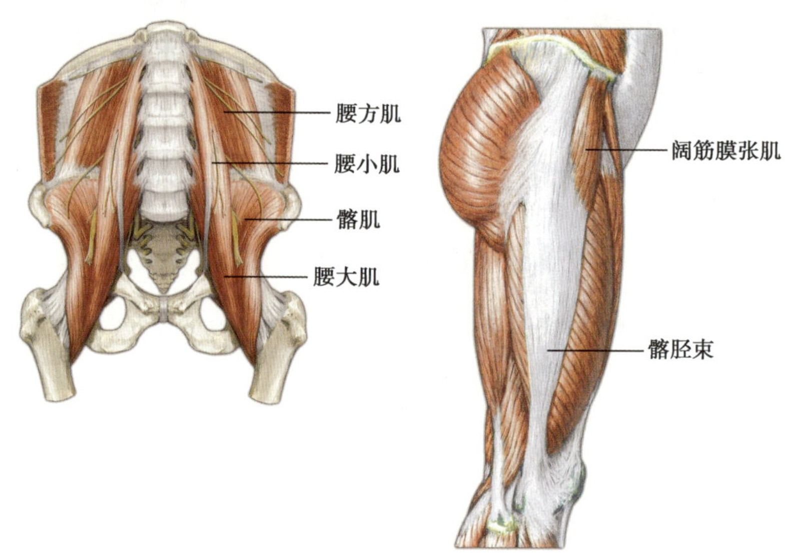

图 1-96　髋肌（前群）

（1）前群：包括髂腰肌和阔筋膜张肌。

1）髂腰肌（iliopsoas）：由腰大肌和髂肌组成。腰大肌起于腰椎体侧面和腰椎横突，髂肌起自髂窝，两肌向下会合，经腹股沟韧带深面，止于股骨小转子。可使髋关节前屈和旋外。

2）阔筋膜张肌（tensor fasciae latae）：位于大腿上部的前外侧，起自髂前上棘，肌腹被包在阔筋膜的两层之间，向下移行为髂胫束，止于胫骨外上髁。可紧张阔筋膜并屈髋关节。

（2）后群：主要位于臀部，故又称臀肌，主要有臀大、中、小肌和梨状肌等（图 1-97）。

1）臀大肌（gluteus maximus）：为臀部最大的一块肌，位于臀部皮下，形成臀部膨隆。起自髂骨翼外面和骶骨背面，止于股骨的臀肌粗隆。可使髋关节伸和旋外。

2）臀中、小肌：臀中肌（gluteus medius）位于臀大肌深面，臀小肌（gluteus minimus）位于臀中肌的深面，两肌都呈扇形，起自髂骨翼外面，止于股骨大转子。两肌同时收缩，可使髋关节外展。

3）梨状肌（piriformis）：位于臀中肌下方，起自骶前孔外侧，肌束向外经坐骨大孔出骨盆腔，止于股骨大转子。可使髋关节旋外。坐骨大孔被梨状肌分隔成梨状肌上孔和梨状肌下孔，孔内有重要的血管和神经通过。

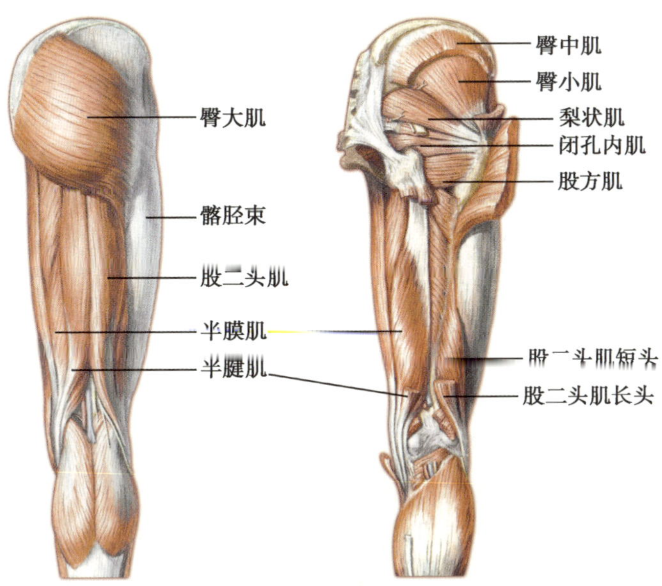

图 1-97 髋肌和大腿肌(后群)

2. 大腿肌 位于股骨周围，分前、后和内侧3群(图1-98)。

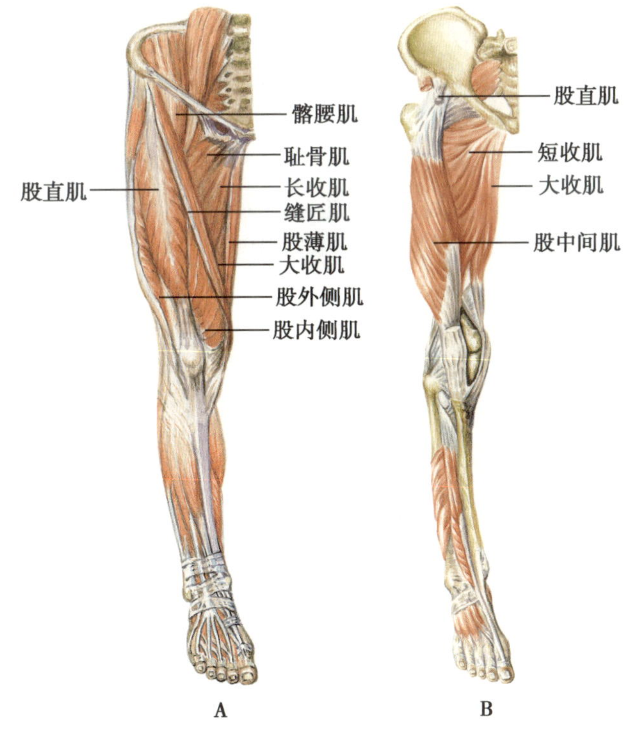

图 1-98 大腿肌(前群和内侧群)

(1) 前群：有缝匠肌和股四头肌。

1) 缝匠肌(sartorius)：呈窄长的带肌，起自髂前上棘，斜向内下方，止于胫骨上端内侧面。主要作用是屈髋关节和膝关节，并可使屈曲的膝关节旋内。

2）股四头肌（quadriceps femoris）：是人体内体积最大的肌，它有四个头，分别称为股直肌、股内侧肌、股外侧肌和股中间肌，除股直肌起自髂前下棘外，其余均起自股骨，四个头向下形成一腱，包绕髌骨的前面和两侧，继而向下延为髌韧带，止于胫骨粗隆。股四头肌的主要作用是伸膝关节，其中股直肌还可屈髋关节。

（2）内侧群：位于大腿的内侧，共 5 块。浅层自外侧向内侧有耻骨肌（pectineus）、长收肌（adductor longus）和股薄肌（gracilis），中层有短收肌（adductor brevis），深层有大收肌（adductor magnus）。内侧群肌的主要作用是内收大腿。

知识拓展

股薄肌的临床应用

股薄肌位置表浅，是内收肌群中的非主要作用肌，切除后对内收肌功能影响不大，为临床常用的肌瓣移植供体，用以修复肛门括约肌或肌袢成形术治疗下肢深静脉瓣功能不全。

（3）后群：位于大腿的后面，共有 3 块肌（图 1-97）。

1）股二头肌（biceps femoris）：位于股后部外侧，有长短两个头，分别起自坐骨结节和股骨粗线，两头合并后，以长腱止于腓骨头。

2）半腱肌（semitendinosus）：位于股后部的内侧，腱细长，几乎占肌的一半。起自坐骨结节，止于胫骨上端内侧。

3）半膜肌（semimembranosus）：位于半腱肌的深面，以扁而薄的腱膜起自坐骨结节，止于胫骨内侧髁的后面。

后群肌的主要作用是屈膝关节、伸髋关节。

3. 小腿肌　比前臂肌数目少，但比较粗壮，参与维持人体的直立姿势和行走。小腿肌主要有 10 块，可分为前、后和外侧 3 群（图 1-99、图 1-100）。

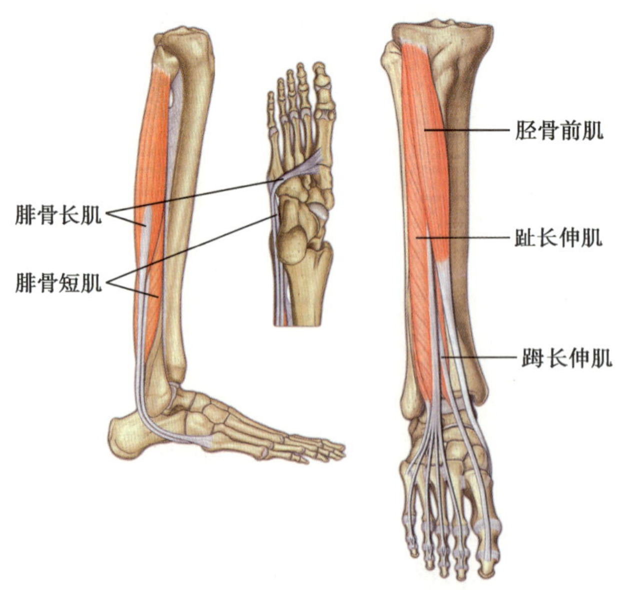

图 1-99　小腿肌（前群和外侧群）

（1）前群：位于小腿骨间膜和胫、腓骨的前面，有 3 块。从内侧向外侧依次为胫骨前肌（tibialis anterior）、踇长伸肌（extensor hallucis longus）和趾长伸肌（extensor digitorum longus）。以上 3 肌均起自胫、腓骨上端和骨间膜，下行至足背，胫骨前肌止于内侧楔骨和第 1 跖骨底，使足背屈和内翻。踇长伸肌止于踇趾远节趾骨，趾长伸肌分成 4 条长腱止于第 2～5 趾。两肌的作用与名称相同，并可使足背屈。

（2）外侧群：包括腓骨长肌（peroneus longus）与腓骨短肌（peroneus brevis）。两肌均起于腓骨的外侧面，向下形成细长的肌腱，经外踝的后方通过腓骨肌支持带到足部。腓骨短肌止于第 5 跖骨粗隆；腓骨长肌腱自足外侧缘入足底，向前内，止于第 1 趾骨底及第 1 楔骨外侧。其作用是使足外翻，并助足跖屈。

（3）后群：主要有 5 块，分浅深两层。

1）浅层：有腓肠肌和比目鱼肌。腓肠肌（gastrocnemius）以两头分别起自股骨内、外侧髁，两头合并形成一个肌腹，末端与比目鱼肌肌腱融合，形成强大的跟腱，止于跟骨结节。该肌收缩时使足跖屈并屈小腿；在站立时，固定踝关节，防止身体前倾。比目鱼肌（soleus）为一宽扁的肌，位于腓肠肌深面，起自腓骨头和腓骨上部，肌腱参与跟腱的形成。腓肠肌与比目鱼肌的起端共有 3 个头，因此两者又合称为小腿三头肌。

2）深层：有 3 块肌，自内侧向外侧依次为趾长屈肌、胫骨后肌和踇长屈肌。趾长屈肌（flexor digitorum longus）起自胫骨的后面，跨胫骨后肌远端的后方，在胫骨后肌的外侧，通过内踝的后方，至足底分为 4 腱，分别止于第 2～5 趾的远节趾骨底。作用为跖屈踝关节和助足内翻。胫骨后肌（tibialis posterior）起自胫、腓骨和小腿骨间膜的后面，在小腿下段，斜向内行，行经趾长屈肌的深面，再经屈肌支持带深面，向前止于足舟骨及第 1～3 楔骨的跖面。作用是跖屈踝关节和使足内翻。踇长屈肌（flexor hallucis longus）起自腓骨后面中部，向下经踝关节后方，转入足底，止于踇趾末节趾骨底。作用是跖屈踝关节和屈踇趾，并协助足内翻。

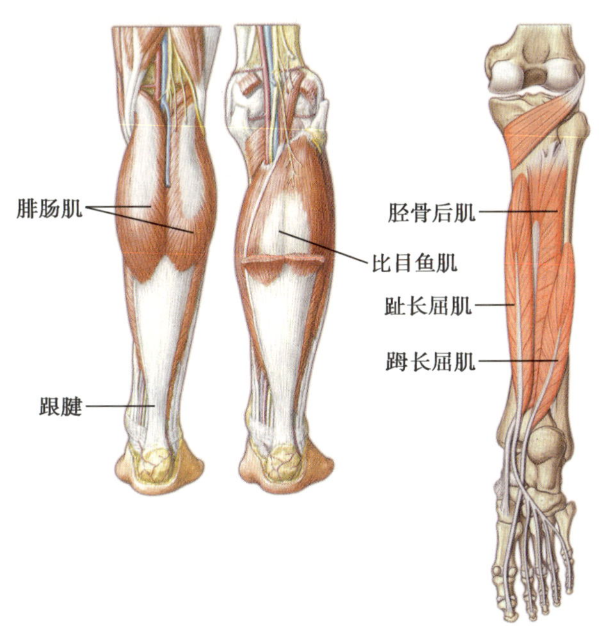

图 1-100 小腿肌（后群）

4. 足肌 可分足背肌和足底肌。足背肌较弱小，足底肌的配布情况和作用与手肌相似。其主要作用是运动足趾或维持足弓(图 1-101)。

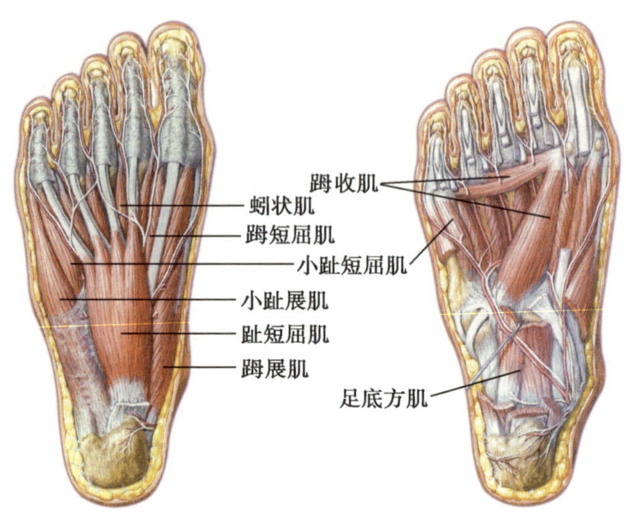

图 1-101 足底肌

5. 下肢的筋膜 大腿的深筋膜很发达，称为阔筋膜，呈筒状包绕大腿肌表面，并插入肌群之间，形成 3 个肌间隔。阔筋膜的外侧部分特别肥厚，称为髂胫束。在耻骨结节外下方 3~4cm 处，阔筋膜上有一卵圆形薄弱区，称隐静脉裂孔(卵圆孔)，有大隐静脉和淋巴管穿入。覆盖腘窝表面的筋膜称腘筋膜。小腿的深筋膜在踝关节周围增厚，形成伸肌和屈肌支持带，有固定和约束肌腱的作用。

足部筋膜在足底部分增厚称足底腱膜，呈三角形张于跟骨结节和 5 个趾之间，有加强足纵弓的作用。小腿肌的长肌腱在经过踝关节周围时，均有腱滑膜鞘包绕，以减少运动时的摩擦。

6. 下肢的局部结构

(1) 股三角(femoral triangle)：位于大腿前面的上部，其上界为腹股沟韧带，内侧界为长收肌的内侧缘，外侧界为缝匠肌的内侧缘，股三角内有股神经、股血管和淋巴结等。

(2) 收肌管(adductor canal)：位于大腿中部，在缝匠肌深面，大收肌与股内侧肌之间。前壁有一腱板架于股内侧肌与大收肌之间。管的上口通向股三角尖，下口为收肌腱裂孔，通向腘窝。管内有股血管等通过。

(3) 腘窝(popliteal fossa)：为一菱形窝，位于膝关节后面。腘窝的上内侧界为半腱肌和半膜肌，上外侧界为股二头肌，下内侧界为腓肠肌内侧头，下外侧界为腓肠肌外侧头。腘窝内有血管和神经通过，并含有脂肪和淋巴结等。

六、重要的体表标志

(一) 头颈部

1. 咬肌 当牙咬紧时，在下颌角的前上方，颧弓下方可摸到坚硬的条状隆起。

2. 颞肌 当牙咬紧时，在颞窝，于颧弓上方可摸到坚硬的隆起。

3. 胸锁乳突肌 当面部转向外侧时，可明显看到从前下方斜向后上方呈长条状的隆起。

（二）躯干部

1. 斜方肌　在项部和背上部，可见斜方肌的外上缘的轮廓。

2. 背阔肌　在背下部可见此肌的轮廓，它的外下缘参与形成腋后壁。

3. 竖脊肌　脊柱两旁的纵形肌性隆起。

4. 胸大肌　胸前壁较膨隆的肌性隆起，其下缘构成腋前壁。

5. 前锯肌　在胸部外侧壁，发达者可见其肌齿。

6. 腹直肌　腹前正中线两侧的纵形隆起，肌肉发达者可见脐以上有三条横沟，即为腹直肌的腱划。

（三）上肢

1. 三角肌　在肩部形成圆隆的外形，其止点在臂外侧中部呈现一小凹。

2. 肱二头肌　当屈肘握拳时，此肌收缩可明显在臂前面见到膨隆的肌腹。在肘窝中央，当屈肘时可明显摸到此肌的肌腱。

3. 肱三头肌　在臂的后面，三角肌后缘的下方可见到肱三头肌长头。

4. 肱桡肌　当握拳用力屈肘时，在肘部可见到肱桡肌的膨隆肌腹。

5. 掌长肌　当手握拳、屈腕并使外展时，在腕掌面的中份、腕横纹的上方，可明显见此肌的肌腱。

6. 桡侧腕屈肌　当手握拳、屈腕并使外展时，在掌长肌腱的桡侧，可见此肌的肌腱。

7. 尺侧腕屈肌　用力外展手指，在腕横纹上方的尺侧，豌豆骨的上方，可见此肌的肌腱。

8. 鼻烟窝　在腕背侧面，当拇指伸直外展时，自桡侧向尺侧可见拇长展肌、拇短伸肌和拇长伸肌腱。在后二肌腹之间有深的凹陷，称鼻烟窝。

9. 指伸肌腱　在手背，伸直手指，可见此肌至2～5指的肌腱。

（四）下肢

1. 股四头肌　在大腿前方，股直肌在缝匠肌和阔筋膜张肌所组成的夹角内。股内侧肌和股外侧肌在大腿前面的下部，分别位于股直肌的内、外侧。

2. 臀大肌　在臀部形成圆隆外形。

3. 股二头肌　在腘窝的外上界，可摸到它的肌腱止于腓骨头。

4. 半腱肌、半膜肌　在腘窝的内上界，可摸到它们的肌腱止于胫骨，其中半腱肌腱较窄，位置浅表且略靠外，而半膜肌腱粗而圆钝，它位于半腱肌腱的深面和靠内。

5. 䠒长伸肌　当用力伸䠒趾时，在踝关节前方和足背可摸到此肌的肌腱。

6. 胫骨前肌　在踝关节的前方，䠒伸肌腱的内侧可摸到此肌的肌腱。

7. 趾长伸肌　当背屈时，在踝关节前方，䠒长伸肌腱的外侧可摸到此肌的肌腱。在伸趾时，在足背可清晰见到至各趾的肌腱。

8. 小腿三头肌（腓肠肌和比目鱼肌）　在小腿后面，可明显见到该肌膨隆的肌腹，并向下形成粗索状的跟腱，止于跟骨结节。

（古丽扎尔·阿布都热西提　朱建忠）

思考题

1. 简述骨的构造，举例说明骨的分类和功能。

2. 活体触摸全身的骨性标志和肌性标志。

3. 简述颞下颌关节、肩关节、肘关节、髋关节和膝关节的结构特点及作用。
4. 膈上有哪些裂孔？各有哪些结构通过？
5. 简述腹股沟管的位置、两口及内容物。

自测题

实验指导

第二章
消 化 系 统

学习目标

1. 掌握：消化系统的组成；上、下消化道、咽峡、咽淋巴环、齿状线和肝门等概念；消化系统各器官的形态、位置和分部；阑尾的位置及其根部的体表投影（麦氏点）、肝的体表投影、胆囊底的体表投影。

2. 熟悉：食管的狭窄及临床意义；盲肠和结肠的特征性结构；胆汁的产生及排出途径。

3. 了解：胸腹部的标志线和腹部分区；口腔的分部；舌的形态及其黏膜结构；回盲瓣的组成及作用。

4. 具备掌握消化系统组成，各器官位置、形态、结构的知识，正确判断主要器官的位置和体表投影的能力。

5. 能利用消化系统的解剖知识，正确分析消化系统病变时，最可能的病变器官。

病例导学与分析

患者，男，28 岁，6h 前无明显诱因出现脐周围疼痛，伴恶心、呕吐。约 2h 前疼痛转移至右下腹。查体：急性病容，右下腹肌紧张，有压痛和反跳痛。血常规检查：白细胞 11.2×10^9/L，中性粒细胞比例 85%。考虑急性阑尾炎。

问题：

1. 急性阑尾炎患者压痛、反跳痛何处最明显？
2. 阑尾炎手术时，寻找阑尾的标志是什么？
3. 阑尾的位置变化有哪些？

病例分析

消化系统（alimentary system）包括消化管和消化腺两部分（图 2-1）。消化管是指从口腔到肛门的一条粗细不等的管道，自上而下依次分为：口腔、咽、食管、胃、小肠（十二指肠、空肠、回肠）和大肠（盲肠、阑尾、结肠、直肠、肛管）。在临床上，通常将口腔至十二指肠的消化管称为上消化道，空肠以下的消化管称为下消化道。消化腺包括大消化腺和小消化腺。大消化腺位于消化管壁外，如大唾液腺、肝和胰；小消化腺位于消化管壁内，如唇腺、胃腺和肠腺等。消化腺开口于消化管，其分泌物参与对食物的分解消化。

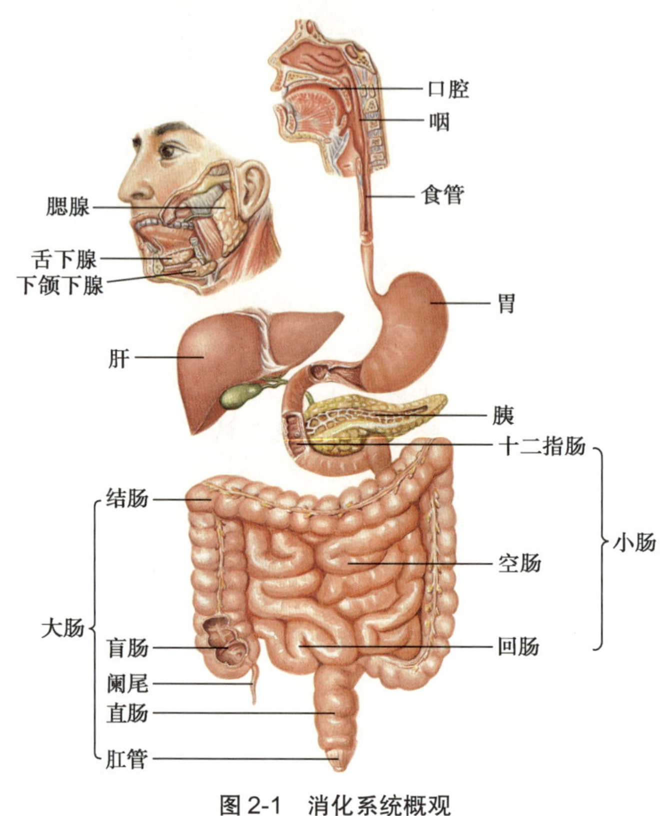

图 2-1　消化系统概观

消化系统的主要功能是摄入并消化食物，吸收营养物质，排出食物残渣。同时咽和口腔还参与呼吸和语言活动。

第一节　概　　述

一、内脏的概念

呼吸系统、消化系统、泌尿系统和生殖系统的大部分器官位于胸腔、腹腔及盆腔内，并借一定的孔道直接或间接与外界相通，这种具有直接或间接孔道与外界相通的器官称为内脏。研究内脏各器官位置和形态结构的科学，称内脏学。

二、内脏的一般形态和结构

内脏器官从其基本结构可分为中空性器官和实质性器官两大类。

1. 中空性器官　此类器官呈囊状或管状，内有空腔。如胃、小肠、大肠、膀胱和子宫等。中空性器官管壁分层，消化管壁分四层，分别为黏膜、黏膜下层、肌层和外膜；呼吸、泌尿、生殖系统中空性器官的壁分三层。

2. 实质性器官　此类器官内部没有特定的空腔，表面覆盖结缔组织形成的被膜，如肝、肾等。实质性器官常有一区域凹陷，是血管、神经、淋巴管和导管出入的部位，称为该器官的门，如肝门、肺门等。

三、胸、腹部标志线和腹部分区

内脏器官大部分位于胸、腹、盆腔内，位置相对固定。为了描述这些器官的位置及其体表投影，通常在胸部体表画出若干标志线，并将腹部分区（图 2-2）。

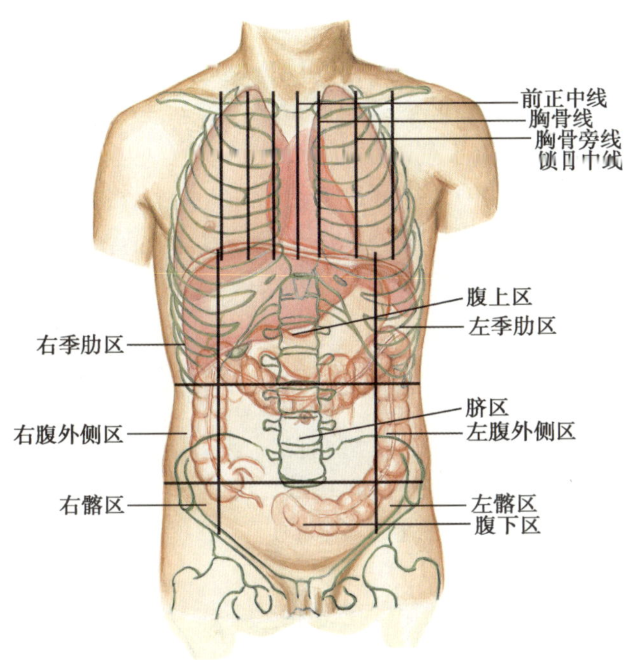

图 2-2　胸部标志线与腹部分区

（一）胸部标志线

1. 前正中线　沿身体前面正中所作的垂线。

2. 锁骨中线　通过锁骨中点所作的垂线。在男性此线与通过男性乳头所作的垂线大致相当。

3. 腋前线　沿腋前襞向下所作的垂线。

4. 腋中线　沿腋窝中点向下所作的垂线。

5. 腋后线　沿腋后襞向下所作的垂线。

6. 肩胛线　通过肩胛骨下角所作的垂线。

7. 后正中线　沿身体后面正中所作的垂线。

（二）腹部分区

通常通过两条横线和两条纵线将腹部分成三部九区。上横线是通过左、右肋弓最低点的连线；下横线是通过两侧髂结节的连线；两条纵线分别是通过左、右腹股沟韧带中点所作的垂线。两条横线将腹部分为腹上、中、下三部，再由两条纵线与两条横线相交，将腹部分成九个区。即腹上部分成中间的腹上区和两侧的左、右季肋区；腹中部分成中间的脐区和两侧的左、右腹外侧区（腰区）；腹下部分成中间的耻区（腹下区）和两侧的左、右腹股沟区（髂区）。

在临床上，常通过脐作一横线和一垂线，将腹部分为右上腹、左上腹、右下腹和左下腹四个区。

第二节　消　化　管

一、口腔

口腔（oral cavity）是消化管的起始部，向前经口裂通外界，向后经咽峡与咽交通。口腔前为口唇，两侧为颊，上为腭，下为口腔底。口腔以上、下牙弓（包括牙槽突、牙龈和牙列）为界分为口腔前庭和固有口腔两部分。当上、下牙列咬合时，两者可经第三磨牙后方的间隙相通。临床上对牙关紧闭的昏迷患者插管时，可经第三磨牙后方的间隙进行（图 2-3）。

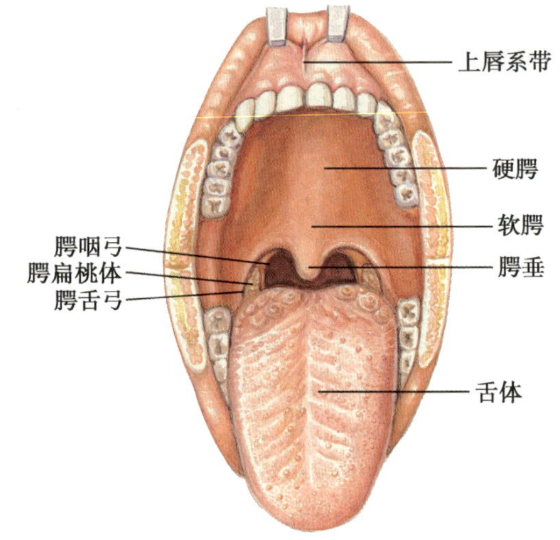

图 2-3　口腔及咽峡

（一）口唇和颊

口唇（oral lips）分为上唇和下唇，上、下唇间的裂隙称口裂，其左右结合处称口角。上唇两侧借弧形的鼻唇沟与颊部分界，在上唇前面正中线处有一纵行浅沟称人中（philtrum），昏迷患者急救时常在此处进行指压或针刺。

颊（cheek）位于口腔两侧，在上颌第二磨牙相对的颊黏膜处，有腮腺导管的开口。

（二）腭

腭（palate）分隔鼻腔和口腔，分为前 2/3 的硬腭和后 1/3 的软腭（图 2-3）。硬腭以骨腭为基础，表面覆盖以黏膜，黏膜与骨膜结合紧密。软腭是硬腭向后延伸的部分，由骨骼肌和黏膜构成，其后部斜向后下的部分称为腭帆。腭帆后缘游离，中央有一向下突起称腭垂。自腭帆向两侧各有两条弓形黏膜皱襞，前方一对向下延续于舌根外侧，称腭舌弓，后方一对向下延至咽侧壁，称腭咽弓。腭垂、腭帆游离缘、左右腭舌弓及舌根共同围成咽峡（isthmus of fauces），是口腔和咽的分界和通道。

（三）牙

牙（teeth）嵌于上、下颌骨的牙槽内，是人体最坚硬的器官。

1. 牙的形态与构造　牙在外形上可分为牙冠、牙颈和牙根三部分（图 2-4）。牙冠是暴露于口腔内的部分，牙根是嵌于牙槽内的部分，牙颈位于牙冠与牙根交界处。牙的内部有腔隙，其位于牙冠内的称牙冠腔，位于牙根内的称牙根管。牙根尖端有牙根尖孔，是血管、神经、淋巴管和结缔组织进入牙的部位。

牙的构造包括牙质、釉质、牙骨质和牙髓。牙质构成牙的大部分；釉质呈坚硬乳白色，覆盖于牙冠处牙质的表面；牙骨质覆盖于牙颈和牙根处牙质的表面；牙髓由血管、神经、淋巴管和结缔组织共同构成，位于牙腔内。

2. 牙的分类与排列　牙可以对食物进行机械加工，并有协助发音等作用。人的一生中有两套牙，分别是乳牙和恒牙（图 2-5、图 2-6）。乳牙（deciduous teeth），一般在出生后 6 个月左右开始萌出，3 岁左右出齐；上、下颌的左、右分别为 5 颗，共 20 颗。6～7 岁时，乳牙开始脱落，

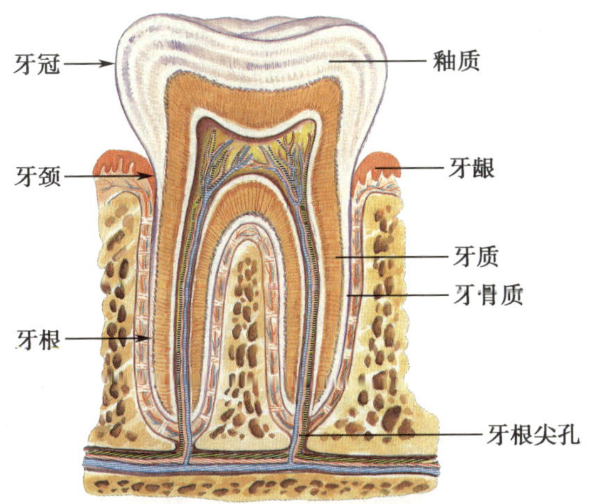

图 2-4 牙的构造模式图(纵切)

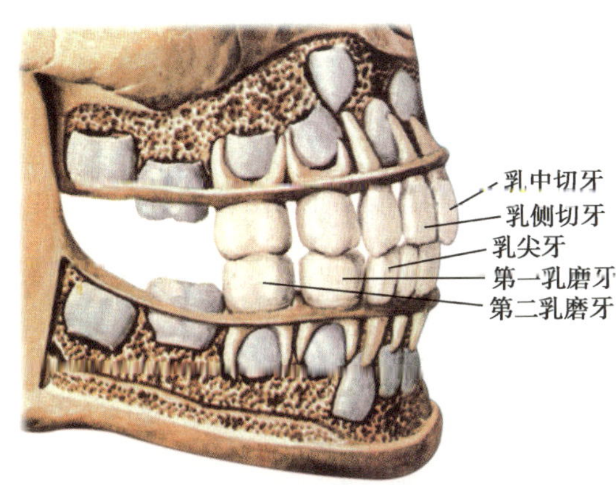

图 2-5 乳牙的名称与排列

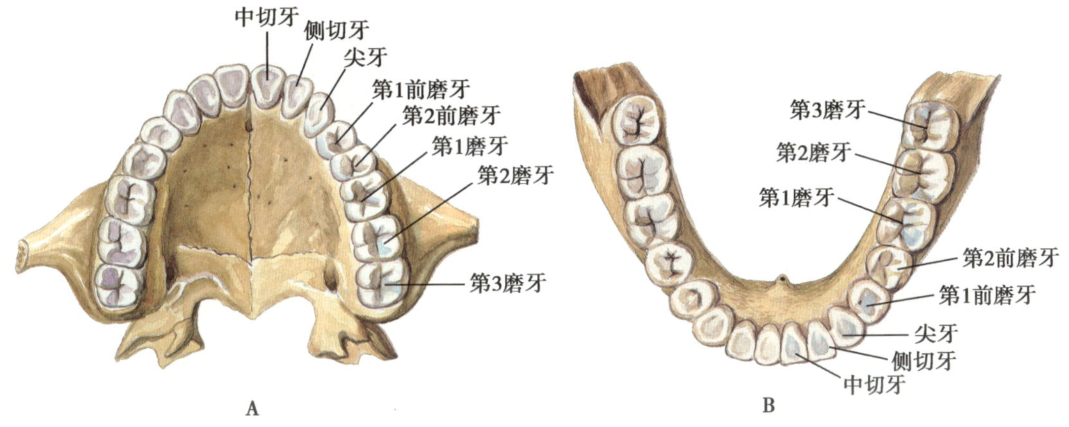

图 2-6 恒牙的名称与排列

恒牙(permanent teeth)开始萌出，第一磨牙首先长出，12～14 岁乳牙全部脱落，由恒牙取代。恒牙第三磨牙萌出较晚，18～25 岁才萌出或终生不萌出，称迟牙(智牙)。因此，恒牙正常数目为 28～32 颗。

根据形态和功能，乳牙可分乳切牙、乳尖牙和乳磨牙，恒牙可分为切牙、尖牙、前磨牙和磨牙。

临床上为了记录牙的位置，以"+"记号划分 4 区表示左、右侧及上、下颌的牙位，并以罗马数字Ⅰ～Ⅴ表示乳牙，用阿拉伯数字 1～8 表示恒牙。如|Ⅴ表示左上颌第 2 乳磨牙，4|表示右上颌第 1 前磨牙。

3. 牙周组织 包括牙槽骨、牙周膜和牙龈三部分，对牙起保护、固定和支持的作用(图 2-4)。牙槽骨是牙根周围的骨质。牙周膜是介于牙根和牙槽骨之间的致密结缔组织，固定牙根，并可缓冲咀嚼时的压力。牙龈是口腔黏膜的一部分，血管丰富，覆盖牙颈与牙槽突的表面，与牙槽骨的骨膜紧密相连。老年人由于牙龈和骨膜的血管萎缩，营养降低，牙根萎缩，牙逐渐松动脱落。

(四)舌

舌(tongue)位于口腔底，以骨骼肌为基础，表面被覆黏膜。舌具有协助咀嚼、搅拌、吞咽食物、感受味觉和辅助发音的功能。

1. 舌的形态 舌分舌尖、舌体和舌根三部分。舌的上面称舌背，其后部可见“∧”形向前的界沟将舌分为前2/3的舌体和后1/3的舌根。舌体的前端称舌尖（图2-3）。

2. 舌黏膜 呈淡红色，覆盖于舌的表面。在舌背黏膜上有许多小突起，称舌乳头，按形态可分为四种：①丝状乳头，数量最多，体积最小，呈白色，分布于舌背前2/3；②菌状乳头，数目较少，体积较大，呈红色，散在分布于丝状乳头之间；③轮廓乳头，体积最大，排列于界沟前方，为7～11个，排列与界沟前方，其中央隆起，周围有环状沟；④叶状乳头，排列于舌外侧缘的后部，人类多退化。除丝状乳头外，其他舌乳头均含有味觉感受器，即味蕾，能感受甜、酸、苦、咸等味觉刺激。在舌根背部的黏膜内，有许多由淋巴组织集聚而成的大小不等的突起，称舌扁桃体。

舌下面正中连于口腔底的黏膜皱襞，称舌系带。在舌系带根部的两侧各有1个小的丘状隆起，称舌下阜，是下颌下腺导管和舌下腺大导管的开口部位。舌下阜后外侧的带状黏膜皱襞称舌下襞，其深面有舌下腺，舌下腺小导管开口于舌下襞（图2-7）。

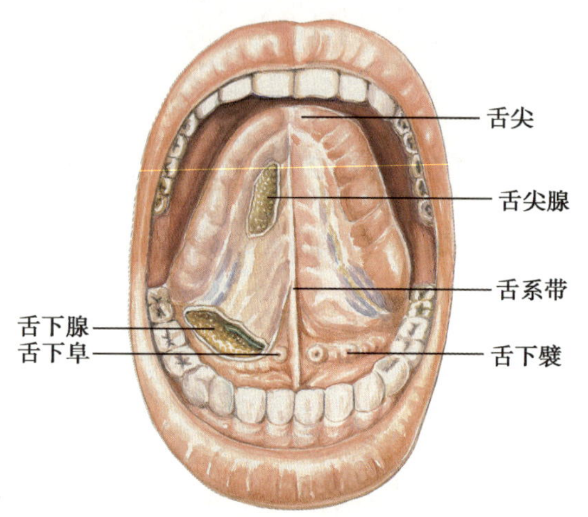

图2-7 舌下面

3. 舌肌 为骨骼肌，可分为舌内肌和舌外肌（图2-8）。舌内肌起止均在舌内，收缩时可使舌

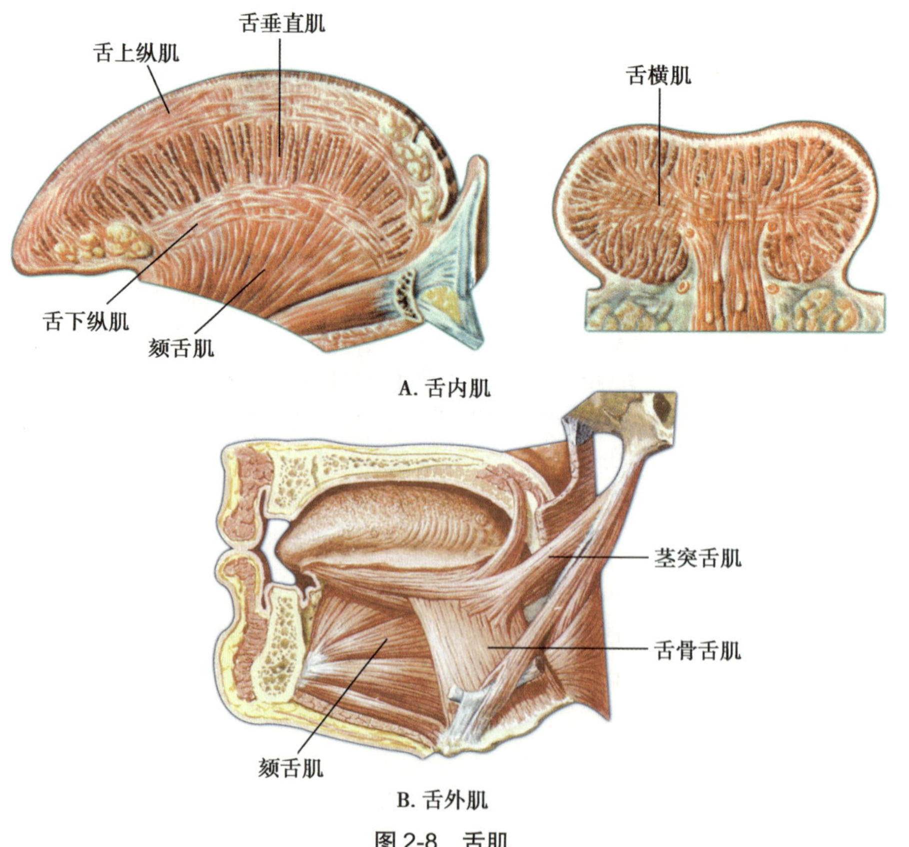

图2-8 舌肌

缩短、变窄或变薄，改变舌的形态。舌外肌起自舌周围的骨止于舌内，收缩时可改变舌的位置。其中颏舌肌在临床上较为重要，起自下颌骨的颏棘，肌纤维呈扇状进入舌内，止于舌中线两侧。两侧颏舌肌同时收缩，可使舌伸向前下方（伸舌）；一侧收缩时使舌尖偏向对侧。因此，一侧颏舌肌瘫痪的患者，伸舌时舌尖偏向患侧。

（五）口腔腺（唾液腺）

口腔腺分为大唾液腺和小唾液腺两类，其主要功能是分泌唾液。小唾液腺位于口腔各部黏膜内，数量较多，如唇腺、颊腺、腭腺和舌腺等。大唾液腺有3对。

1．腮腺（parotid gland） 呈不规则三角形，位于耳郭的前下方，上达颧弓，下至下颌角，是最大的一对口腔腺。腮腺导管自腮腺前缘发出，在颧弓下方一横指处，横过咬肌表面，于咬肌前缘向内斜穿颊肌，开口平对上颌第2磨牙的颊黏膜处（图2-9）。

2．下颌下腺（submandibular gland） 呈卵圆形，位于下颌骨体内面的下颌下腺窝内，其导管开口于舌下阜（图2-9）。

3．舌下腺（sublingual gland） 位于舌下襞的深面，导管有大、小两种，大导管1条，与下颌下腺共同开口于舌下阜，小导管约10多条，开口于舌下襞（图2-9）。

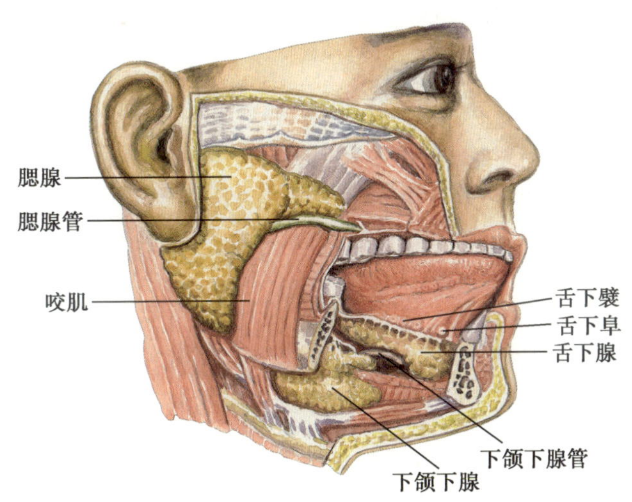

图2-9 大唾液腺

二、咽

咽（pharynx）是一个前后略扁的漏斗形肌性管道，是消化与呼吸的共同通道。位于第1～6颈椎前方，上达颅底，下至第6颈椎下缘移行为食管。咽的后壁与侧壁完整，前壁不完整，自上而下分别与鼻腔、口腔和喉腔相通。咽以软腭和会厌上缘平面为界，分为鼻咽、口咽和喉咽（图2-10）。

（一）鼻咽

鼻咽介于颅底与软腭之间，向前经鼻后孔通鼻腔。鼻咽两侧壁相当于下鼻甲后方约1.5cm处各有一个咽鼓管咽口，借咽鼓管通中耳鼓室。位于咽鼓管咽口前、上、后方的半环形隆起称咽鼓管圆枕。咽鼓管圆枕后方的凹陷称咽隐窝，是鼻咽癌的好发部位。鼻咽后上壁黏膜内有丰富的淋巴组织，称咽扁桃体，在婴幼儿较发达，6～7岁后开始萎缩，10岁后基本退化。

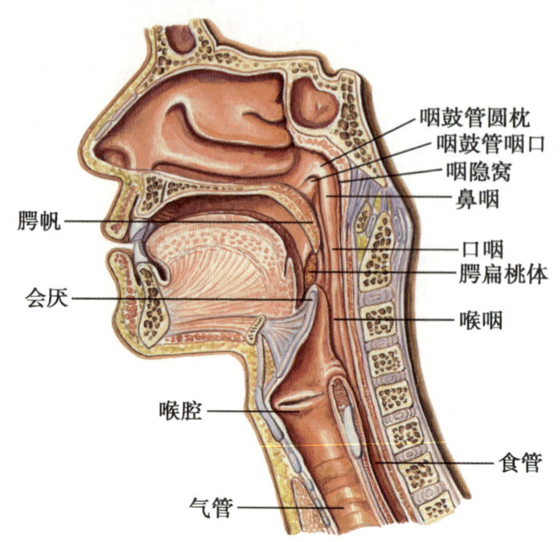

图 2-10 头颈部正中矢状切面

（二）口咽

口咽介于软腭与会厌上缘之间，向前经咽峡通口腔。口咽外侧壁在腭舌弓与腭咽弓之间的凹陷为扁桃体窝，容纳腭扁桃体（palatine tonsil）。腭扁桃体是淋巴器官，表面有黏膜被覆，黏膜内陷形成的小凹，称扁桃体小窝，腭扁桃体发炎时，脓液易滞留该部位。

在鼻腔、口腔与咽的周围，由咽扁桃体、腭扁桃体和舌扁桃体等共同围成咽淋巴环，是消化管和呼吸道上端的防御结构。

（三）喉咽

喉咽位于喉的后方，会厌上缘与第 6 颈椎体下缘之间。向前经喉口通喉腔，下续食管。在喉口两侧各有一个深凹，称梨状隐窝，是异物易滞留的部位。

三、食管

（一）食管的位置和形态

食管（esophagus）为前后略扁的肌性管道，长约 25cm。上端于第 6 颈椎下缘与咽相接，沿脊柱前方下行，经胸廓上口入胸腔，穿过膈的食管裂孔进入腹腔，于第 11 胸椎左侧与胃贲门相续。

食管按其行程可分为颈部、胸部和腹部三部。颈部较短，长约 5cm，从起始端至胸骨颈静脉切迹平面，其前邻气管，两侧有颈部的大血管；胸部较长，为 18～20cm，自颈静脉切迹平面至食管裂孔，前方自上而下依次与气管、左主支气管和心包相邻；腹部最短，长 1～2cm，自食管裂孔至贲门（图 2-11）。

（二）食管的狭窄

食管全长有三个生理性狭窄：第一狭窄在食管起始部，距中切牙约 15cm；第二狭窄在食管与左主支气管交叉处，距中切牙约 25cm；第三狭窄为穿膈的食管裂孔处，距中切牙约 40cm。这些狭窄是异物滞留和食管癌的好发部位。当进行食管插管时，应注意这些狭窄。

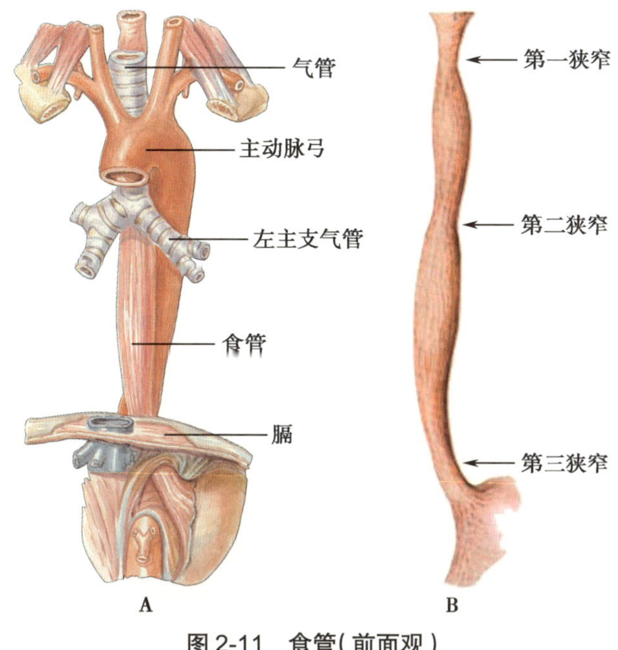

图 2-11 食管(前面观)

四、胃

胃(stomach)是消化管中最膨大的部分，上接食管，下续十二指肠。成人胃的容量约1500ml。新生儿的胃容量约为30ml。胃具有容纳食物、分泌胃液和初步消化食物等功能。

(一)胃的形态和分部

胃是一个囊状器官，可分为两壁、两缘和两口。两壁即前壁和后壁(图 2-12)。两缘分别是上缘和下缘，上缘较短，凹向右上方，称胃小弯，其最低处为角切迹；下缘较长，凸向左下方，称胃大弯。两口即入口与出口，入口称贲门，接食管；出口称幽门，续十二指肠。

胃分为四部，各部间没有明显分界：靠近贲门的部分称贲门部；位于贲门平面以上的部分称胃底；胃底与角切迹之间的部分称胃体；位于角切迹与幽门之间的部分称幽门部。在幽门部大弯侧有一不明显的浅沟，称中间沟，此沟将幽门部分为右侧的幽门管和左侧的幽门窦。临床上胃溃疡和胃癌多发生于胃小弯近幽门处。

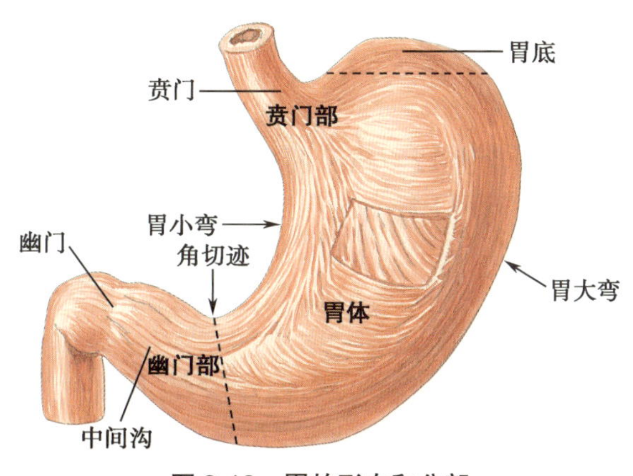

图 2-12 胃的形态和分部

（二）胃的位置和毗邻

胃的形态和位置随着体型、体位和充盈程度不同而有所变化。胃在中等充盈时，大部分位于左季肋区，小部分位于腹上区。贲门位于第 11 胸椎左侧，幽门在第 1 腰椎右侧。胃前壁右侧邻近肝左叶；左侧与膈相邻，并被肋弓所遮盖；在剑突下方的胃前壁直接与腹前壁相贴，是临床上胃的触诊部位。胃后壁与胰、横结肠、左肾和左肾上腺相邻。胃底与膈和脾相贴。

（三）胃壁的构造

胃腔面黏膜柔软，血供丰富，呈淡红色，空虚时形成许多皱襞。在胃小弯处黏膜形成 4～5 条较为恒定的纵行皱襞。在幽门处环行肌增厚，形成幽门括约肌。幽门括约肌和它内表面的黏膜一起突向管腔形成幽门瓣，有延缓胃内容物排空和防止肠内容物逆流至胃的作用（图 2-13）。

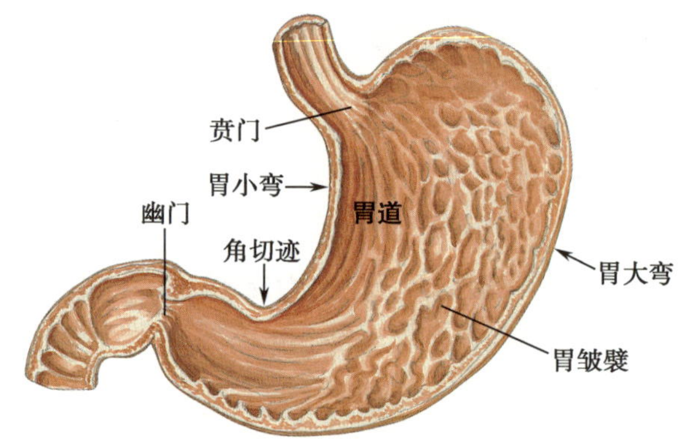

图 2-13　胃黏膜和幽门瓣

知识拓展

胃插管术

胃插管术是经口腔或鼻腔，将胃管或其他检查管道从口腔（鼻腔）、咽、食管、插入胃的操作方法。主要用于洗胃、输入营养物质或胃部检查。对于牙关紧闭的患者经口腔插管，可从第三磨牙后方的间隙插入。当胃管进入咽部时，嘱患者吞咽，以免胃管进入喉内。若患者发生呛咳，提示胃管可能误入喉内，应退出重新插管。插好胃管后，应先用空注射器回抽，看是否有胃液，或注入空气判断管道是否在胃内，再进行灌洗或输入营养物质。

五、小肠

小肠（small intestine）是消化管各段中最长的一段，也是进行消化吸收的主要场所。成人小肠长 5～7m，盘曲在腹腔的中下部，上起自幽门，下续盲肠，分十二指肠、空肠和回肠三部分。

（一）十二指肠

十二指肠（duodenum）为小肠的起始段，成人长约 25cm，呈 C 形包绕胰头，分为上部、降部、水平部和升部四部分（图 2-14）。

1. 上部　于第 1 腰椎右侧起自胃的幽门，斜向右后方，至肝门下方急转向下移行为降部，其转折处称十二指肠上曲。上部靠近幽门的肠管，壁薄腔大，黏膜光滑无皱襞，故临床称此段为十二指肠球，是十二指肠溃疡的好发部位。

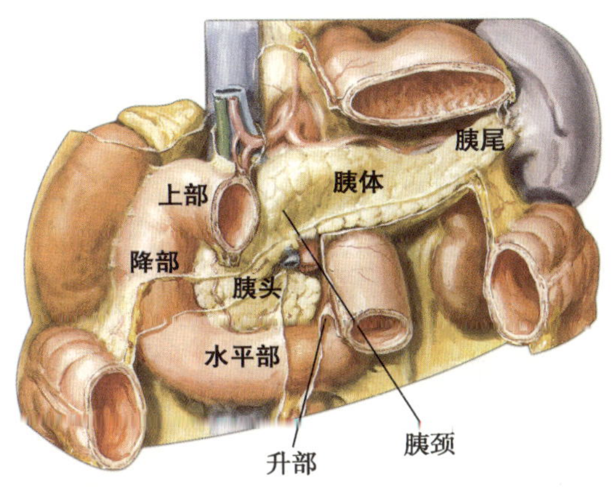

图 2-14 胆道、十二指肠和胰（前面观）

2. 降部 始于十二指肠上曲，在第 1～3 腰椎的右侧下降，达第 3 腰椎水平急转向左延为水平部，其折转处称十二指肠下曲。降部后内侧壁有一纵行皱襞，纵襞下端的突起称十二指肠大乳头，是胆总管和胰管共同开口的部位。有时在大乳头稍上方可见十二指肠小乳头，是副胰管的开口的部位。

3. 水平部 自十二指肠下曲起始，向左横行至腹主动脉前方延续为升部。肠系膜上动脉、静脉紧贴此部前面下行。

4. 升部 自腹主动脉前方斜向左上方，达第 2 腰椎左侧急转向前下方，移行为空肠，其转折处称十二指肠空肠曲。此曲被十二指肠悬肌固定于腹后壁。十二指肠悬肌与其表面的腹膜皱襞一起形成十二指肠悬韧带，又称 Treitz 韧带（图 2-15），是手术中确认空肠起始部的标志。

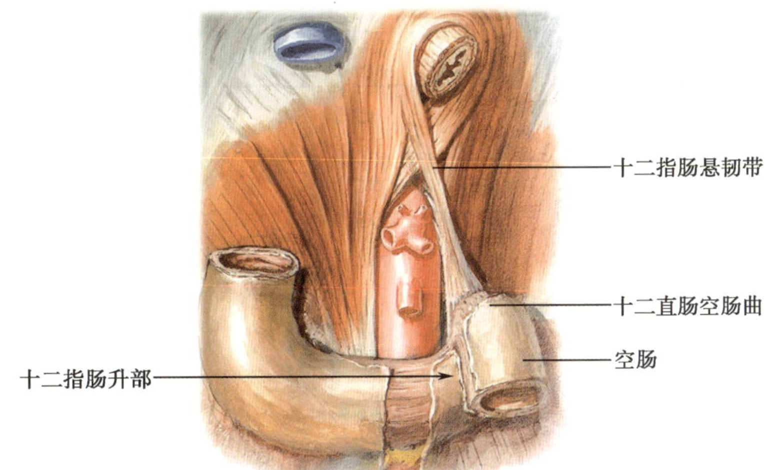

图 2-15 十二指肠悬韧带

（二）空肠和回肠

空肠（jejunum）上端起自十二指肠空肠曲，回肠（ileum）下端接盲肠，借肠系膜连于腹后壁，在腹腔内迂曲盘绕形成小肠袢，具有较大活动度。空、回肠之间无明显界线，其主要区分如下（图 2-16 和表 2-1）。

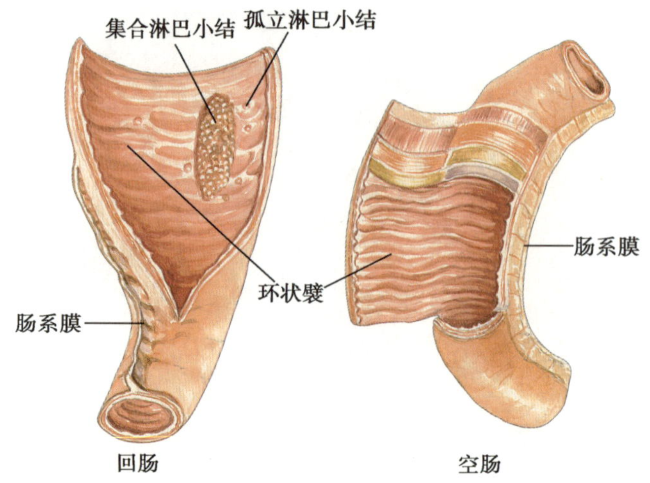

图 2-16　空肠和回肠

表 2-1　空肠与回肠的比较

	空肠	回肠
位置	左上腹	右下腹
长度	占空、回肠全长上 2/5	占空、回肠全长下 3/5
管径	较大	较小
管壁	较厚	较薄
血供	丰富	较少
颜色	较红	略苍白
黏膜皱襞	高而密集	低而稀疏
淋巴滤泡	孤立淋巴滤泡	集合淋巴滤泡为主
血管弓	少	多

知识拓展

Meckel 憩室

约 2% 的成人，在回肠末端距回盲瓣约 0.3～1m 范围的回肠壁上，可见一囊状突起，称 Meckel 憩室，是胚胎时期卵黄囊未完全消失的遗迹，发炎时易误诊为阑尾炎。

六、大肠

大肠（large intestine）全长约 1.5m，分为盲肠、阑尾、结肠、直肠和肛管。主要功能是吸收水分、维生素和无机盐，分泌黏液，使食物残渣形成粪便排出体外。

盲肠和结肠表面具有三种特征性结构，分别是结肠带、结肠袋和肠脂垂（图 2-17）。结肠带有三条，由肠壁的纵行平滑肌增厚形成，在肠管表面纵行排列。结肠袋是肠壁向外突出形成的袋状结构。肠脂垂是沿结肠带两侧分布的许多大小不等的脂肪突起。三种特征性结构是手术中肉眼区别大、小肠的标志。

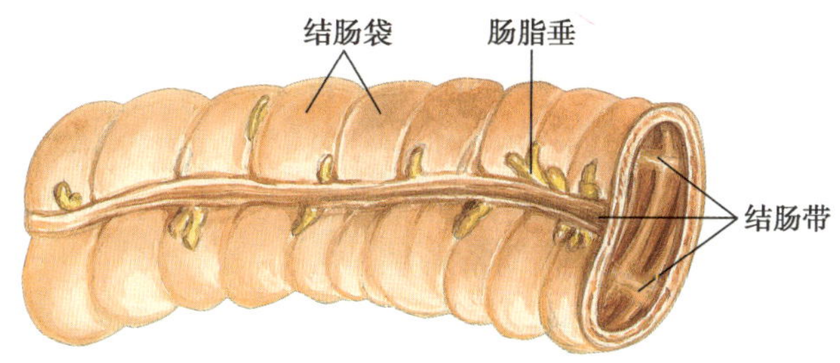

图 2-17 结肠的特征

（一）盲肠

盲肠（cecum）是大肠的起始段，长 6～8cm，位于右髂窝内，下端为盲端，上与升结肠相续，左侧接回肠。回肠末端开口于盲肠，其开口处上、下方有两片唇样黏膜皱襞，称回盲瓣。此瓣既可控制小肠内容物进入盲肠的速度，又可防止大肠内容物逆流入回肠。在回盲瓣下方约 2cm 处，有阑尾的开口（图 2-18）。

（二）阑尾

阑尾（vermiform appendix）为一蚓状盲管，长 6～8cm（图 2-18）。阑尾位于右髂窝，根部连于盲肠的后内侧壁，末端游离，位置变化较大。阑尾根部的位置较固定，在三条结肠带的会合处，临床作阑尾手术时，结肠带会合处是寻找阑尾的标志。

阑尾根部的体表投影在脐与右髂前上棘连线的中、外 1/3 交点处，此点称麦氏点（McBurney 点）。急性阑尾炎时，此点常有明显压痛和反跳痛。

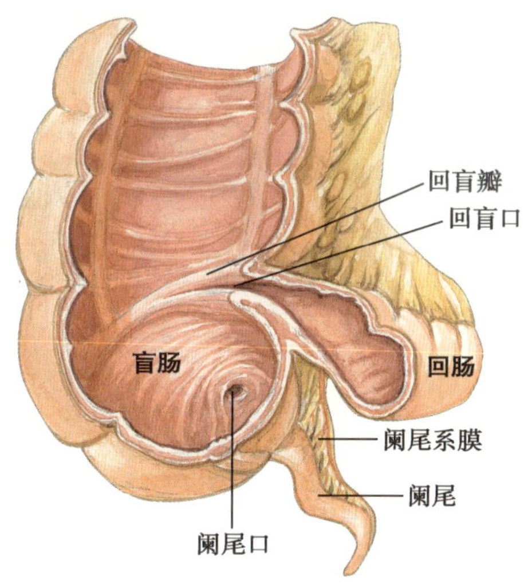

图 2-18 盲肠和阑尾

知识拓展

阑尾的位置变化

阑尾连于盲肠后内侧壁，当盲肠位置变化时，阑尾位置也将随之改变，这种情况出现率较低。阑尾远端游离，位置变化较大，根据其位置的不同，可分回肠前位、回肠后位、盆位、盲肠后位和盲肠下位阑尾。

（三）结肠

结肠（colon）呈“门”字形围绕于小肠周围，始于盲肠，终于直肠。可分为升结肠、横结肠、降结肠和乙状结肠（图 2-19）。

1．升结肠（ascending colon）　在右髂窝起于盲肠，沿右腹后壁上行，至肝右叶下方，向左弯曲移行为横结肠，转折处称结肠右曲（又称肝曲）。

2．横结肠（transverse colon）　起自结肠右曲，向左横行至脾内下方转折向下延续为降结肠，转折处称结肠左曲（又称脾曲）。横结肠借横结肠系膜连于腹后壁，弓形向下，活动度较大。

3．降结肠（descending colon）　起自结肠左曲，沿左腹后壁下行，至左髂嵴处移行为乙状结肠。

4．乙状结肠（sigmoid colon）　呈“乙”字形弯曲，在左髂嵴处接降结肠，沿左髂窝弯曲进入盆腔内，至第 3 骶椎平面延续为直肠。乙状结肠借乙状结肠系膜连于盆侧壁，系膜较长，活动度较大，易发生扭转。

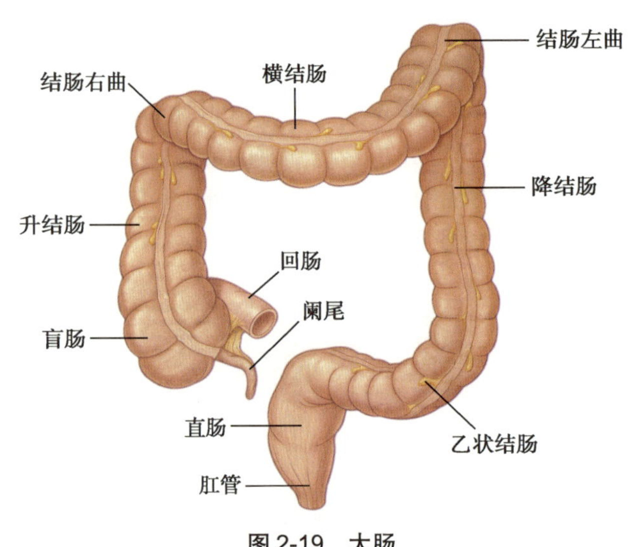

图 2-19　大肠

（四）直肠

直肠（rectum）长 10～14cm，位于小骨盆腔的后部、骶骨的前面，为消化管最末段。平第 3 骶椎高度续于乙状结肠，沿骶骨和尾骨前面下行穿盆膈延续为肛管。直肠在矢状位上有两个弯曲，分别是骶曲和会阴曲。骶曲凸向后，与骶骨的弯曲一致；会阴曲是直肠绕尾骨尖形成凸向前的弯曲（图 2-20）。临床上进行直肠镜检或乙状结肠镜检查时，应注意顺着这些弯曲插入器械，以免损伤肠壁。

直肠下段肠腔膨大，称直肠壶腹（ampulla of rectum）。其内面有三个半月形的皱襞，称直肠横襞，其中位于直肠右前壁的横襞大而恒定，距肛门约 7cm，可作为直肠镜检查的定位标志。

男、女性直肠的毗邻不同，男性直肠前方邻膀胱、前列腺、精囊腺；女性直肠前方邻子宫与阴道。直肠指检时可触及上述器官。

（五）肛管

肛管（anal canal）长 3～4 cm，在盆膈上方续接直肠，下终于肛门（anus）（图 2-20）。肛管内面有 6～10 条纵行的黏膜皱襞，称肛柱（anal column）。相邻肛柱下端之间的半月状黏膜皱襞，

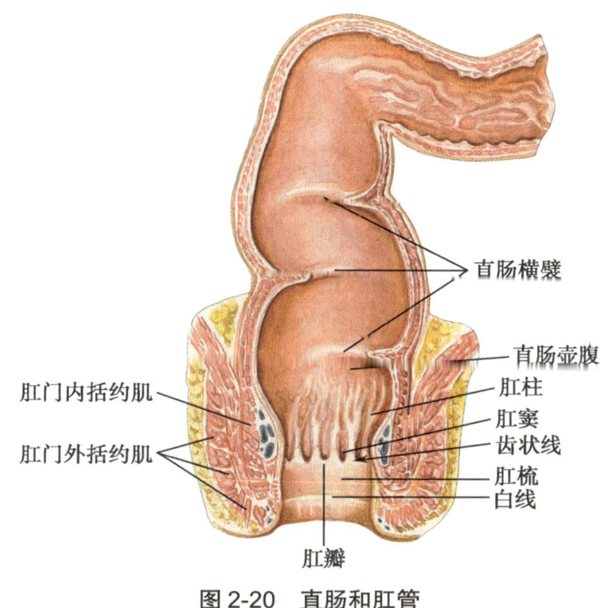

图 2-20 直肠和肛管

称肛瓣(anal valve)。肛瓣与其相邻的肛柱下端围成开口向上的小隐窝，称肛窦(anal sinuses)，窦内常积存粪屑，易诱发感染引起肛窦炎。

肛柱下端与肛瓣共同连成锯齿状的环形线，称齿状线(dentate line)。齿状线以上的肛管腔面被覆黏膜，齿状线以下的肛管腔面被覆未角化的复层扁平上皮；齿状线上、下两个区域内动脉供应、静脉与淋巴回流及神经分布均不同。

齿状线下方宽约 1cm 的环形区，称肛梳。在肛梳的下缘有一不明显的环形沟，称白线，为肛门内、外括约肌的分界，此处肛门指诊时可触及一环形浅沟。在肛管的黏膜下和皮下有丰富的静脉丛，病理情况下的血管迂曲扩张，突向肠腔形成痔，发生在齿状线以上者称内痔，齿状线以下者称外痔，上、下均有者称混合痔。

肛管周围有肛门内、外括约肌环绕。肛门内括约肌属平滑肌，是肠壁环行肌增厚而成，有协助排便的作用。肛门外括约肌为骨骼肌，围绕在肛门内括约肌周围，有随意括约肛门的作用，可控制排便，手术时应注意保护，以免损伤后造成大便失禁。

第三节 消 化 腺

消化腺包括大消化腺和小消化腺。主要功能是分泌消化液，参与食物的消化。

一、肝

肝(liver)是人体最大的腺体，血管极为丰富，呈红褐色，质软而脆。我国成人肝重男性平均 1300g，女性平均 1220g。肝的功能极为复杂，主要有分泌胆汁、参与物质代谢、贮存糖原、解毒和防御等功能，在胚胎时期还有造血功能。

(一) 肝的形态

肝呈楔形，可分为前、后、左、右四缘和上、下两面(图 2-21、图 2-22)。

肝前缘（即下缘）是肝的膈面与脏面的分界线，薄而锐利；后缘和右缘钝圆；左缘较扁薄。

肝的上面膨隆与膈相邻，又称膈面。膈面被矢状位的镰状韧带分为膨大的肝右叶和扁薄的肝左叶。膈面的后部没有腹膜被覆的部分称肝裸区。肝的下面，又称脏面，与腹腔器官相邻，凹凸不平。在脏面可见左、右两条纵沟和中间的一条横沟，形似"H"形。左纵沟的前份容纳肝圆韧带，肝圆韧带是胎儿时期脐静脉闭锁后的遗迹；后份容纳静脉韧带，静脉韧带是胎儿时期静脉导管闭锁的遗迹。右纵沟的前份为胆囊窝，容纳胆囊；后份为腔静脉沟，有下腔静脉经过。横沟又称为肝门（porta hepatis），是肝固有动脉左、右支，肝门静脉左、右支，肝左、右管以及神经和淋巴管出入的部位，出入肝门的结构被结缔组织包绕，形成肝蒂。肝的脏面借"H"形沟分为四叶，右纵沟右侧的部分为肝右叶；左纵沟左侧的部分为肝左叶；左、右纵沟之间在横沟前方的部分为方叶；横沟后方的部分为尾状叶。在腔静脉沟上端有肝左、中、右静脉注入下腔静脉，此处又称第二肝门。

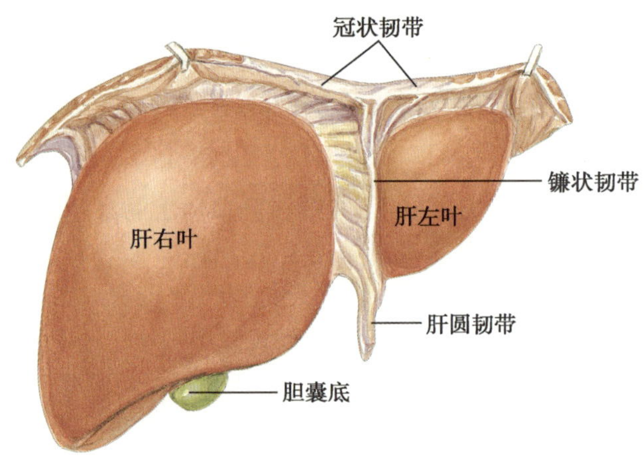

图 2-21　肝的膈面

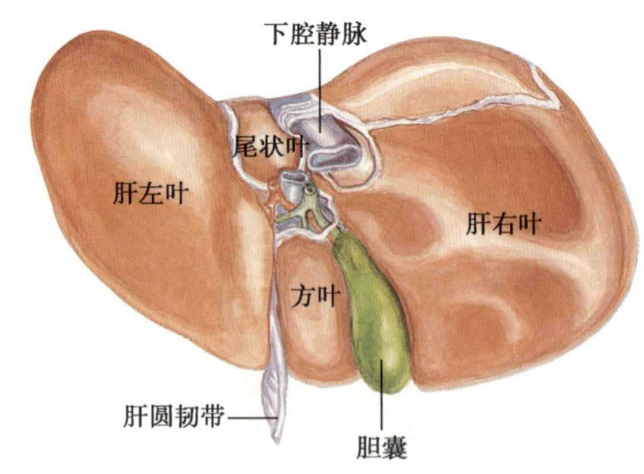

图 2-22　肝的脏面

（二）肝的位置和毗邻

肝大部分位于右季肋区和腹上区，小部分位于左季肋区。

肝的上界与膈一致，右侧相当于右锁骨中线与第 5 肋的交点处，左侧相当于左锁骨中线与第 5 肋间隙的交点处。肝下界右侧与右肋弓相一致，在腹上区可达剑突下约 3cm。成人在右肋弓下不能触及到肝。7 岁以下幼儿，肝下界可低于肋弓下，但一般不超过 2cm。7 岁以后接近成人。肝的位置随呼吸活动可上、下移动 2～3cm。

（三）肝的分叶和分段

肝内有 4 套管道，形成 2 个系统，即 Glisson 系统和肝静脉系统（图 2-23）。肝实质表面有结缔组织形成的被膜，构成被膜的结缔组织经肝门入肝，围绕于肝固有动脉、肝门静脉的分支和小叶间胆管等的周围，形成血管周围纤维囊或称 Glisson 囊，与肝固有动脉、肝门静脉的分支和小叶间胆管分布于肝叶和肝段内组成 Glisson 系统。肝静脉系统的各级属支走行于各肝段间，最后在腔静脉沟的上端（第二肝门处）出肝后分别以左、中、右静脉注入下腔静脉。

按照 Glisson 系统，可将肝分为左、右两半，进而分为 5 叶、8 段（图 2-24）。临床上可根据叶、段的分区进行定位诊断的切除。

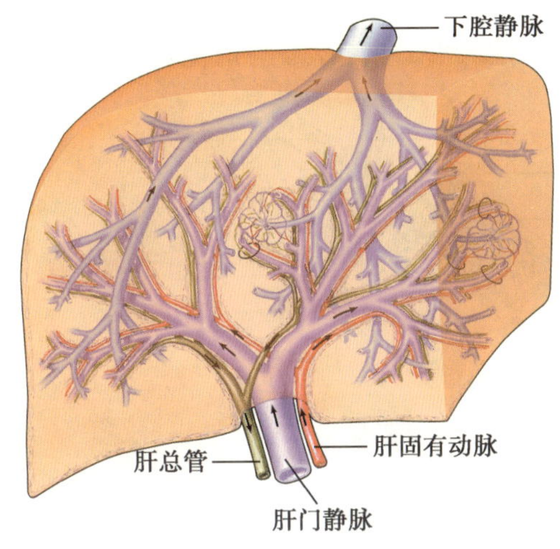

图 2-23　肝内管道系统

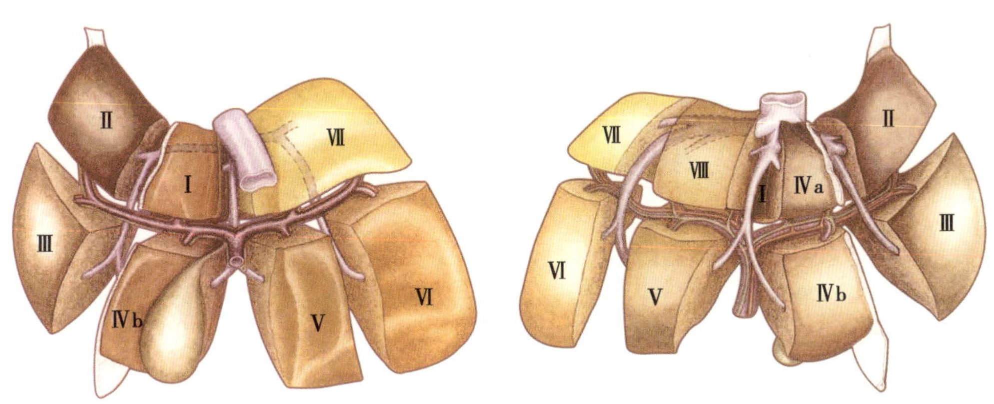

图 2-24　肝叶与肝段

（四）肝外胆道系统

肝外胆道系统包括胆囊和输胆管道，主要功能是贮存和输送胆汁。

1. 胆囊（gall bladder）　位于胆囊窝内，呈梨形，具有贮存和浓缩胆汁的功能。容量为 40～60ml，其上面借结缔组织与肝相连。胆囊分底、体、颈、管四部分（图 2-25）。其前端圆钝为胆囊底，胆囊底常露出于肝下缘，并与腹前壁相贴，其体表投影在右锁骨中线与右肋弓交点处。

当胆囊病变时，此处可有明显压痛。中间膨大为胆囊体；后端变细为胆囊颈；胆囊颈弯向左下移行为胆囊管。胆囊内面衬有黏膜，其中胆囊底和体的黏膜呈蜂窝状，而胆囊颈和胆囊管的黏膜形成螺旋襞，可控制胆汁的进出，胆囊结石易嵌顿于此处。胆囊管、肝总管和肝的脏面围成的三角形区域称胆囊三角（Calot 三角），胆囊手术常在此三角内寻找胆囊动脉。

2. 肝总管（common hepatic duct） 长约 3cm，由肝左管和肝右管会合而成。

3. 胆总管（common bile duct） 由肝总管与胆囊管会合而成（图 2-25），长 4～8cm，直径 0.6～0.8cm。胆总管在肝十二指肠韧带游离缘内下降，经十二指肠上部的后方，至胰头与十二指肠降部之间与胰管会合，形成肝胰壶腹，斜穿十二指肠降部的后内侧壁，开口于十二指肠大乳头。肝胰壶腹周围环行平滑肌增厚形成肝胰壶腹括约肌。平时肝胰壶腹括约肌保持收缩状态，而胆囊舒张，肝细胞分泌的胆汁经肝左、右管、肝总管、胆囊管进入胆囊储存和浓缩。进食后，由于食物和消化液的刺激，反射性地引起胆囊收缩，肝胰壶腹括约肌舒张，使胆囊内的胆汁经胆囊管、胆总管排入十二指肠，参与消化食物。

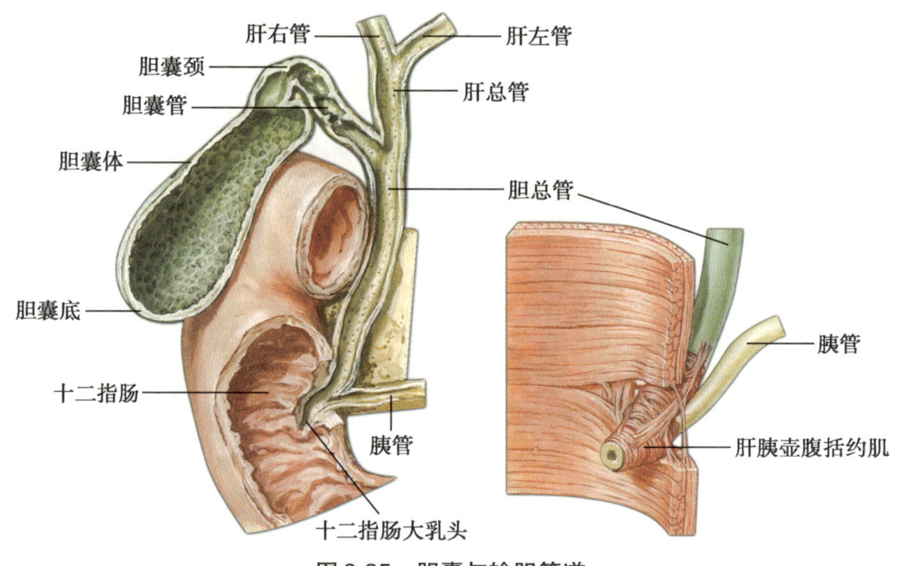

图 2-25 胆囊与输胆管道

二、胰

胰（pancreas）是人体第二大腺体，由内、外分泌部组成。内分泌部即胰岛，主要分泌胰岛素和胰高血糖素，参与糖代谢调节；外分泌部分泌胰液，其内含有多种消化酶，在消化过程中起重要作用。

（一）胰的形态和位置

胰位于胃的后方，在第 1、2 腰椎水平横贴于腹后壁，前方有腹膜覆盖，属腹膜外位器官。

（二）胰的形态与毗邻

胰呈长条形，分头、体、尾 3 部分，各部无明显界限。胰头为右端较膨大的部分，被十二指肠围绕。胰体位于胰的中部，占胰的大部分。胰尾较细，伸向脾门。胰实质内有一条从胰尾至胰头贯穿胰全长的胰管，其沿途收集各级小管，输送胰液，末端与胆总管会合形成肝胰壶腹，开口于十二指肠大乳头。在胰头上部，位于胰管上方常有一条副胰管，开口于十二指肠小乳头（见图 2-14）。

胰头后方与胆总管、肝门静脉相邻，胰头发生肿瘤时，肿瘤压迫胆总管，影响胆汁排出，可致阻塞性黄疸；肿瘤压迫肝门静脉，影响血液回流，可出现腹水、脾肿大等症状。

（何世洪）

思考题

1. 试述食管三个狭窄的位置及距中切牙的距离。
2. 试述胃的位置、形态与分部。
3. 试述空肠与回肠的区别。
4. 试述肝的位置。

自测题

实验指导

第三章
呼 吸 系 统

学习目标

1. 掌握：呼吸系统的组成；喉的位置及主要体表标志、喉腔的形态结构；肺的位置、形态及左右肺的结构；肋膈隐窝的位置和意义；胸膜和肺的体表投影。

2. 熟悉：鼻腔外侧壁及鼻中隔的形态结构；鼻旁窦的位置、开口及临床意义；气管的位置和左右主支气管的形态区别及临床意义；胸腔、胸膜和胸膜腔的概念。

3. 了解：纵隔的概念、分布及各部主要器官。

4. 具备对呼吸系统各主要器官的大体解剖结构的正确认识能力。

5. 能够掌握呼吸系统相关知识，为学习其他基础医学和临床医学奠定必要的形态学基础，进而理解和掌握呼吸系统疾病的发生、发展、临床特征与诊治、预防原则。

病例导学与分析

患者，男，73岁，因"高处坠落致左胸疼痛1h余"入院。患者着地时左胸部撞至地面石梯上，即感左胸疼痛不适，深呼吸时感疼痛加重，伴呼吸困难。查体：T 36℃，P 102次/min，R 26次/min，BP 120/80mmHg，SpO_2 92%。急性病容，胸廓对称，左背部皮肤见挫擦伤，局部肿胀，左侧胸廓触痛明显，挤压征阳性，左下肺呼吸音低。余未见明显异常。诊断：多发肋骨骨折、左侧血胸或血气胸、肺挫伤。

问题：

1. 呼吸系统包括哪些器官？
2. 胸外伤最常累及的脏器有哪些？

病例分析

呼吸系统（respiratory system）由呼吸道和肺两大部分组成（图3-1），其主要功能是进行气体交换，即吸入氧气，呼出二氧化碳。呼吸道包括鼻、咽、喉、气管和各级支气管，是传送气体的通道。临床上通常把鼻、咽、喉称为上呼吸道，把气管、主支气管及肺内各级支气管称为下呼吸道。肺由肺实质和肺间质组成，前者包括支气管树和肺泡，后者包括血管、神经、淋巴管、淋巴结和结缔组织等，是进行气体交换的场所。

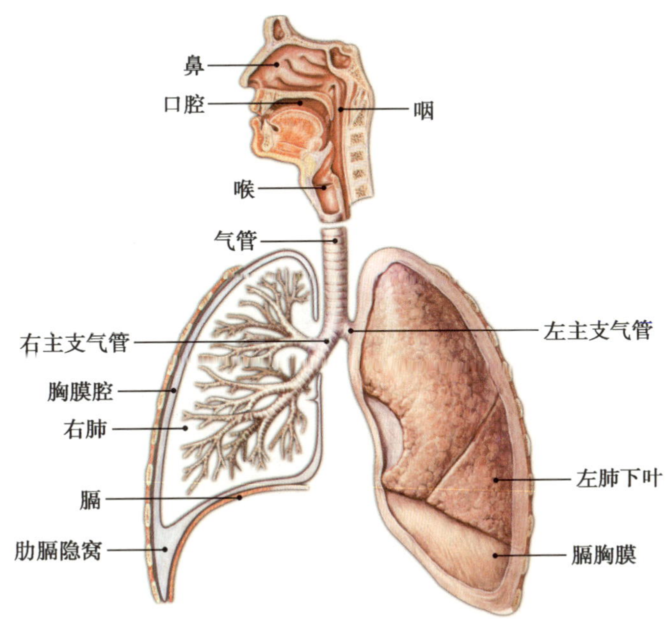

图 3-1 呼吸系统概观

第一节 呼 吸 道

一、鼻

鼻（nose）是呼吸道的起始部，也是嗅觉器官，并辅助发音，分为外鼻、鼻腔和鼻旁窦三部分。

（一）外鼻

外鼻（external nose）位于面部中央，呈三棱锥体形，其上部以鼻骨为支架，下部以数块软骨构成，表面覆以皮肤和少量皮下组织，内覆黏膜。外鼻上端位于两眼之间狭窄的部分称为鼻根，鼻根向下延续为鼻背，末端隆起部分称为鼻尖，鼻尖向两侧呈弧形的隆起称为鼻翼。从鼻翼向外下方到口角的浅沟称为鼻唇沟。平静呼吸时，鼻翼无明显活动；当呼吸困难时，可出现明显的鼻翼扇动。软骨部的皮肤因富含皮脂腺和汗腺，常为痤疮、疖肿和酒渣鼻的好发部位（图 3-2）。

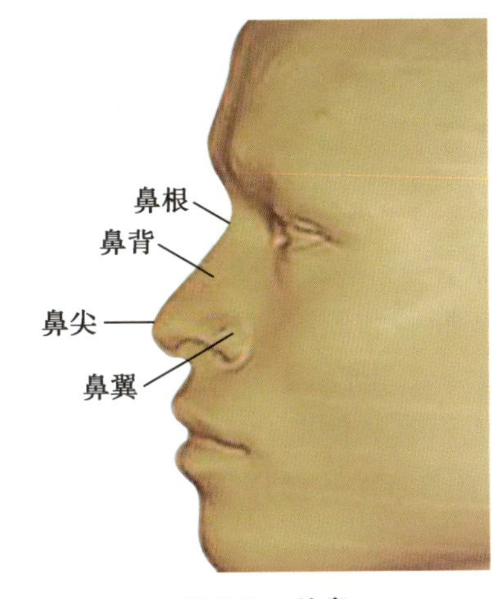

图 3-2 外鼻

（二）鼻腔

鼻腔（nasal cavity）位于颅前窝的下方、腭的上方，以骨和软骨为支架，内衬黏膜和皮肤，借鼻中隔分为左、右两个腔。鼻中隔由筛骨垂直板、犁骨、鼻中隔软骨及其表面的黏膜构成，是左右鼻腔共同的内侧壁，正常位置居中，多数偏向一侧（图 3-3）。鼻中隔前下部有一个易出血区域（Little区），此区血管丰富且位置表浅，约 90% 的鼻出血发生于此。

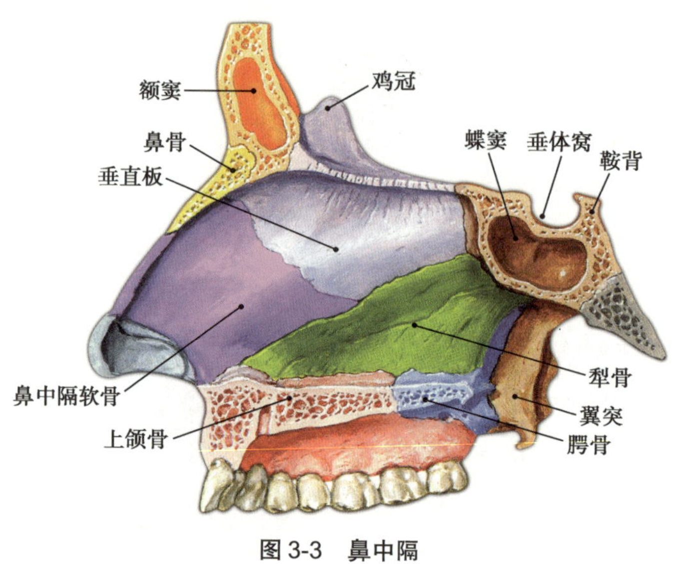

图 3-3 鼻中隔

鼻腔向前借鼻孔与外界相通，向后经鼻后孔通鼻咽部。每侧鼻腔以鼻阈为界分为鼻前庭和固有鼻腔（图 3-4）。鼻阈是皮肤与鼻黏膜的分界处。

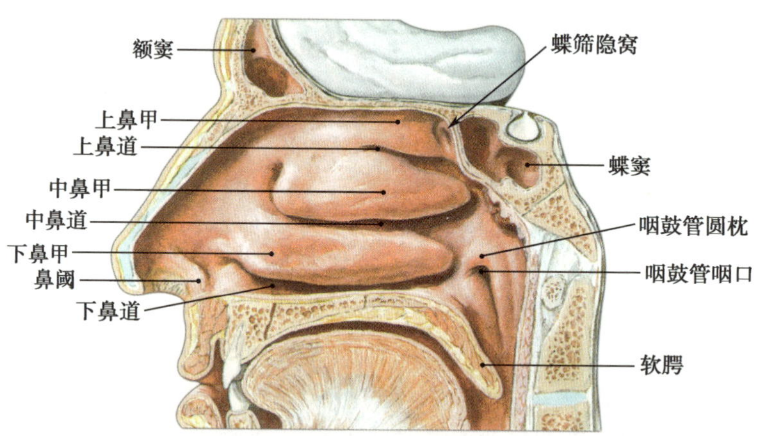

图 3-4 鼻腔外侧壁（右侧）

1. 鼻前庭（nasal vestibule） 起于鼻孔，止于鼻阈，为由鼻翼所围成的空腔，其内衬以皮肤，生有鼻毛。鼻毛有过滤灰尘和净化吸入的空气等作用。因鼻前庭缺乏皮下组织，且富有皮脂腺和汗腺，故发生疖肿时，疼痛较为剧烈。

2. 固有鼻腔（proper nasal cavity） 为鼻腔的主要部分。由骨性和软骨性鼻腔覆以黏膜而成。其外侧壁自上而下有上、中、下三个突向鼻腔的鼻甲，分别称为上鼻甲、中鼻甲和下鼻甲（图 3-5）；各鼻甲下方的裂隙，分别称为上鼻道，中鼻道和下鼻道。多数人上鼻甲的后上方有最上鼻甲。上鼻甲后上方与蝶骨体之间的凹陷称为蝶筛隐窝。下鼻道的前部有鼻泪管开口。鼻腔顶壁邻接颅前窝，当颅前窝（筛板）骨折时，脑脊液或血液可经鼻腔流出。

鼻黏膜按其生理功能分为嗅区和呼吸区。嗅区位于上鼻甲内侧面以上及其相对应的鼻中隔黏膜，活体略呈苍白色或淡黄色，内含嗅细胞，具有嗅觉功能。呼吸区占鼻黏膜的大部分，覆盖除嗅区以外的部分，活体呈淡红色，内含丰富的静脉丛、鼻腺和纤毛，对吸入的空气起加温、湿润及净化的作用。若该区的黏膜充血肿胀，可引起鼻塞。

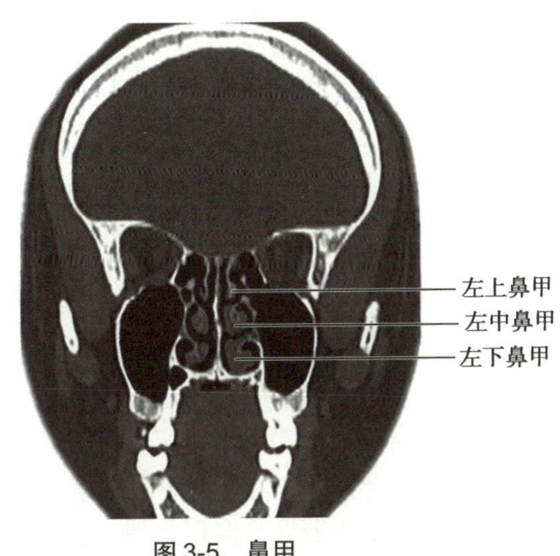

图 3-5　鼻甲

3. 鼻窦　又称鼻旁窦（paranasal sinuses），由骨性鼻窦衬覆黏膜而成，共有四对，即额窦、筛窦、上颌窦和蝶窦。额窦位于额骨体内，眉弓深处。筛窦由筛骨迷路内的筛小房组成，又分前、中、后三群。上颌窦位于上颌骨体内；蝶窦位于蝶骨体内，分为左右两个腔。鼻旁窦的黏膜含有丰富的血管，对协助调节吸入空气的温、湿度起重要作用，也对发音有共鸣作用。

鼻旁窦的开口：上颌窦、额窦和筛窦的前、中群开口于中鼻道；筛窦的后群开口于上鼻道；蝶窦开口于同侧的蝶筛隐窝（图 3-6、图 3-7）。由于鼻窦黏膜与鼻腔黏膜相连续，故鼻腔炎症时，可蔓延至鼻旁窦，引起鼻窦炎。上颌窦是鼻旁窦中最大的一对，因其开口高于窦底，窦口狭窄，故其发炎时常引流不畅，易积脓。上颌窦窦腔大，窦底邻近上颌磨牙牙根，此处骨质薄弱，牙根感染时常波及上颌窦，引起牙源性上颌窦炎。临床上鼻旁窦的炎症以上颌窦炎最为常见。

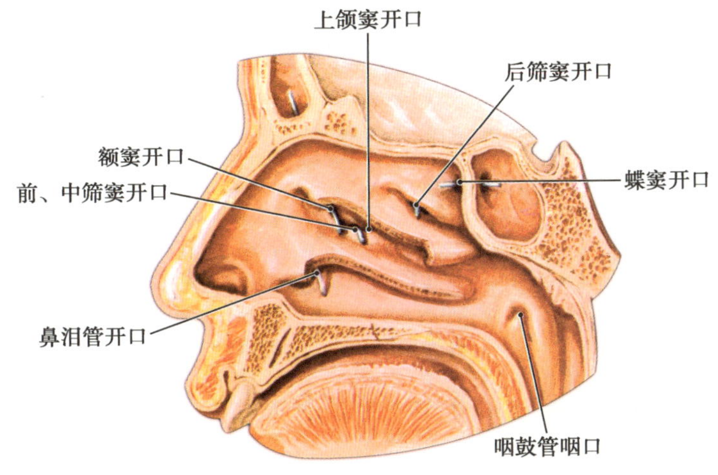

图 3-6　鼻旁窦开口

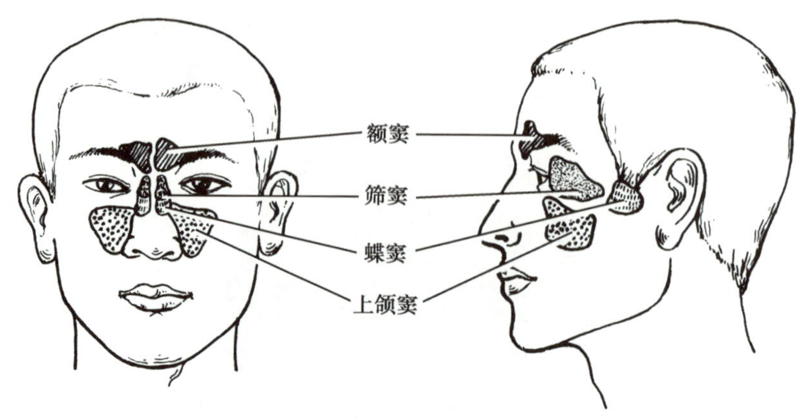

图 3-7 鼻旁窦体表投影

二、喉

喉（larynx）既是呼吸器官，又是发音器官，喉以软骨为基础，借关节、韧带和肌肉连接而成，内衬黏膜。喉位于颈前部中份，其上界是会厌上缘，下界为环状软骨下缘，成人喉的位置约平对第 3～6 颈椎高度，女性和小儿的位置较高，老年人较低。喉前方被皮肤、筋膜和舌骨下肌群所覆盖；后方紧邻咽部；两侧紧邻颈部大血管、神经和甲状腺侧叶等。喉向上借喉口通咽，向下续气管。喉借韧带和肌连于舌骨和咽，活动性较大，当吞咽和发音时，喉可上、下移动。

（一）喉软骨

喉软骨包括不成对的甲状软骨、环状软骨、会厌软骨和成对的杓状软骨等（图 3-8）。

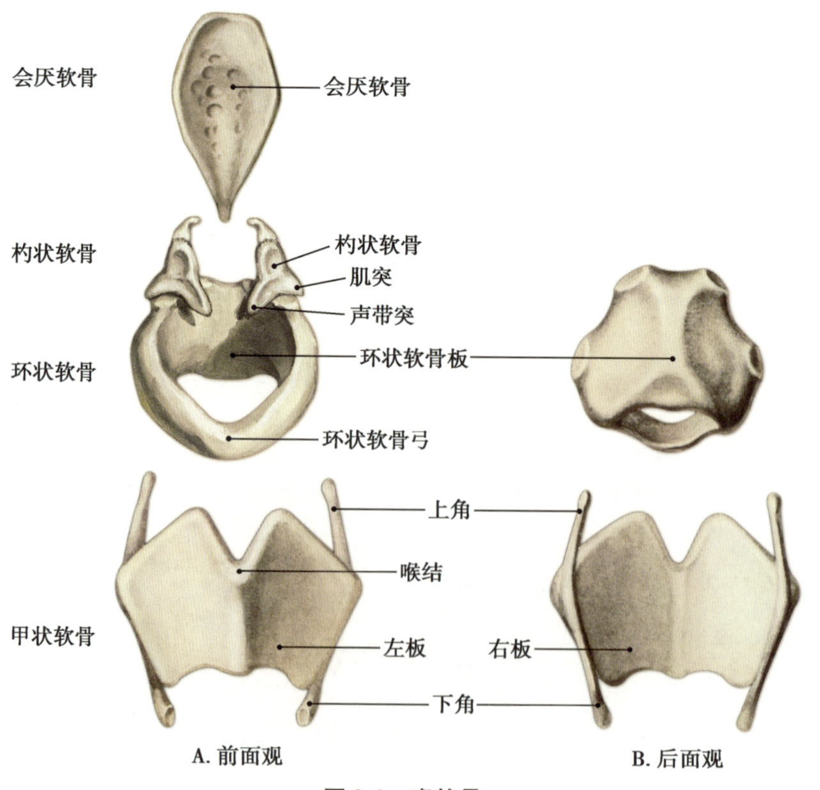

图 3-8 喉软骨

1. 甲状软骨（thyroid cartilage） 是最大的喉软骨，位于舌骨下方，环状软骨的上方，组成喉的前外侧壁。甲状软骨由左、右两个方形软骨板构成。两板前缘以直角（女性为钝角）相连形成前角。前角上端向前突出，称喉结（laryngeal prominence），成年男性特别明显，是男性第二性征的标志。两板后缘游离，向上、下各伸出一对突起，分别称为上角和下角。上角借韧带连于舌骨大角，下角与环状软骨构成环甲关节。

2. 环状软骨（cricoid cartilage） 位于甲状软骨的下方，平对第6颈椎，向下连接气管，是颈部的重要标志之一。形似指环，其前部窄低，称环状软骨弓；后部较高称为环状软骨板。环状软骨是喉软骨中唯一完整的软骨环，对维持呼吸道通畅有重要作用，损伤后易引起喉狭窄。

3. 会厌软骨（epiglottic cartilage） 由弹性软骨构成，形似树叶，上圆下尖，上端游离，下端借韧带连于甲状软骨中线，表面被覆黏膜构成会厌。会厌软骨为喉的唯一活瓣，当吞咽时，会厌关闭喉口，以防止食物和唾液误入喉腔。

4. 杓状软骨（arytenoid cartilage） 成对，左右各一，形似三棱锥体形，位于环状软骨板的上方，可分一尖、一底和两突。尖向上，底朝下与环状软骨板相关节。底向前方的突起，称声带突，有声韧带附着；向外侧较钝的突起，称肌突，是喉肌的附着处。

（二）喉的连结

喉的连结包括喉软骨之间以及喉软骨与舌骨、气管间的连结（图3-9）。喉软骨的连结包括关节和膜性连结两种。关节有环甲关节和环杓关节，膜性连结主要有弹性圆锥。

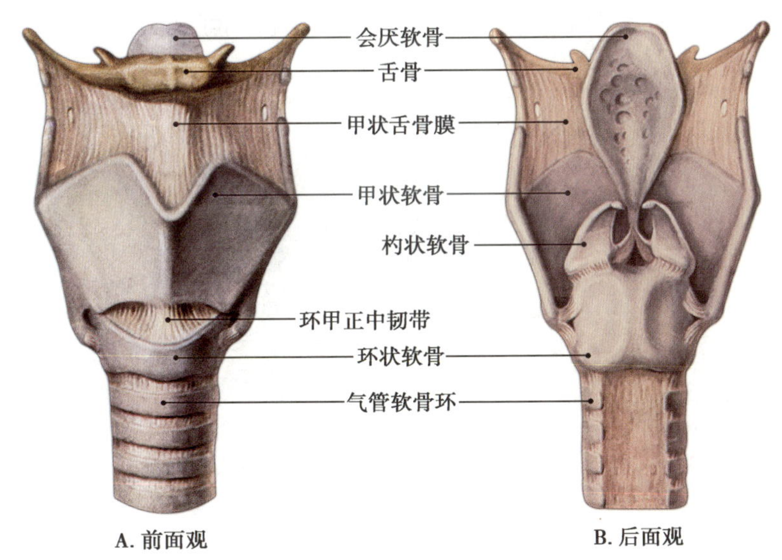

图3-9 喉的连结

1. 环甲关节（cricothyroid joint） 由甲状软骨下角和环状软骨侧方关节面构成。甲状软骨沿此关节的冠状轴作前倾和复位运动，借以调节声带紧张和松弛。

2. 环杓关节（cricoarytenoid joint） 由杓状软骨底和环状软骨板上缘的关节面连结构成。杓状软骨沿此关节的垂直轴做旋转和滑动，使声门开大或缩小。

3. 弹性圆锥（conus elasticus） 为圆锥形的弹性纤维膜，位于环状软骨弓上缘、甲状软骨前角后面和杓状软骨声带突之间，呈上窄下宽的圆锥状。其上缘游离，张于甲状软骨前角与杓状软骨声带突之间，称声韧带，是构成声带的基础（图3-10）。弹性圆锥前部正中较厚的部分，称环甲正中韧带，其位置表浅，从体表易于触及。当发生急性喉阻塞时，可在此处做穿刺或切开，建立暂时的呼吸通道。

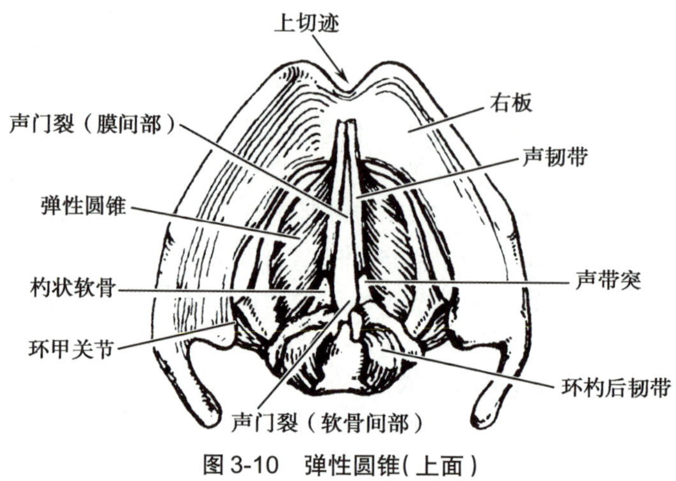

图 3-10　弹性圆锥（上面）

4. 甲状舌骨膜（thyrohyoid membrane）　是连于甲状软骨上缘与舌骨间的结缔组织。

（二）喉肌

喉肌（muscles of larynx）均为骨骼肌，附着于喉软骨的表面。按功能可分为两群，分别是作用于环甲关节的环甲肌和作用于环杓关节的环杓后肌。喉肌的运动可控制发音的强度和调节音调的高低（图 3-11、图 3-12）。

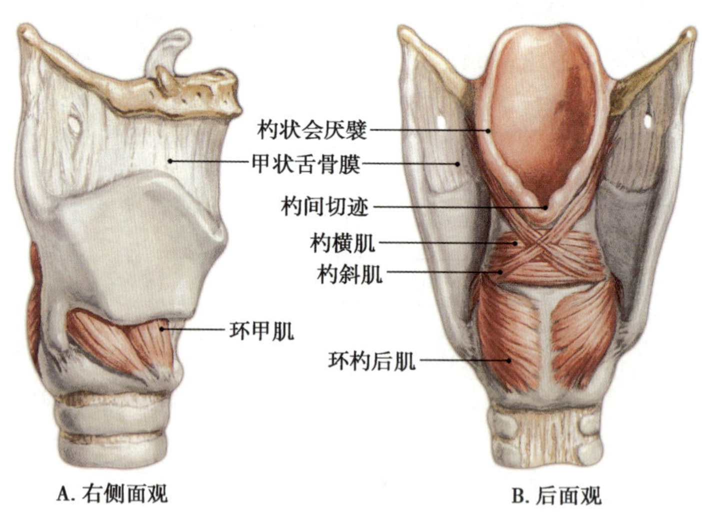

图 3-11　喉肌

1. 环甲肌　起自环状软骨弓前外侧面，止于甲状软骨下缘，有紧张声带的作用。

2. 环杓后肌　起自环状软骨板后面，止于杓状软骨肌突，有开大声门裂并紧张声带的作用。

（三）喉腔

喉腔（laryngeal cavity）是由喉软骨为支架围成的筒状管腔，腔壁覆以黏膜，与咽和气管的黏膜相延续。向上经喉口通咽，下连气管，与肺相通（图 3-13）。

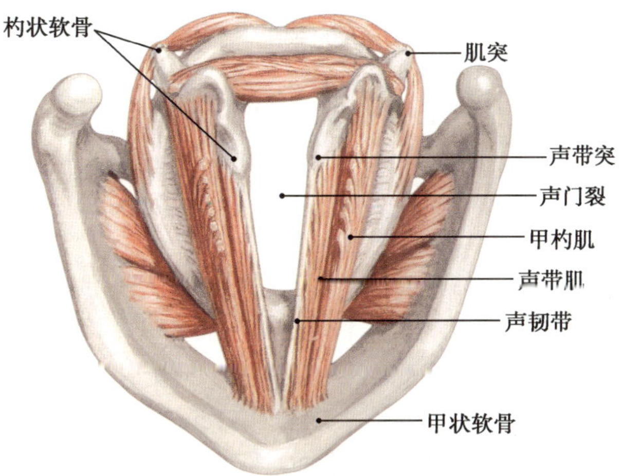

图 3-12 声韧带及声带肌

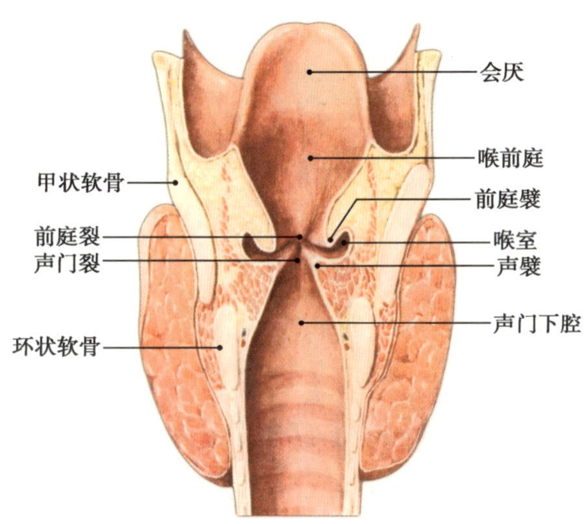

图 3-13 喉腔冠状切面

喉的入口称喉口，朝向后上方，由会厌上缘、两侧的杓状会厌襞和杓间切迹等围成。

在喉腔中部的侧壁上，有上、下两对呈矢状位的黏膜皱襞突入腔内，上方的一对为前庭襞（vestibular fold），呈粉红色，其间的裂隙，称前庭裂（vestibular fissure）。下方的一对为声襞（vocal fold），比前庭襞更为突向喉腔，颜色较白。两侧声襞及杓状软骨基底部和声带突间的裂隙，称声门裂（fissure of glottis），是喉腔最狭窄的部位。声门裂前 2/3 部在两侧声襞之间，称膜间部。在杓状软骨和声带突之间的声门裂后 1/3 部分称软骨间部。通常所称的声带（vocal cord）由声襞及声韧带和声带肌构成。声带和声门裂合称声门。

喉腔借前庭襞和声襞分为三部分。

1. 喉前庭（laryngeal vestibule） 指喉口至前庭裂之间的部分。

2. 喉中间腔（intermediate cavity of larynx） 指前庭襞平面至声襞平面间的部分，其向两侧突出的梭形隐窝称喉室（ventricle of larynx）。

3. 声门下腔（infraglottic cavity） 指声襞平面至环状软骨下缘平面间的部分，向下通气管。其黏膜下组织结构比较疏松，炎症时易引起喉水肿，尤其婴幼儿因喉腔较窄小，水肿时易引起喉阻塞，造成呼吸困难。

临床上常将喉腔三部分分别称为声门上区、声门区和声门下区。

三、气管和主支气管

(一) 气管

气管和主支气管是连接喉与肺之间的管道，它们均以C形的透明软骨为支架，以保持其开放状态。相邻软骨间借韧带连接。

1. 气管的位置和结构　气管(trachea)为后壁略平的圆形管道，位于食管前方，喉与气管分叉之间，成年男性平均长10.31cm，女性平均长9.71cm，其上接环状软骨(约平第6颈椎椎体下缘)，经颈部正中下行入胸腔，在胸骨角平面(平对第4胸椎体下缘)分为左、右主支气管，分叉处称气管杈(bifurcation of trachea)，其腔内形成向上凸的半月状纵嵴，称气管隆嵴(carina of trachea)，常略偏向左侧，是纤维支气管镜检查时判断气管分叉的重要标志(图3-14)。

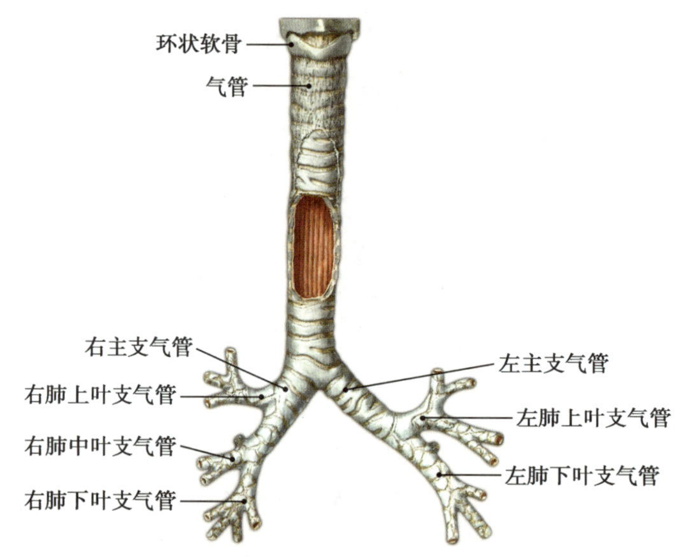

图3-14　气管与主支气管

气管由16～20个呈C形的气管软骨环，以及连接各环之间的平滑肌和结缔组织构成，内面衬以黏膜。各气管软骨环后壁的缺口由平滑肌和结缔组织膜封闭，称膜壁(membranous wall)。

2. 气管的分部　根据行程，气管以胸廓上口为界可分为颈、胸两部。环状软骨可作为向下检查气管软骨环的标志，临床上发生急性喉阻塞时，常在第3～5气管软骨环处行气管切开术。

(1) 气管颈部：位于颈部正中，成人长约6.5cm，由6～8个气管软骨组成，较粗，位置表浅。上接环状软骨下缘(约平第6颈椎平面)，下至胸骨颈静脉切迹移行为气管胸部，在颈静脉切迹处可触及。前面除舌骨下肌群外，在第2～4气管软骨的前方有甲状腺峡横过；两侧邻近颈部大血管和甲状腺侧叶；后方紧邻食管，两者间两侧的沟内有喉返神经。

知识拓展

气管切开术

气管上端位置较浅，下端较深，当头正中后仰时，气管显露部分长而位置浅，当呼吸困难需要行气管切开术时一定采取头正中后仰卧位，使颏隆凸、喉结，颈静脉切迹三点保持在一条直线上，以使气管固定于正中矢状位上。多在第3～5气管软骨环的范围内切开，不宜过深，以免刺伤气管后壁，甚至伤及食管。勿切第1气管软骨环和环状软骨，以免术后喉狭窄；亦不应低于第5气管软骨环，以免引起无名动脉等损伤。

（2）气管胸部：较长，位于上纵隔内、两侧胸膜腔之间。前方与胸骨柄之间有胸腺、左头臂静脉、主动脉弓；后面全长与食管相邻。

（二）主支气管

主支气管（principal bronchus）是指由气管分出的第一级支气管，即左、右主支气管。

1. 右主支气管（right principal bronchus） 粗短，男性平均长2.1cm，女性平均长1.9cm，走行较陡直，与气管中线延长线的夹角为22°～25°，经右肺门入肺。因气管隆嵴偏左、右肺通气量较大等因素，气管异物易坠入右主支气管。

2. 左主支气管（left principal bronchus） 细长，男性平均长4.8cm，女性平均长4.5cm，走行较倾斜，与气管中线延长线的夹角为45°～50°，经左肺门入左肺。

左、右主支气管在肺门附近分出肺叶支气管，入肺叶后即分为肺段支气管。支气管在肺内反复分支达23～25级，如此繁复分支呈树状，故称支气管树（bronchial tree）（图3-15）。

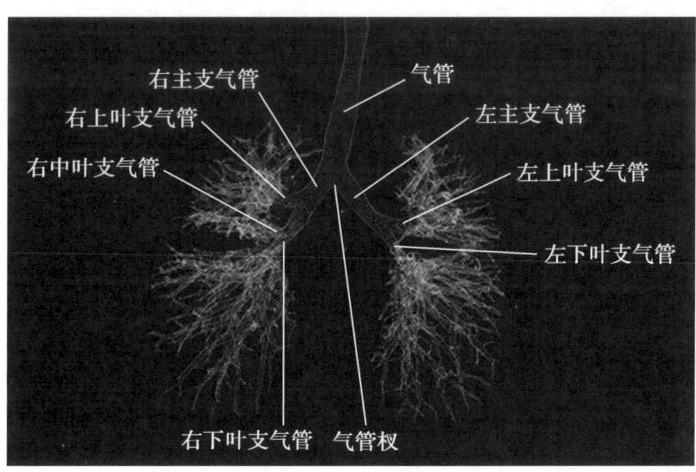

图3-15 支气管树

知识拓展

支气管镜

普通支气管镜能观察到4、5级支气管，而超细支气管镜（UTBF）——其外径仅1.8～2.8mm，能进入到第8级，支气管检查时患者痛苦极少。超细支气管镜、荧光支气管镜及放大支气管镜等技术的出现，为“小气道”和肺疾病的诊断和治疗提供更加有效的途径。

第二节 肺

一、肺的位置和形态

肺(lung)位于胸腔内、纵隔的两侧、膈的上方，左、右各一。右肺因受肝位置的影响，宽而短，位置较高；左肺因心脏位置偏左，较狭长。肺质软而轻，呈海绵状，富有弹性。幼儿肺呈淡红色，随着年龄增长，吸入空气中的尘埃沉积增多，肺的颜色逐渐变为灰暗或蓝黑色，部分可呈棕黑色斑，吸烟者尤甚。

知识拓展

新生儿死亡的法医学判断

胎儿和未曾呼吸过的新生儿肺不含空气，比重较大(1.045～1.056)，可沉于水底。呼吸者因肺内含空气，比重较小(0.345～0.746)，能浮出水面。在法医学上，常利用未呼吸的肺不含空气比重大，与呼吸过的肺含空气比重小的差异，判定新生儿是否宫内死亡。

肺呈圆锥形，有一尖、一底、两面和三缘(图3-16)。

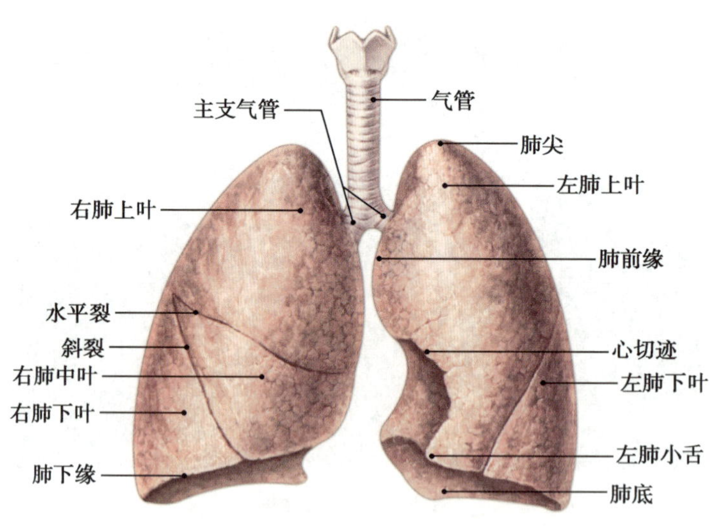

图3-16 肺的形态

1. 一尖 为肺尖，圆钝，经胸廓上口突至颈根部，肺尖高出锁骨内侧1/3段上方2～3cm。听诊肺尖部可在此处进行。在锁骨上方穿刺进针时，要避免损伤肺尖造成气胸。

2. 一底 为肺底，略向上凹，与膈穹窿相一致，故称膈面。

3. 两面 为外侧面和内侧面。外侧面较隆凸，与胸廓前、后、外侧壁的肋和肋间肌相接触又称肋面。内侧面对向纵隔，亦称纵隔面。此面中央凹陷处称肺门，是主支气管、肺动脉、肺静脉、淋巴管及神经等出入肺之处。这些进出肺门的结构被结缔组织包绕成束，称为肺根（图 3-17、图 3-18）。肺根内诸结构自前向后依次为肺静脉、肺动脉和主支气管。自上而下排列不同，左肺根内依次为左肺动脉、左主支气管及左下肺静脉；右肺根内为右主支气管、右肺动脉及右下肺静脉。

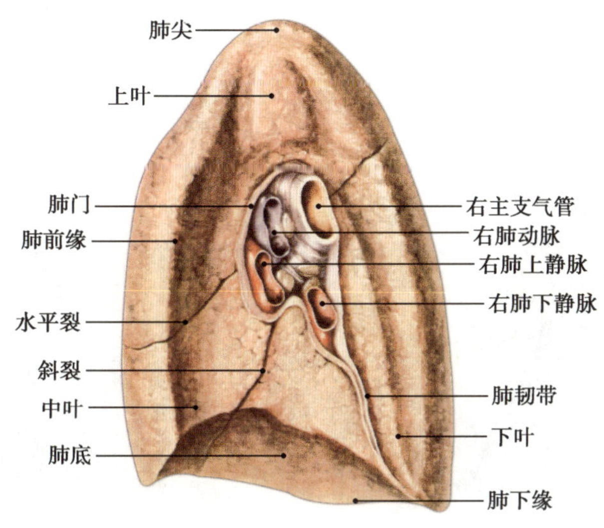

图 3-17 右肺内侧面

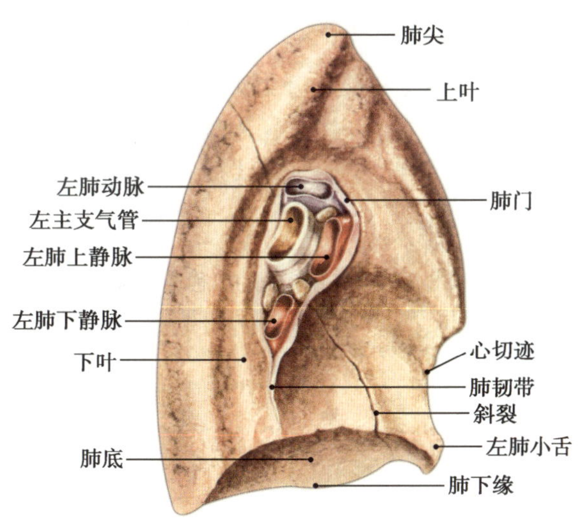

图 3-18 左肺内侧面

4. 三缘 为前缘、后缘和下缘。肺的前缘锐利，右肺的前缘近于垂直；左肺的前缘下份有心切迹，切迹下方的呈舌状突出部分，称左肺小舌。肺的后缘钝圆，贴于脊柱的两侧。肺的下缘也较锐利，其位置可随呼吸上下移动。

肺的表面覆以脏胸膜。左肺借斜裂（叶间裂），由后上斜向前下方走行，将左肺分为上、下两叶，此裂深达肺门；右肺除斜裂外，还有水平裂，其起自斜裂，水平向前，斜裂和水平裂将右肺分为上、中和下三叶。

二、支气管肺段

左、右主支气管分为肺叶支气管，进入肺叶。肺叶支气管在各肺叶内再分为肺段支气管，并在肺内反复分支，呈树枝状，称支气管树。每一肺段支气管及其分支和所属的肺组织构成一个支气管肺段（bronchopulmonary segment），简称肺段（图 3-19）。各肺段呈圆锥形，其尖朝向肺门，底朝向肺表面。

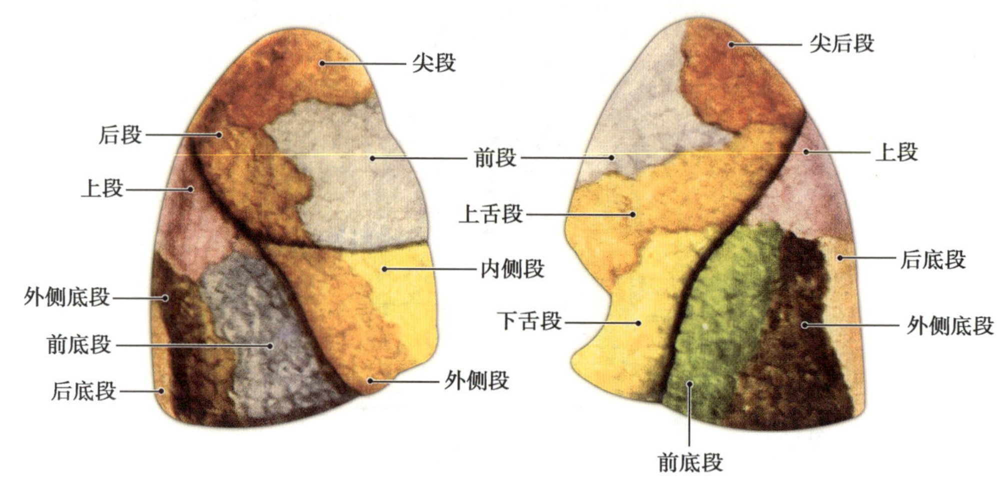

图 3-19 支气管肺段

按照肺段支气管的分支分布，左、右肺各分为 10 个肺段。左肺上叶的尖段和后段常合为尖后段；下叶的内侧底段和前底段常合为内前段，因此，左肺也可分为 8 个肺段。当肺段支气管阻塞时，此段的空气进出受阻。依此为据，临床医生可做病变的定位诊断和肺段切除。各肺段的名称和通用的编码（表 3-1）。

表 3-1 支气管肺段的名称及编号

	上叶	中叶	下叶
左肺	尖段（SⅠ） 后段（SⅡ） 前段（SⅢ） 上舌段（SⅣ） 舌段（SⅤ）		尖（上）段（SⅥ） 内侧（心）底段（SⅦ） 前底段（SⅧ） 外侧底段（SⅨ） 后底段（SⅩ）
右肺	尖段（SⅠ） 后段（SⅡ） 前段（SⅢ）	外侧段（SⅣ） 内侧段（SⅤ）	尖（上）段（SⅥ） 内侧（心）底段（SⅦ） 前底段（SⅧ） 外侧底段（SⅨ） 后底段（SⅩ）

注：左肺上叶：尖段（SⅠ）+ 后段（SⅡ）→尖后段（SⅠ+SⅡ）
左肺下叶：内侧（心）底段（SⅦ）+ 前底段（SⅧ）→内前底段（SⅦ+SⅧ）

第三节 胸 膜

一、胸腔、胸膜和胸膜腔

胸腔(thoracic cavity)由胸壁和膈围成，内衬以胸内筋膜，为一底凸向上、前后略扁的锥形腔。胸腔向上经胸廓上口通颈部，向下借膈与腹腔分隔，以纵隔为界可分为三部分，即中间部分的纵隔以及纵隔两侧容纳肺和胸膜囊的左、右两部分。

胸膜(pleura)为被覆于胸腔内面和肺表面的浆膜，可分为互相移行的壁胸膜与脏胸膜两部分。

胸膜腔(pleura cavity)是指脏、壁胸膜在肺根部互相延续围成完全封闭的潜在性腔隙(图 3-20)，左、右各一。正常情况下，胸膜腔内呈负压，仅有少量液体，可减少呼吸时脏、壁胸膜间的摩擦。

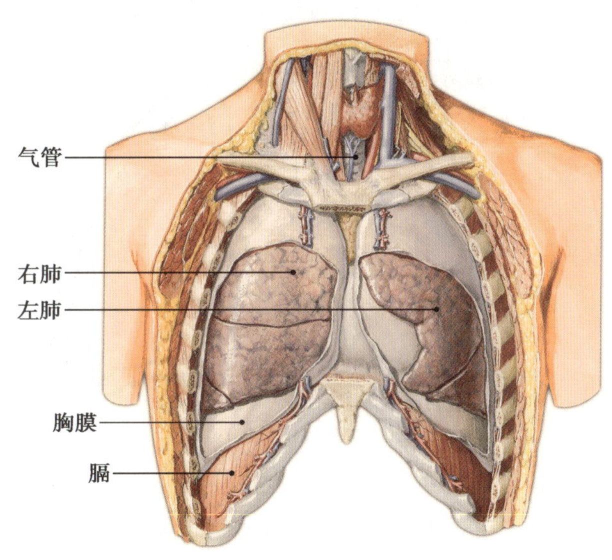

图 3-20 肺与胸膜

二、胸膜的分部及其结构

胸膜分为壁胸膜与脏胸膜两部分。

(一) 壁胸膜

壁胸膜(parietal pleura)贴附于胸壁内面、膈上面和纵隔两侧面。依其所贴覆部位不同可分为四部分。

1. 胸膜顶(cupula of pleura) 指包在肺尖上方的部分，突入颈根部，高出锁骨内侧 1/3 上方 2～3cm。胸膜顶的后上方有 Sibson 韧带将其固定于周围骨性结构上，后方有第 1 肋头、肋颈和星状神经节等，前方为锁骨下动脉、锁骨下静脉和前斜角肌，外侧有臂丛神经。右侧胸膜顶的内侧是头臂干，左侧胸膜顶的内侧为左颈总动脉。针灸或做臂丛神经麻醉时，进针点应高于锁骨上 4cm，防止穿破胸膜顶造成气胸。

2. 肋胸膜（costal pleura）　指被覆于肋骨、胸骨、肋间肌、胸横肌及胸内筋膜等结构内面的部分。其前缘位于胸骨后方，后缘达脊柱两侧，下缘以锐角返折移行为膈胸膜，上部移行为胸膜顶。

3. 膈胸膜（diaphragmatic pleura）　指覆盖于膈的上面的部分，与膈紧密相连不易剥离。

4. 纵隔胸膜（mediastinal pleura）　指贴附于纵隔两侧面的部分，其中部包裹肺根并移行为脏胸膜。纵隔胸膜向上移行为胸膜顶，向下连接膈胸膜，向前、后连接肋胸膜。

胸膜隐窝（pleural recesses）为壁胸膜各部相互移行转折处存在一定的间隙，即使在深呼吸时肺下缘也不能伸入此。其中以肋胸膜与膈胸膜转折处形成的肋膈隐窝（肋膈窦）最大，位置最深，呈半环状，深吸气也不能完全被肺所充满。肋膈隐窝是在人体直立状态下胸膜腔最低的部位，胸膜腔积液首先积聚于此处，同时也是易发生胸膜粘连的部位，临床上该处常为胸膜腔穿刺或引流的部位。

（二）脏胸膜

脏胸膜（visceral pleura）指被覆肺表面，与肺实质紧密结合，并折入左、右肺斜裂和右肺水平裂内，包被各肺叶的一层浆膜。在肺根的下方，脏、壁胸膜移行部形成双层的胸膜皱襞，称肺韧带（pulmonary ligament）。肺韧带对肺有固定作用，也是临床上施行肺手术的标志。

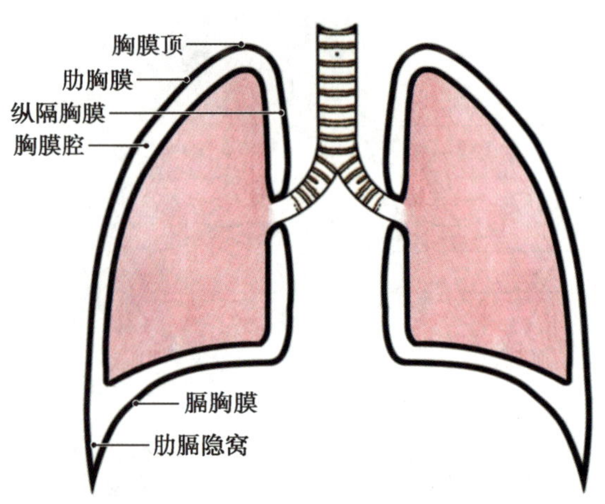

图 3-21　胸膜腔示意图

三、胸膜和肺的体表投影

1. 胸膜的体表投影　胸膜的体表投影是指壁胸膜各部分互相移行形成的返折线在体表的投影位置。胸膜前界即肋胸膜和纵隔胸膜前缘之间的返折线。两侧均起自胸膜顶，向内下方经第 2 胸肋关节水平向中线靠拢，在正中线附近垂直向下。左侧自第 4 胸肋关节处斜向外下，沿胸骨左缘外 2～2.5cm 处下行，于左侧第 6 肋软骨后方移行于下界；右侧于第 6 胸肋关节处转向外侧，移行于下界。由于左、右胸膜前返折线上下两端相互分开，所以在胸骨后面形成两个三角形间隙。上方的间隙称胸腺区，内有胸腺；下方的间隙称心包区，其间显露心和心包。临床上常在胸骨左缘第 4、5 肋间隙进行心包穿刺或心内注射，避免损伤肺和胸膜。

胸膜下界是肋胸膜与膈胸膜的返折线。右侧起自第 6 胸肋关节处，左侧起自第 6 肋软骨的后方，两侧均斜向外下方，在锁骨中线与第 8 肋相交，在腋中线与第 10 肋相交，并转向后内侧，在肩胛线与第 11 肋相交，在脊柱旁平第 12 胸椎棘突高度（图 3-22、图 3-23）。

2. 肺的体表投影 肺尖高出锁骨内侧 1/3 段上方 2～3cm，相当于第 7 颈椎棘突的高度。左、右肺的前缘，自肺尖开始，斜向内下，经过胸锁关节的后方，至第 2 胸肋关节的水平，左右靠拢，并垂直下降，右侧直达第 6 胸锁关节，移行为右肺的下界；左侧下降至第 4 胸肋关节后，因有左肺心切迹而转向左，沿第 4 肋软骨的下缘行向外下，继而转向内下，至第 6 肋软骨的中点（距前正中线约 4cm）处，移行于左肺的下界。

平静呼吸时，两肺的下界沿第 6 肋向外侧走行，在锁骨中线处与第 6 肋相交，在腋中线处与第 8 肋相交，在肩胛线处与第 10 肋相交，继续向内侧，最后终于第 11 胸椎棘突的外侧。当深呼吸时，两肺的下界均向上、向下移动 2～3cm，临床上称为肺缘移动度。

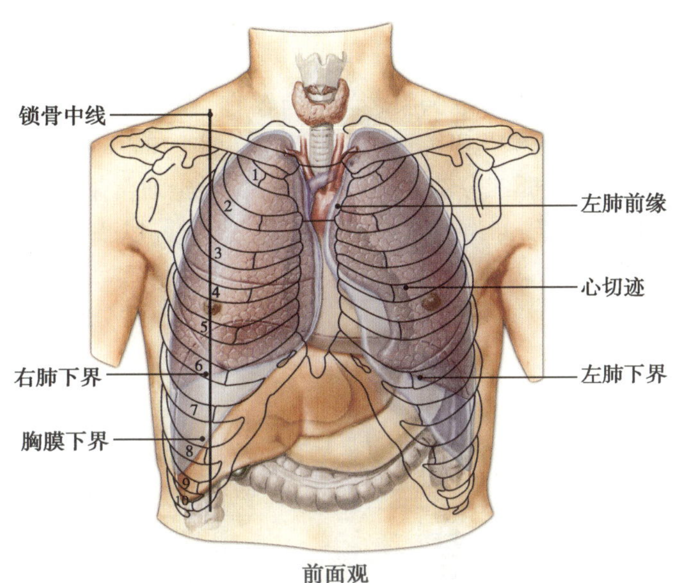

图 3-22 胸膜与肺的体表投影（前面）

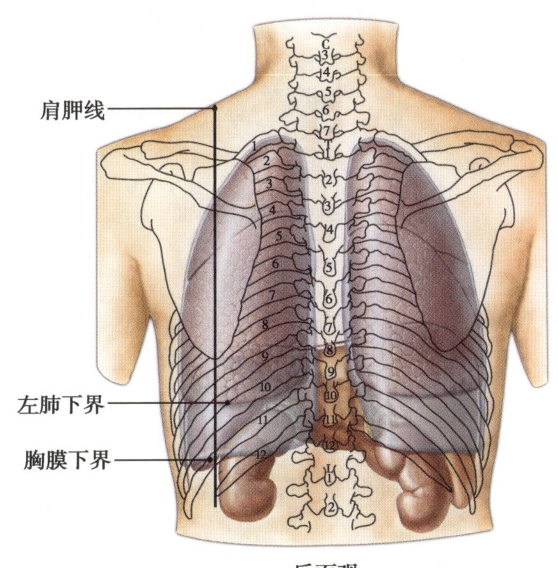

图 3-23 胸膜与肺的体表投影（后面）

两肺前缘的体表投影与胸膜前界大致相同，两肺下缘较胸膜下界在各标志线上高约 2 个肋骨（图 3-22、图 3-23、表 3-2）。

表 3-2　肺和胸膜下界的体表投影

下界	锁骨中线	腋中线	肩胛线	后正中线
肺下界	第 6 肋	第 8 肋	第 10 肋	第 10 肋
胸膜下界	第 8 肋	第 10 肋	第 11 肋	第 12 肋

第四节　纵　　隔

纵隔（mediastinum）是左、右纵隔胸膜之间所有器官、结构与结缔组织的总称。纵隔的前界为胸骨，后界为脊柱胸部，两侧为纵隔胸膜；上界为胸廓上口，下界为膈（图 3-24、图 3-25）。纵隔的分区通常有两种分法，即三分法和四分法。解剖学上通常采用四分法，即以胸骨角至第 4 胸椎下缘平面为界，将纵隔分为上纵隔和下纵隔。下纵隔以心包为标志，再分为前纵隔、中纵隔和后纵隔三部（图 3-26）。

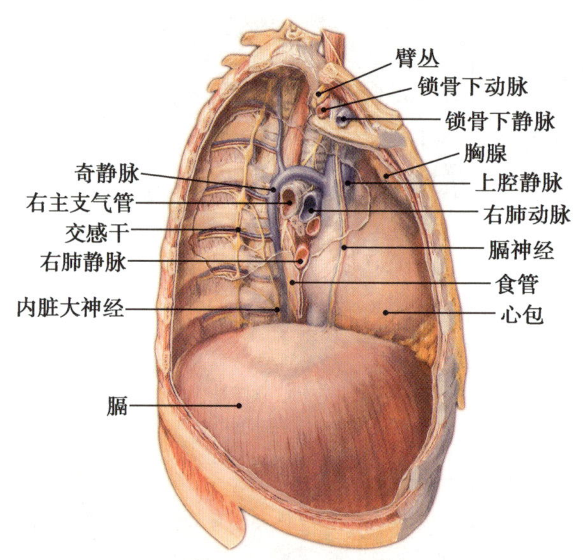

图 3-24　纵隔右侧面

（一）上纵隔

上纵隔位于胸廓上口与胸骨角平面之间，前界为胸骨柄，后界为第 1～4 胸椎及椎间盘，两侧为纵隔胸膜。其内容由前向后有胸腺、左右头臂静脉和上腔静脉、主动脉弓及其三大分支、膈神经、迷走神经、喉返神经以及后方的气管、食管、胸导管等。

（二）下纵隔

1. 前纵隔　位于胸骨体与心包前壁之间，内有胸腺下部、纵隔前淋巴结和疏松结缔组织等。

2. 中纵隔　位于心包前、后壁之间，内有心和出入心的大血管、神经、奇静脉弓、心包膈血管及淋巴结等。

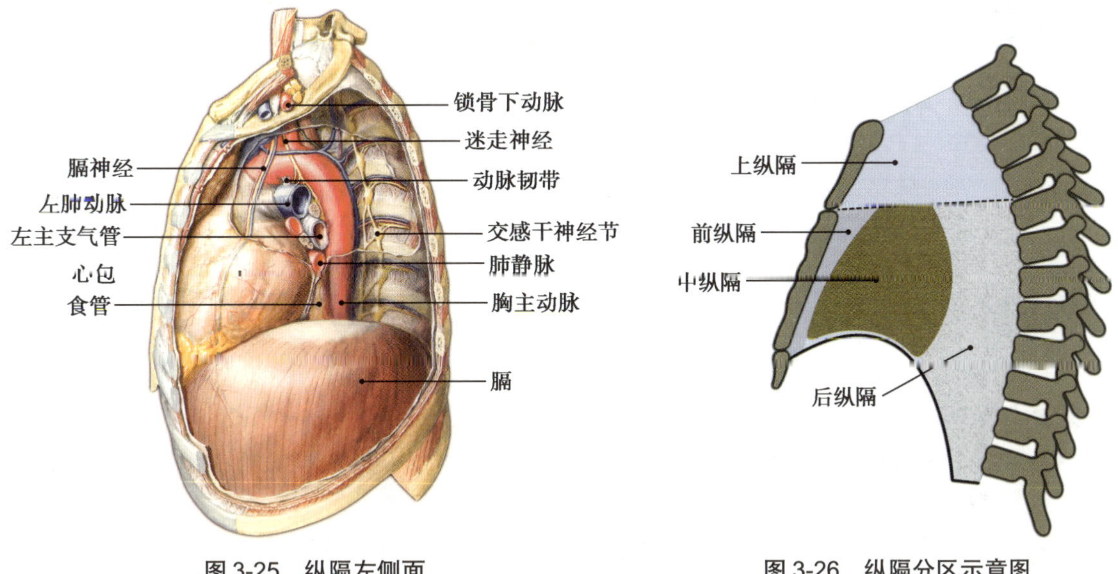

图 3-25 纵隔左侧面

图 3-26 纵隔分区示意图

3. 后纵隔　位于心包与脊柱之间，内有左、右主支气管、气管杈、食管、胸主动脉、胸导管、奇静脉、半奇静脉、迷走神经、交感干及其发出的内脏大、小神经等。

正常情况下，纵隔的位置比较固定，当两侧胸膜腔压力不平衡时，可造成纵隔移动或摆动，引起呼吸和循环功能障碍。纵隔也是多种肿瘤如畸胎瘤、神经原发性瘤等的易发部位。

（谭玉蓉）

思考题

1. 描述呼吸道各器官的名称及位置，说出上、下呼吸道的组成。
2. 描述喉的结构和分部。
3. 描述左、右主支气管的形态特点及临床意义。
4. 描述鼻旁窦的位置、开口及临床意义。
5. 描述胸膜腔的分部和临床意义。

自测题

实验指导

第四章
泌 尿 系 统

学习目标

1. 掌握：泌尿系统的组成；肾的形态、位置和被膜；输尿管的三个狭窄；膀胱三角的位置及其黏膜特点。

2. 熟悉：肾的构造，输尿管的行程及分部，膀胱的形态和膀胱壁的构造。

3. 了解：女性尿道的特点。

4. 具备在标本和模型上辨认肾、膀胱的形态位置，输尿管的行程、分部和狭窄，以及在体表上指出肾门体表投影和女性尿道开口位置的能力。

5. 能够爱护标本，克服畏惧心理，掌握泌尿系统解剖知识，联系临床泌尿系统相关疾病，为临床学习打下基础。

病例导学与分析

男，38 岁，阵发性右腹绞痛 1d，伴恶心呕吐。腹痛发作时向右下腹放射，伴尿频、尿急、尿痛等症状。查体：体温 37.5℃，心率 90 次 /min，呼吸 20 次 /min，血压 120/85mmHg。痛苦面容，辗转不安。右腰部明显有叩击痛，膀胱区不胀。实验室检查：血常规正常。尿常规显示 WBC 0～1 个 /HP，RBC 7～10 个 /HP。B 超显示左肾正常，右肾肾盂高回声区伴声影，大小 1.7cm×1.3cm。诊断：右肾结石。

问题：

1. 泌尿系统包括哪些器官？

2. 病人行体外冲击波碎石后，经肾排出，向下可能滞留于哪些部位？

病例分析

泌尿系统（urinary system）由肾、输尿管、膀胱和尿道组成（图 4-1）。肾生成尿液，输尿管将尿液输送至膀胱储存，后经尿道排出体外。泌尿系统的主要功能是排出机体代谢废物（如尿酸、尿素等），以及多余的无机盐和水分，维持机体水电解质和酸碱平衡，保持内环境的相对稳定。肾还可以分泌促红细胞生成素、肾素及羟胆钙化醇等物质。若肾功能发生障碍，代谢产物发生蓄积，影响新陈代谢的正常进行，严重时出现肾衰竭危及生命。

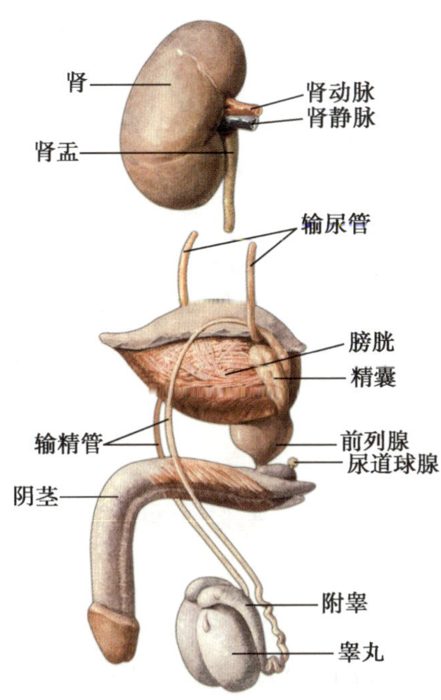

图 4-1 泌尿生殖系统概观(男性)

第一节 肾

一、肾的形态

肾(kidney)是实质性器官，成对，形似蚕豆，呈红褐色，质地柔软，表面光滑。肾长 8～14cm、宽 5～7cm、厚 3～5cm，重 134～148g。肾可分为上、下两端，前、后两面和内、外两缘。上端宽而薄，下端窄而厚。前面较膨隆，凸向前外侧，后面较平坦，紧贴腹后壁。外侧缘较隆凸，内侧缘中部凹陷，为肾门(renal hilum)，出入的结构有肾动脉、肾静脉、肾盂(renal pelvis)、神经及淋巴管。结缔组织包裹出入肾门的结构形成肾蒂(renal pedicle)。由于下腔静脉靠近右肾，右侧肾蒂较左侧短，故临床上右肾手术难度大。肾蒂内主要结构自前向后顺序为肾静脉、肾动脉和肾盂末端；自上而下顺序为肾动脉、肾静脉和肾盂(图 4-1)。

肾动脉于肾门处分为前、后两支。前支较粗，分 4 个分支。肾动脉的 5 个分支在肾内分布呈节段性，称肾段动脉(segmental artery)。每支肾段动脉分布到一定区域的肾实质，为肾段(renal segment)。每个肾有 5 个肾段，分别为上段、上前段、下前段、下段和后段。各肾段由其同名动脉供应，各肾段交界区域含有较少的血管分布和吻合支，称乏血管带(zone devoid of vessel)。肾段动脉阻塞可致相应肾段坏死。肾内静脉无节段性，有丰富的吻合支(图 4-2)。

肾门向肾实质内凹陷形成肾窦(renal sinus)，容纳肾动脉的分支、肾静脉的属支、肾小盏、肾大盏、肾盂和脂肪等结构。肾发育时可出现马蹄肾、多囊肾、双肾盂、双输尿管、单肾(右侧为多)及低位肾(单侧多见)，可引起肾盂积水、感染和结石，严重可致肾功衰竭。

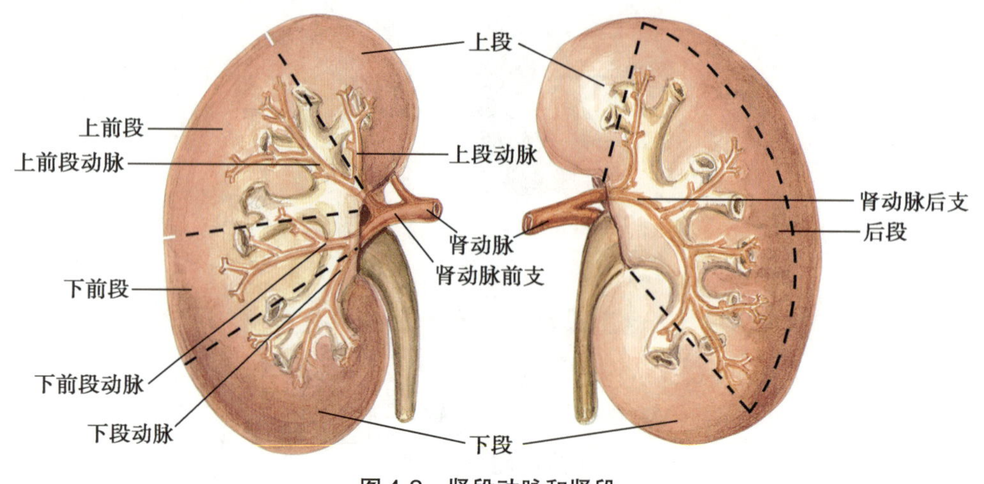

图 4-2　肾段动脉和肾段

二、肾的位置

肾位于脊柱两侧，紧贴腹后壁（图 4-3）。两肾的上端靠近脊柱，距正中线平均 3.8cm；下端相距较远，距正中线平均 7.2cm。左肾在第 11 胸椎体下缘至第 2～3 腰椎间盘之间，而右肾比左肾约低半个椎体高度，则在第 12 胸椎体上缘至第 3 腰椎体上缘之间。两侧的第 12 肋分别斜过左肾后面中部和右肾后面上部。

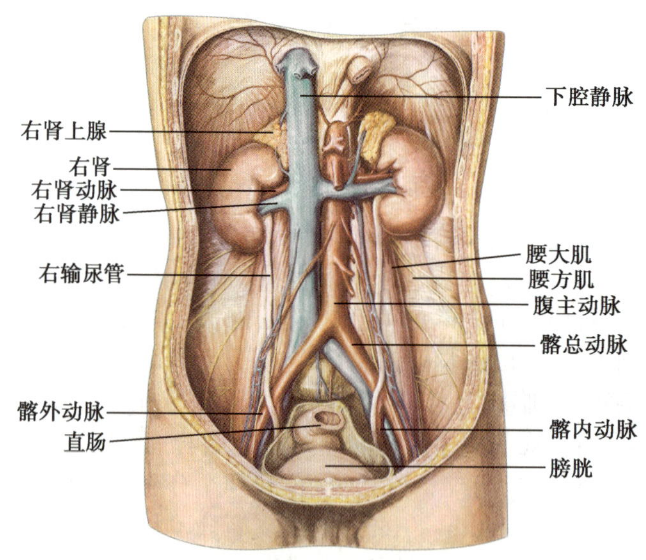

图 4-3　肾及输尿管的位置

两肾的上方均为肾上腺（suprarenal gland），位于肾纤维膜之外，不随肾下降。左、右肾前面分别与胃底后面、胰尾、脾血管、空肠、结肠左曲和肝、十二指肠降部、结肠右曲相毗邻（图 4-4）。两肾后面与膈、腰大肌、腰方肌及腹横肌相毗邻（图 4-5）。

肾门约平第 1 腰椎椎体，距后正中线大约 5cm。肾门的体表投影为肾区（renal region），位于竖脊肌外侧缘与第 12 肋的夹角处。某些肾病患者，触压或叩击此处，可引起疼痛。肾的位置存在个体差异，一般女性略低于男性，儿童低于成人，新生儿更低，甚至可达髂嵴。

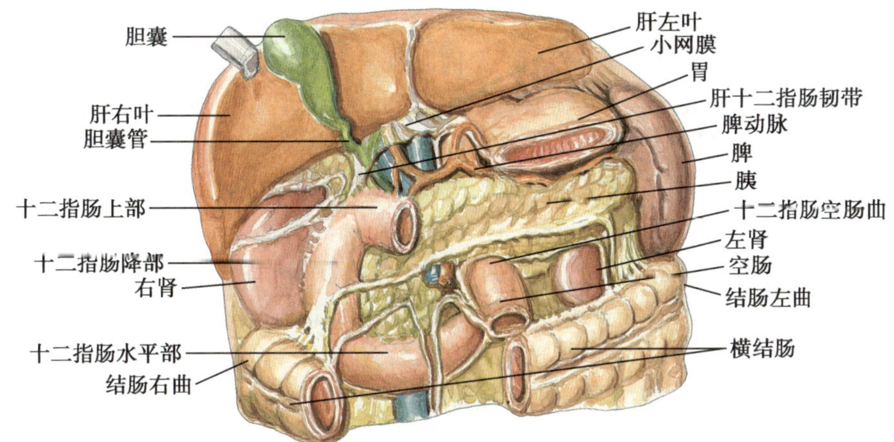

图 4-4 肾的位置和毗邻(前面观)

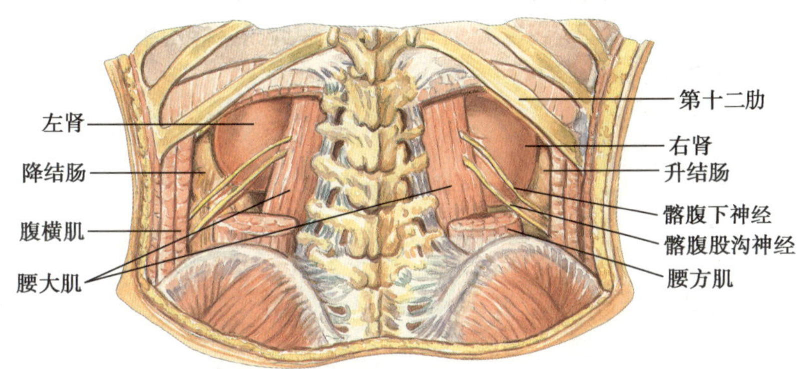

图 4-5 肾的位置和毗邻(后面观)

三、肾的结构

在肾的冠状切面上观察，肾由肾实质和肾窦内结构两个部分组成(图 4-6)。

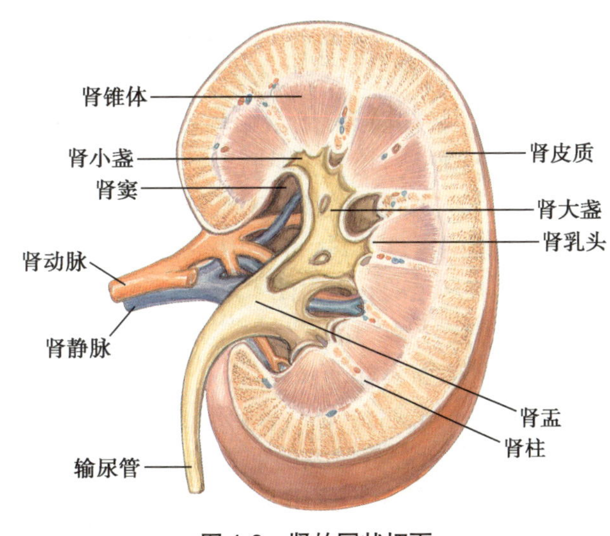

图 4-6 肾的冠状切面

肾实质分为肾皮质和肾髓质。肾皮质（renal cortex）位于肾实质的浅层，由肾小体与肾小管组成，厚约 1～1.5cm，富含血管，红褐色，肉眼观察呈红色细小颗粒状。肾皮质伸入肾髓质的部分为肾柱（renal column）。肾髓质（renal medulla）位于肾实质深部，约占肾实质厚度的 2/3，因血管少呈淡红色，由 15～20 个肾锥体构成。肾锥体（renal pyramid）为圆锥形，底朝皮质，尖向肾窦，由集合小管和血管组成，呈放射条纹状。2 个或 3 个肾锥体的尖端合成肾乳头（renal papillae）。肾乳头顶端有许多小孔，称为乳头孔（papillary foramina）。

肾窦内结构有肾小盏、肾大盏、肾盂、肾血管、淋巴管和脂肪等。包绕肾乳头的为肾小盏（minor renal calices），呈漏斗形，肾生成的终尿经乳头孔流入其内。2 个或 3 个肾小盏合成一个肾大盏（major renal calices）。2 个或 3 个肾大盏会合形成一个肾盂（renal pelvis）。肾盂出肾门向下走行，约在第 2 腰椎上缘水平，变细移行为输尿管。

四、肾的被膜

肾皮质表面有一层由平滑肌纤维和结缔组织构成的肌织膜（muscular tunica），与肾实质紧密粘连，进入肾窦，被覆于肾乳头以外的窦壁上。除此外，肾的被膜由内向外依次为纤维囊、脂肪囊和肾筋膜（图 4-7、图 4-8）。

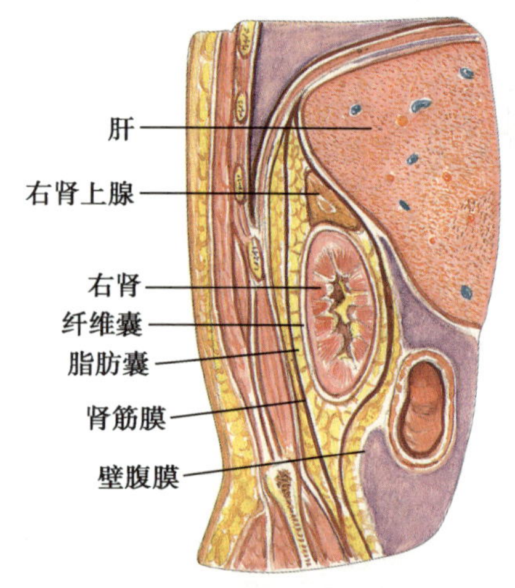

图 4-7　肾的被膜（矢状切面）

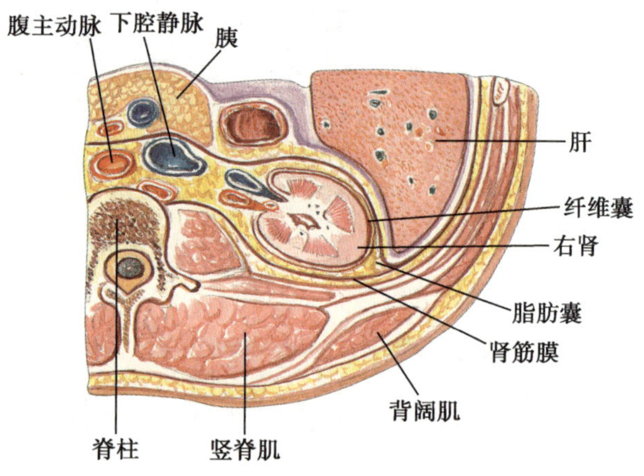

图 4-8　肾的被膜（水平切面）

1. 纤维囊（fibrous capsule）　坚韧而致密，紧贴肾表面，由致密结缔组织和弹性纤维构成。肾破裂或部分切除时需缝合此膜，防止肾实质撕裂。在肾门处，此膜分为两层，分别贴于肌织膜外面和肾窦内表面。纤维囊与肌织膜连结疏松，若发生炎症，易粘连，剥离困难。

2. 脂肪囊（fatty renal capsule）　又名肾床。肾的边缘部脂肪较厚，经肾门进入肾窦。脂肪囊对肾起到弹性垫样保护作用。临床上的肾囊封闭术，是将药液注入脂肪囊后部内，消除疼痛。

3. 肾筋膜（renal fascia）　包被肾、肾上腺及其周围，其发出结缔组织小梁穿脂肪囊与纤维囊相连，固定肾脏。肾筋膜分肾前筋膜（prerenal fascia）和肾后筋膜（retrorenal fascia），二者在肾上腺的上方和肾外侧缘处均互相愈合，分别与膈筋膜和腹横筋膜相延续。在肾的内侧，肾前筋膜包裹肾血管与腹主动脉和下腔静脉表面的结缔组织及对侧的肾前筋膜相移行。肾后筋膜经肾血管和输尿管的后方，与腰大肌及其筋膜会合附于椎体筋膜。肾前、后筋膜在肾的下方则互相分离，分别与腹膜外组织和髂筋膜移行，其间有输尿管通过。若腹壁肌力弱、肾周脂肪少或固定结构薄弱时，可产生肾下垂（nephroptosis）或游走肾。

肾前、后筋膜形成的腔隙为肾周间隙，其内有肾、肾上腺、脂肪及营养肾周脂肪的肾包膜血管。肾感染常局限在肾周间隙，有时可沿肾筋膜扩散。肾周间隙积液可推肾脏向前内上移位，积液可向下流至盆腔或扩散至对侧肾周间隙。

知识拓展

肾移植

肾移植是肾衰竭末期的有效疗法。供肾者要符合ABO血型和HLA配型，供体肾和输尿管有良好血供。术中供体肾放在受体髂窝部；供体肾所有的动脉与受体髂内动脉及其分支吻接，肾静脉与髂内静脉吻合，避免发生供血不良或坏死；将输尿管仔细吻接到膀胱，避免尿液渗漏引发感染等并发症。术后长期使用免疫抑制剂，5年存活率可达70%。但并发感染者和恶性肿瘤也有增高，需对病人进行其他疾病的预防、治疗和管理。

肾移植（视频）

第二节　输　尿　管

输尿管（ureter）是成对的细长肌性管道，位于腹膜后面。上端平第2腰椎上缘，起自肾盂末端，下端终于膀胱。长20～30cm，管径平均0.5～1.0cm。

1. 输尿管的分部　输尿管按位置和行程可分为三个部分，即输尿管腹部、输尿管盆部和输尿管壁内部（图4-2、图4-9）。

（1）输尿管腹部（abdominal part of the ureter）：起自肾盂下端，沿腰大肌前面下行，约第4腰椎水平处，于睾丸血管或卵巢血管后方交叉走行，达小骨盆入口处，左、右输尿管分别越过左髂总动脉末端前方和右髂外动脉起始部的前方，进入盆腔。

（2）输尿管盆部（pelvic part of the ureter）：自小骨盆入口处，经盆腔侧壁和髂内血管前方下行，跨闭孔神经血管束，达坐骨棘平面。男性输尿管向前内下方走行于直肠与膀胱之间，于输精管后外方交叉，至膀胱底向内下穿入膀胱壁。女性输尿管由子宫阔韧带底部至子宫颈外侧约2.5cm处，于子宫动脉后下方绕过，向下前内至膀胱底穿入膀胱壁内。

（3）输尿管壁内部（intramural part of the ureter）：位于膀胱壁内，长约1.5cm。膀胱空虚时，两输尿管口间距约2.5cm；充盈时，内压升高引起壁内部的管腔闭合，可阻止尿液逆流入输尿管。

2. 输尿管的狭窄　输尿管全程粗细不均，有3处明显的狭窄：①上狭窄（superior stricture），位于肾盂输尿管移行处；②中狭窄（middle stricture），位于骨盆上口，跨髂血管处；③下狭窄（inferior stricture），穿膀胱壁处。狭窄处口径只有0.2～0.3cm，结石易嵌顿，尿液排出受阻，引起输尿管痉挛性收缩产生剧烈疼痛。

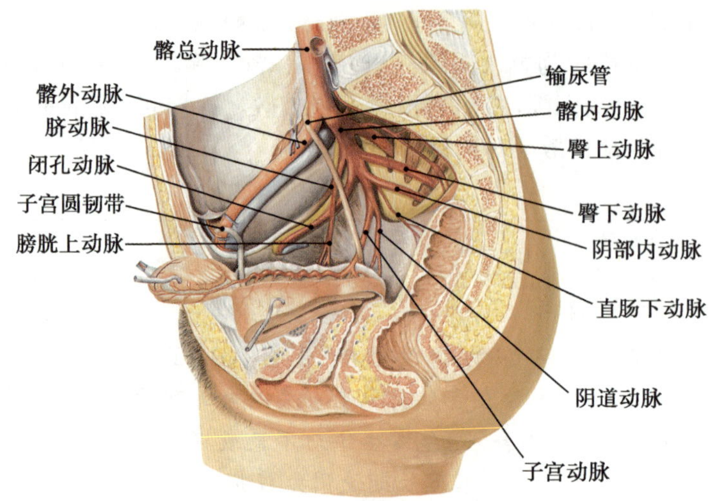

图 4-9　女性输尿管走行

第三节　膀　　胱

膀胱（urinary bladder）是肌性囊状器官，储存尿液。其形状、大小、位置和壁的厚度随尿液充盈程度而不同。正常成年人的膀胱平均容量为 350～500ml，最大容量为 800ml，新生儿膀胱容量约为成人的 1/10，老年人因膀胱肌张力低而容量增大，女性的容量小于男性。

一、膀胱的形态

充盈的膀胱呈卵圆形。空虚的膀胱呈三棱锥体形，可分尖、体、底和颈四部。顶端朝向前上方，为膀胱尖（apex of bladder），由此沿腹前壁至脐之间有一皱襞为脐正中韧带（median umbilical ligament）。膀胱底（fundus of bladder）位于膀胱的后面，朝向后下方，呈三角形。膀胱尖与底之间为膀胱体（body of bladder）。膀胱的最下部变细为膀胱颈（neck of bladder），与男性的前列腺底或女性的盆膈相邻（图 4-10）。

当膀胱壁收缩时，膀胱内面的黏膜聚集成膀胱皱襞（vesical plica）。两侧输尿管口（ureteric

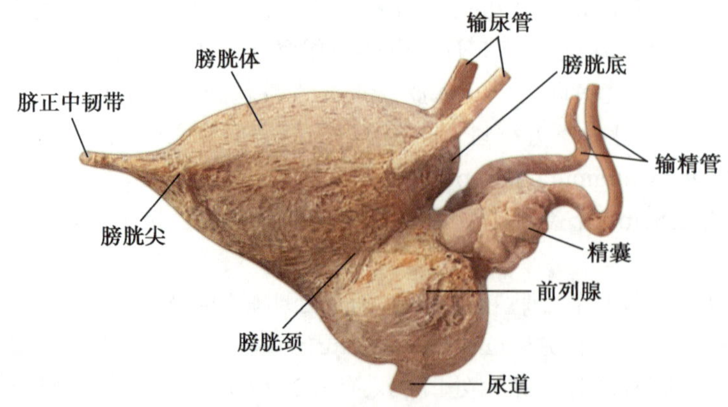

图 4-10　膀胱侧面观

orifice）之间的皱襞为输尿管间襞（interureteric fold），在膀胱镜下为一苍白带，是临床寻找输尿管口的标志。膀胱三角（trigone of bladder）是两侧输尿管口和尿道内口（internal orifice of urethra）形成的三角形区域，此处黏膜光滑，是肿瘤、结石、结核和炎症的好发部位。男性尿道内口后方的膀胱三角处，受前列腺中叶推挤形成纵嵴状隆起称膀胱垂（vesical uvula）（图 4-11）。

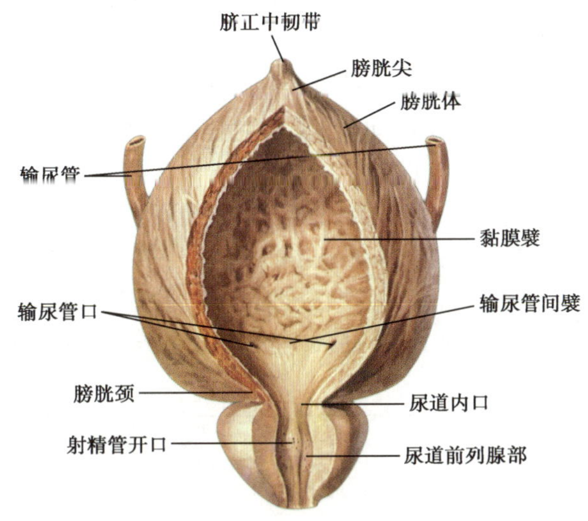

图 4-11 膀胱内面壁结构

二、膀胱的位置和毗邻

成人膀胱位于盆腔的前部（图 4-12）。前方为耻骨联合，膀胱与耻骨联合之间称膀胱前隙（prevesical space），也称为 retzius 间隙或耻骨后间隙，其内男性有耻骨前列腺韧带，女性有耻骨膀胱韧带，还有丰富的结缔组织和静脉丛。男性的膀胱后方与精囊、输精管壶腹和直肠相邻，而女性与子宫和阴道相邻接。

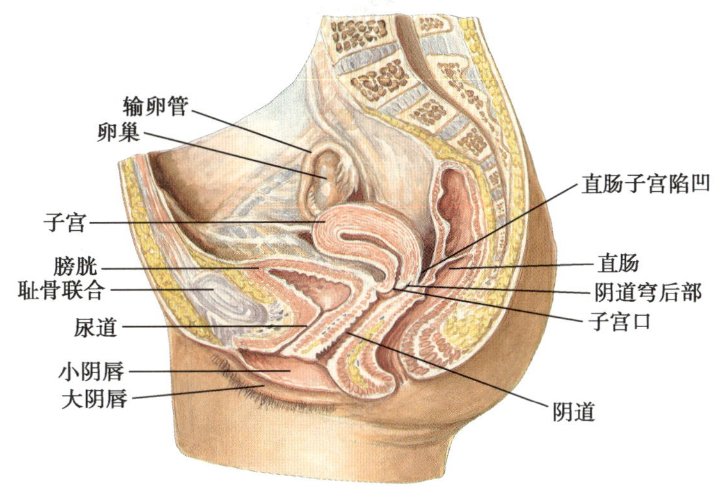

图 4-12 女性盆腔正中矢状切面

空虚时膀胱位于盆腔内，充盈时膀胱腹膜返折线可上移至耻骨联合上方 2cm。急性尿潴留导尿失败时行膀胱穿刺术，于耻骨联合上缘正中部垂直穿刺，可避免伤及腹膜和耻骨后静脉丛，减少污染腹膜腔。耻骨前列腺韧带、耻骨膀胱韧带、脐正中襞和脐外侧襞等结构将膀胱固定于盆腔。若发育不良，可致膀胱脱垂与女性尿失禁。

第四节　尿　　道

男性尿道兼具有排尿和排精功能，见男性生殖系统。

女性尿道（female urethra）只有排尿功能，长 3～5cm，直径约 0.6cm，较男性尿道宽、短而直（图 4-12）。女性尿道起自尿道内口，向前下方走行，穿过尿生殖膈，移行为尿道外口（external urethral orifice），开口于阴道前庭。尿道内口周围被平滑肌构成的膀胱括约肌环绕，穿尿生殖膈处时，由骨骼肌形成的尿道阴道括约肌所环绕。尿道外口的前方 2～2.5cm 为阴蒂，后方是阴道口，由尿道阴道括约肌环绕，临床上插导尿管时应注意位置。尿道下端有尿道旁腺（skeins gland），其导管开口于尿道外口后部，发生感染时可形成囊肿，可压迫尿道引起尿路不畅。

知识拓展

尿石病

尿石病包括肾结石、输尿管结石、膀胱结石和尿道结石。复发率很高，好发于 30～50 岁之间，男女之比约 2∶3。结石的防治原则是去除病因，防止结石复发；清除结石，保护肾脏功能。日常生活可以限制草酸和蛋白饮食预防结石，水化疗法促进排石。肾结石、上段输尿管结石和膀胱结石，直径较小者，首选 SWL（体外冲击波碎石技术），结石直径较大者行 PCNL（经皮肾镜碎石术）、URS（输尿管镜取石术）和经尿道取石术等，复杂者行腹腔镜或开放式手术。

尿路结石（图片）

（解亚男）

思考题

1. 简述泌尿系统的组成。
2. 描述输尿管的三处狭窄。
3. 描述膀胱三角的位置和临床意义。

自测题

实验指导

第五章 生殖系统

学习目标

1. 掌握：男性和女性生殖器的组成；男性尿道的分部、三个狭窄和两个弯曲；输卵管的位置、形态和分部；子宫的形态、分部、位置及固定装置。

2. 熟悉：睾丸和卵巢的位置、形态；精索的位置和组成；前列腺的形态、位置、毗邻和临床意义。

3. 了解：附睾、精囊腺、尿道球腺、乳房的形态和位置；阴道的形态、位置和毗邻。

4. 具备在标本和模型上辨认男性和女性内生殖器的组成、形态和位置，男性尿道的弯曲、狭窄，以及能在体表上找出男性和女性结扎术常采用部位的能力。

5. 能够认识学习生殖系统解剖的重要性，结合临床相关疾病，为学习临床课程打下基础。

生殖系统（reproductive system）由内生殖器（internal genital organs）和外生殖器（external genital organs）两部分构成。内生殖器由生殖腺、生殖管道和附属腺组成，外生殖器则以两性交接的器官为主。生殖系统的功能是产生生殖细胞，繁殖后代，分泌性激素，形成并维持第二性征。生殖系统可分男性生殖系统和女性生殖系统。

第一节 男性生殖系统

病例导学与分析

男性，65岁。进行性排尿困难伴尿频、尿急5年。近3个月症状加重，出现排尿滴沥，尿频、尿急明显，伴尿痛，夜尿5～6次。无肉眼血尿，无发热。查体：体温36.6℃，心率96次/min，呼吸20次/min，血压130/85mmHg。发育正常，营养良好，皮肤、巩膜无黄染，浅表淋巴结未触及；心、肺、腹未现异常。直肠指诊：前列腺中央沟消失，表面光滑，质地不均匀，无硬结，无压痛。肛门括约肌张力正常。辅助检查：B超显示前列腺增大，内部回声不均，有多发稍高回声灶。临床诊断：前列腺增生。

问题：

1. 男性生殖系统包括哪些器官？
2. 前列腺增生为什么会引起排尿困难？

病例分析

男性生殖系统包括内生殖器和外生殖器(图 5-1)。男性内生殖器组成包括生殖腺(睾丸)、输精管道(附睾、输精管、射精管、男性尿道)和附属腺(精囊、前列腺、尿道球腺)。睾丸的功能是产生精子和分泌雄性激素。附睾贮存精子。射精时精子经输精管、射精管和尿道排出体外。精囊、前列腺和尿道球腺的分泌物参与组成精液,并供给精子营养,有利于精子的活动。男性外生殖器为阴囊和阴茎。

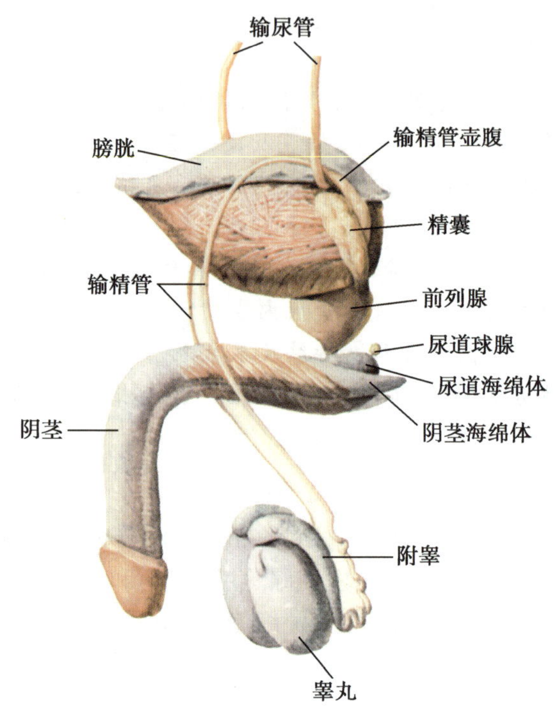

图 5-1 男性生殖系统概观

一、内生殖器

(一)睾丸

睾丸(testis)为男性生殖腺,位于阴囊内,左、右各一,左侧较右侧略低。

1. 睾丸的形态 睾丸呈微扁卵圆形,表面光滑,呈青白色,分前、后缘,上、下端和内、外侧面。前缘游离;后缘有血管、神经和淋巴管出入,与附睾和输精管相接触。上端紧贴附睾头,下端游离。内侧面较平坦,外侧面较隆凸,与阴囊壁相贴。新生儿的睾丸相对较大,性成熟期前发育较慢,随着性成熟迅速生长,老年人的睾丸则萎缩变小(图 5-2)。

2. 睾丸的结构 睾丸和附睾表面覆盖的浆膜为壁腹膜形成的睾丸鞘膜脏层,紧贴睾丸为一层坚韧的纤维膜,称白膜(tunica albuginea)。白膜在睾丸后缘增厚,并凸入睾丸内形成睾丸纵隔(mediastinum testis)。睾丸纵隔发出许多睾丸小隔(septula testis),呈扇形入睾丸实质与白膜相连,将睾丸实质分为 100～200 个锥体形的睾丸小叶(lobules of testis)。每个睾丸小叶内含有 2～4 条盘曲的生精小管(seminiferous tubule),也称为精曲小管。生精小管集中会合成精直小管(straight seminiferous tubule),进入睾丸纵隔后交织成睾丸网(rete testis)。

由睾丸网发出12～15条睾丸输出小管（efferent ductule of testis），经睾丸后缘上端进入附睾（图5-3）。

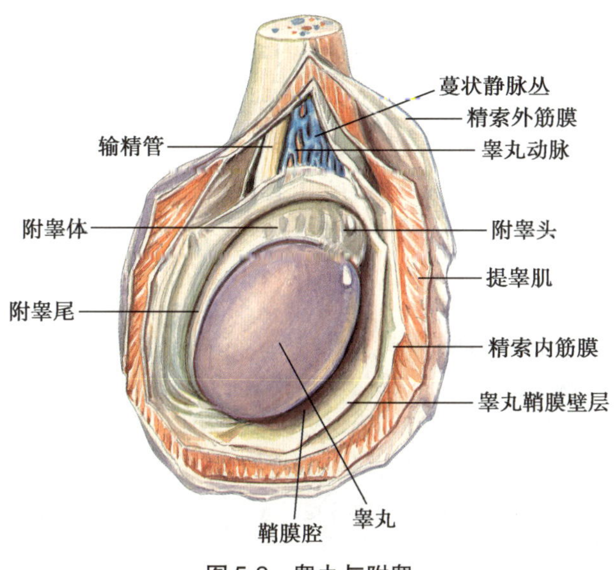

图5-2 睾丸与附睾

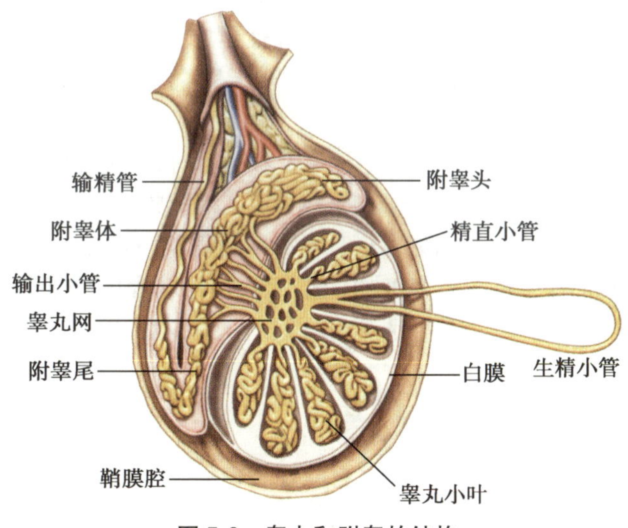

图5-3 睾丸和附睾的结构

知识拓展

睾丸肿瘤

睾丸肿瘤病因分为先天和后天因素。先天最常见的危险因素是隐睾，即睾丸出生后仍未降入阴囊而停滞于腹腔或腹股沟管等处。腹腔内温度较高，不利于精子的发生，从而影响生殖能力，并可发生恶变。儿童期宜行手术，将睾丸纳入阴囊。后天因素为睾丸损伤及炎症、接触雌激素及重金属毒物等。睾丸肿瘤临床表现为阴囊处肿物，与睾丸鞘膜积液、交通性鞘膜积液相似。交通性鞘膜积液可随体位变化。行透光试验，睾丸肿瘤为阴性，不透光，睾丸鞘膜积液为阳性。

睾丸肿瘤(视频)

(二)附睾

附睾(epididymis)呈新月形，紧贴睾丸的上端、后缘而略偏外侧。附睾的上端膨大为附睾头，中部为附睾体，下端为附睾尾。睾丸输出小管进入附睾弯曲盘绕，形成膨大的附睾头，末端会合成一条附睾管。附睾管迂曲盘旋形成附睾体和尾，附睾尾返折弯曲向上移行为输精管。附睾可暂时储存精子，分泌的附睾液供给精子营养，促进精子发育成熟，具有更强的运动能力。附睾为结核的好发部位(图5-2、图5-3)。

(三)输精管和射精管

1．输精管(ductus deferens) 呈圆索状，直接延续于附睾管，长约50cm，管径约3mm，管壁较厚。输精管较长，按其行程可分为四部(见图5-1、图5-4)。

(1)睾丸部：起自附睾尾，最短，沿睾丸后缘上行至睾丸上端。

(2)精索部：位于皮下，位置表浅，易于触及，行于睾丸上端与腹股沟管浅环之间，为男性节育手术的常用部位。

(3)腹股沟管部：位于腹股沟管内。临床斜疝修补术时，注意勿伤及。

(4)盆部：为最长的一段，经腹股沟管深环入盆腔，跨髂外动、静脉，沿盆侧壁行向后下方，经输尿管末端前方至膀胱底后面，末段膨大形成输精管壶腹(ampulla ductus deferentis)。

2．射精管(ejaculatory duct) 为变细的输精管末端与精囊的排泄管会合形成，长约2cm，向前内下穿前列腺，开口于尿道的前列腺部(见图5-1、图5-4)。

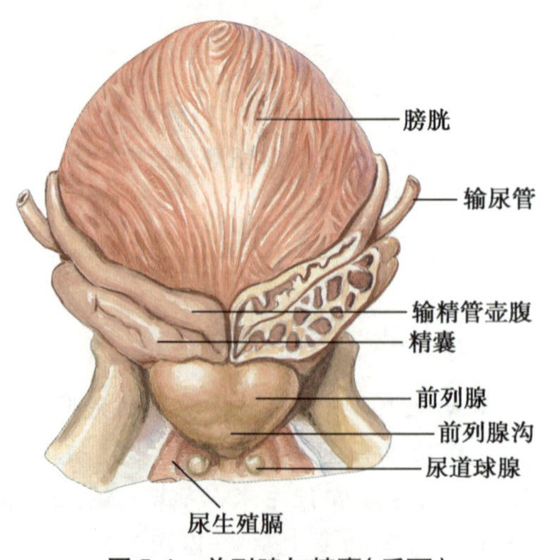

图5-4 前列腺与精囊(后面)

3．精索（spermatic cord） 为成对柔软的圆索状结构，经腹股沟管深环穿腹股沟管，出腹股沟管浅环至睾丸上端，长 3～4cm。精索内主要结构有输精管、睾丸动脉、蔓状静脉丛、输精管动静脉、神经、淋巴管和腹膜鞘突的残余（鞘韧带）等。精索表面被覆三层被膜，从内向外依次为精索内筋膜、提睾肌和精索外筋膜（见图 5-2）。

（四）精囊

精囊（seminal vesicle）又称精囊腺，为长椭圆形的囊状器官，成对，表面凹凸不平。精囊位于膀胱底的后方，输精管壶腹的外侧，其排泄管与输精管壶腹的末端会合成射精管（图 5-4）。

（五）前列腺

前列腺（prostate）是不成对的实质性器官，由腺组织和平滑肌构成，表面包有筋膜鞘为前列腺囊。囊与前列腺之间有前列腺静脉丛，术中避免损伤。前列腺位于膀胱与尿生殖膈之间。前列腺上方相邻膀胱颈、精囊和输精管壶腹，前方为耻骨联合，后方是直肠壶腹。

1．前列腺的形态 呈板栗形，质韧，灰红色，重 8～20g。上端宽大为前列腺底（base of prostate），邻接膀胱颈，左右横径约 4cm，垂直径约 3cm，前后径约 2cm。下端尖细，为前列腺尖。底与尖之间为前列腺体（body of prostate）。体的后面平坦，中间有一纵行浅沟为前列腺沟（sulcus of prostate），与直肠壶腹前壁相邻（图 5-4）。直肠指诊可扪及此沟，也可触及输精管壶腹和精囊。前列腺增生时，此沟消失。男性尿道从前列腺底前缘穿入，经前列腺尖穿出，前列腺增生易压迫尿道，引起尿潴留。前列腺的排泄管开口于前列腺内尿道嵴两侧。

2．前列腺的分叶 分为五叶，即前叶、中叶、后叶和两侧叶（图 5-5）。前叶很小，位于尿道的前方，左、右侧叶之间。中叶呈楔形，位于尿道与射精管之间。左、右侧叶分别位于尿道、中叶和前叶的两侧。中叶和侧叶易增生形成前列腺增生。后叶位于中叶和两侧叶的后方，是前列腺肿瘤的易发部位。

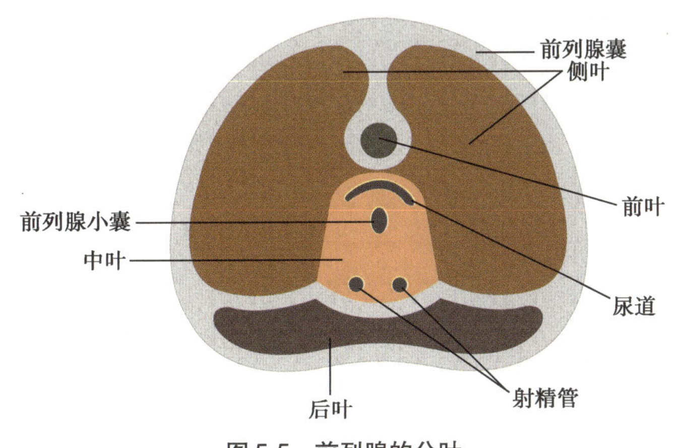

图 5-5 前列腺的分叶

（六）尿道球腺

尿道球腺（bulbourethral gland）为成对豌豆大的球形腺体，位于会阴深横肌内。腺的排泄管细长，穿尿生殖膈下筋膜开口于尿道球部（图 5-1）。

二、外生殖器

（一）阴囊

阴囊（scrotum）呈囊袋状，位于阴茎后下方。阴囊由皮肤和肉膜组成。阴囊的皮肤薄而柔软，色素沉着明显，有少量阴毛。肉膜（dartos coat）为浅筋膜，与腹前外侧壁浅筋膜深层（Scarpa 筋膜）和会阴浅筋膜（Colles 筋膜）相延续。肉膜内含有平滑肌纤维，可随外界温度的变化而舒缩，从而调节阴囊内的温度，有利于精子的发育与生存。阴囊皮肤表面中线有纵行的阴囊缝，其深面对应的肉膜向深部发出阴囊中隔（septum of scrotum），将阴囊分为左、右两部分。

阴囊深面为包被睾丸、附睾和精索的被膜，由外向内依次有四层。

1. 精索外筋膜（external spermatic fascia）　为腹外斜肌腱膜的延续。

2. 提睾肌（cremaster）　移行于腹内斜肌和腹横肌的肌纤维束，可反射性地上提睾丸。

3. 精索内筋膜（internal spermatic fascia）　为腹横筋膜的延续。

4. 睾丸鞘膜（tunica vaginalis testis）　起自腹膜，分为壁层和脏层，壁层紧贴精索内筋膜内面，脏层被覆于睾丸和附睾表面。脏、壁两层在睾丸后缘处相互移行，二者之间形成的腔隙即为鞘膜腔（vaginal cavity），内有少量浆液。若鞘膜腔感染而发炎时，可形成鞘膜积液（见图 5-2）。

（二）阴茎

1. 阴茎的形态　阴茎（penis）可分为头、体和根三部分（图 5-6）。阴茎前端膨大，称阴茎头（glans penis），头的尖端有较狭窄的尿道外口，呈矢状位。头后较细的部分称阴茎颈。中部为阴茎体（body of penis），圆柱形，经韧带悬于耻骨联合的前下方，为可动部。后端为阴茎根（root of penis），位于阴囊和会阴部皮肤的深面，附着于耻骨弓，为固定部。

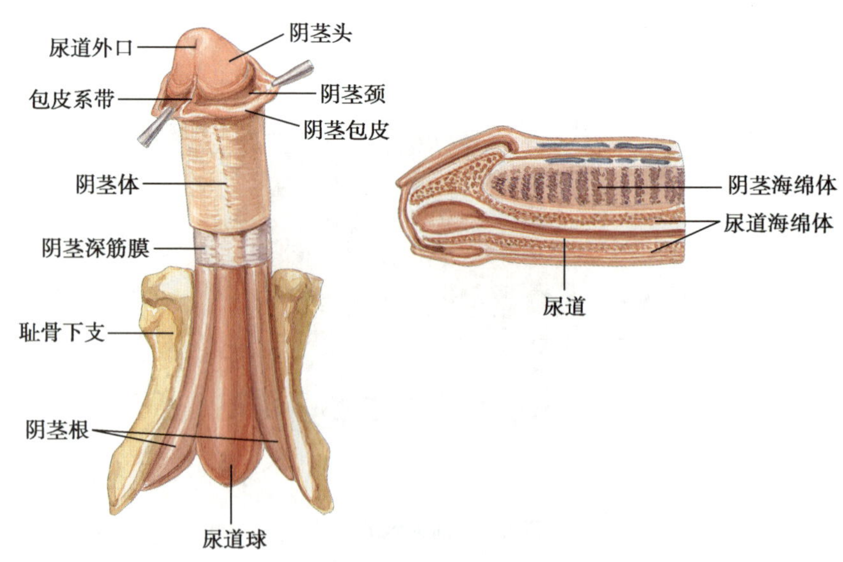

图 5-6　阴茎的构造

2. 阴茎的结构　阴茎主要由两条阴茎海绵体和一条尿道海绵体组成。阴茎海绵体（cavernous body of penis）位于阴茎的背侧，呈两端细的圆柱体，左、右各一，紧密结合，向前嵌入阴茎头后面的凹陷内。阴茎海绵体的后端称阴茎脚(crus of penis)，左、右分离，附于两侧的耻骨下支和坐骨支。尿道海绵体(cavernous body of urethra)位于阴茎海绵体的腹侧，尿道贯穿其全长，中部呈圆柱形，前端膨大为阴茎头。后端膨大为尿道球(bulb of urethra)，位于两侧的阴茎脚之间，被覆球海绵体肌，固定于尿生殖膈的下面。每个海绵体的外面都包有一层致密的纤维膜为海绵体白膜，其组成有阴茎海绵体白膜和尿道海绵体白膜。海绵体内部由许多海绵体小梁和腔隙组成，腔隙与血管相通。当腔隙充血时，阴茎则变粗变硬而勃起。

阴茎三个海绵体的外面共同包有浅、深筋膜和皮肤。阴茎的浅筋膜不明显，无脂肪组织，与阴囊肉膜、腹前外侧壁浅筋膜深层和会阴浅筋膜相延续。阴茎深筋膜在阴茎前端变薄消失，在阴茎根处形成阴茎悬韧带(suspensory ligament of penis)，将阴茎悬吊于耻骨联合前面和白线处。阴茎的皮肤薄而柔软，色深，富有伸展性，在阴茎颈的前方形成双层游离的环形皱襞，包绕阴茎头，为阴茎包皮(prepuce of penis)。包皮前端围成包皮口。阴茎包皮与阴茎头的腹侧中线处相连的一条皱襞为包皮系带(frenulum of prepuce)。

幼儿的包皮较长，包着整个阴茎头，随着年龄的增长，包皮向后退缩，包皮口逐渐扩大，阴茎头显露于外。如果成年以后，包皮仍包覆阴茎头，或包皮口过小，不能暴露阴茎头时，则称为包皮过长或包茎。包皮腔内易存留污物而导致炎症，也诱发阴茎癌。行包皮环切术时需注意勿伤及包皮系带，以免影响阴茎正常的勃起。

三、男性尿道

男性尿道(male urethra)起自膀胱的尿道内口，终于阴茎头的尿道外口。成人尿道长16～22cm，管径平均5～7mm。

1. 男性尿道的分部　由前列腺部、膜部和海绵体部三部分组成(图5-7)。临床上将尿道前列腺部和膜部合称为后尿道，海绵体部称为前尿道。

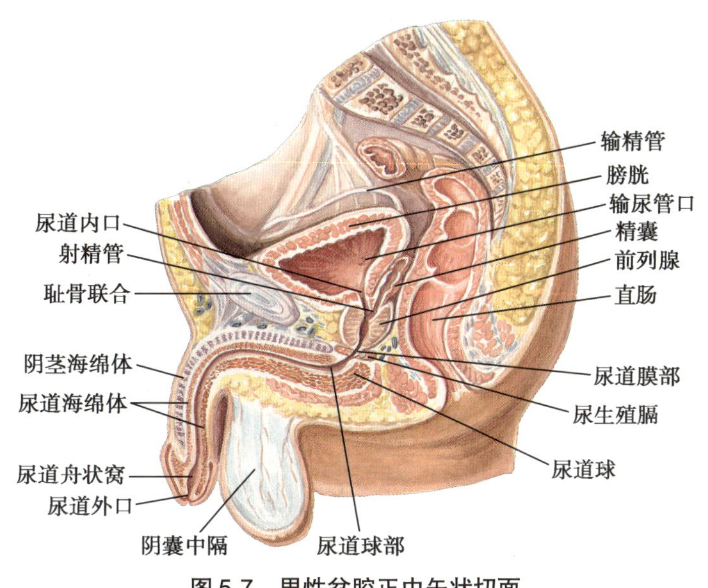

图5-7　男性盆腔正中矢状切面

(1) 前列腺部(prostatic part)：起自尿道内口，穿过前列腺的部分，长约3cm，管径最宽。后壁有一纵行隆起为尿道嵴(urethral ridge)。尿道嵴中部隆起称为精阜(seminal colliculus)。精阜中央小凹称为前列腺小囊(prostatic utricle),小囊两侧各有一个细小的射精管口。精阜两侧的尿道黏膜上有许多细小孔,为前列腺输出管的开口。

(2) 膜部(membranous part):是尿道穿尿生殖膈部分,长约1.5cm。周围有尿道外括约肌环绕,该肌属于骨骼肌,有随意控制排尿的作用。膜部位置比较固定,当骨盆骨折时,易损伤此部,造成尿道断裂。

(3) 海绵体部(cavernous part):终于尿道外口,是尿道穿尿道海绵体的部分。长12～17cm。走行于尿道球内的尿道最宽,称尿道球部,有尿道球腺的开口。骑跨伤最易损伤尿道球部。行于阴茎头内的尿道扩大形成尿道舟状窝(navicular fossa of urethra)。

2. 男性尿道的特点 尿道行程中,宽窄不同,形成三个狭窄、三个膨大和两个弯曲。临床上,膀胱镜检查和导尿时应注意男性尿道的特点。

(1) 三个狭窄:分别是尿道内口、尿道膜部和尿道外口。外口最窄,呈矢状裂隙。尿道结石易嵌顿在这三个狭窄部位。

(2) 三个膨大:分别是尿道前列腺部、尿道球部和尿道舟状窝。

(3) 两个弯曲:分别是耻骨前弯和耻骨下弯。耻骨前弯(prepubic curvature)凸向上前方,位于耻骨联合前下方阴茎根与阴茎体之间,阴茎勃起或将阴茎向上提起时,此弯曲变直而消失。耻骨下弯(subpubic curvature)凸向下后方,位于耻骨联合下方2cm,包括尿道的前列腺部、膜部和海绵体部的起始段,此弯曲位置恒定。

第二节 女性生殖系统

病例导学与分析

26岁,女,停经45d,突感下腹坠痛及肛门坠胀感,少量阴道流血及头晕呕吐半天。体格检查:面色苍白,血压80/40mmHg,腹肌略紧张,下腹压痛。妇科检查:阴道少量血性物,宫颈举痛(+),后穹窿饱满,子宫稍大,附件区触诊不满意,行后穹窿穿刺为不凝固血。初步诊断:异位妊娠破裂。

问题:

1. 异位妊娠破裂为何阴道流血?
2. 异位妊娠破裂为何行后穹窿穿刺?

病例分析

女性生殖系统由内生殖器和外生殖器组成(图5-8)。女性内生殖器组成有生殖腺(卵巢)、输卵管道(输卵管、子宫和阴道)及附属腺(前庭大腺)。卵巢产生卵子并可分泌雌性激素。成熟的卵子经腹膜腔进入输卵管内,受精后移至子宫并植入内膜,发育成胎儿。分娩时,胎儿经子宫口及阴道娩出。女性外生殖器即女阴。

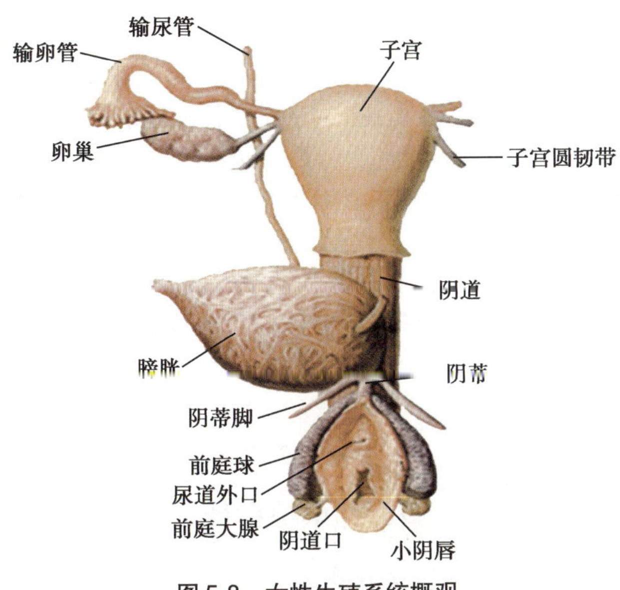

图 5-8 女性生殖系统概观

一、内生殖器

（一）卵巢

卵巢（ovary）是女性生殖腺，左右各一。位于盆腔侧壁，由髂内、外动脉夹角处所形成的卵巢窝内。

1．卵巢的形态　呈扁卵圆形，略呈灰红色。可分为内、外侧两面，前、后两缘和上、下两端（图 5-9）。内侧面朝盆腔，相邻小肠；外侧面紧贴盆腔侧壁。前缘经卵巢系膜连于子宫阔韧带，称卵巢系膜缘（mesentery border of ovary），其中部为卵巢门（hilum of ovary），有血管、神经等出入；后缘游离，为独立缘（free border）。上端钝圆与输卵管末端相接为输卵管端（tubal extremity），与卵巢悬韧带相连固定于盆壁；下端通过卵巢固有韧带连于子宫底两侧，又称为子宫端（uterine extremity）。

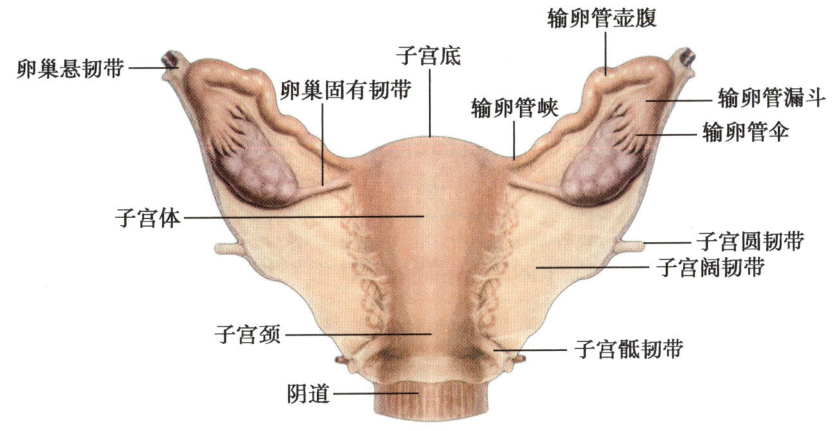

图 5-9 女性内生殖器（后面）

卵巢的大小和形状随年龄增长呈现差异。幼女的卵巢较小，表面光滑。成年女子的卵巢大小约 4cm × 2cm × 3cm，重 5～6g。性成熟期卵巢最大，以后由于多次排卵，卵巢表面出现瘢痕，显得凹凸不平。35～40 岁卵巢开始缩小，50 岁左右随月经停止而逐渐萎缩至成人体积的一半。卵巢多次排卵，卵泡破裂萎缩被结缔组织代替，因而质地逐渐变硬。

2. 卵巢的固定装置　在盆腔内卵巢主要靠韧带维持正常的位置。卵巢悬韧带（suspensory ligament of ovary）又称为骨盆漏斗韧带，是由腹膜形成的皱襞，起自小骨盆侧缘，向内下至卵巢的上端即卵巢输卵管端。卵巢悬韧带内含有卵巢动脉、卵巢静脉、淋巴管、神经丛、少量结缔组织和平滑肌纤维，临床上是寻找卵巢动、静脉的标志。卵巢固有韧带（proper ligament of ovary）又称为卵巢子宫索，由结缔组织和平滑肌纤维构成，表面被覆腹膜形成腹膜皱襞，自卵巢子宫端连至输卵管与子宫结合处。子宫阔韧带的后层覆盖卵巢和卵巢固有韧带，对卵巢也起固定作用。

知识拓展

多囊卵巢综合征

多囊卵巢综合征（PCOS）是指以高雄激素、稀疏排卵或无排卵、卵巢多囊改变为特征的病变，是妇女最常见的内分泌紊乱性疾病之一。常发病于青春期和生育期，表现为月经失调、不孕、多毛和痤疮、肥胖、黑棘皮症。PCOS 需要预防糖尿病、心血管病以及子宫内膜癌，可通过锻炼控制体重，药物调整促排卵，也可行腹腔镜打孔手术进行治疗。

多囊卵巢打孔术（视频）

（二）输卵管

输卵管（uterine tube）是输送卵子的肌性管道，也是卵子受精的场所。长 10～14cm，左、右各一，由卵巢上端连于子宫底的两侧，位于子宫阔韧带的上缘内（图 5-9）。其内侧端为输卵管子宫口（uterine orifice of uterine tube），开口于子宫腔，外侧端为输卵管腹腔口（abdominal orifice of uterine tube），开口于腹膜腔。

输卵管较为弯曲，由内侧向外侧分为四部（图 5-10）。

1. 输卵管子宫部（uterine part）　为输卵管穿行子宫壁的部分，直径最细，以输卵管子宫口通子宫腔。

2. 输卵管峡（isthmus of uterine tube）　短而直，管壁较厚，管腔狭窄，血管较少，是输卵管结扎术的常选部位。

3. 输卵管壶腹（ampulla of uterine tube）　约占输卵管全长的 2/3，粗而弯曲，管壁薄，管腔较大，腔面内有皱褶，血管丰富。卵子通常在此受精结合成受精卵，经输卵管子宫口入子宫，植入子宫内膜中发育成胎儿。若受精卵未能迁移入子宫而在输卵管或腹膜腔内发育称为异位妊娠或宫外孕。

4. 输卵管漏斗（infundibulum of uterine tube）　位于输卵管外侧端呈漏斗状膨大的部分，向后下弯曲覆盖在卵巢后缘和内侧面。漏斗末端中央有输卵管腹腔口开口于腹膜腔，卵巢排出的卵子可经此口进入输卵管。输卵管漏斗末端周围的边缘形成许多细长的指状突起，称为输卵管伞（fimbria of uterine tube），盖于卵巢表面，是识别输卵管的标志。其中一条较大的突起，称卵巢伞（ovarian fimbria），连于卵巢表面，有引导卵子经输卵管腹腔口进入输卵管的作用。

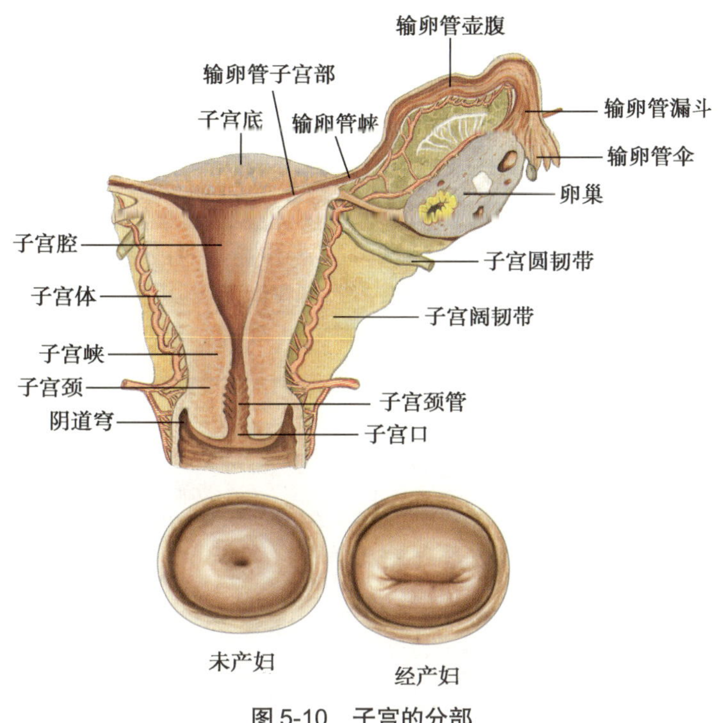

图 5-10 子宫的分部

（三）子宫

子宫（uterus）是壁厚腔小的肌性器官，提供胚胎孕育、胎儿生长发育场所。

1. 子宫的形态 成人未孕子宫呈前后稍扁，倒置的梨形。长 7～9cm，最宽径 4～5cm，壁厚 2～3cm。子宫分为底、体、颈三部（图 5-10）。输卵管子宫口以上的部分，为子宫底（fundus of uterus），宽而隆凸。子宫颈（neck of uterus）为下端较窄，呈圆柱状的部分，成人长约 2.5～3.0cm。子宫颈下 1/3 突入阴道为子宫颈阴道部（vaginal part of cervix），宫颈上 2/3，阴道以上的部分为子宫颈阴道上部（supravaginal part of cervix）。子宫颈是肿瘤的好发部位。子宫底与子宫颈之间为子宫体（body of uterus）。子宫与输卵管相接处称子宫角（horn of uterus）。子宫峡（isthmus of uterus）为子宫体与子宫颈相移行处较为狭细的部分，长约 1cm。非妊娠时，子宫峡不明显。妊娠期，子宫峡逐渐伸展变长，形成“子宫下段”。至妊娠末期，子宫峡壁变薄，可延长至 7～11cm，产科行剖宫术位置常在此处，以避免进入腹膜腔，减少感染的概率。

子宫内的腔隙为子宫内腔，较为狭窄，可自上而下分为两部：上部为子宫腔（cavity of uterus），在子宫底和子宫体内，呈前后略扁的倒置三角形。底在上，两端经输卵管子宫口通输卵管，尖端向下通子宫颈管。下部为子宫颈管（canal of cervix of uterus），在子宫颈内，呈梭形，其上口与子宫腔相通，下口经子宫口（orifice of uterus），与阴道相通。未产妇的子宫口通常为圆形，边缘光滑整齐。经产妇子宫口为横裂状，其前、后缘分别称为前唇和后唇，后唇较长，位置也较高。成人未孕子宫的内腔，从子宫口到子宫底长 6～7cm，子宫腔长约 4cm，其最宽处约为 2.5～3.5cm。

2．子宫的位置　子宫位于小骨盆中央，膀胱与直肠之间（图 5-11）。子宫两侧有输卵管和卵巢，下端接阴道。临床上将输卵管和卵巢统称为子宫附件（uterine appendage）。未妊娠时，子宫底位于小骨盆上口平面以下，朝向前上方。子宫颈的下端位于坐骨棘平面稍上方。

人体直立时，子宫体伏于膀胱上面。膀胱空虚时，成人子宫呈轻度的前倾前屈位。前倾指整个子宫向前倾斜，子宫的长轴与阴道的长轴形成一个向前开放的钝角，稍大于 90°。前屈指子宫体与子宫颈之间形成的一个向前开放的钝角，约为 170°。子宫位置异常，是女性不孕的原因之一，常见为后倾后屈，即子宫后倒。子宫有较大的活动性，膀胱和直肠的充盈程度可影响子宫的位置。

3．子宫的固定装置　子宫主要借韧带、尿生殖膈、盆底肌及周围结缔组织的托持牵拉等作用以维持其正常位置（图 5-11）。若子宫这些固定装置薄弱或受损，可导致子宫位置异常，甚至形成不同程度的子宫脱垂。若子宫口低于坐骨棘平面者，固定装置受损严重时子宫颈可脱出阴道。

子宫的韧带有子宫阔韧带、子宫圆韧带、子宫主韧带和骶子宫韧带。

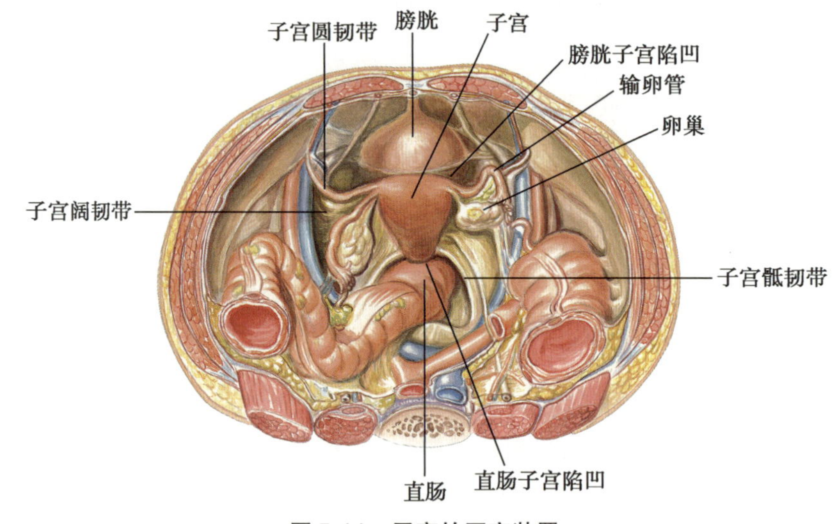

图 5-11　子宫的固定装置

（1）子宫阔韧带（broad ligament of uterus）：位于子宫两侧，略呈冠状位，为子宫前、后面的腹膜，自子宫侧缘向两侧延伸至盆侧壁和盆底，形成的双层腹膜皱襞。功能为限制子宫向两侧倾倒。子宫阔韧带的上缘游离，包裹输卵管，上缘外侧 1/3 为卵巢悬韧带。阔韧带的内侧缘经子宫侧缘连于子宫前后面的腹膜，外侧缘移行为小骨盆腔侧壁的腹膜。子宫阔韧带的前层覆盖子宫圆韧带，后层覆盖卵巢和卵巢固有韧带。前、后层之间的疏松结缔组织内有子宫动、静脉，神经、淋巴管等结构。

子宫阔韧带依其附着部位不同，可分为三个部分。上方为输卵管系膜，位于输卵管与卵巢系膜根之间，含输卵管血管、淋巴管、神经等结构。下方为子宫系膜，含子宫血管、淋巴管、神经等结构。后方为卵巢系膜，是卵巢前缘与阔韧带后层间的双层腹膜，内含卵巢血管、淋巴管、神经等结构。

（2）子宫圆韧带（round ligament of uterus）：为一对圆索状韧带，由结缔组织和平滑肌构成。它起于子宫体上外侧的子宫角前下方，在阔韧带前层的覆盖下向前外侧弯行，经腹股沟管深环，绕过腹壁下动脉起始处，穿腹股沟管，出浅环，止于阴阜或附近的腹前壁皮下。子宫圆韧带的功能为维持子宫的前倾位。

（3）子宫主韧带（cardinal ligament of uterus）：又称子宫旁组织（parametrium），位于子宫阔韧带的基部，从子宫颈两侧缘延至盆腔侧壁。主韧带由纤维结缔组织和平滑肌纤维构成，较强韧。子宫主韧带的功能是维持宫颈正常位置，防止子宫脱垂。

（4）骶子宫韧带（sacrouterine ligament）：呈扁索状，由结缔组织和平滑肌纤维构成，从子宫颈后上外侧向后，绕过直肠两侧，终止于第2、3骶椎前面的筋膜，其表面盖以腹膜形成的直肠子宫襞（rectouterine fold）。子宫骶韧带向后上牵引宫颈，与子宫圆韧带协同维持子宫的前屈位。

4. 子宫的年龄变化　新生儿子宫高出骨盆上口，输卵管和卵巢位于髂窝内，宫颈较宫体长而粗，比例为2∶1。性成熟前期，子宫迅速发育，宫壁增厚。性成熟期，宫颈和宫体的长度比例约1∶2。经产妇的子宫较大，除各径和内腔都增大外，重量可增加一倍。绝经期后，子宫萎缩变小变薄。老人颈体比为1∶1。

（四）阴道

1. 阴道的形态　阴道（vagina）为肌性管道，连接子宫和外生殖器，是排出月经和娩出胎儿的管道。主要由黏膜、肌层和外膜构成，富于伸展性。阴道有前、后壁和两侧壁。前、后壁互相贴近状态（图5-12）。阴道呈后上方伸向前下方走行姿势，下部较窄，经阴道口（vaginal orifice）开口于阴道前庭。处女的阴道口周围附着黏膜皱襞为处女膜（hymen），可呈环形、半月形、伞状或筛状。处女膜破裂后，阴道口周围留有处女膜痕。

阴道的上端宽，环绕子宫颈阴道部，形成环形凹陷称为阴道穹（fornix of vagina）。阴道穹可分为互相连通的前部、后部和侧部，以阴道穹后部最深。阴道穹后部的后上方为直肠子宫陷凹，两者之间仅隔着阴道后壁和腹膜。临床上可行阴道后穹穿刺以引流直肠子宫陷凹内的积液或积血，进行检测、诊断和治疗。

2. 阴道的位置　阴道位于小骨盆中央，前邻膀胱和尿道，后邻直肠，向下穿尿生殖膈开口于阴道前庭。尿生殖膈内的尿道阴道括约肌以及肛提肌均对阴道有括约闭合作用。直肠指诊可触及前方的直肠子宫陷凹和子宫颈等。

（五）前庭大腺

前庭大腺（greater vestibular gland）又称为Bartholin腺，形如豌豆，被覆球海绵体肌，位于前庭球后端深面内，其导管开口于阴道口两侧的阴道前庭内（见图5-8）。前庭大腺分泌物可润滑阴道口。若发生炎症引起导管阻塞，可形成前庭大腺囊肿，临床上称巴氏大腺囊肿。

二、外生殖器

女性外生殖器，即女阴（vulva或female pudendum）（图5-12），包括阴阜、大阴唇、小阴唇、阴道前庭、阴蒂和前庭球。

1. 阴阜（mons pubis）　为耻骨联合前方的皮肤隆起，皮下富有脂肪组织。性成熟期以后，皮肤表面生有阴毛，呈倒置三角形分布。

2. 大阴唇（greater lip of pudendum）　为成对纵长隆起的皮肤皱襞，自阴阜向后到会阴处。大阴唇的前端和后端左右互相连合，形成唇前连合和唇后连合。大阴唇外侧面色素沉着颜色深，前部有阴毛，内侧面有丰富皮脂腺，光滑湿润。

3. 小阴唇（lesser lip of pudendum）　为成对较薄的皮肤皱襞，位于大阴唇内侧，表面光滑无毛。其两侧前端向前延伸为阴蒂包皮和阴蒂系带，后端互相融合形成阴唇系带。

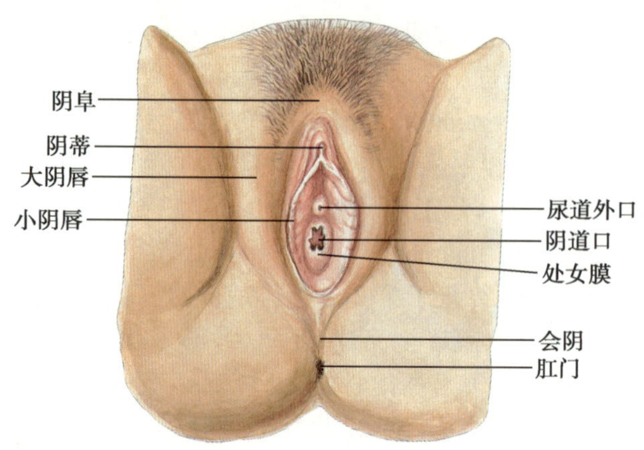

图 5-12　女性外生殖器

4. 阴道前庭（vaginal vestibule）　是位于两侧小阴唇之间的裂隙，菱形状。阴道前庭的前部有尿道外口，后部有阴道口。小阴唇中后 1/3 交界处，阴道口两侧各有一个前庭大腺导管的开口。

5. 阴蒂（clitoris）　由两个阴蒂海绵体（cavernous body of clitoris）组成，可勃起。阴蒂可分脚、体、头三部。阴蒂脚（crus of clitoris）包埋于会阴浅隙内，附着于耻骨弓，向前与对侧合为阴蒂体（body of clitoris），被覆阴蒂包皮。阴蒂头（glans of clitoris）露于表面，具有丰富的神经末梢，感觉敏锐。

6. 前庭球（bulb of vestibule）　位于阴道两侧的大阴唇皮肤深面（图 5-8）。由静脉丛组成，可勃起，呈蹄铁形，分中间部和外侧部。中间部较细小，连接两外侧部的前端，位于尿道外口与阴蒂体之间的皮下。外侧部较大，前端细小，后端膨大，位于尿道口和阴道口的两侧。

（解亚男）

思考题

1. 简述精子的排出途径。
2. 简述男性尿道的分部、狭窄、扩大和弯曲。
3. 简述输卵管的分部及其特点。
4. 简述子宫的固定装置及其功能。

自测题

实验指导

附一：乳房

乳房（mamma，breast）属于皮肤特殊分化的器官。小儿和男性乳房不发达，女性乳房在青春期开始发育生长，妊娠和哺乳期受激素影响有分泌活动。妊娠末期腺体发育，乳房增大分泌少量乳汁，乳汁量随胎儿娩出、生长而增多。终止哺乳后腺体逐渐萎缩，乳房停止泌乳。

一、乳房的位置

乳房位于胸前部，胸大肌和胸肌筋膜的表面，上起第2～3肋，向下至第6～7肋，内侧可至胸骨旁线，外侧可至腋中线。胸大肌前面的深筋膜与乳腺体后面之间的形成乳房后间隙（retromammary space），内有疏松的结缔组织、淋巴管，无大血管，乳房可轻度活动。隆乳术时可将假体植入胸大肌后面的深筋膜与胸小肌之间的胸大肌后间隙，可使乳房隆起。

二、乳房的形态

未产妇女的乳房呈半球形，紧张而有弹性（图5-13）。乳房中央有乳头（mammary papilla），未产妇乳头平对第4肋间隙或第5肋与锁骨中线相交处，常作为定位标志。乳头过小，极度内陷为内陷乳头，可引起婴儿吸乳困难。乳头顶端有输乳孔为输乳管的开口。乳头周围的环形皮肤区色素较多，形成乳晕（areola of breast）。乳晕表面有许多小隆起，其深面为乳晕腺（areolar gland），可分泌脂性物质滑润乳头。

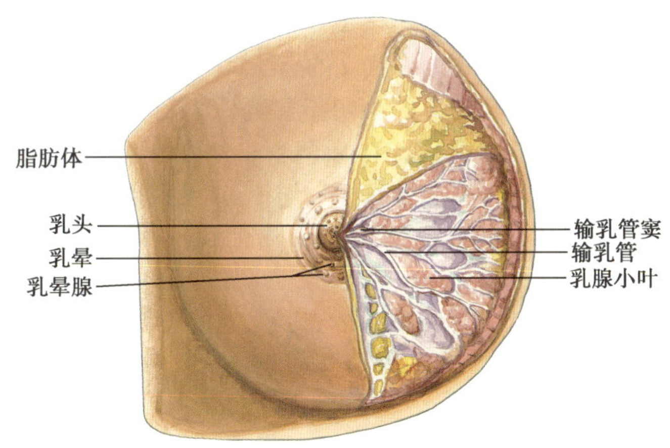

图5-13 女性乳房

三、乳房的结构

乳房由皮肤、皮下脂肪组织、纤维组织和乳腺构成（图5-14）。乳腺（mammary gland）由结缔组织包裹，分割成15～20个乳腺叶（lobe of mammary gland）。每个乳腺叶又被分为若干乳腺小叶（lobule of mammary gland）。每个乳腺叶有一个排泄管，为输乳管（lactiferous ducts），靠近乳头处膨大形成输乳管窦（lactiferous sinus），其末端变细，开口于乳头。乳腺叶和输乳管以乳头为中心呈放射状排列，在乳腺手术时宜做放射状切口，以减少对乳腺叶和输乳管的损伤。乳房后间隙囊肿可在乳房下缘做弧形切口便于引流。

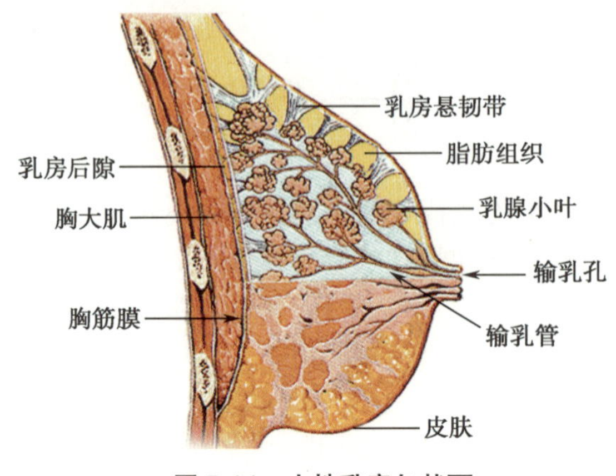

图 5-14 女性乳房矢状面

胸壁浅筋膜包裹乳腺，并发出许多细小纤维束，称为乳房悬韧带（suspensory ligament of breast）或 Cooper 韧带，连于胸肌筋膜和皮肤之间，支持和固定乳房。当乳腺癌侵及此韧带时，由于纤维组织增生而缩短，牵引皮肤凹陷，俗称酒窝征。若淋巴回流受阻引起皮肤淋巴水肿，局部皮肤呈橘皮样变，是乳腺癌常有的体征。

（解亚男）

附二：会阴

会阴（perineum）有狭义和广义之分。狭义的会阴即产科会阴，是指肛门与外生殖器之间的软组织，产妇分娩易发生撕裂。广义的会阴指盆膈以下封闭骨盆下口的所有软组织。以两侧坐骨结节的连线为界，可将会阴分为前、后两个三角形区域（图 5-15）。前方是尿生殖区（urogenital region），又称尿生殖三角，男性有尿道通过，女性有尿道和阴道通过。后方的是肛门区（anal region），又称肛三角，中央有肛管通过。尿生殖区后界的中点与肛门之间的腱性结构，称为会阴中心键（perineal central tendon），又称会阴体（perineal body），是会阴肌群的附着点，有加固盆底的作用，是会阴部手术的重要标志。女性此腱较大且富有韧性弹性，有助于分娩。会阴的结构，除男、女生殖器外，主要是肌和筋膜。

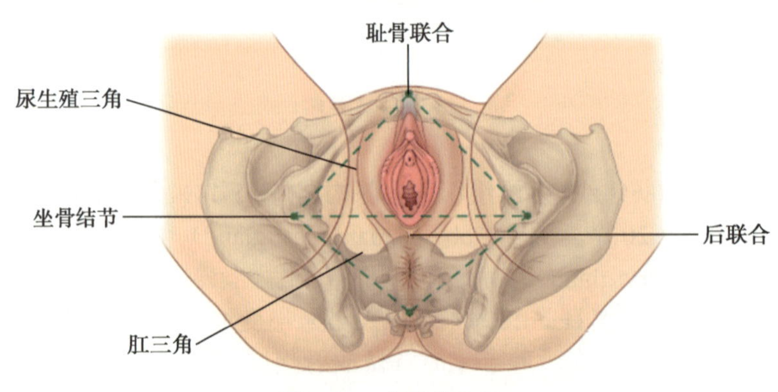

图 5-15 会阴的分区

1. 会阴的肌

（1）尿生殖区的肌：可分为浅层的会阴浅横肌、球海绵体肌、坐骨海绵体肌和深层的会阴深横肌、尿道括约肌（括约尿道和阴道），封闭盆膈裂孔。

（2）肛门区的肌：包括肛提肌（括约肛管和阴道）、尾骨肌和肛门外括约肌，封闭骨盆下口，承托盆腔脏器的作用（图 5-16～图 5-18）。

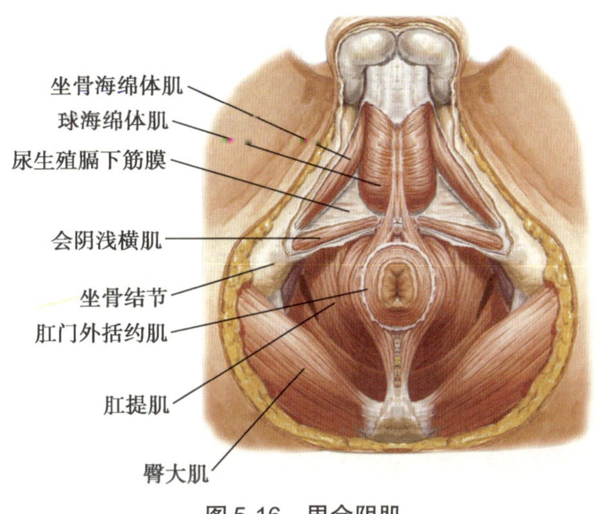

图 5-16　男会阴肌

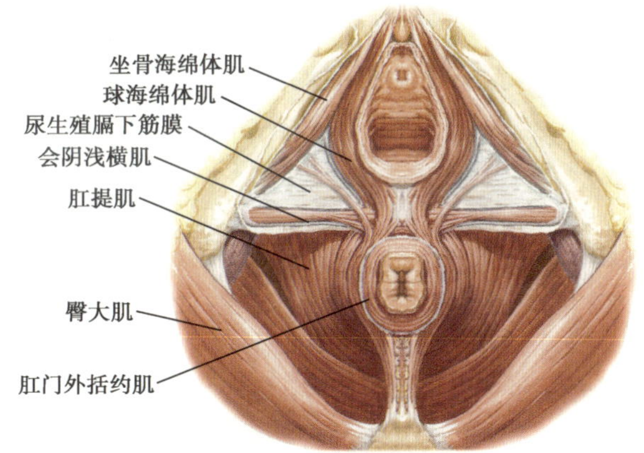

图 5-17　女会阴肌

2. 会阴的筋膜

（1）尿生殖区筋膜：分为浅、深两层（图 5-19、图 5-20）。浅筋膜分为浅层的脂肪层和深层的会阴浅筋膜（Colles 筋膜）。深筋膜覆盖在会阴深横肌和尿道括约肌的下面和上面，分别称为尿生殖膈下筋膜和尿生殖膈上筋膜。尿生殖膈上、下筋膜及其间的会阴深横肌和尿道括约肌共同组成尿生殖膈（urogenital diaphragm），加强盆底，封闭盆膈裂孔。

会阴浅筋膜与尿生殖膈下筋膜之间形成会阴浅隙（superficial perineal space），内含尿生殖三角的浅层肌、男性的尿道球和阴茎根、女性的前庭大腺、阴蒂脚和前庭球等。尿生殖膈上、下筋膜之间的间隙称为会阴深隙（deep perineal space）。内有尿生殖三角的深层肌、尿道球腺、尿道膜部和阴茎或阴蒂的血管神经等结构，男性有尿道穿过，女性有尿道和阴道穿过。

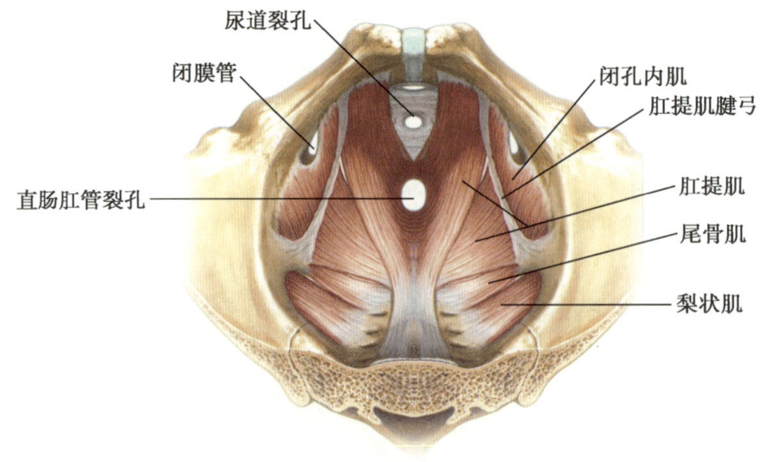

图 5-18 盆底肌（示会阴肌深层）

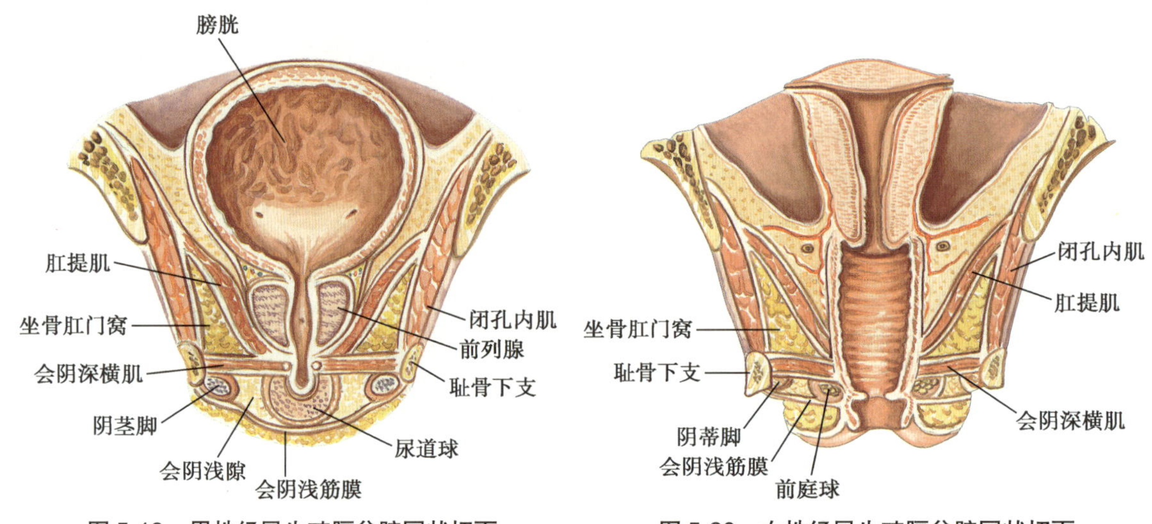

图 5-19 男性经尿生殖膈盆腔冠状切面

图 5-20 女性经尿生殖膈盆腔冠状切面

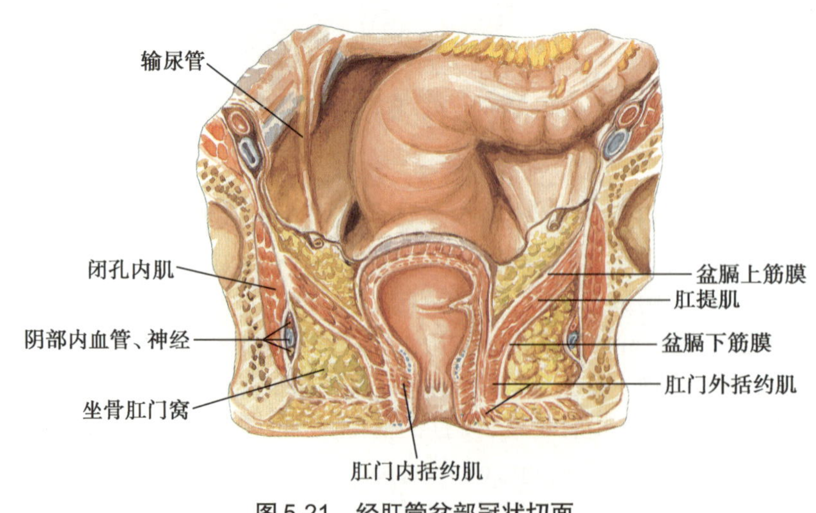

图 5-21 经肛管盆部冠状切面

（2）肛门区筋膜：分为浅筋膜和深筋膜，都覆盖于坐骨肛门窝内（见图 5-21）。坐骨肛门窝位于坐骨结节与肛门之间，内有大量脂肪组织和会阴部的血管、神经、淋巴管等，好发肛周脓肿。浅筋膜为疏松结缔组织。深筋膜覆盖于肛提肌和尾骨肌下面和上面，分别称为盆膈下筋膜和盆膈上筋膜。盆膈上、下筋膜及其之间的肛提肌和尾骨肌共同组成盆膈（pelvic diaphragm），中央有直肠穿过，封闭骨盆下口，承托盆腔脏器。

（解亚男）

第六章 腹　　膜

学习目标

1. 掌握：腹膜与腹盆腔脏器的关系；腹膜形成的大、小网膜和系膜；直肠膀胱陷凹和直肠子宫陷凹的位置和意义。

2. 熟悉：腹膜的分部与功能；腹膜腔和腹腔的区别；网膜囊的境界和交通。

3. 了解：腹膜形成的韧带、皱襞和隐窝。

4. 能够运用腹膜知识，阐述腹膜炎患者宜采取半卧位的成因。

5. 利用所学腹膜知识，并结合所学开展科学宣教和临床诊断指导。

病例导学与分析

患者，女，28岁，突感全腹剧痛并伴恶心、呕吐而来医院就诊。体温39℃，脉搏110次/min，腹胀明显，全腹压痛和反跳痛阳性，腹肌紧张，叩诊有移动性浊音，经B超检查确诊为急性化脓性腹膜炎。

问题：

1. 女性腹膜腔通过哪些结构与外界相交通？

2. 腹膜腔积液在半卧位时首先聚集于何处？为什么腹膜炎患者宜采取半卧位？

3. 在进行阴道后穹穿刺时，穿刺针依次穿经哪些结构才能抽出腹膜腔积液？

病例分析

一、概述

腹膜（peritoneum）为覆盖于腹、盆腔壁内和腹、盆腔脏器表面的一层薄而光滑的浆膜，由间皮和少量结缔组织构成，呈半透明状（图6-1）。

衬于腹、盆腔壁的腹膜称为壁腹膜（parietal peritoneum），由壁腹膜返折并覆盖于腹、盆腔脏器表面的腹膜称为脏腹膜（visceral peritoneum）。壁腹膜和脏腹膜互相延续、移行，共同围成不规则的潜在性腔隙，称为腹膜腔（peritoneal cavity）。男性腹膜腔为一封闭的腔隙；女性腹膜腔则借输卵管腹腔口，经输卵管、子宫、阴道与外界相通。

腹膜腔和腹腔在解剖学上是两个不同而又相关的概念。腹腔（abdominal cavity）是指骨盆上口以上，腹前壁和腹后壁之间的腔，骨盆上口以下与盆膈以上，腹前壁和腹后壁围成的腔为盆腔。而腹膜腔则指脏腹膜和壁腹膜之间的潜在性腔隙，腔内仅含少量浆液。腹、盆腔脏器均位于腹腔之内、腹膜腔之外。腹膜可分泌少量浆液，可润滑和保护脏器，减少摩擦。腹膜可吸收腹腔内的液体和空气等，且上腹部的腹膜吸收能力较强，所以腹膜炎症或手术后的病人多采取半卧位，使有害液体流至下腹部，以减缓腹膜对有害物质的吸收。另外，腹膜还具有防御、支持、修复等功能。

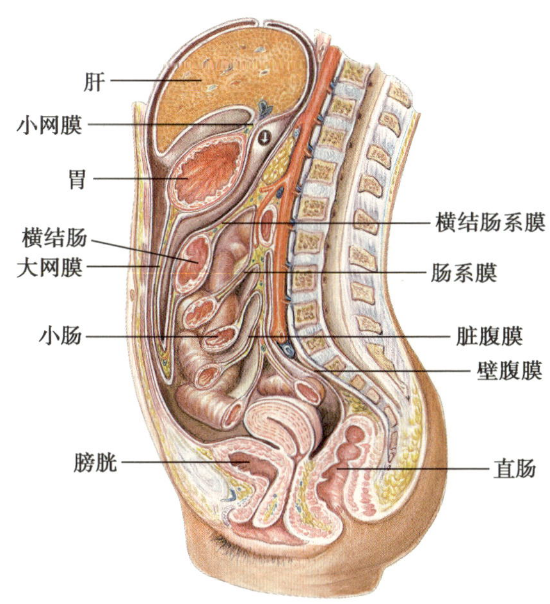

图 6-1 腹膜腔矢状切面模式图（女性）

二、腹膜与腹盆腔脏器的关系

根据脏器被腹膜覆盖的范围大小，可将腹、盆腔脏器分为三类，即腹膜内位、间位和外位器官（图 6-2）。

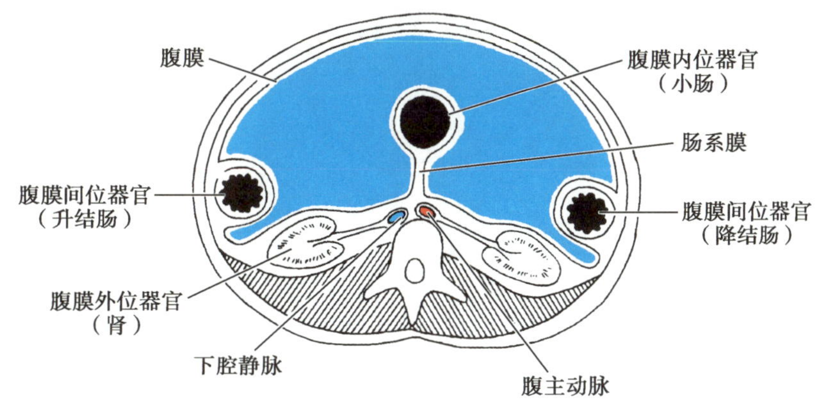

图 6-2 腹膜与脏器的关系示意图（水平切面）

1. 腹膜内位器官 表面几乎都被腹膜所覆盖的器官为腹膜内位器官，有胃、十二指肠上部、空肠、回肠、盲肠、阑尾、横结肠、乙状结肠、脾、卵巢和输卵管。

2. 腹膜间位器官 表面大部分被腹膜覆盖的器官为腹膜间位器官，有肝、胆囊、升结肠、降结肠、子宫、充盈的膀胱和直肠上段。

3. 腹膜外位器官 仅一面被腹膜覆盖的器官为腹膜外位器官，有肾、肾上腺、输尿管、空虚的膀胱、十二指肠降部、下部和升部、直肠中、下段及胰。

三、腹膜形成的主要结构

壁腹膜与脏腹膜之间，或脏腹膜之间互相返折移行，形成许多结构，这些结构不仅对器官起着连接和固定的作用，也是血管、神经等进入脏器的途径。

（一）网膜

网膜（omentum）是与胃小弯和胃大弯相连的双层腹膜皱襞，其间有血管、神经、淋巴管和结缔组织等（见图 6-1、图 6-3）。

1. 小网膜（lesser omentum） 是由肝门向下移行于胃小弯和十二指肠上部的双层腹膜结构；其左侧大部分从肝门连于胃小弯的部分称肝胃韧带（hepatogastric ligament）；右侧小部分从肝门连于十二指肠上部的部分称肝十二指肠韧带（hepatoduodenal ligament），其内有进出肝门的三个重要结构通过，胆总管位于右前方，肝固有动脉位于左前方，两者之后为肝门静脉。肝十二指肠韧带的右缘游离，其后方为网膜孔，经此孔可进入网膜囊。

2. 大网膜（greater omentum） 连于胃大弯与横结肠之间的四层腹膜结构，形似围裙覆盖于空、回肠和横结肠的前方，其左缘与胃脾韧带相连续。胃和十二指肠的上部的前后两层腹膜向下延伸，降至脐平面稍下方，形成大网膜的前两层，然后向后返折向上，形成大网膜的后两层，连于横结肠并叠合成横结肠系膜，贴于腹后壁。

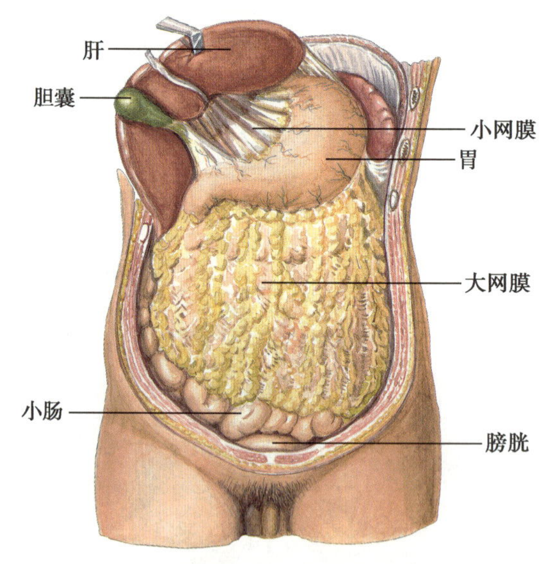

图 6-3 网膜

大网膜中含有丰富的脂肪和巨噬细胞，后者有重要的防御功能。大网膜的长度因人而异，活体上大网膜的下垂部分常可移动位置，当腹膜腔内有炎症时，大网膜可包围病灶以防止炎症扩散蔓延，故有腹腔卫士之称。

3. 网膜囊和网膜孔 网膜囊（omental bursa）是小网膜和胃后壁与腹后壁的腹膜之间的一个扁窄间隙（图 6-2、图 6-4），又称小腹膜腔，右侧借网膜孔通腹膜腔的其余部分。

网膜孔（omental foramen）位于肝十二指肠韧带游离缘后方，成人可容 1～2 指通过，手术时常通过此孔探查胆管。当胃后壁穿孔或某些炎症导致网膜囊内积液（脓）时，早期常局限于囊内，给诊断带来一定困难。

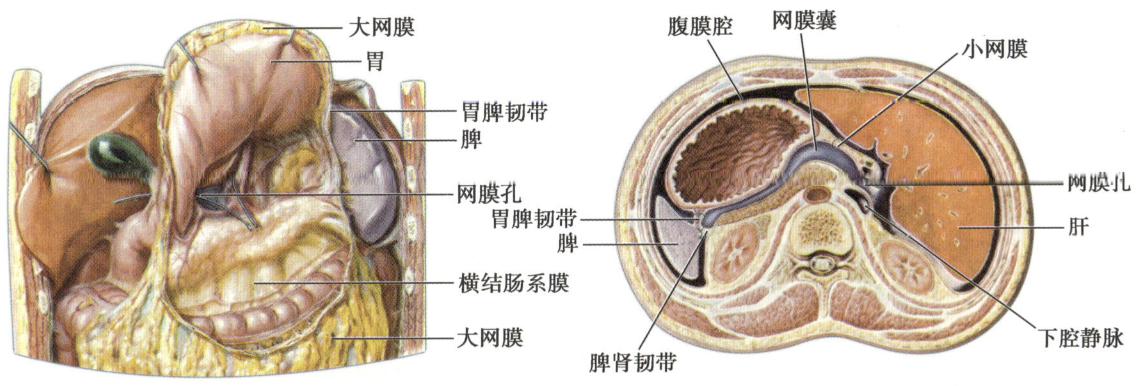

图 6-4 网膜囊和网膜孔

知识拓展

腹腔里的“围裙”——大网膜

你可曾知道，在你的腹腔里有一条围裙样的结构，大网膜，有识之士称它为“系膜在腹腔里的围裙”，对腹腔脏器起着举足轻重的作用。大网膜为腹腔内最大的腹膜皱襞。过去，人们对大网膜的功能并不十分了解，直至 19 世纪末，人们才发现大网膜具有润滑、感受刺激、防御功能和较强的修复和再生能力。大网膜一旦受到牵拉等刺激，即可引起恶心、呕吐等，但它对疼痛定位性差。大网膜的长度因人而异，活体大网膜的下垂部分常可移动位置。

（二）系膜

系膜是将器官系连固定于腹、盆壁的双层腹膜结构（图 6-5、图 6-6）。

1. 肠系膜（mesentery） 是将空肠和回肠系连并固定于腹后壁的双层腹膜结构，其附着于腹后壁的部分称为肠系膜根，长约 15cm，起自第 2 腰椎左侧，斜向右下跨过脊柱及其前方

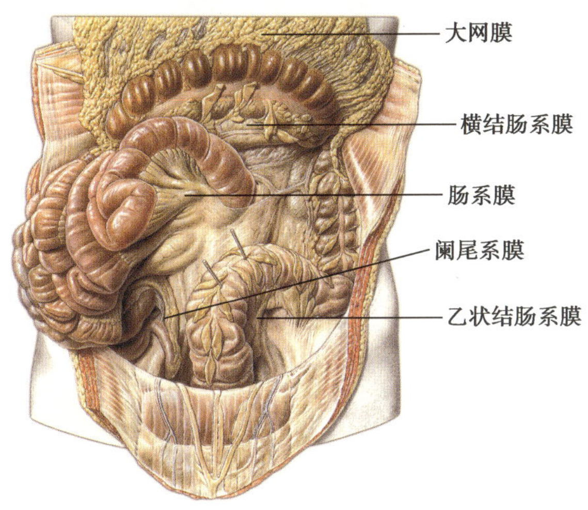

图 6-5 系膜

结构，止于右骶髂关节前方。连于空、回肠的肠系膜缘长达 5～7m，故有利于空、回肠的活动，对消化和吸收有促进作用，但活动异常时也易发生肠扭转、肠套叠等急腹症。肠系膜的两层腹膜间含有肠系膜上血管及其分支、淋巴管、淋巴结、神经丛和脂肪等。

2. 阑尾系膜（mesoappendix） 呈三角形，将阑尾系连于肠系膜下方。阑尾的血管走行于系膜的游离缘，故阑尾切除时，应从系膜游离缘进行血管结扎。

3. 横结肠系膜（transverse mesocolon） 是将横结肠系连于腹后壁的横位双层腹膜结构，其根部起自结肠右曲，向左跨过右肾中部、十二指肠降部、胰头等器官的前方，沿胰前缘达到左肾前方，直至结肠左曲。横结肠系膜内含有中结肠血管及其分支、淋巴管、淋巴结和神经丛等。通常以横结肠系膜为标志将腹膜腔划分为结肠上区和结肠下区。

4. 乙状结肠系膜（sigmoid mesocolon） 是将乙状结肠固定于左下腹的双层腹膜结构，其根部附着于左髂窝和骨盆左后壁。该系膜较长，故乙状结肠活动度较大，因而易发生肠扭转。系膜内含有乙状结肠血管、直肠上血管、淋巴管、淋巴结和神经丛等。

（三）韧带

腹膜形成的韧带指连接腹壁、盆壁与脏器之间或连接相邻脏器之间的腹膜结构，对脏器有固定作用。有的韧带内含有血管和神经等（图 6-2）。

1. 肝的韧带 肝脏面有肝胃韧带、肝十二指肠韧带和肝圆韧带裂内的肝圆韧带；肝上面有镰状韧带、冠状韧带和左、右三角韧带。肝圆韧带是胚胎时脐静脉闭锁后的遗迹。

2. 脾的韧带 包括胃脾韧带、脾肾韧带、膈脾韧带。胃脾韧带是连于胃底和胃大弯上份与脾门之间的双层腹膜结构，向下与大网膜左侧部相延续。脾肾韧带为脾门至左肾前面的双层腹膜结构。膈脾韧带为脾肾韧带向上连于膈下的双层腹膜结构。

3. 胃的韧带 包括肝胃韧带、胃脾韧带、胃结肠韧带和胃膈韧带。胃膈韧带是胃贲门左侧和食管腹段连于膈下面的腹膜结构。

（四）腹膜襞、腹膜隐窝和陷凹

腹、盆壁与脏器之间或脏器与脏器之间腹膜形成的皱襞称腹膜襞，其深部常有血管走行。在腹膜襞之间或腹膜襞与腹、盆壁之间形成的腹膜凹陷称腹膜隐窝，较大的隐窝称陷凹。

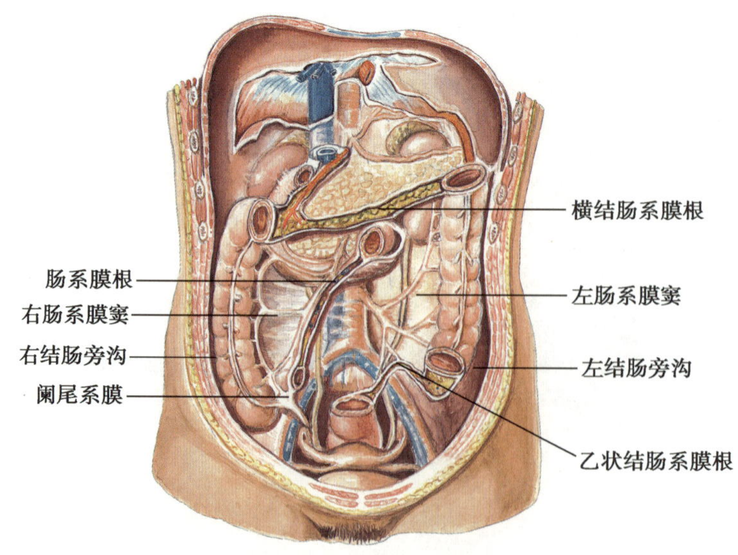

图 6-6 腹后壁的腹膜

肝肾隐窝（hepatorenal recess）位于肝右叶与右肾之间，在仰卧时，肝肾隐窝是腹膜腔的最低部位，腹膜腔内的液体易积存于此。在盆腔内，男性的膀胱与直肠之间有直肠膀胱陷凹。女性膀胱上面的腹膜向后折转到子宫前面，形成膀胱子宫陷凹。子宫后面的腹膜从子宫体向下覆盖子宫颈，再转至阴道后穹的上面，然后返折至直肠的前面，形成一个较深的直肠子宫陷凹，与阴道后穹之间仅隔以阴道后壁和腹膜（见图 6-1）。站立或坐位时，男性的直肠膀胱陷凹和女性的直肠子宫陷凹是腹膜腔的最低部位，故腹膜腔内的积液多聚积于此。临床上可进行直肠穿刺和阴道后穹穿刺以进行诊断和治疗。

（韩利军）

思考题

1. 大网膜位于何处？它是如何构成的？有何临床意义？
2. 腹膜在男、女性盆腔内形成哪些凹陷？有何临床意义？

自测题

实验指导

第七章
脉 管 系 统

学习目标

1. 掌握：心血管系统、心传导系统组成及肺循环与体循环的概念；心的位置及结构；主动脉的起始、主要分支及走行；常用动脉摸脉部位及常用止血点；上、下腔静脉主干的组成、起始、走行和主要属支；淋巴系统的组成及淋巴导管的合成、收集范围和注入部位；脾的位置、形态。

2. 熟悉：心包腔的概念及临床意义；子宫动脉与输尿管的位置关系；心的体表投影；全身各重要局部淋巴结群的名称和位置。

3. 了解：心壁的结构；血管吻合、动脉分布规律；静脉的组成、结构特点；椎静脉丛的位置、交通；全身各淋巴结的分布。

4. 具备正确识别动脉主干及其分支走向的位置、形态特征的能力。

5. 能够阐述脉管系统的解剖知识，联系脉管系统的相关疾病，为学习临床知识打下基础。

病例导学与分析

肝硬化患者，男，48岁，近两年来常便血，半个月前突发大呕血，经体检发现有腹水、腹壁静脉曲张呈蚯蚓状改变，B超检查诊断为：肝硬化，门脉直径增宽，脾大，腹腔积液。

问题：

1. 根据所学解剖知识分析，患者为什么会出现便血和呕血？便血和呕血的血液来源有什么不同？

2. 为何会脾肿大，腹水以及腹壁静脉曲张的原因是什么？

病例分析

脉管系统（vascular system）是封闭的管道系统，分布于人体全身各处，包括心血管系统和淋巴系统。心血管系统由心、动脉、毛细血管和静脉组成，血液在其中循环流动。淋巴系统包括淋巴管道、淋巴器官和淋巴组织。淋巴液沿淋巴管道向心流动，最后汇入静脉，故淋巴管道可视为静脉的辅助管道。

脉管系统的主要功能是物质运输。即将消化管吸收的营养物质和肺吸收的氧运送到全身器官的组织和细胞，同时将组织和细胞的代谢产物及二氧化碳运送到肾、肺、皮肤，排出体外，以保证身体新陈代谢的不断进行。另外，内分泌细胞分泌的激素也通过血液运送至靶器官和靶细胞，调节其活动。

第一节 心血管系统

一、概述

（一）心血管系统的组成

心血管系统包括心、动脉、毛细血管和静脉。

1. 心（heart） 主要由心肌构成，是连接动、静脉的枢纽和心血管系统的“动力泵”，且具有内分泌功能。心被心间隔分为互不相通的左、右两半，每半又分为心房和心室，故心有 4 个腔，分别是左心房、左心室，右心房、右心室。同侧心房和心室借房室口相通。心房接受静脉，心室发出动脉。在房室口和动脉口处均有瓣膜，似泵的阀门，可顺流而开启，逆流而关闭，保证血液定向流动。

2. 动脉（artery） 是运送血液离心的管道。动脉管壁较厚，大动脉有较大的弹性，心室射血时，管壁被动扩张，心室舒张时，管壁弹性回缩，推动血液继续流动。中、小动脉，可在神经体液调节下收缩或舒张以改变管腔大小，从而影响局部血流量和血流阻力。动脉在行程中不断分支，愈分愈细，最后移行为毛细血管。

3. 毛细血管（capillary） 是连接动、静脉末梢间的管道，彼此吻合成网，除软骨、角膜、晶状体、毛发、牙釉质和被覆上皮外，遍布全身各处。毛细血管数量多，管壁薄，通透性大，管内血流缓慢，是血液与组织液进行物质交换的场所。

4. 静脉（vein） 是引导血液回心的血管。由器官组织内毛细血管会合成小静脉，在向心回流过程中不断接受属支，逐渐会合成中静脉、大静脉，最后注入心房。与相应的动脉比较，静脉管壁薄，管腔大，弹性小，容血量较大。

（二）血液循环

血液离开心经动脉、毛细血管、静脉又回到心的过程，称血液循环（图 7-1）。根据途径和功能不同，血液循环分为体循环和肺循环。

1. 体循环 血液由左心室搏出，经主动脉及其分支到达全身毛细血管，血液在此与周围的组织、细胞进行物质和气体交换，再通过各级静脉的逐级汇合，最后经上、下腔静脉及冠状窦流入右心房，这一循环途径称体循环（大循环）。体循环的路程长，流经范围广，以动脉血滋养全身各部，并将全身各部的代谢产物和二氧化碳运回心。

2. 肺循环 血液由右心室搏出，经肺动脉干及其各级分支到达肺泡毛细血管进行气体交换，再逐级汇合后经肺静脉流入左心房，这一循环途径称肺循环（小循环）。体循环和肺循环同时进行，肺循环路程较短，只通过肺，主要使静脉血转变成含氧丰富的动脉血。

（1）肺循环的动脉：肺动脉干（pulmonary trunk）位于心包内，是一短而粗的动脉干，起自右心室，行向左后上至主动脉弓的下方分为左、右肺动脉（图 7-4）。左肺动脉（left pulmonary artery）较短，水平向左，经食管和胸主动脉的前方至左肺门，分上、下 2 支进入左肺上、下叶。右肺动脉（right pulmonary artery）较长，水平向右，经升主动脉和上腔静脉的后方达右肺门，分3支进入右肺上、中、下叶。在肺动脉干分叉处稍左侧与主动脉弓下缘之间有一结缔组织索称动脉韧带(arterial ligament),是胚胎时期动脉导管闭锁后的遗迹(图7-4)。

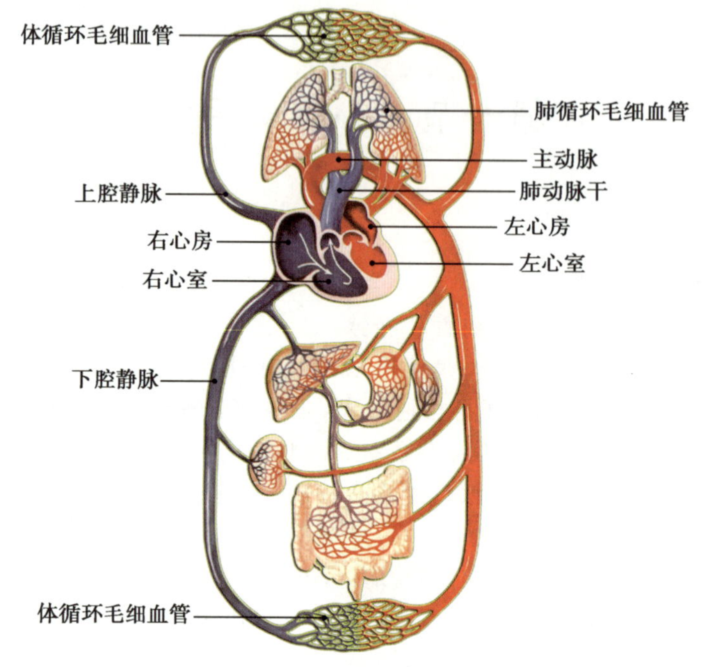

图7-1 血液循环示意图

知识拓展

动脉导管未闭

动脉导管未闭(patent ductus arteriosus, PDA)是动脉导管在出生后没有完全闭合,呈持续开放的病理状态。在胎儿时期,动脉导管的作用是将大部分右心室内的静脉血导入主动脉送往胎盘进行氧合。出生后,动脉导管未闭可作为一个独立病变单独存在,也可与其他心血管畸形并存,是临床上常见的先天性心脏病之一。

(2)肺循环的静脉:肺的静脉起自肺泡壁的毛细血管网,经在肺内逐级会合,最后形成左、右各两条肺静脉(pulmonary veins),分别为左上、左下肺静脉和右上、右下肺静脉。肺静脉起自肺门,穿过纤维心包,注入左心房后部的两侧。肺静脉将含氧量高的血液输送至左心房。左肺上、下静脉分别收集左肺上、下叶的血液,右上肺静脉收集右肺上、中叶的血液,右下肺静脉收集右肺下叶的血液。

(三)血管吻合及其功能意义

人体的血管除经动脉-毛细血管-静脉相通连外,动脉与动脉之间,静脉与静脉之间甚至动脉与静脉之间,可借血管支(吻合支或交通支)彼此连结,形成血管吻合(vascular anastomosis)(图7-2)。

1. 动脉间吻合 在人体内许多部位或器官的两动脉干之间可借交通支相连如脑底动脉之间。在经常活动或易受压部位,其邻近的多条动脉分支常互相吻合成动脉网,如关节网。

在时常改变形态的器官，两动脉末端或其分支可直接吻合形成动脉弓，如掌深弓、掌浅弓、胃小弯动脉弓等。这些吻合都有缩短循环时间和调节血流量的作用。

2. 静脉间吻合　静脉吻合远比动脉丰富，除具有和动脉相似的吻合形式外，常在脏器周围或脏器壁内形成静脉丛，以保证在脏器扩大或腔壁受压时血流通畅。

3. 动静脉吻合　在体内的许多部位，如指尖、趾端、唇、皮肤等处，小动脉与小静脉之间可借血管支直接相连，形成小动静脉吻合。这种吻合具有缩短循环途径，调节局部血流量和体温的作用。

4. 侧支吻合　有的血管主干在行程中发出与其平行的侧副管。发自主干不同高度的侧副管彼此吻合，称侧支吻合。正常状态下侧副管比较细小，但当主干阻塞时，侧副管逐渐增粗，血流可经扩大的侧支吻合到达阻塞以下的血管主干，使血管受阻区的血液循环得到不同程度的代偿恢复。这种通过侧支建立的循环称侧支循环或侧副循环。侧支循环的建立显示了血管的适应能力和可塑性，对于保证器官在病理状态下的血液供应十分重要。

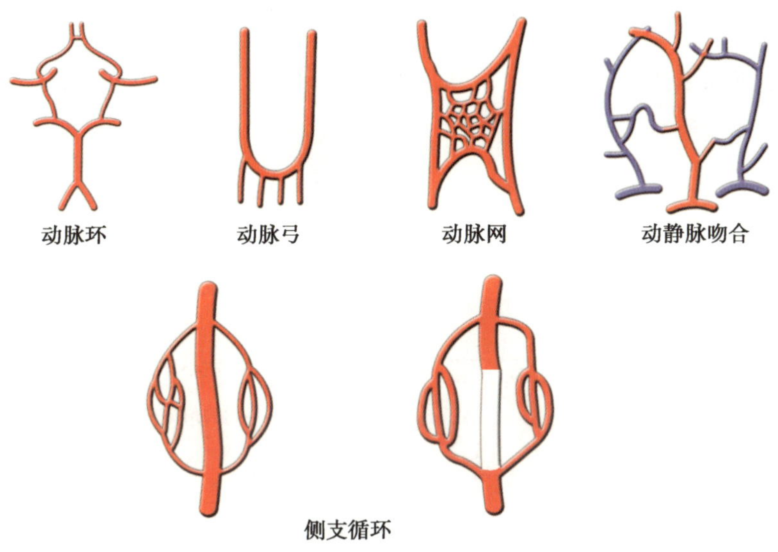

图 7-2　血管吻合和侧支循环示意图

（四）血管的变异

胚胎时期，血管是在毛细血管网的基础上发展起来的。在发育过程中，由于功能需要以及血流动力学因素的影响，有些血管扩大形成主干或分支，有些退化、消失，有的则以吻合管的形式存留下来，使血管的起始、分支、会合及管径大小、数目等常出现一定程度的变化，称血管变异。

二、心

（一）心的位置、外形和毗邻

心位于胸腔的中纵隔内，外形近似倒置的圆锥体，前后稍扁，周围被心包所包裹，约 2/3 位于正中线的左侧，1/3 位于正中线的右侧。心下方邻膈肌的中心腱；上方与出入心的大血管相连；两侧被肺和胸膜所包围；后方邻食管和胸主动脉等器官，平对第 5～8 胸椎；前方紧贴胸骨体和第 2～6 肋软骨，大部分被肺和胸膜所遮盖，只有少部分直接与胸骨和左侧第 4～5 肋软骨相邻（图 7-3）。

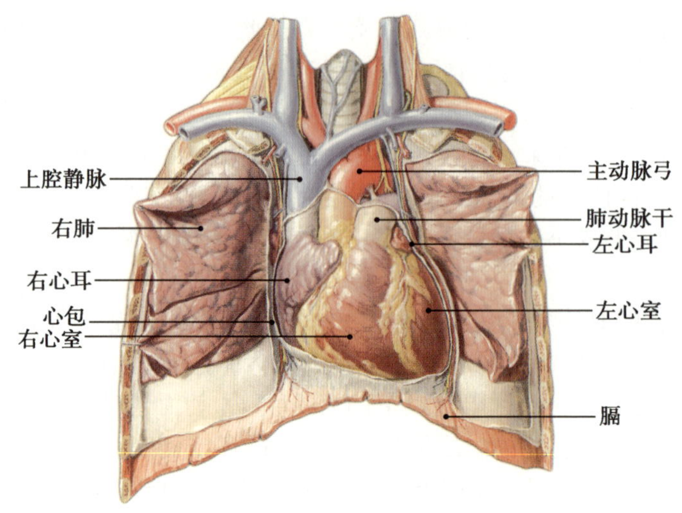

图 7-3　心的位置和毗邻

心的大小似本人拳头。可分一尖、一底、两面、三缘和四沟（图 7-4、图 7-5）。

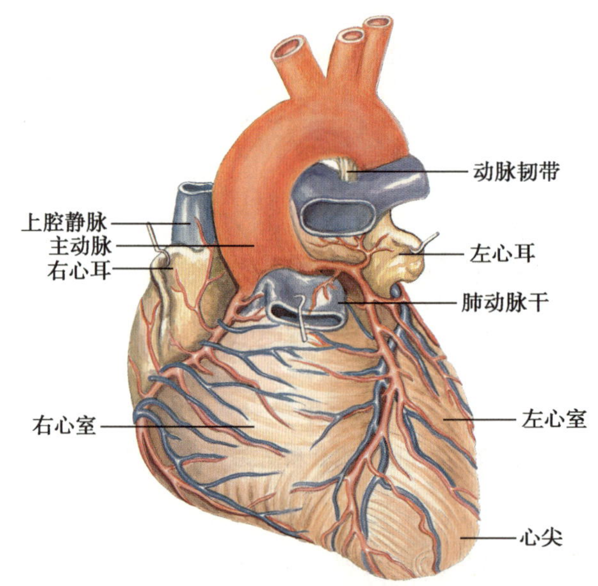

图 7-4　心的外形和血管（前面）

1. 一尖　即心尖（cardiac apex），朝向左前下方，由左心室构成，其体表投影在左侧第 5 肋间隙，锁骨中线内侧 1～2cm 处，活体于此处可扪及心尖搏动。

2. 一底　即心底（cardiac base），朝向右后上方，连接出入心的大血管，由左心房大部分、右心房小部分构成。

3. 二面　即胸肋面和膈面。胸肋面朝向前上方，贴胸骨和肋软骨，由右心房和右心室及少部分左心耳和左心室构成。该面大部分被胸膜和肺遮盖。膈面朝向下方并略朝向后，隔心包贴膈，由左、右心室构成。

4. 三缘　即右缘、左缘和下缘。右缘近乎垂直、较钝，由右心房构成。左缘斜行，圆钝，由左心耳及左心室构成。下缘近似水平方向，主要由右心室和心尖构成。

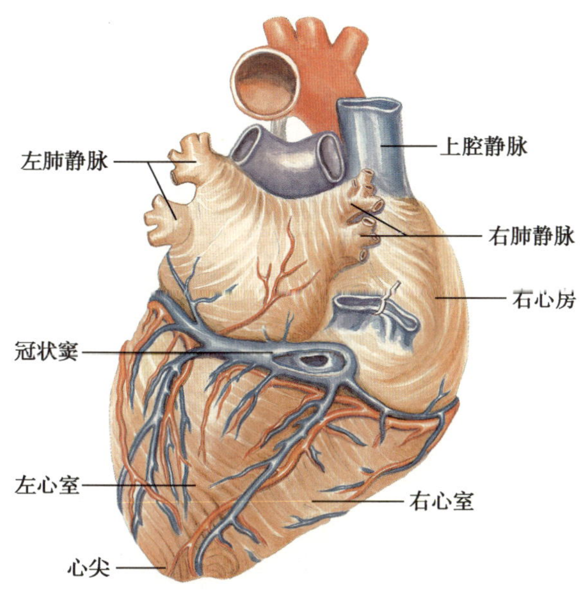

图 7-5 心的外形和血管(后下面)

5. 四沟 心脏表面有四条沟，为心脏各部在心表面的分界标志。冠状沟(coronary sulcus)近心底处，似环形，为心房和心室的表面分界标志。前室间沟(anterior interventricular groove)位于胸肋面，是冠状沟向下延伸至心尖右侧的纵沟。后室间沟(posterior interventricular groove)位于膈面，自冠状沟下降至心尖右侧并与前室间沟末端会合。前、后室间沟在心尖右侧会合处称心尖切迹(cardiac apical incisure)，两沟为左、右心室的表面分界标志。以上三条沟均被血管和脂肪组织填充，表面观察不明显。在心底部，右心房与右肺上、下肺静脉交界处的浅沟，称房间沟(interatrial groove)，是左、右心房在心表面的分界标志。在心的膈面，房间沟、后室间沟与冠状沟的交会处，称房室交点(crux)。此处是左、右心房与左、右心室在心后面相互接近之处，其深面有重要的血管和神经等结构。

(二)心腔

心是中空的肌性器官，共有 4 腔，即右心房、右心室、左心房、左心室。左、右心房之间为房间隔，左、右心室之间为室间隔，从而使左、右半心互不相通，同侧心房、心室之间借房室口相通。

1. 右心房(right atrium) 构成心胸肋面的右上部，壁薄、腔大(图 7-6)。

(1) 固有心房：构成右心房的前部，向左前方突出的部分称右心耳(right auricle)。上下纵行于右心房表面的浅沟为界沟(sulcus terminalis)，内面相对应的纵行肌行隆起为界嵴(crista terminalis)。内壁有起自界嵴，止于右房室口平行排列或交错呈网状的肌性隆起，为梳状肌。

(2) 腔静脉窦：位于右心房的后部，内壁光滑，上、下分别有上腔静脉口(orifice of superior vena cava)和下腔静脉口(orifice of inferior vena cava)。下腔静脉口与右房室口之间有冠状窦口(orifice of coronary sinus)。右心房的出口是右房室口(right atrioventricular orifice)，位于右心房的前下方，通向右心室。右心房的后内壁为房间隔，其下部有一浅窝称卵圆窝(fossa ovalis)，为胚胎期卵圆孔闭锁后留下的遗迹。若出生后卵圆孔未闭，则形成房间隔缺损，是先天性心脏病的一种。

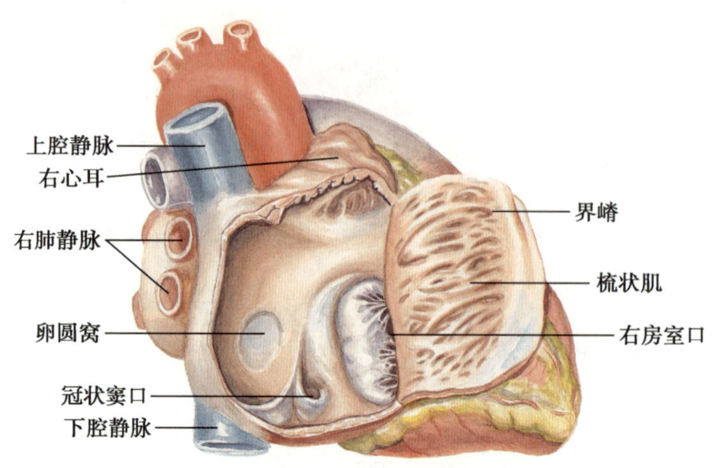

图 7-6　右心房

2. 右心室(right ventricle)　位于右心房的左前下方，壁厚 3～4mm，构成心胸肋面的大部分(图 7-7)。位于胸骨左缘第 4～5 肋软骨的后方，在胸骨旁左侧第 4 肋间隙作心内注射，多注入右心室。其内腔形似锥体，尖向左下，底向右上，右心室腔借室上嵴分为流入道和流出道。室上嵴(supraventricular crest)是右房室口和肺动脉口之间的一条肌性隆起。

(1) 流入道：是右心室的主要部分，从右房室口至右心室尖，房室口边缘附有三片近似三角形的瓣膜，称三尖瓣(tricuspid valve)。按位置分前(尖)瓣、后(尖)瓣和隔(尖)瓣。各瓣膜基底部附着于右房室口周围的纤维环上，尖端突向室腔，瓣膜的游离缘及心室面借数条腱索连于乳头肌。乳头肌(papillary muscles)是心室壁上突出的锥状肌肉隆起。按部位也分为相应的三组(前、后、隔侧)。纤维环、三尖瓣、腱索和乳头肌一起共称三尖瓣复合体。当右心室收缩时，血液推动瓣膜室面，三片瓣膜向上封闭右房室口，由于乳头肌的收缩和腱索的牵拉，使瓣叶不致翻入右心房，从而防止血液反流回右心房。室壁有许多纵横交错的肌性隆起，称肉柱(trabeculae carneae)。从室间隔连至前乳头肌根部的游离肉柱称隔缘肉柱(septomarginal trabecula)，又称节制索(moderator band)，可防止心室过度扩张的功能。

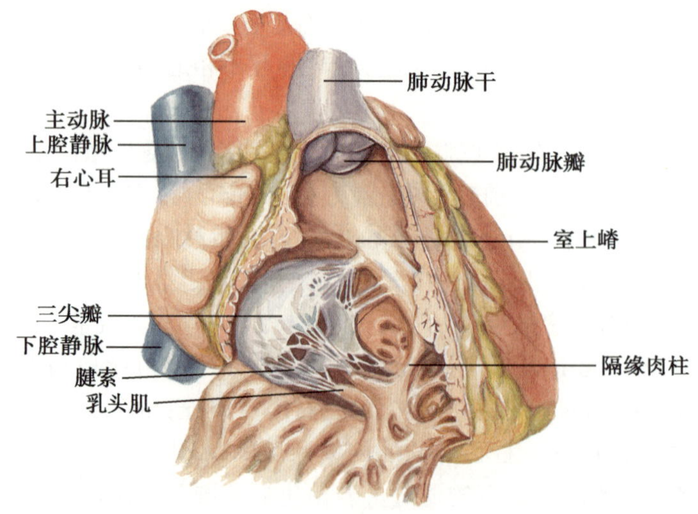

图 7-7　右心室

(2) 流出道：是右心室向右上方突出的部分，呈圆锥形，亦称动脉圆锥（conus arteriosus）。内壁光滑无肉柱，其上口称肺动脉口（orifice of pulmonary trunk）。肺动脉口是右心室的出口，口周缘有三个袋状的半月形瓣膜，称肺动脉瓣（pulmonary valve）（可分为前、左和右半月瓣）。肺动脉瓣与肺动脉壁之间的袋状间隙称肺动脉窦。当右心室舒张时，三个瓣膜受到肺动脉内血液回流的压力而紧密靠拢，关闭肺动脉口，阻止血流从肺动脉倒流入右心室。

3. 左心房（left atrium） 位于右心房的左后方，构成心底的大部，是4个心腔中最靠后方的一个（图7-8）。前方有升主动脉和肺动脉干，后方直接与食管毗邻。临床上通过食管X线钡餐造影，可间接判断左心房是否有病理性扩大。

(1) 左心耳（left auricle）：突向左前方，其腔面结构与右心耳相似，但梳状肌没有右心耳发达且分布不匀。左心耳因与二尖瓣邻近，常为心外科最常用手术入路之一。

(2) 左心房窦：又称固有心房，腔面光滑，其后壁两侧共有4个入口，即左肺上、下静脉口和右肺上、下静脉口。其前下方有左心房的出口即左房室口（left atrioventricular orifice），通向左心室。

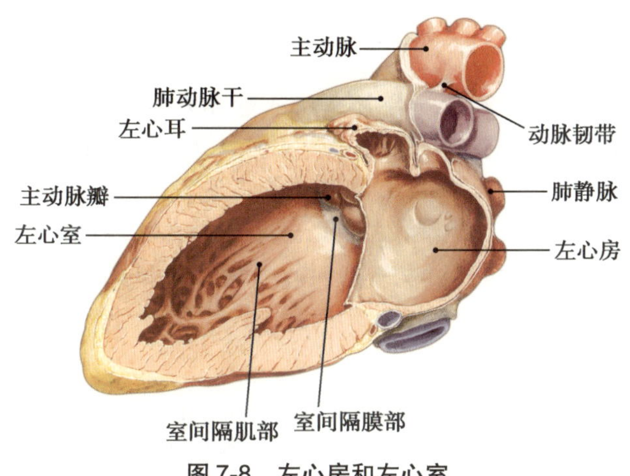

图7-8 左心房和左心室

4. 左心室（left ventricle） 位于右心室的左后方，室腔近似圆锥形，锥底被左房室口和主动脉口占据（图7-9）。左心室壁厚约是右心室壁厚的3倍。以二尖瓣的前瓣分为流入道和流出道。

(1) 流入道：又称左心室窦部，位于二尖瓣前尖的左后方，入口为左房室口。左房室口周缘附有两片瓣膜，称二尖瓣（mitral valve）。前（尖）瓣较宽短，位于左房室口和主动脉口之间；后（尖）瓣较窄长，附于左房室口的左后部。二尖瓣的游离缘及室腔面也有腱索连于乳头肌。二尖瓣纤维环、二尖瓣、腱索和乳头肌组成二尖瓣复合体，其功能同三尖瓣复合体，防止血液逆流。

(2) 流出道：又称主动脉前庭（aortic vestibule），位于左心室的前内侧部，室壁光滑。其上界为主动脉口（aortic orifice），位于左房室口的右前方，主动脉口处有构造和功能与肺动脉瓣相同的主动脉瓣（aortic valve），分别称左、右、后半月瓣，瓣膜较肺动脉瓣大而强韧。瓣膜与相对应的主动脉壁之间的腔隙，称主动脉窦（aortic sinus），在左、右窦的动脉壁上，分别有左、右冠状动脉的开口。

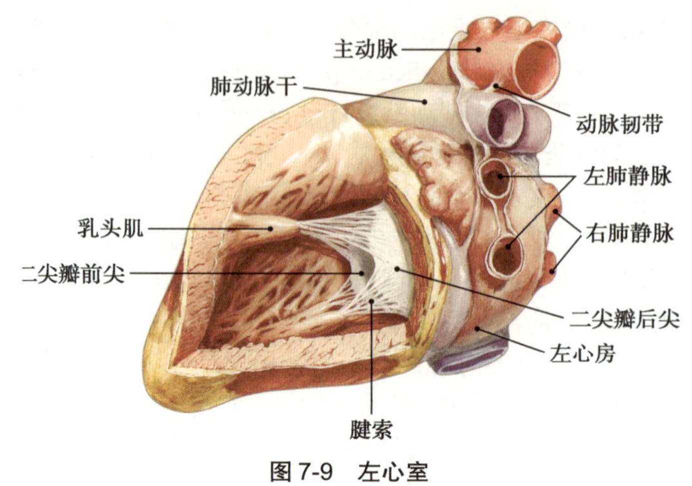

图 7-9 左心室

知识拓展

心瓣膜病

心的节律性收缩和舒张，像泵一样将血液从静脉吸入，由动脉射出，推动血液循环。三尖瓣复合体、二尖瓣复合体行使心舒张时使房室口开放，血液从心房进入心室。收缩时关闭，防止血液倒回心房的作用，临床上风湿病易损伤各瓣，其中以二尖瓣最为常见，形成灰白色的疣状赘生物，或者造成狭窄，这样就会造成心在收缩时关闭不全，使血液不能按一定方向流动，影响心的射血功能引发一系列的临床表现和症状。

（三）心的构造

1. 心纤维性支架 又称心纤维骨骼（图 7-10），位于心房肌与心室肌之间和房室口、肺动脉口和主动脉口的周围，由致密结缔组织构成，质地坚韧而富有弹性，起支撑作用，是心肌纤维和心瓣膜的附着处。包括 2 个纤维三角，4 个瓣环（肺动脉瓣环、主动脉瓣环、二尖瓣环和三尖瓣环）及圆锥韧带、室间隔膜部和瓣膜间隔等。心纤维性支架随着年龄的增长可发生不同程度的钙化，甚至骨化。

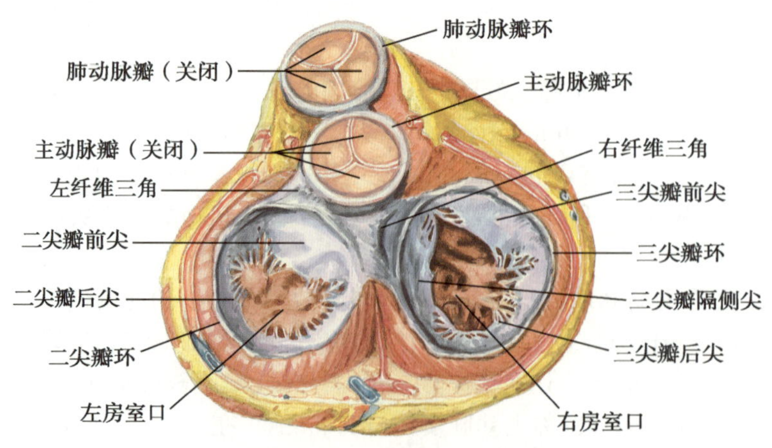

图 7-10 心的瓣膜和纤维环（心室舒张期）

（1）右纤维三角：位于二尖瓣环、三尖瓣环和主动脉后瓣环之间，向下附着于室间隔肌部，向前逐渐移行为室间隔膜部。

（2）左纤维三角：位于主动脉左瓣环与二尖瓣环之间，向前与主动脉左瓣环相连，向后发出纤维带与右纤维三角发出的纤维带共同形成二尖瓣环。

2. 心壁　自内向外由心内膜、心肌层和心外膜构成。心内膜内含有心传导系统的终支（Purkinje 纤维）。心肌层最厚，构成心壁的主体（图 7-11）。包括心房肌和心室肌，两者分别附着于心纤维骨骼，因而心房和心室可不同时收缩。心房肌细胞内含有心房颗粒，颗粒内含心房钠尿肽（心钠素），具有利尿、排钠、扩张血管和降血压的作用。心室肌较厚，尤以左心室为甚。

3. 心间隔　心间隔把心分隔为容纳动脉血的左半心和容纳静脉血的右半心，左右两半心互不相通（图 7-12）。

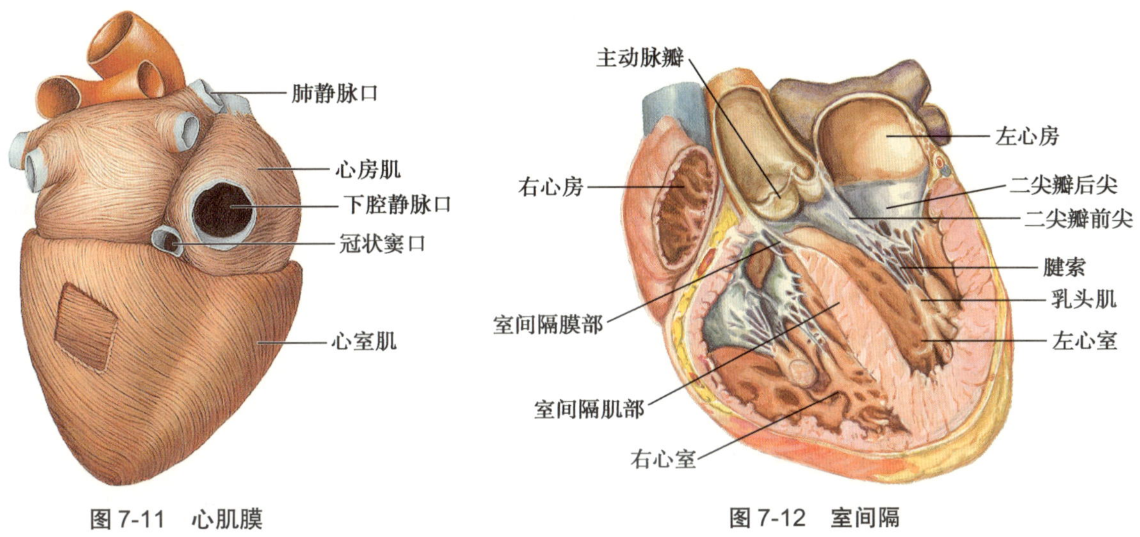

图 7-11　心肌膜　　图 7-12　室间隔

（1）房间隔（interatrial septum）：位于左、右心房之间，向左前方倾斜，由 2 层心内膜中间夹心房肌纤维和结缔组织构成。房间隔右侧面中下部有卵圆窝，是房间隔最薄弱处。

（2）室间隔：位于左、右心室之间。室间隔上部倾斜，中部明显凸向右心室，呈顺时针方向作螺旋状扭转。室间隔大部分由心肌构成，厚 1～2cm，称肌部（pars muscularis）。室间隔上部中份有一小卵圆形区域，此处较薄，缺乏肌层，称为膜部（pars membranacea），是室间隔缺损的好发部位。

知识拓展

先天性心脏病的解剖学基础

房间隔缺损最常见类型为卵圆孔未闭。如缺损较大，由于左房的压力高于右房，导致血流由左向右分流。右心负荷增加，引起肺动脉高压和肺淤血。室间隔缺损常见于室间隔膜部缺损。由于室间隔膜部与房室结、房室束、左右束支和三尖瓣、主动脉瓣关系密切，手术修补时应注意避免损伤这些结构。

（四）心传导系

心传导系位于心壁内，由特殊分化的心肌细胞构成。能产生并传导冲动，维持心脏的节律性搏动，使心房肌和心室肌的收缩相互协调。心传导系包括：窦房结、结间束、房室结、房室束、左右束支和Purkinje纤维网等（图7-13）。

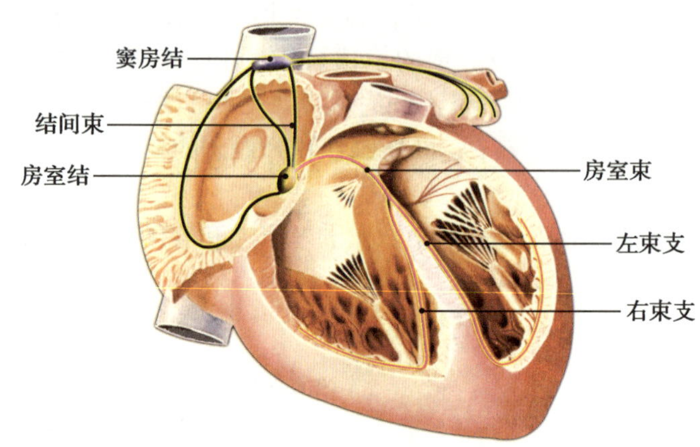

图7-13　心的传导系统

1. 窦房结（sinuatrial node）　是心的正常起搏点。位于上腔静脉与右心房交界处的心外膜深面。

2. 结间束　在窦房结与房室结之间有结间束相连，能将窦房结产生的冲动较快的传至房室结。但是结间束是否存在，因缺乏形态学依据目前仍然存在争议。

3. 房室结（atrioventricular node）　位于房间隔下部右侧心内膜深面，冠状窦口前上方。其作用是将窦房结传来的冲动传向心室，但传导速度较慢。正常情况下房室结不产生冲动，当窦房结的冲动产生或传导有障碍时，房室结也可产生冲动，但节律较慢。

4. 房室束、左、右束支及Purkinje纤维网　房室束（atrioventricular bundle）又称His束，从房室结前端向前行，穿过右纤维三角，经室间隔膜部后下缘前行，在室间隔肌部上缘分为左、右束支。左束支（left bundle branch）发自房室束的分叉部，在室间隔左侧心内膜下走行，于肌性室间隔上、中1/3交界水平分前、后和间隔3组分散至整个左室内面，在游离壁互相吻合成Purkinje纤维网。右束支（right bundle branch）起于房室束分叉部的末端，从室间隔膜下缘的中部向前下弯行，经隔缘肉柱，到达右心室前乳头肌根部分布至右心室壁。因右束支分支较晚，故易受局部病灶影响而发生传导阻滞。左、右束支的分支在心内膜下交织成心内膜下Purkinje纤维网。

（五）心的血管

心的血液供应来自左、右冠状动脉，回流的静脉血绝大部分经冠状窦汇入右心房，一部分直接流入右心房，极少部分流入左心房和左、右心室。心本身的血液循环称为冠状循环（图7-14、图7-15）。

1. 心的动脉

(1) 左冠状动脉（left coronary artery）：起自主动脉左窦。主干粗短，经左心耳与肺动脉根部之间向左前行，随即分为前室间支和旋支两大分支。左冠状动脉及其分支分布于右心室胸肋面小部分、左心室壁的绝大部分、室间隔的前2/3部分及左心房。

1) 前室间支（anterior interventricular branch）：也称前降支，似为左冠状动脉的直接延续，

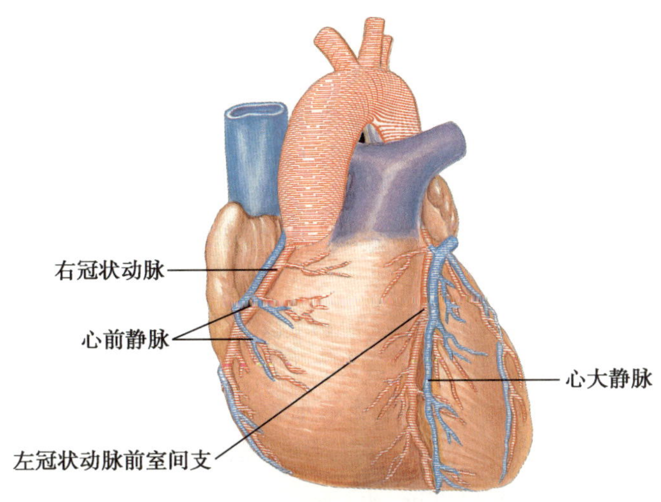

图 7-14 心的血管（前面观）

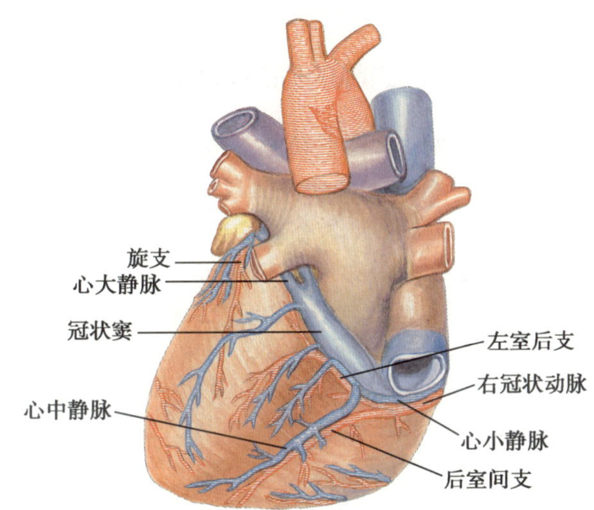

图 7-15 心的血管（后下面观）

沿前室间沟下降，经过心尖切迹至心膈面，再沿后室间沟上行 2～3cm，并与右冠状动脉的后室间支吻合，分布于左心室前壁、右心室前壁的一部分和室间隔前上 2/3。

2）旋支（circumflex branch）：自左冠状动脉主干发出后，沿冠状沟向左行，绕心左缘至左心室膈面，多数在心左缘与后室间沟之间的中点附近分支而终止。分布于左心房、左心室的侧壁和后壁。

（2）右冠状动脉（right coronary artery）：起于主动脉右窦。经右心耳与肺动脉根部之间入冠状沟，沿冠状沟向右下行，绕过心右缘至心膈面的房室交点附近分为后室间支和左室后支。右冠状动脉的分支分布于右心房、右心室各壁、左心室膈面小部及室间隔的后 1/3 部分，窦房结动脉也大多数起自右冠状动脉。

1）后室间支（posterior interventricular branch）：较粗，沿后室间沟下行，分布于后室间沟两侧的心室壁和室间隔的后下 1/3。

2）左室后支（posterior branch of left ventricle）：向左行，分布于左心室后壁（膈面），此支还发出房室结动脉。

2. 心的静脉　心的静脉血可经3条途径回流。

(1) 冠状窦(coronary sinus)：位于心膈面，左心房与左心室之间的冠状沟内，其右端以冠状窦口开口于右心房，开口处常有1个半月形瓣膜。其主要属支有：

1) 心大静脉(great cardiac vein)：在前室间沟，伴前室间支上行，斜向左上进入冠状沟，绕心左缘至心膈面。

2) 心中静脉(middle cardiac vein)：起于心尖部，伴右冠状动脉的后室间支上行，注入冠状窦的末端。

3) 心小静脉(small cardiac vein)：起于下缘，接受下缘及部分右心室前、后壁的静脉血，伴右冠状动脉向左注入冠状窦右端或心中静脉。

(2) 心前静脉(anterior cardiac vein)：起于右心室前壁，向上越过冠状沟直接注入右心房。

(3) 心最小静脉(smallest cardiac veins)：位于心壁内的小静脉，自心壁肌层的毛细血管网开始，直接开口于心房或心室腔。

知识拓展

心冠状动脉的临床应用解剖

临床上发生动脉粥样硬化性病变，造成动脉管腔狭窄，甚至阻塞，导致心肌缺血或坏死。好发部位可见于左冠状动脉前室间支上1/3段、左旋支近侧段、右冠状动脉近侧段。左冠状动脉分前室间支和旋支两支，分布于左心室前壁、侧壁、心尖、后壁一部分和大部分的室间隔。如有严重阻塞，可造成大面积的心肌缺血、坏死，甚至引起猝死；前室间支阻塞可造成左室前壁、室间隔前部和心尖部的心肌梗死；旋支阻塞时可造成左室侧壁和部分后壁的心肌梗死，少部分人可引起心传导系的血供障碍，导致心律失常。当冠状动脉狭窄时，可通过导管插管术或放入支架以扩张血管来保证冠状动脉的通畅。

(六) 心包

心包(pericardium)为包裹心脏和大血管根部的锥形纤维浆膜囊。可分为纤维心包和浆膜心包(图7-16)。纤维心包(fibrous pericardium)在外层，较厚，由致密而坚韧的结缔组织构成，其上部与出入心脏的大血管外膜相续，下方与膈肌的中心腱相连。浆膜心包(serous pericardium)薄而光滑，分脏、壁两层。脏层心包于心肌表面，称心外膜；壁层紧贴于纤维心包内面。脏、壁两层在大血管根部互相移行，两层间围成的腔隙为心包腔(pericardial cavity)，内含少量浆液，起润滑作用，以减少心搏动时的摩擦。

浆膜心包脏、壁两层返折处的间隙，称心包窦(pericardial sinus)，包括心包横窦、心包斜窦和心包前下窦。心包横窦(transverse pericardial sinus)为心包腔在主动脉、肺动脉后方与上腔静脉、左心房前壁前方之间的间隙。心包斜窦(oblique pericardial sinus)位于左心房后壁、左右肺静脉、下腔静脉与心包后壁之间的心包腔。心包前下窦(anterior inferior sinus of pericardium)位于心包腔的前下部，心包前壁与膈之间的交角处。人体直立时，该处位置最低，心包积液常存于此窦中，是心包穿刺比较安全部位。从剑突与左侧第7肋软骨交角处进行心包穿刺，恰可进入该窦。

心包对心具有保护作用，能防止心脏过度扩大，以保持恒定的心脏血容量。由于纤维性心包伸缩性很小，心包腔若大量积液可限制心的舒张，影响静脉血液回流。

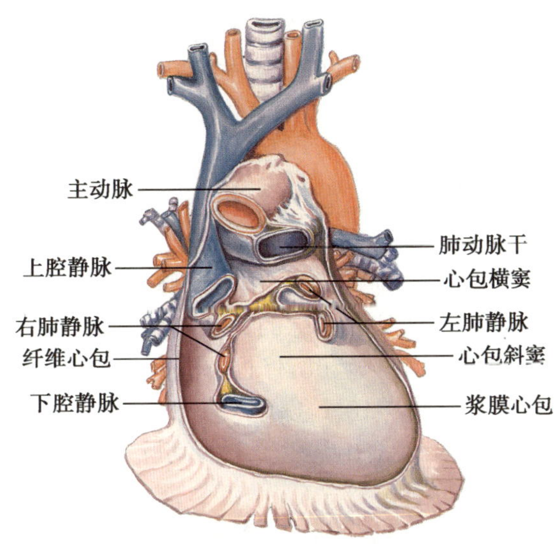

图 7-16 心包

（七）心的体表投影

心的体表投影可分心外形和瓣膜位置的体表投影（图 7-17）。

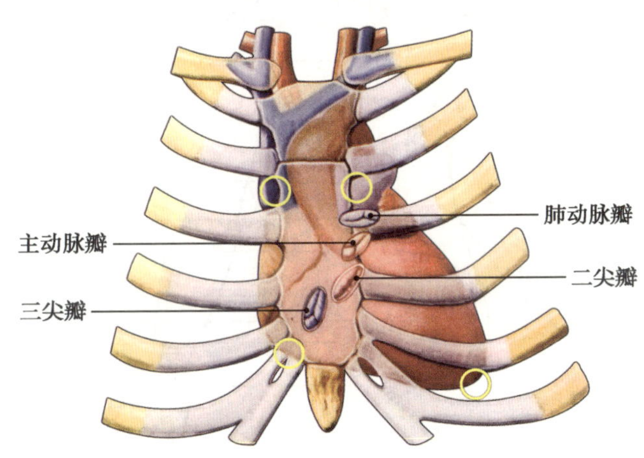

图 7-17 心的体表投影

1. 心外形体表投影 心外形体表投影个体差异很大，也可因体位而有变化，通常采用 4 点间的连线法来确定。

（1）左上点：位于左侧第 2 肋软骨下缘，距胸骨左缘约 1.2cm。

（2）右上点：位于右侧第 3 肋软骨上缘，距胸骨右缘约 1cm 处。

（3）右下点：位于右侧第 7 胸肋关节处。

（4）左下点：位于左侧第 5 肋间隙，距正中线 7～9cm 处，在锁骨中线内侧 1～2cm 处。

左、右上点连线为心上界，左、右下点连线为心下界，右侧上、下两点连线（微向右侧凸）为心右界。左侧上、下两点连线（微向左侧凸）为心左界。了解心脏的体表投影，对叩诊时判断心界大小具有参考价值。

2. 心瓣膜的体表投影

（1）肺动脉瓣（肺动脉口）：位于左侧第 3 胸肋关节的稍上方，部分位于胸骨之后。

（2）主动脉瓣（主动脉口）：位于胸骨左缘第3肋间隙，部分位于胸骨之后。

（3）二尖瓣（左房室口）：位于左侧第4胸肋关节处及胸骨左半的后方。

（4）三尖瓣（右房室口）：位于第4肋间隙胸骨正中线的后方。

三、体循环的动脉

动脉（artery）是输送血液离心的血管。由左心室发出的主动脉及其各级分支运送动脉血，由右心室发出的肺动脉干及其分支则输送静脉血。动脉分支离开主干进入器官前称器官外动脉，进入器官内的分支称器官内动脉。动脉的命名多与它们营养的器官（如肾动脉）、所在位置（如肋间后动脉）、方位（如冠状动脉）和所伴行骨的名称（如肱动脉）一致。

器官外动脉分布的基本规律（图7-18）：①动脉的配布有左、右对称性；②每一大局部（头颈、躯干和上、下肢）都有1～2条动脉干；③躯干部的动脉有脏支和壁支之分；④常有静脉和

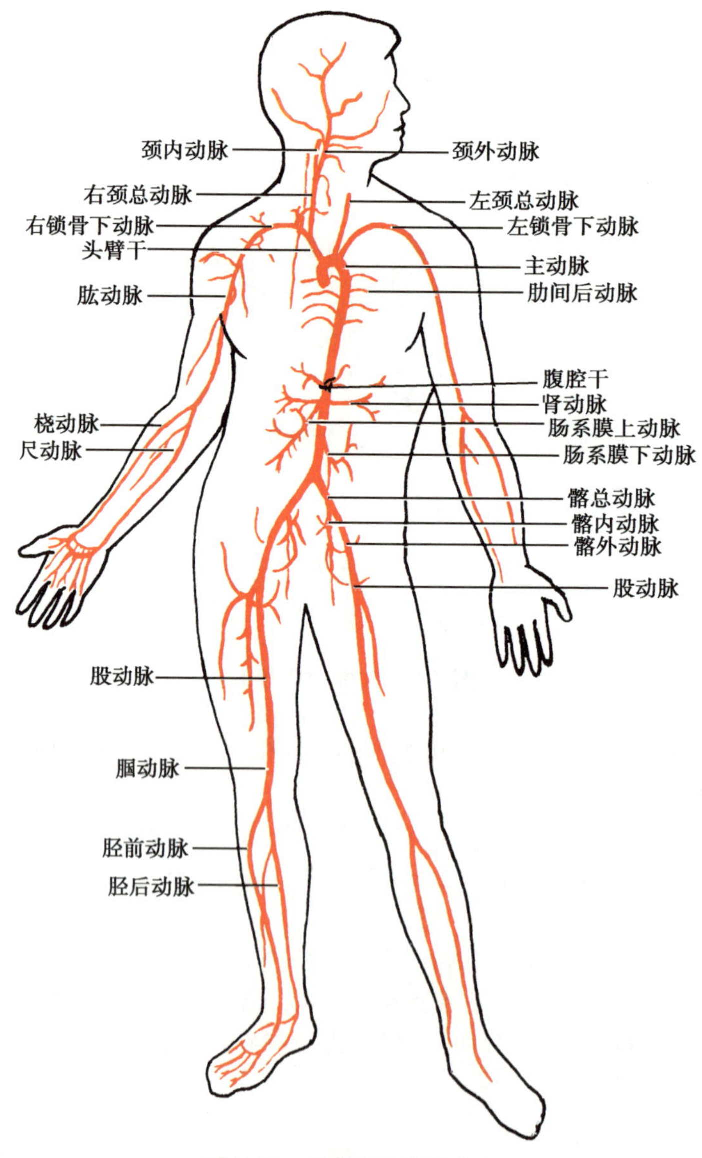

图7-18　体循环动脉的分布

神经伴行；⑤多走行于身体的屈侧、深部和安全隐蔽部位；⑥常以最短的距离到达所分布的器官；⑦动脉分布形式与器官的形态有关；⑧动脉的管径与所分布的器官的功能有关。

体循环的动脉主干为主动脉（aorta），是人体最粗大的动脉。主动脉起自左心室，先行向右上，继而呈弓形弯向左后至第 4 胸椎体下缘平面，再沿脊柱左侧下降，穿膈肌的主动脉裂孔进入腹腔，继续下降至第 4 腰椎体下缘平面分为左、右髂总动脉（left and right common iliac artery），沿腰大肌的内侧向外下方斜行，至骶髂关节的前方分为髂内动脉（internal iliac artery）和髂外动脉（external iliac artery）。主动脉以右侧第 2 胸肋关节和第 4 胸椎体下缘为界，将主动脉分为升主动脉（ascending aorta）、主动脉弓（aorta arch）和降主动脉（descending aorta）。降主动脉以膈为界又分为胸主动脉（thoracic aorta）和腹主动脉（abdominal aorta）（图 7-18、图 7-19）。

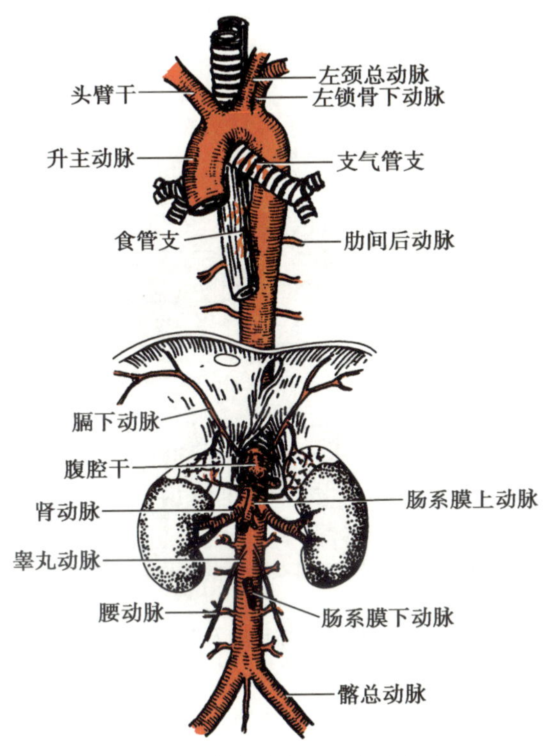

图 7-19　主动脉走行及主要分支

升主动脉：平对第 3 肋间，起自左心室，经肺动脉干与上腔静脉之间向右前上方斜行至右侧第 2 胸肋关节后方移行为主动脉弓，升主动脉根部发出左、右冠状动脉（图 7-13）。

主动脉弓：位于右侧第 2 胸肋关节至第 4 胸椎体下缘之间凸向上的弓形动脉。其前方有胸骨柄，后方有气管和食管。主动脉弓壁内含有压力感受器，具有调节血压的作用。在主动脉弓下方近动脉韧带处有 2～3 个粟粒状小体，称主动脉小球（aortic glomera），属化学感受器，参与调节呼吸。主动脉弓的凸侧自右向左发出头臂干（brachiocephalic trunk）、左颈总动脉（left common carotid artery）和左锁骨下动脉（left subclavian artery）。头臂干向右上斜行至右胸锁关节的后方分为右颈总动脉（right common carotid artery）和右锁骨下动脉（right subclavian artery）（图 7-26）。

（一）颈总动脉

颈总动脉（common carotid artery）（图 7-20）为头颈部的动脉主干，右颈总动脉起自头臂干，左颈总动脉直接起自主动脉弓。两侧颈总动脉均在胸锁关节后方进入颈部，沿气管、喉和食管的外侧上升，在甲状软骨上缘平面，分为颈外动脉和颈内动脉。颈总动脉与其外侧的颈内静脉和后方的迷走神经三者共同包在一个由结缔组织构成的颈动脉鞘内。颈总动脉上段位置表浅，在活体上可触及其搏动。当头面部大出血时，可在胸锁乳突肌的前缘，平环状软骨高度，向后内将该动脉压向第6颈椎横突上进行急救止血。颈总动脉在分叉处有两个重要的结构。

颈动脉窦（carotid sinus）为颈总动脉末端及颈内动脉起始处的膨大部分，其壁内有压力感受器。当血压升高时，可反射性地引起心跳减慢、血管扩张、血压降低。

颈动脉小球（carotid glomus）是一个扁椭圆形小体，借结缔组织连于颈总动脉分叉处的后方，为化学感受器。感受血液中二氧化碳浓度的变化，当二氧化碳浓度升高时，可反射性地促使呼吸加深、加快。

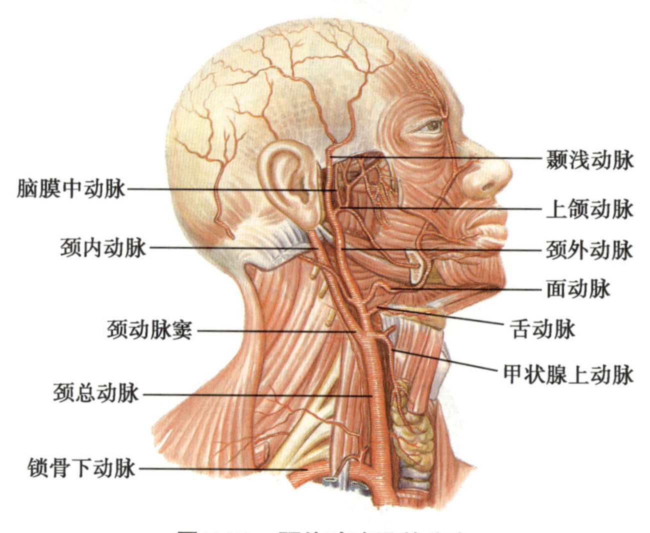

图 7-20 颈外动脉及其分支

1. 颈外动脉（external carotid artery） 起自颈总动脉，初居颈内动脉的前内侧，后渐渐至其前外侧，上行穿腮腺实质达下颌颈高度分为颞浅动脉和上颌动脉两个终支（图 7-20）。颈外动脉分支有：

（1）甲状腺上动脉（superior thyroid artery）：自颈外动脉起始处发出，行向前下方，分布到甲状腺上部和喉。

（2）舌动脉（lingual artery）：在甲状腺上动脉的稍上方约平下颌角高度发出，分布于舌、舌下腺和腭扁桃体。

（3）面动脉（facial artery）：在舌动脉稍上方发出，行向前上，经下颌下腺的深面，在咬肌前缘越过下颌骨下缘至面部，经口角和鼻翼外侧，向上至眼内眦，移行为内眦动脉。面动脉分布于面部软组织、下颌下腺和腭扁桃体等。面动脉在咬肌前绕下颌骨下缘处位置表浅，在活体上可触及其搏动，当面部出血时，可在该处压迫止血。

（4）颞浅动脉（superficial temporal artery）：为颈外动脉终支之一，在耳屏前方上行，越过颧弓根部至颞部，分布于额、颞、顶部软组织和腮腺。在活体外耳门前上方颧弓根部可摸到颞浅动脉搏动，可在此处进行压迫止血。

（5）上颌动脉（maxillary artery）：为颈外动脉的另一终支，在下颌颈处起自颈外动脉，前行入颞下窝，沿途分支分布于外耳道、中耳、硬脑膜、腭扁桃体、牙及牙龈、鼻腔和腭等处。其中分布到硬脑膜的一支称脑膜中动脉（middle meningeal artery），它由上颌动脉发出后向上穿棘孔入颅腔，分前、后二支，紧贴颅骨内面走行，分布于硬脑膜。其中前支经过翼点内面，当颞区颅骨骨折时易受损伤，引起硬膜外血肿。

此外，颈外动脉还向后发出枕动脉、耳后动脉，分别分布于枕部和耳后。

2. 颈内动脉（internal carotid artery） 平甲状软骨上缘平面起自颈总动脉，向上直达颅底，穿颈动脉管入颅腔，分布于脑和视器（见神经系统和感觉器）（图 7-21）。颈内动脉在颅外没有分支。

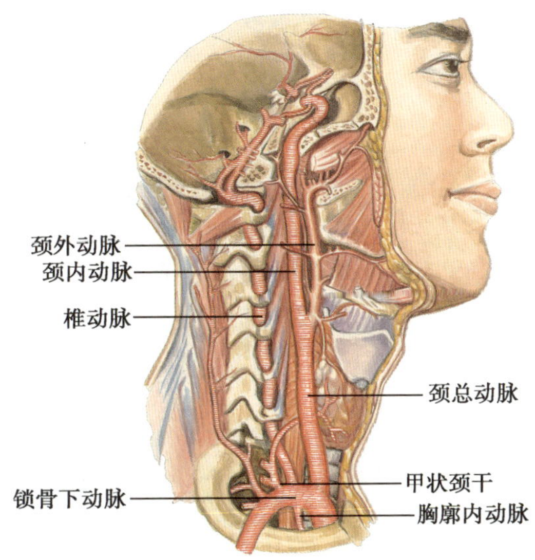

图 7-21 锁骨下动脉及其分支

（二）上肢的动脉

1. 锁骨下动脉（subclavian artery） 左侧起自主动脉弓，右侧起自头臂干（图 7-21）。锁骨下动脉从胸锁关节后方斜向外至颈根部，呈弓状经胸膜顶前方，穿斜角肌间隙，至第 1 肋外缘移行为腋动脉。上肢出血时，可于锁骨中点上方的锁骨上窝处向后下将该动脉压向第 1 肋进行止血。其主要分支有：

（1）椎动脉（vertebral artery）：为锁骨下动脉最大的分支，向上依次穿经第 6～1 颈椎横突孔，经枕骨大孔入颅腔，分支分布于脑和脊髓（详见神经系统）。

（2）胸廓内动脉（internal thoracic artery）：起点与椎动脉相对，向下入胸腔，沿 1～6 肋软骨后面距胸骨外缘约 1.25cm 处下降。沿途发出分支分布于胸前壁、心包、膈肌及乳房等处。至第 6 肋间隙平面，分为两个终支，一支是肌膈动脉沿肋弓分布于下位肋、肋间隙和膈；另一支是腹壁上动脉（superior epigastric artery）向下进入腹直肌鞘内，在脐部附近与腹壁下动脉吻合，营养腹直肌和腹膜。

（3）甲状颈干（thyrocervical trunk）：为一短干，在椎动脉外侧，前斜角肌内侧缘起始后立即分为数支，主要有甲状腺下动脉、肩胛上动脉、颈横动脉、颈升动脉等，其中甲状腺下动脉（inferior thyroid artery）向上内经颈动脉鞘后方至甲状腺下端。此处，锁骨下动脉还发出一短干肋颈干，肋颈干向后发出第 1、2 肋间后动脉。

2. 腋动脉（axillary artery） 是锁骨下动脉的延续，穿过腋窝，向下外至大圆肌下缘移行为肱动脉（图 7-22）。腋动脉主要分支有：

（1）胸肩峰动脉（thoracoacromial artery）：为一短干，分支分布于胸大肌、胸小肌、三角肌和肩关节

（2）胸外侧动脉（lateral thoracic artery）：沿胸小肌下缘走行，分支分布至胸大肌、胸小肌、前锯肌和乳房。

（3）肩胛下动脉（subscapular artery）：沿肩胛骨腋缘下降，分为胸背动脉和旋肩胛动脉。前者为肩胛下动脉的延续，分布于背阔肌和前锯肌。后者营养附近诸肌，并与肩胛上动脉吻合。

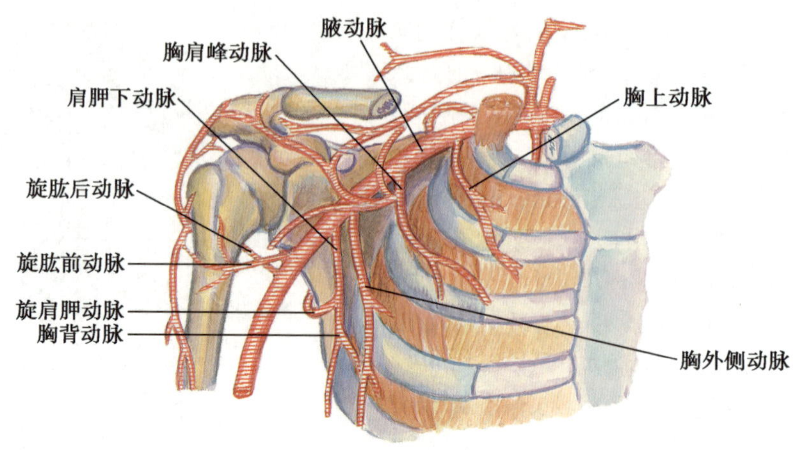

图 7-22 腋动脉及其分支

（4）旋肱前动脉（anterior humeral circumflex artery）：细小，绕肱骨外科颈的前方，向外后方与旋肱后动脉吻合。

（5）旋肱后动脉（posterior humeral circumflex artery）：在旋肱前动脉同高度起始，伴随腋神经绕肱骨外科颈向后外走行，与旋肱前动脉吻合，分布到三角肌和肩关节。

3. 肱动脉（brachial artery） 是腋动脉的直接延续（图 7-23）。从大圆肌下缘开始，沿肱二头肌内侧缘伴正中神经下行，至肘窝中点在平桡骨颈处分为桡动脉和尺动脉，在肘窝的内上方，肱二头肌腱内侧可摸到肱动脉的搏动，此处是测血压时听诊的部位。

肱动脉的分支有肱深动脉（deep brachial artery），该动脉于大圆肌下缘处分出，与桡神经伴行入桡神经沟，营养于肱三头肌和肱骨，并参与肘关节动脉网的组成。

4. 桡动脉（radial artery） 平桡骨颈处由肱动脉分出，在肱桡肌与旋前圆肌之间，沿前臂桡侧下行，后行在肱桡肌与桡侧腕屈肌腱之间，此处位置表浅，仅被覆皮肤与筋膜，为中医切脉部位。此后桡动脉至桡骨下端绕桡骨茎突，至手背，穿第 1 掌骨间隙至手掌深面，此处发出较大的拇主要动脉，继而分为 3 支指掌侧固有动脉到拇指两侧和示指桡侧。桡动脉终支与尺动脉掌深支吻合构成掌深弓，桡动脉在腕掌侧处发出掌浅支与尺动脉的终支吻合构成掌浅弓。

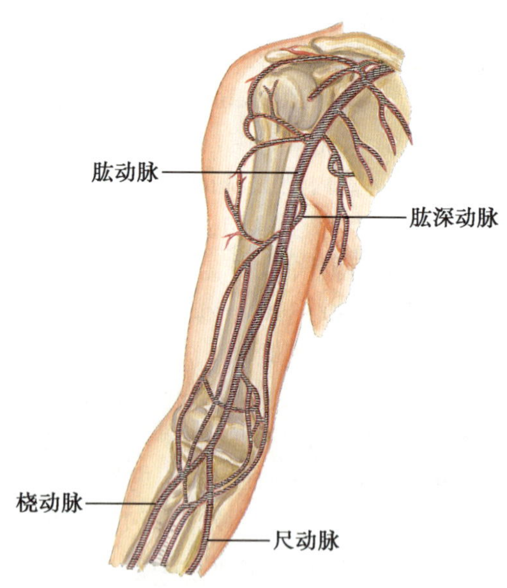

图 7-23 肱动脉及其分支

5. 尺动脉（ulnar artery） 由肱动脉发出后，斜向内下，走行在尺侧腕屈肌与指浅屈肌之间，到达桡腕关节处，经豌豆骨外侧和腕横韧带浅面入手掌，分出掌深支后，其终支与桡动脉掌浅支吻合成掌浅弓。尺动脉的主要分支有骨间总动脉，分两支分别在骨间膜前面和背面下行，营养前臂前、后群深层肌肉。

6. 掌浅弓（superficial palmar arch） 位于掌腱膜深面，屈指肌腱的浅面（图 7-24）。由尺动脉终支与桡动脉掌浅支吻合构成。弓的凸缘约平掌骨中部，从掌浅弓发出3条指掌侧总动脉和1条小指尺掌侧动脉。指掌侧总动脉沿第2～4蚓状肌表面下行至掌指关节处，分别与相应的掌心动脉吻合，在此处再各分为两条指掌侧固有动脉，分布于第2～5指的相对缘。小指尺掌侧动脉分布于小指尺侧缘。拇指的两侧缘与示指的桡侧缘由拇主要动脉分支供应。

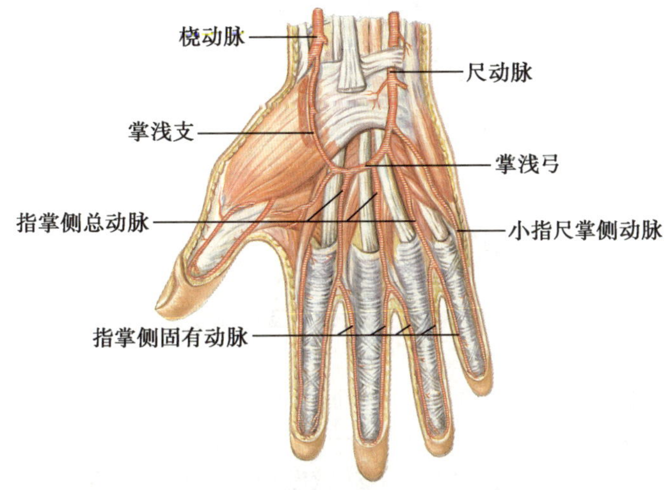

图7-24 右手掌面动脉（浅层）

7. 掌深弓（deep palmar arch） 位于屈指肌腱与骨间肌之间（图7-25）。由桡动脉终支与尺动脉掌深支吻合构成。弓的凸缘约平腕掌关节高度，发出3条掌心动脉，沿第2～4掌骨间隙至掌指关节处，分别与相应的3条指掌侧总动脉吻合。

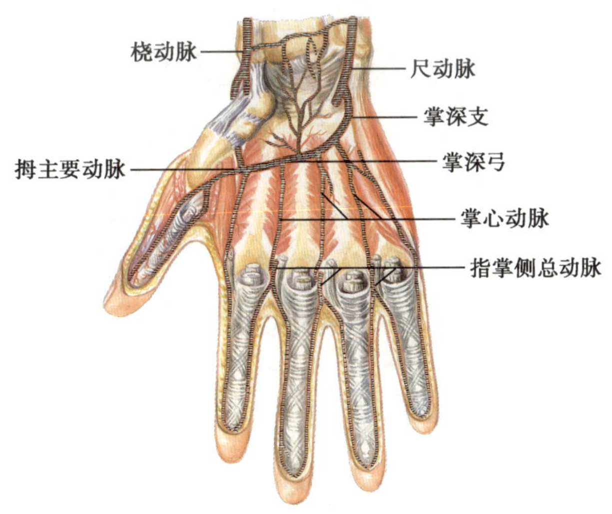

图7-25 右手掌面动脉（深层）

（三）胸主动脉

胸主动脉（thoracic aorta）（图7-26）是胸部的动脉主干，位于胸腔的后纵隔内，于第4胸椎左缘续于主动脉弓，沿脊柱下行穿膈的主动脉裂孔向下移行于腹主动脉。其分支有壁支和脏支。

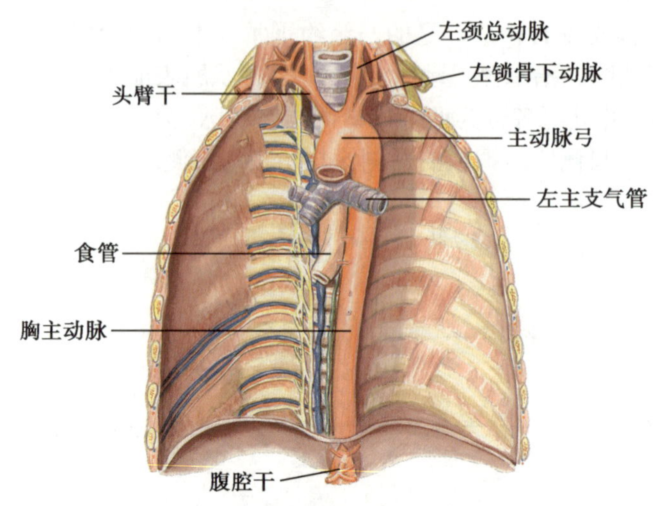

图 7-26　胸主动脉及其分支

1. 壁支　主要有肋间后动脉、肋下动脉和膈上动脉（图 7-27）。

（1）肋间后动脉（posterior intercostal artery）：共 9 对，自胸主动脉后壁发出，第 3～11 对肋间后动脉（第 1、2 对肋间后动脉由锁骨下动脉发出）走行于相对应的肋间隙内。肋间后动脉于脊柱两侧分为前支和后支。后支细小，分布于脊髓、背部的肌肉和皮肤等。前支粗大，与肋间后静脉和肋间神经伴行于肋间隙内，分布于胸壁和腹壁上部。

（2）肋下动脉（subcostal artery）：1 对，自胸主动脉后壁发出，于第 12 肋下方走行。

（3）膈上动脉：1 对，分布于膈上面的后部。

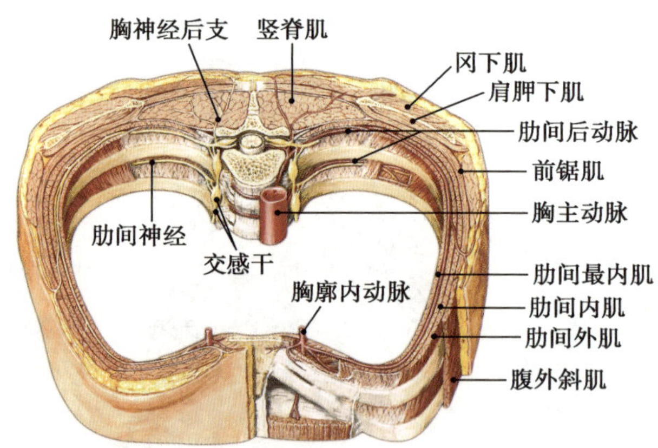

图 7-27　胸壁的动脉

2. 脏支　细小，主要有支气管支、食管支和心包支，分别营养气管、支气管、肺；食管和心包。

（四）腹主动脉

腹主动脉（abdominal aorta）是腹部的动脉主干，位于腹膜后，沿腰椎左前方下降，右侧有下腔静脉，前方有胰、十二指肠水平部和小肠系膜根越过。腹主动脉发出壁支和脏支（图 7-28）。

1. 壁支　主要有膈下动脉、腰动脉和骶正中动脉，分布于腹后壁、膈下面、脊髓、肾上腺和盆腔后壁等处。

（1）腰动脉（lumbar artery）：共 4 对，起于腹主动脉后壁，横行向外，分支至腰部和腹前外侧壁的肌肉和皮肤。

（2）膈下动脉（inferior phrenic artery）：左右各一，自腹主动脉上端发出，分布于膈，此外还发出肾上腺上动脉到肾上腺。

（3）骶正中动脉：1 支，自主动脉腹部分为左右髂总动脉处的后壁发出，沿骶骨前面下降入盆，营养附近组织。

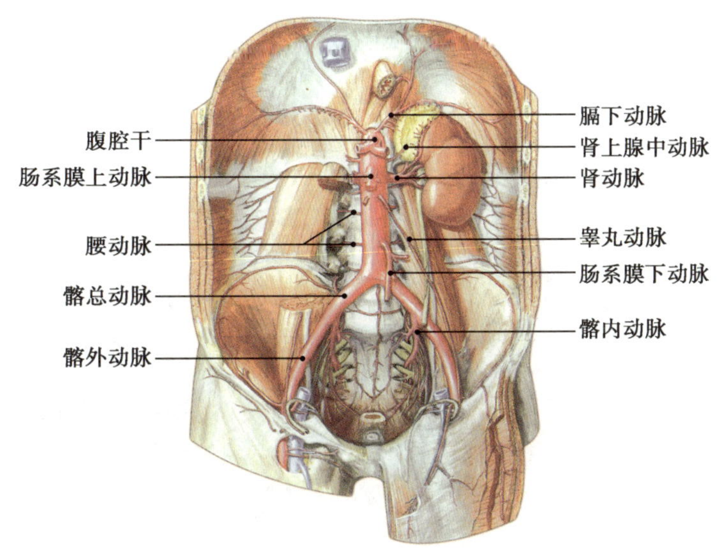

图 7-28 腹主动脉及其分支

2. 脏支 分为成对和不成对两种。成对的脏支有肾上腺中动脉、肾动脉、睾丸动脉（男性）或卵巢动脉（女性）。不成对的脏支有腹腔干、肠系膜上动脉和肠系膜下动脉。

（1）肾上腺中动脉（middle suprarenal artery）：在第 1 腰椎体高度起自腹主动脉两侧，分布于肾上腺，并与肾上腺上动脉和肾上腺下动脉吻合。

（2）肾动脉（renal artery）：粗大，平对第 1～2 腰椎体之间起于腹主动脉，在肠系膜上动脉起点稍下方，右侧比左侧稍长，且位置较低。每侧肾动脉均分数支进入肾门，在入肾门之前，发出一小支到肾上腺，称肾上腺下动脉。

（3）睾丸动脉（testicular artery）：细而长，在肾动脉稍下方，起自腹主动脉的前壁，沿腰大肌前面斜向外下方走行，约平第 4 腰椎跨过输尿管前面，参与精索组成，经腹股沟管至阴囊分布于睾丸和附睾，亦称精索内动脉。

（4）卵巢动脉（ovarian artery）：经卵巢悬韧带入盆腔，分布于卵巢和输卵管。

（5）腹腔干（coeliac trunk）：为一短干，在主动脉裂孔稍下方，平第 12 胸椎体，起自腹主动脉前壁，发出后立即分 3 支，分别是胃左动脉、肝总动脉和脾动脉（图 7-29、图 7-30）。

1）胃左动脉（left gastric artery）：是三支中最小的一支，发出后斜向左上方达胃的贲门，再急转向右，在小网膜两层之间沿胃小弯走向右下，与胃右动脉吻合。沿途分支分布于食管腹部、贲门及胃小弯附近的胃壁。

2）肝总动脉（common hepatic artery）：自起始后向右行进入小网膜的肝十二指肠韧带内，至十二指肠上部的上缘分为肝固有动脉（proper hepatic artery）和胃十二指肠动脉（gastroduodenal artery）。

肝固有动脉经肝十二指肠韧带向上行至肝门，分为左、右两支。分别进入肝的左、右叶。右支进入肝门之前，发出胆囊动脉（cystic artery）至胆囊。胃右动脉（right gastric artery）发自肝固有动脉的起始部，然后向下沿胃小弯向左行，与胃左动脉吻合，沿途发出分支分布于十二指肠上部和胃小弯附近的胃壁。

胃十二指肠动脉在十二指肠上部后面下降，至幽门下缘分为胃网膜右动脉和胰十二指肠上动脉，胃网膜右动脉（right gastroepiploic artery）在大网膜两层之间沿胃大弯左行，与胃网膜左动脉吻合。胃网膜右动脉在经行中发出数支至胃壁及大网膜。胰十二指肠上动脉在胰头与十二指肠之间下降，与胰十二指肠下动脉吻合。

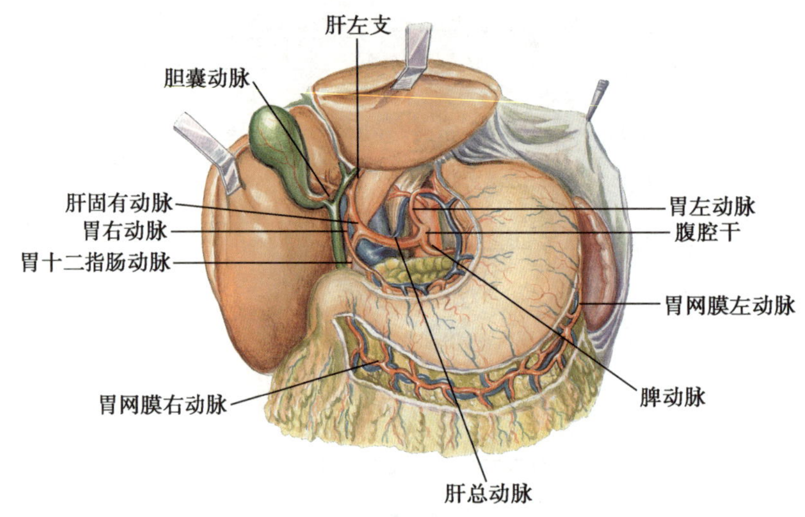

图 7-29　腹腔干及其分支（胃前面）

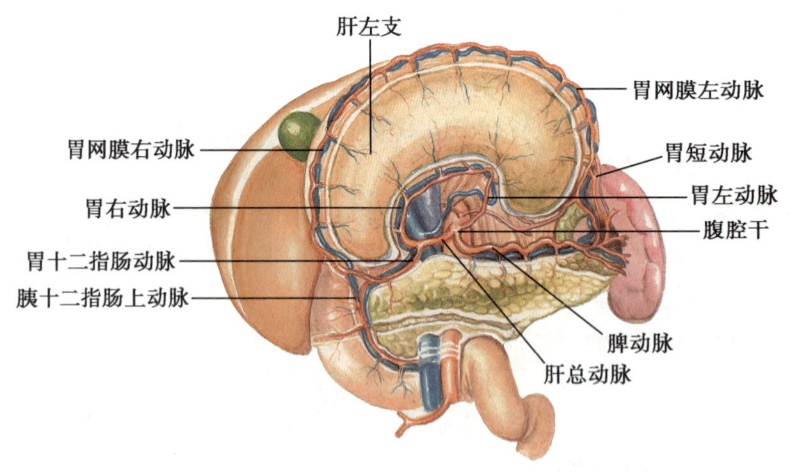

图 7-30　腹腔干及其分支（胃后面）

3）脾动脉（splenic artery）：为腹腔干的最大分支，在胃后方沿胰上缘左行至脾门，除分数支脾支入脾门外，沿途还发出：①胰支；②胃短动脉（short gastric artery）有 3～5 支分布到胃底；③胃网膜左动脉（left gastroepiploic artery）沿胃大弯右行与胃网膜右动脉吻合，营养胃壁及大网膜左侧。

（6）肠系膜上动脉（superior mesenteric artery）：在腹腔干起点下方，平第1腰椎高度从腹主动脉前壁发出，经胰头与十二指肠之间入小肠系膜根，再向右下进入右髂窝，分支分布于小肠（十二指肠上部和降部除外）和大肠的一部分（图7-31）。其分支有：

1）胰十二指肠下动脉：在胰的深面，起自肠系膜上动脉根部，行于胰头与十二指肠水平部之间，分布至胰和十二指肠。

2）空肠动脉（jejunal artery）和回肠动脉（ileal artery）：共有15～20条，起自肠系膜上动脉的左缘，走在肠系膜内，各条动脉发出的分支再吻合成动脉弓。空肠的动脉弓有1～2级，回肠可达3～4级。由动脉弓再发出直行的小支进入肠壁。

3）回结肠动脉（ileocolic artery）：是肠系膜上动脉的终支，向右下行至回肠末端和盲肠。分支分布于回肠末端、盲肠、升结肠的起始部。回结肠动脉还发出阑尾动脉（appendicular artery），沿阑尾系膜游离缘至阑尾。

4）右结肠动脉（right colic artery）：在回结肠动脉上方发出，向右行分上、下两支，分别与中结肠动脉和回结肠动脉的分支吻合，营养升结肠。

5）中结肠动脉（middle colic artery）：在胰十二指肠下动脉的下方，起于肠系膜上动脉右侧缘，进入横结肠系膜内分左、右两支，分别与左、右结肠动脉吻合，营养横结肠。

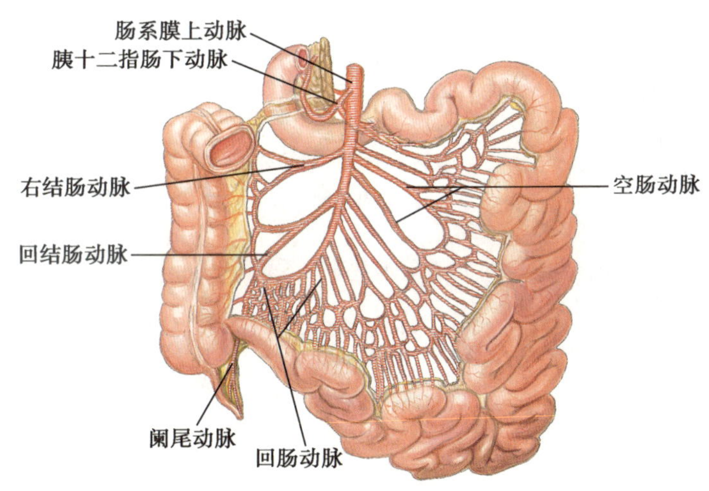

图7-31 肠系膜上动脉及其分支

（7）肠系膜下动脉（inferior mesenteric artery）：平第3腰椎高度起自腹主动脉前壁，向左下行，进入乙状结肠系膜内（图7-32）。分布于降结肠、乙状结肠、直肠上部。分支有：

1）左结肠动脉（left colic artery）：向左行，分布于横结肠左半及降结肠，其分支与中结肠动脉和乙状结肠动脉吻合。

2）乙状结肠动脉（sigmoid colic artery）：常为两支，向左下行至乙状结肠，其分支与左结肠动脉和直肠上动脉吻合。

3）直肠上动脉（superior rectal artery）：为肠系膜下动脉的直接延续，在直肠后面下降入小骨盆，在第3骶椎平面分为左、右两支，沿直肠两侧下行，分布于直肠上部，并与直肠下动脉相互吻合。

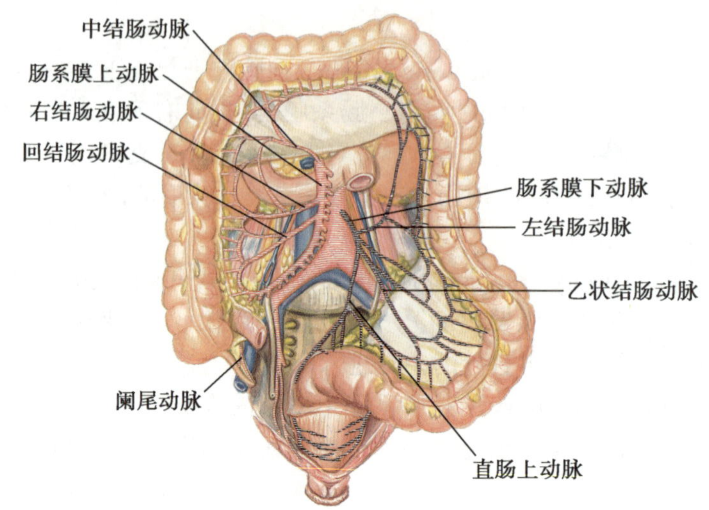

图 7-32 肠系膜上、下动脉及其分支

(五) 髂内动脉

髂内动脉(internal iliac artery)为一短粗的干，于骶髂关节前自髂总动脉发出，沿盆腔侧壁下行，发出壁支和脏支(图 7-33)。

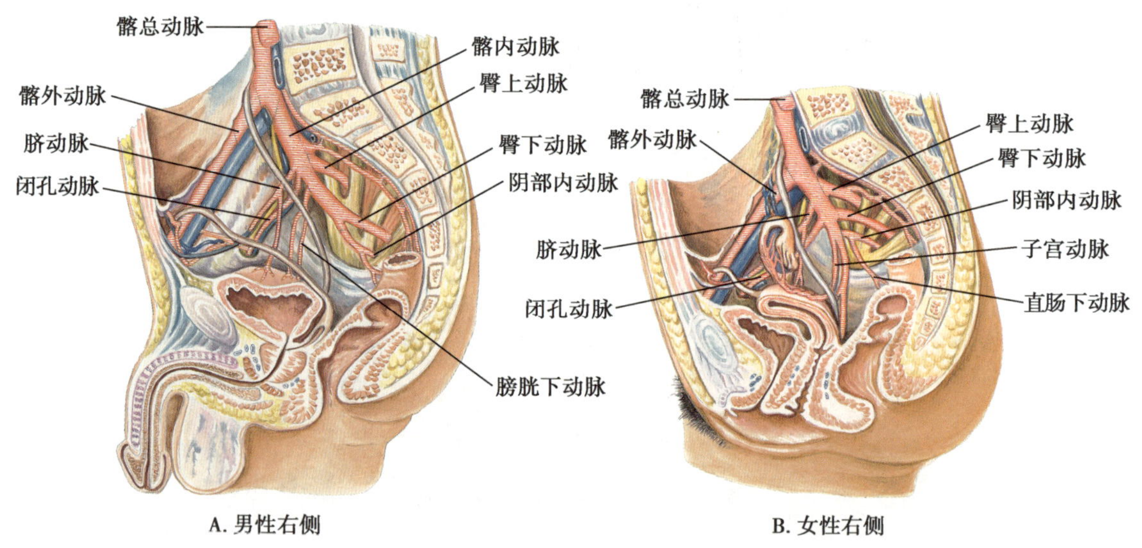

图 7-33 盆腔的动脉(正中矢状面)

1. 壁支

(1) 闭孔动脉(obturator artery)：沿骨盆侧壁前行，伴闭孔神经穿闭膜管至股部内侧，分支分布于髋关节和大腿内收肌群。

(2) 臀上动脉(superior gluteal artery)：经梨状肌上孔出骨盆至臀部，分布于臀中肌和臀小肌。

(3) 臀下动脉(inferior gluteal artery)：经梨状肌下孔出骨盆至臀大肌深面，分布于臀大肌。

2. 脏支

(1) 脐动脉(umbilical artery)：为胚胎时期的血管，出生后远段大部分闭锁成脐内侧韧带，只有其根部未闭，发出膀胱上动脉（superior vesical artery）分布于膀胱上部。

（2）膀胱下动脉（inferior vesical artery）：发出后，向前内行，分布于膀胱底部。在男性发出输精管动脉至输精管、精囊腺和前列腺。在女性发出小支到阴道壁。

（3）直肠下动脉（inferior rectal artery）：分布于直肠下部并与直肠上动脉和肛动脉吻合。

（4）子宫动脉（uterine artery）：自髂内动脉发出后，沿盆腔侧壁向内下方走行，进入子宫阔韧带内，在距子宫颈外侧约2cm处，跨过输尿管前面与之交叉，达子宫颈两侧缘，分支分布于子宫、阴道、输卵管和卵巢，并与卵巢动脉吻合。

（5）阴部内动脉（internal pudendal artery）：经梨状肌下孔出骨盆，绕过坐骨棘，再经坐骨小孔入坐骨直肠窝，沿窝外侧壁向前到尿生殖膈后缘，相继发出肛动脉、会阴动脉、阴茎（蒂）动脉等支，分布于肛门、会阴部和外生殖器。

（六）下肢的动脉

1．髂外动脉（external iliac artery） 是在骶髂关节前方由髂总动脉发出后，沿腰大肌内侧缘下降，经腹股沟韧带中点深面至股部，移行为股动脉（图7-33）。在入股部之前，发出腹壁下动脉（inferior epigastric artery），经腹股沟管深环内侧上行，进入腹直肌鞘，分布到腹直肌并与腹壁上动脉吻合。

2．股动脉（femoral artery） 为髂外动脉的直接延续。在股三角内下行，经收肌管，穿过大收肌腱裂孔入腘窝移行为腘动脉（图7-34）。股动脉在腹股沟韧带中点的稍下方位置表浅，可触及其搏动。股深动脉（deep femoral artery）为股动脉的主要分支，在腹股沟韧带下方3～4cm处自股动脉后壁或外侧壁发出，下行于股内侧肌与内收肌之间，沿途发出旋股内侧动脉、旋股外侧动脉和3～4条穿动脉。此外，股动脉还发出腹壁浅动脉、旋髂浅动脉和阴部外动脉，分布于腹前壁下部、髂前上棘附近及外阴的浅筋膜和皮肤。

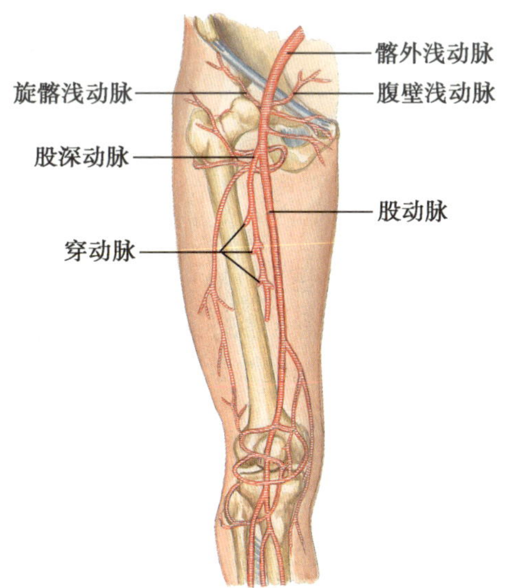

图7-34 股动脉及其分支

3．腘动脉（popliteal artery） 在大收肌腱裂孔处续于股动脉，在腘窝深面下行，至腘窝下方分为胫前动脉和胫后动脉两个终支（图7-35），并发出分支分布于膝关节及附近诸肌。

4．胫后动脉（posterior tibial artery） 是腘动脉的直接延续，沿小腿三头肌的深面下行，经内踝的后方进入足底，分为足底内侧动脉和足底外侧动脉（图 7-35）。主要分支有：

（1）腓动脉（peroneal artery）：自胫后动脉起始部发出，沿腓骨的内侧下降。分支分布于邻近的肌肉和腓骨。

（2）足底内侧动脉：较小，分布于足底内侧部。

（3）足底外侧动脉：为胫后动脉较大的终支，向前到第五跖骨底，然后弯向内侧至第一跖骨间隙处与足背动脉的足底深支吻合，构成足底弓，自弓发出分支至各趾的侧缘。

5. 胫前动脉（anterior tibial artery）　由腘动脉发出后，随即穿过小腿骨间膜，在胫骨前肌与趾长伸肌及跗长伸肌之间下行至足背，移行为足背动脉（图 7-36）。胫前动脉发出分支分布于小腿前群肌和附近皮肤。

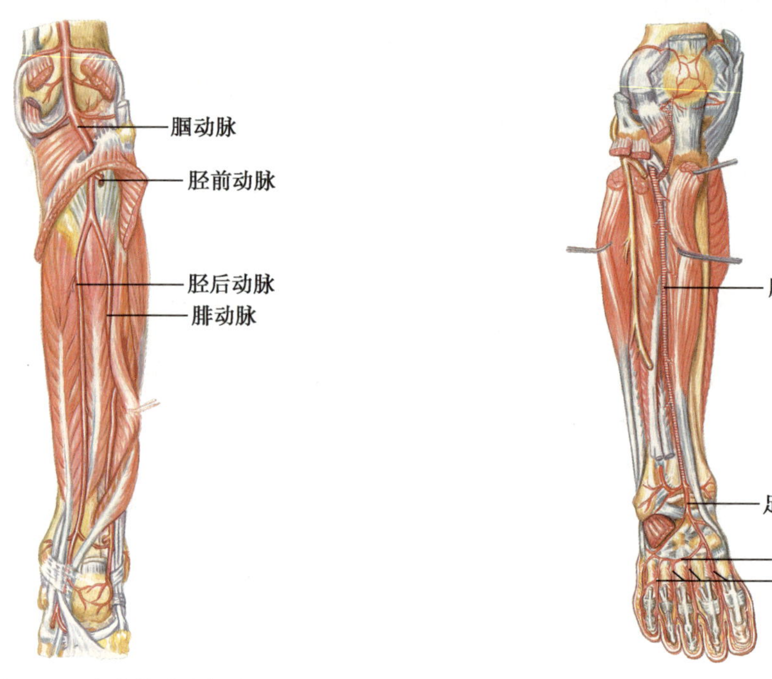

图 7-35　小腿的动脉（后面观）

图 7-36　小腿的动脉（前面观）

6. 足背动脉（dorsal pedal artery）　是胫前动脉的直接延续，沿跗长伸肌腱的外侧，向前至第一跖骨间隙，分为第 1 趾背动脉和足底深支两终支，分布于足背、足趾等处。

腹腔干分支与体外循环简表见表 7-1 与表 7-2。

表 7-1　腹腔干分支

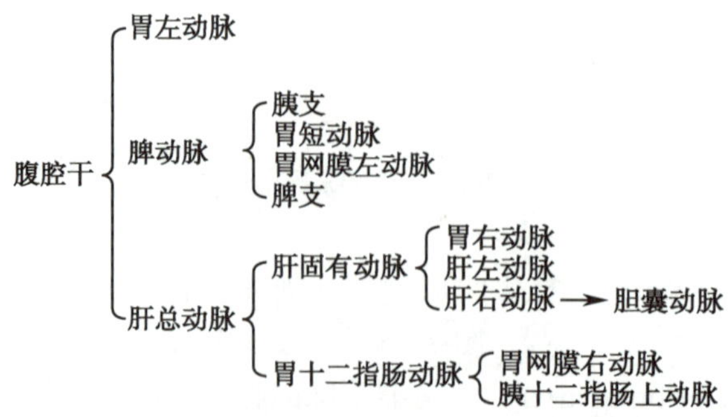

- 腹腔干
  - 胃左动脉
  - 脾动脉
    - 胰支
    - 胃短动脉
    - 胃网膜左动脉
    - 脾支
  - 肝总动脉
    - 肝固有动脉
      - 胃右动脉
      - 肝左动脉
      - 肝右动脉 → 胆囊动脉
    - 胃十二指肠动脉
      - 胃网膜右动脉
      - 胰十二指肠上动脉

表 7-2 体循环动脉简表

- 升主动脉
  - 左冠状动脉
  - 右冠状动脉
- 主动脉弓
  - 头臂干
    - 右颈总动脉
      - 右颈外动脉
        - 右甲状腺下动脉
        - 右舌动脉
        - 右面动脉
        - 右颞浅动脉
        - 右上颌动脉 → 右脑膜中动脉
      - 右颈内动脉
    - 右锁骨下动脉
  - 左颈总动脉
  - 左锁骨下动脉 → 左腋动脉 → 左肱动脉
    - 左桡动脉
      - 左掌浅支 → 左掌浅弓
      - 左拇主要动脉
      - 左终支 → 左掌深弓
    - 左尺动脉
      - 左掌深支 → 左掌深弓
      - 左骨间总动脉
      - 左终支 → 左掌浅弓
    - 左掌深弓 → 左掌浅弓
- 胸主动脉
  - 壁支
    - 肋间后动脉（9对）
    - 肋下动脉（1对）
  - 脏支
    - 支气管支
    - 食管支
    - 心包支
- 腹主动脉
  - 壁支
    - 膈下动脉（1对）
    - 腰动脉（4对）
  - 脏支
    - 不成对
      - 腹腔干
        - 胃左动脉
        - 肝总动脉
          - 肝固有动脉
            - 胃右动脉
            - 肝左支
            - 肝右支 → 胆囊动脉
          - 胃十二指肠动脉
            - 胃网膜右动脉
            - 胰十二指肠上动脉
        - 脾动脉
          - 胰支
          - 脾支
          - 胃短动脉
          - 胃网膜左动脉
      - 肠系膜上动脉
        - 胰十二指肠下动脉
        - 空肠动脉
        - 回肠动脉
        - 回结肠动脉
        - 右结肠动脉
        - 中结肠动脉
      - 肠系膜下动脉
        - 左结肠动脉
        - 乙状结肠动脉
        - 直肠上动脉
    - 成对
      - 肾上腺中动脉
      - 肾动脉
      - 睾丸（卵巢）动脉
- 左、右髂总动脉
  - 髂内动脉
    - 壁支
      - 臀上动脉
      - 臀下动脉
      - 闭孔动脉
    - 脏支
      - 脐动脉 → 膀胱上动脉
      - 膀胱下动脉
      - 直肠下动脉
      - 子宫动脉
      - 阴部内动脉
  - 髂外动脉 → 股动脉 → 腘动脉
    - 胫前动脉 → 足背动脉
    - 胫后动脉
      - 足底外侧动脉
      - 足底内侧动脉

四、体循环的静脉

静脉（vein）是运送血液回心的血管，起于毛细血管，止于心房。与动脉相比，静脉数量多，管腔大，管径粗，管壁薄而弹性小。在血管结构上和配布上有许多相似处，但两者的功能不同。

静脉有如下特点：

1. 静脉起始于毛细血管，其内血流缓慢，在向心回流的过程中，不断接受属支，管径也逐渐增粗。

2. 静脉管壁的内面，具有半月形向心开放的静脉瓣（venous valve）（图 7-37），可防止血液逆流，保证血液向心流动。四肢的静脉瓣较多，而躯干较大静脉一般少或无静脉瓣。

3. 体循环的静脉可分浅、深两类。浅静脉位于皮下浅筋膜内，称皮下静脉。较大的皮下静脉，透过皮肤可以看到，是临床用作静脉注射、输液、输血和采血的部位。浅静脉数量较多，无伴行的动脉，最终注入深静脉。深静脉位于深筋膜的深面或体腔内，除少数大静脉外，多与同名动脉伴行，称为伴行静脉，其引流范围与伴行动脉的分布范围大体一致。

4. 静脉之间有丰富的吻合，在某些部位或器官周围常形成静脉网或静脉丛。

5. 结构特殊静脉包括硬脑膜窦（sinus of dura mater）和板障静脉（diploic vein）（图 7-38）。硬脑膜窦位于颅内 2 层硬脑膜间，无平滑肌、无瓣膜，故外伤时出血难止。板障静脉位于板障内，壁薄无瓣膜，借导血管与头皮静脉和硬脑膜窦连接等可引导颅脑部的静脉血回流。

体循环的静脉分为上腔静脉系、下腔静脉系和心静脉系（已述于心）。

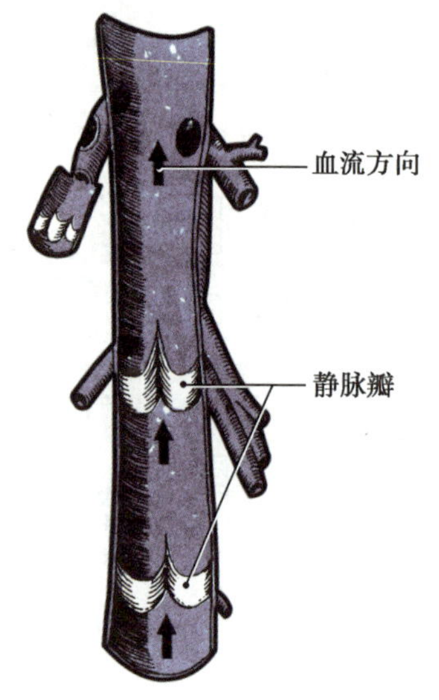

图 7-37　静脉瓣

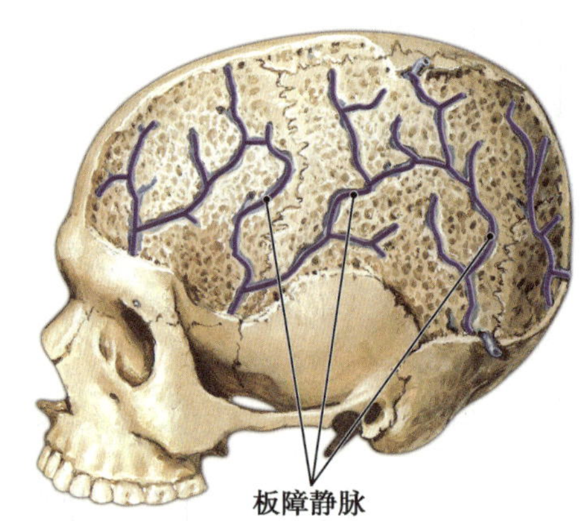

图 7-38　板障静脉

（一）上腔静脉系

上腔静脉系由上腔静脉及其属支组成，收集头颈部、上肢、胸壁和部分胸腔器官（心、肺除外）回流的静脉血。

上腔静脉（superior vena cava）由左、右头臂静脉在右侧第 1 胸肋关节后方会合而成，沿升主动脉右缘垂直下降，注入右心房。在注入前，有奇静脉注入上腔静脉。

头臂静脉（brachiocephalic vein）又称无名静脉。在胸锁关节的后方，由颈内静脉与锁骨下静脉会合而成。会合处的夹角称静脉角，是淋巴导管注入静脉的部位。头臂静脉主要收集头颈部、上肢等处的血液。

1. 头颈部的静脉

（1）颈内静脉（internal jugular vein）：自颈静脉孔处与颅内乙状窦相续，在颈动脉鞘内下行，至胸锁关节的后方与锁骨下静脉会合成头臂静脉。收集静脉血的范围相当于颈总动脉所分布的区域，其属支按部位分颅内支和颅外支两大类（图 7-39）。

1）颅内属支：通过硬脑膜窦收集脑膜、脑、视器、前庭蜗器及颅骨的血液。

2）颅外属支

①面静脉（facial vein）起自内眦静脉（angular vein），与面动脉伴行，在下颌角的高度接受

下颌后静脉的前支，下行至舌骨高度，注入颈内静脉。面静脉收集面前部软组织的血液，在口角平面以上面静脉一般无静脉瓣，且借内眦静脉、眼静脉与颅内海绵窦相交通，又可经面深静脉（deep facial vein）、翼静脉丛、眼下静脉与海绵窦相交通，故面部发生感染时，若处理不当（如挤压等），可引起颅内感染，故将鼻根至两侧口角的三角形区域称为危险三角。

②下颌后静脉（retromandibular vein）由颞浅静脉和上颌静脉在腮腺内会合而成，收集同名动脉分布区域回流的血液，下颌后静脉分前、后两支，前支注入面静脉，后支与颈外静脉相交通。

③其他属支：舌静脉、咽静脉和甲状腺上、中静脉。

(2) 颈外静脉（external jugular vein）：是颈部最大的浅静脉，由下颌后静脉的后支、耳后静脉和枕静脉合成（图 7-39）。沿胸锁乳突肌表面下行，在该肌下端的后方，穿颈深筋膜注入锁骨下静脉。颈外静脉位置表浅，当心脏疾病或上腔静脉阻塞引起颈外静脉回流不畅时，在体表可见静脉充盈轮廓，称颈静脉怒张。临床亦可在此部位作静脉穿刺。

锁骨下静脉是腋静脉的延续，伴同名动脉走行，与颈内静脉会合成头臂静脉。其属支主要有颈外静脉和腋静脉。

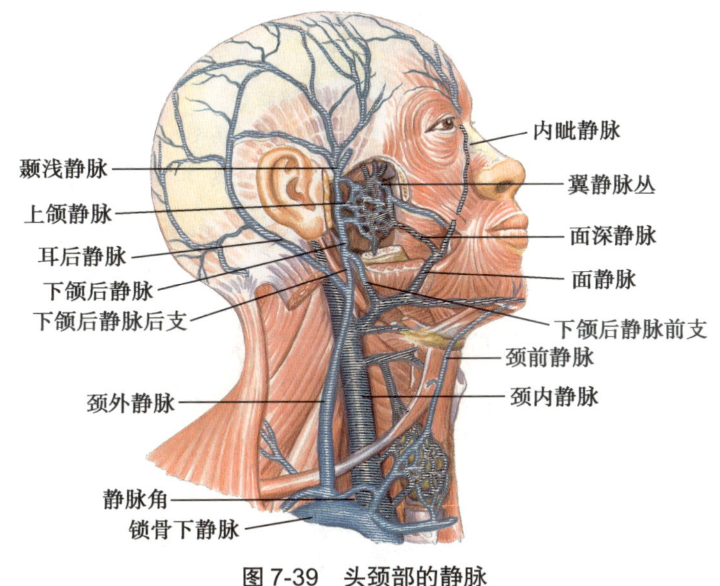

图 7-39 头颈部的静脉

2. 上肢的静脉

(1) 深静脉：从手部至腋窝均与同名动脉伴行。收集上肢深、浅静脉血，并在第 1 肋外缘处移行为锁骨下静脉。

(2) 浅静脉：一般有 3 条，即头静脉、贵要静脉和肘正中静脉（图 7-40）。

1) 头静脉（cephalic vein）：起自手背静脉网的桡侧，沿前臂桡侧、臂的外侧上行，在三角肌与胸大肌之间的沟内穿深筋膜注入腋静脉（少数注入锁骨下静脉）。

2) 贵要静脉（basilic vein）：起自手背静脉网的尺侧，沿前臂尺侧缘和臂的内侧面上行，至臂中部穿深筋膜注入肱静脉。

3) 肘正中静脉（median cubital vein）：斜行于肘窝皮下，连接头静脉与贵要静脉，该静脉常被选作静脉穿刺或静脉抽血。

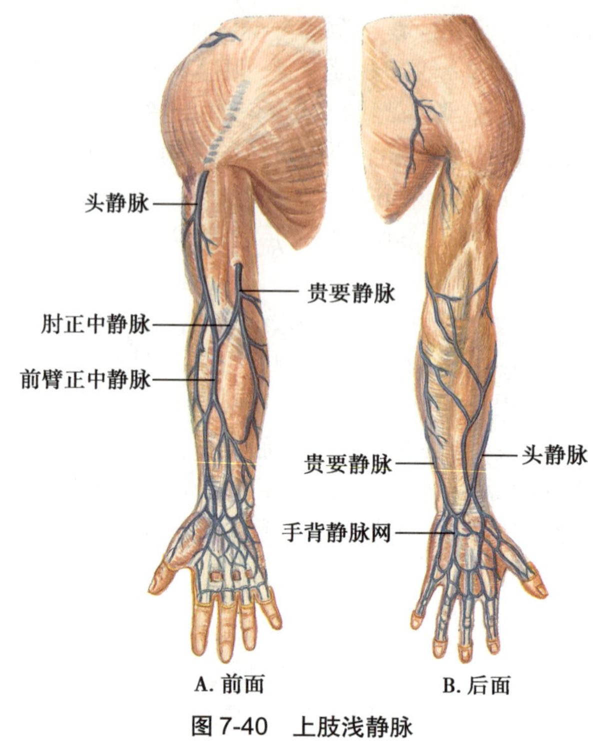

图 7-40 上肢浅静脉

3. 胸部的静脉 主要有头臂静脉、上腔静脉、奇静脉及其属支（图 7-41）。

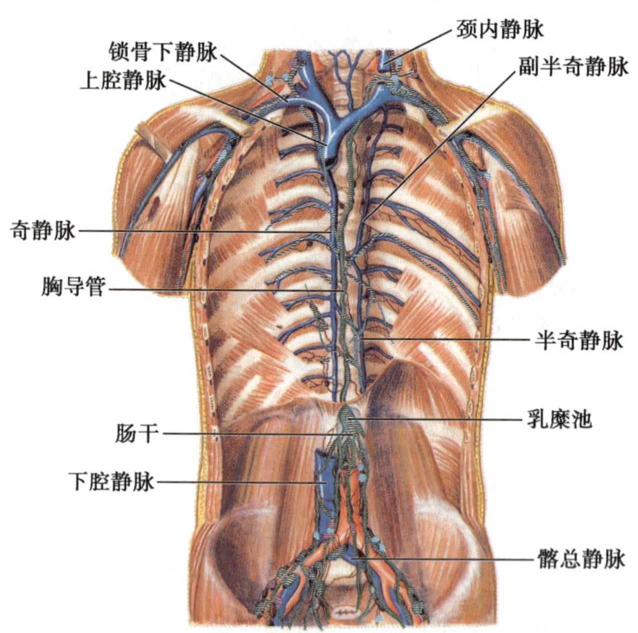

图 7-41 体腔后壁的静脉和淋巴回流图

（1）头臂静脉（brachiocephalic vein）：由颈内静脉和锁骨下静脉在胸锁关节后方会合而成。头臂静脉还接受椎静脉、胸廓内静脉、肋间最上静脉和甲状腺下静脉等。

（2）上腔静脉（superior vena cava）：由左、右头臂静脉会合而成。上腔静脉至右侧第 3 胸肋关节下缘注入右心房，在穿纤维心包之前，有奇静脉注入。

(3) 奇静脉(azygos vein)：起自右腰升静脉。奇静脉沿胸椎体右侧上升，至第4胸椎平面弓形向前，经右肺根上方，注入上腔静脉。奇静脉收集右肋间后静脉、食管静脉、支气管静脉及半奇静脉和副半奇静脉的血液。因此，奇静脉是沟通上、下腔静脉的重要通道之一。

(4) 半奇静脉(hemiazygos vein)：起自左腰升静脉，沿脊柱左前方上行至第8胸椎水平注入奇静脉。收集左侧下部的肋间后静脉、副半奇静脉和食管静脉的血液。

(5) 副半奇静脉(accessory hemiazygos vein)：位于胸椎左侧半上部，下行注入半奇静脉或向右横过脊柱前方直接注入奇静脉。收集左侧上部的肋间后静脉的血液。

(6) 脊柱的静脉：位于整个椎管内、外，纵贯脊柱全长。依其部位，分为椎内静脉丛(external vertebral plexus)和椎外静脉丛(internal vertebral plexus)，椎内、椎外静脉丛无瓣膜，相互吻合(图7-42)。椎静脉丛汇集脊髓和椎骨等处的血液，注入椎静脉、肋间后静脉、腰静脉和盆腔后壁的小静脉。脊柱静脉丛向上与颅内硬脑膜窦相交通，向下与盆腔静脉丛交通。因此，脊柱静脉丛是沟通上、下腔静脉和颅内、外静脉的重要通道。当盆部、腹部或胸腔等部位发生感染、肿瘤或寄生虫病时(如血吸虫)，可经此途径侵入颅内或其他远位器官。

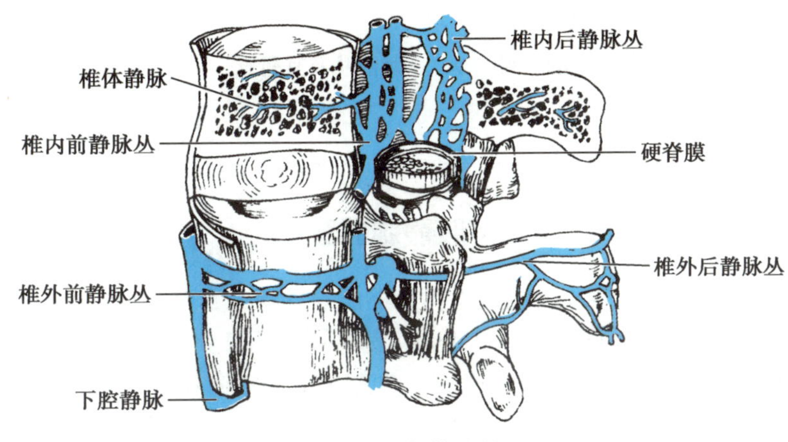

图7-42 椎静脉丛

(二) 下腔静脉系

下腔静脉系由下腔静脉及其属支组成，收集下半身的静脉血。

1. 下肢静脉　下肢静脉瓣膜比上肢静脉多，浅静脉与深静脉之间交通丰富。

(1) 深静脉：小腿和足的深静脉均为2条且与同名动脉伴行，上行至腘窝会合成腘静脉，穿收肌腱裂孔移行为股静脉，股静脉上行至腹股沟韧带的深面移行为髂外静脉。接受下肢所有浅、深静脉血。

(2) 浅静脉：下肢的浅静脉有两条，即大隐静脉和小隐静脉(图7-43)。

1) 大隐静脉(great saphenous vein)：是全身最长的静脉。起自足背静脉弓的内侧，经内踝的前方，沿小腿及股的内侧面上行，在腹股沟韧带的下方注入股静脉。在注入前，还接受股外侧静脉、股内侧静脉、阴部外静脉、腹壁浅静脉及旋髂浅静脉五条属支。在内踝前方位置表浅而恒定，临床上常在此进行大隐静脉切开或穿刺。

2) 小隐静脉(small saphenous vein)：起自足背静脉弓的外侧，经外踝的后方，沿小腿的后面上行，至腘窝处穿深筋膜注入腘静脉。

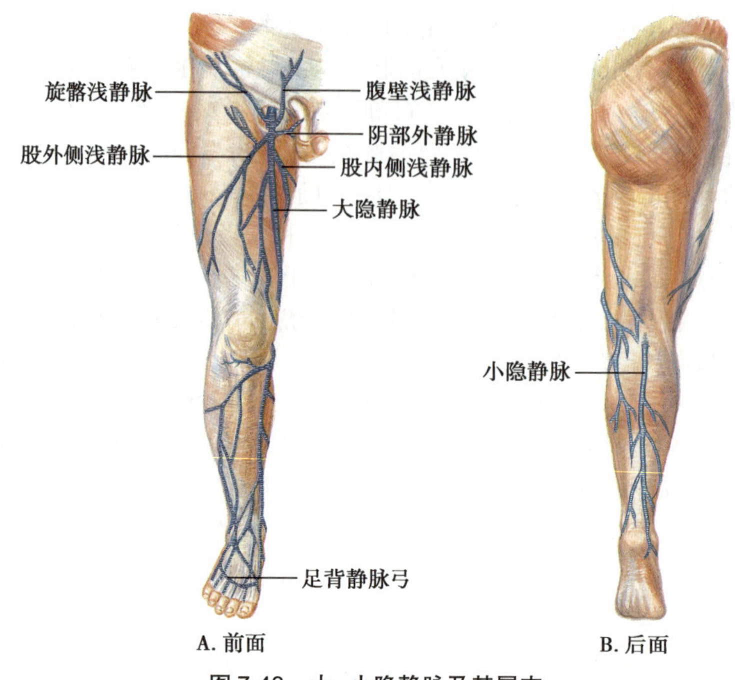

图 7-43　大、小隐静脉及其属支

知识拓展

下肢静脉曲张

下肢静脉曲张是血管外科的常见病，其中大隐静脉曲张占 90% 以上，主要表现为下肢浅静脉的迂曲扩张，严重者如“蚯蚓状”外观，发病机制是呈瘤样扩张，使下肢浅静脉与深静脉会合处的瓣膜失去“单向阀门”的作用，下肢血液回流障碍，静脉血液倒流，致大隐静脉迂曲、扩张。大隐静脉高位结扎手术要同时结扎大隐静脉 5 条属支。

2. 盆部静脉　由髂总静脉及其在盆部的属支组成。

（1）髂内静脉（interna iliac vein）：与髂内动脉伴行，其属支收集各同名动脉分布区域回流的血液。来自于盆腔器官的静脉都起于相应器官周围或壁内的静脉丛，如直肠静脉丛、阴道静脉丛、子宫静脉丛等。在直肠静脉丛上部会合成直肠上静脉；中部会合成直肠下静脉；下部会合成肛静脉。再分别注入肠系膜下静脉、髂内静脉和阴部内静脉。

（2）髂外静脉（external iliac vein）：是股静脉的直接延续，与同名动脉伴行。收集同名动脉分布区域的血液。

（3）髂总静脉（common iliac vein）：是盆部的静脉主干，由髂内静脉和髂外静脉在骶髂关节的前方会合而成。髂总静脉接受髂腰静脉和骶外侧静脉，左髂总静脉还接受骶正中静脉。

3. 腹部静脉　主要由下腔静脉及其属支和肝门静脉系组成。

（1）下腔静脉（inferior vena cava）：是全身最大的静脉（图 7-41），在第 4～5 腰椎之间的高度，由左、右髂总静脉会合而成。在腹主动脉的右侧沿脊柱上升，经肝的后方，穿膈的腔静脉孔进入胸腔，注入右心房。其属支可分为壁支和脏支 2 组。

1）壁支：主要有 4 对腰静脉和 1 对膈下静脉，各腰静脉之间有纵支相连称为腰升静脉。左腰升静脉向上移行为半奇静脉；右腰升静脉向上移行为奇静脉，向下注入髂总静脉。

2）脏支：成对脏器的静脉直接或间接汇入下腔静脉，不成对脏器（除肝外）的静脉先汇入肝门静脉，再经过肝后由肝静脉注入下腔静脉。

①肾静脉（renal vein）较粗大，直接注入下腔静脉，左肾静脉较长，越过腹主动脉前面，并接收左肾上腺静脉和左睾丸（卵巢）静脉。②肾上腺静脉（suprarenal vein）左侧注入左肾静脉；右侧直接注入下腔静脉。③睾丸静脉（testicular vein）起自睾丸和附睾，在精索内彼此吻合形成蔓状静脉丛，由此丛逐渐合并，最后合成一条睾丸静脉。右睾丸静脉以锐角汇入下腔静脉，左睾丸静脉以直角注入左肾静脉，故睾丸静脉曲张以左侧多见，在女性为卵巢静脉，其回流同男性的睾丸静脉。④肝静脉（hepatic vein）2～3 条，起自肝内的毛细血管（肝血窦），包埋于肝实质内，在肝后缘注入下腔静脉。肝静脉收集肝固有动脉和肝门静脉进入肝内的血液。

（2）肝门静脉系（hepatic portal system）由肝门静脉及其属支所组成，起始端和末端均与毛细血管相连，无瓣膜，当肝门静脉内压力升高时，血液可以发生逆流。收集腹腔不成对器官（肝除外）的静脉血液。

1）肝门静脉：由肠系膜上静脉与脾静脉在胰头的后方会合而成，长 6～8cm。先向右上斜行进入肝十二指肠韧带内，在肝固有动脉和胆总管的后方上行至肝门分为左右两支入肝（图 7-44）。

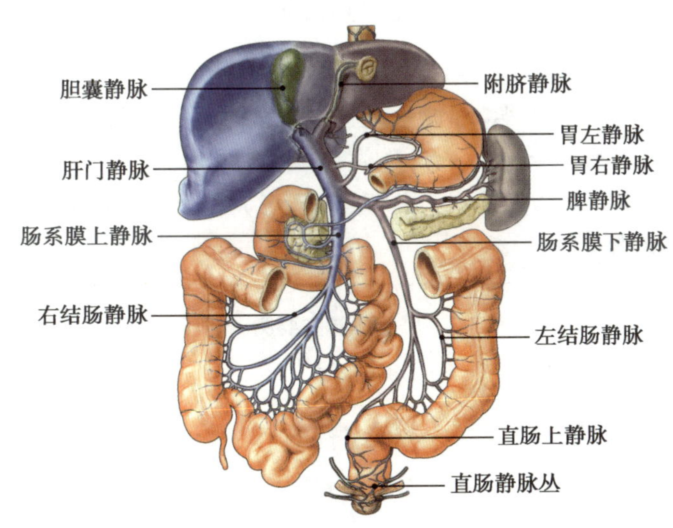

图 7-44 肝门静脉及其属支

2）肝门静脉的属支（图 7-44）：①肠系膜上静脉（superior mesenteric vein）伴同名动脉走行，收集同名动脉分布区的血液以及胃十二指肠动脉分布区回流的静脉血；②脾静脉（splenic vein）伴脾动脉走行，除收集脾动脉分支分布区的血液外，还接收肠系膜下静脉；③肠系膜下静脉（inferior mesenteric vein）起于直肠静脉丛的直肠上静脉，收集同名动脉分布区的血液，汇入脾静脉，直肠上静脉通过直肠静脉丛与直肠下静脉和肛静脉吻合；④胃左静脉（left gastric vein）与胃左动脉伴行，汇入肝门静脉；⑤胃右静脉（right gastric vein）与胃右动脉伴行，注入肝门静脉；⑥胆囊静脉（cystic vein）收集胆囊的静脉血，注入肝门静脉；⑦附脐静脉（paraumbilical vein）为数条小静脉，起于脐周静脉网，沿肝圆韧带走行，注入肝门静脉。

3）肝门静脉与上、下腔静脉系的吻合（图7-45、表7-3）：①通过食管静脉丛与上腔静脉系的吻合；②通过直肠静脉丛与下腔静脉系的吻合；③通过脐周静脉网分别与上、下腔静脉系的吻合。

正常情况下，肝门静脉与上、下腔静脉系之间的吻合支细小，血流量很少。但当肝门静脉发生阻塞（如肝硬化）时，血液不能畅流入肝，部分血液则通过上述吻合途径形成侧支循环，流入上、下腔静脉。由于侧支血流量增多，而变得粗大弯曲，于是食管、直肠及脐周围等处出现静脉曲张。若食管静脉丛和直肠静脉丛曲张破裂可以引起呕血和便血。当肝门静脉系侧支循环失代偿时，可出现脾肿大和腹水等。

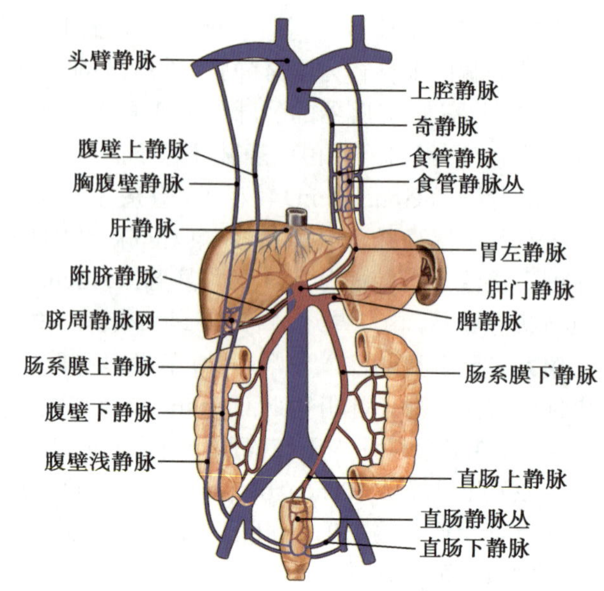

图7-45 肝门静脉系与上、下腔静脉系间吻合模式图

知识拓展

心力衰竭

心、动脉、毛细血管和静脉是一个完整的密闭的体系，血液在其中流动。由于房间隔和室间隔使心分为左半心和右半心，两者之间的血液不相通，病理学拴子的运行可引起不同部位的栓塞或梗死。临床上左心衰竭主要引起肺循环淤血，产生呼吸困难、肺水肿引起的临床症状和表现；右心衰竭可表现为体循环淤血，产生下肢、全身的水肿、肝脾肿大、颈静脉怒张等症状和表现。

表7-3 肝门静脉主要侧支循环

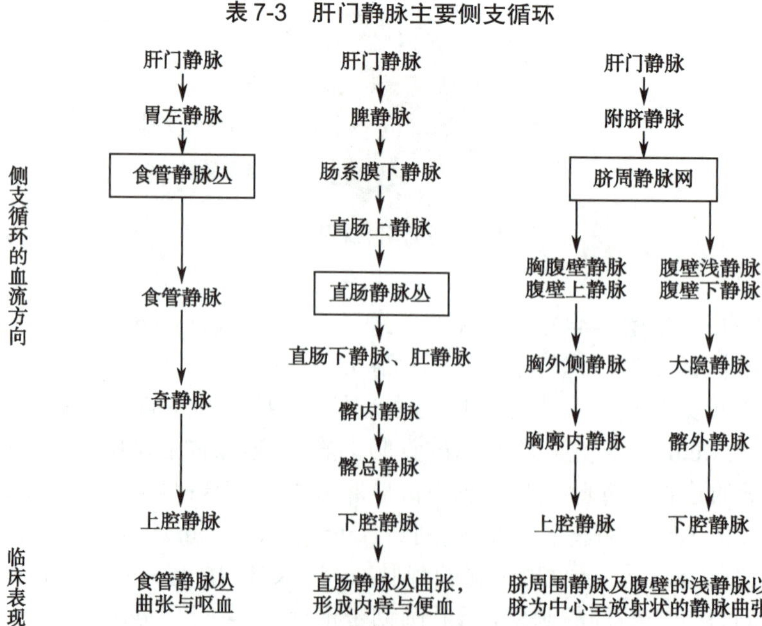

侧支循环的血流方向	肝门静脉 ↓ 胃左静脉 ↓ 食管静脉丛 ↓ 食管静脉 ↓ 奇静脉 ↓ 上腔静脉	肝门静脉 ↓ 脾静脉 ↓ 肠系膜下静脉 ↓ 直肠上静脉 ↓ 直肠静脉丛 ↓ 直肠下静脉、肛静脉 ↓ 髂内静脉 ↓ 髂总静脉 ↓ 下腔静脉	肝门静脉 ↓ 附脐静脉 ↓ 脐周静脉网 ↓ 胸腹壁静脉 腹壁上静脉 ↓ 胸外侧静脉 ↓ 胸廓内静脉 ↓ 上腔静脉	（脐周静脉网） ↓ 腹壁浅静脉 腹壁下静脉 ↓ 大隐静脉 ↓ 髂外静脉 ↓ 下腔静脉
临床表现	食管静脉丛曲张与呕血	直肠静脉丛曲张，形成内痔与便血	脐周围静脉及腹壁的浅静脉以脐为中心呈放射状的静脉曲张	

肝门静脉主要侧支循环与体循环主要静脉回流见表 7-3 与表 7-4。

表 7-4 体循环主要静脉回流简表

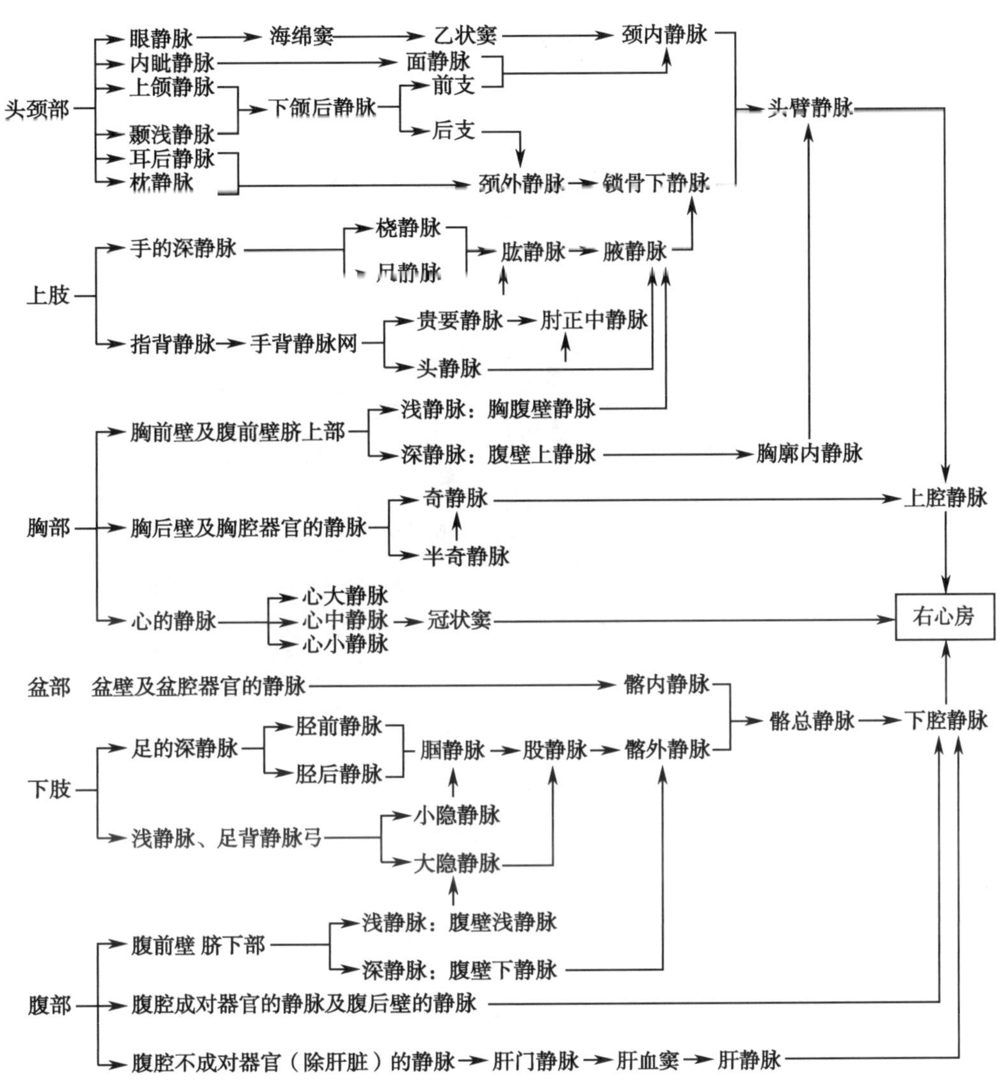

第二节 淋巴系统

一、概述

淋巴系统（lymphatic system）由淋巴管道、淋巴器官和淋巴组织构成（图 7-46）。淋巴管道内流动着无色透明的液体，称淋巴（lymph）。

当血液流经毛细血管动脉端时，部分液体物质经过毛细血管壁滤出，进入组织间隙成为组织液。组织液与细胞之间进行物质交换，大部分经毛细血管静脉端被重新吸收回静脉，少部分则透过毛细淋巴管壁渗入到毛细淋巴管内成为淋巴。淋巴沿着淋巴管道向心流动，途经连于淋巴管的若干淋巴结，最后注入静脉。淋巴组织和淋巴器官具有产生淋巴细胞、滤过淋巴和参与机体的免疫等功能。故淋巴系不仅有协助静脉引导体液回流入心的功能，也是人体重要的防御装置。

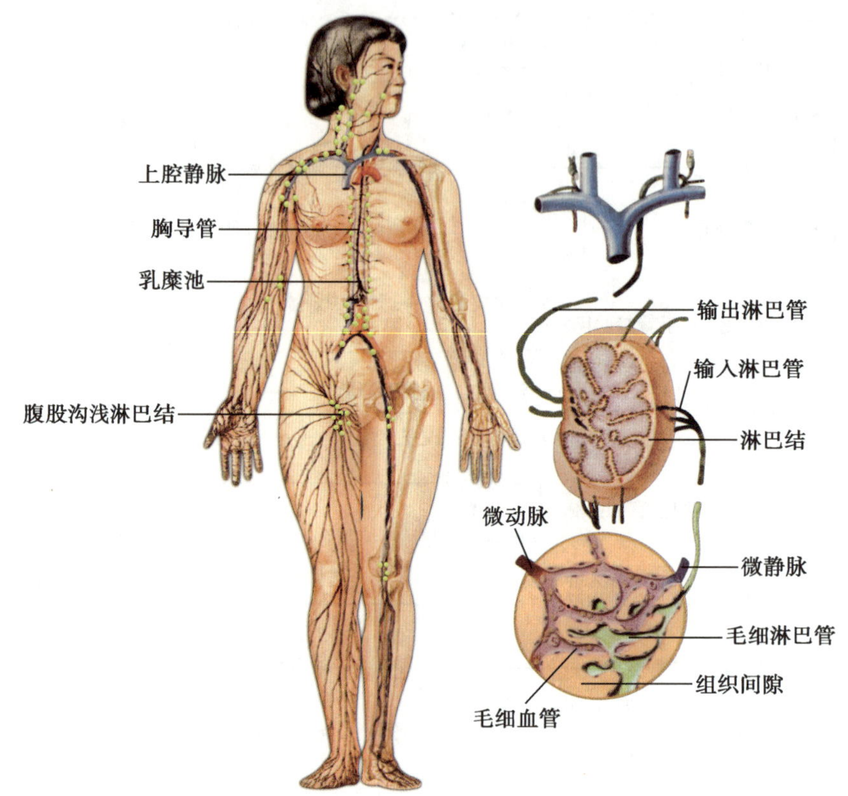

图 7-46 全身浅、深淋巴管和淋巴结示意图

淋巴回流速度缓慢。在人体静息状态下，每小时约有 120ml 淋巴返回血液，运动时淋巴流速可增加 3～14 倍。淋巴回流的主要因素在于：①新的淋巴不断产生，推动毛细淋巴管内的淋巴不断前进；②较大淋巴管壁内的平滑肌收缩促进了淋巴的回流；③淋巴管周围动脉的搏动促进了淋巴的回流；④淋巴最后注入静脉角时，胸腔负压有利于淋巴回流；⑤淋巴管附近的肌收缩和器官的运动也可促进淋巴的回流；⑥淋巴管内众多的瓣膜能保证淋巴定向流动。

二、淋巴管道

淋巴管道包括毛细淋巴管、淋巴管、淋巴干和淋巴导管。

（一）毛细淋巴管

毛细淋巴管（lymphatic capillary）是淋巴管道的起始部分，它以膨大的盲端起于组织间隙，相互吻合成网，多与毛细血管伴行。除中枢神经系统、软骨、骨髓、釉质、角膜、晶状体、玻璃体、上皮和内耳等器官组织没有毛细淋巴管分布外，其余各部均有分布。毛细淋巴管壁仅由一层内皮构成，内皮细胞之间有较大间隙，基膜很薄或缺如。一些不易透过毛细血管壁的大分子物质，如蛋白质、细菌、癌细胞等则容易透过毛细淋巴管壁进入毛细淋巴管。

（二）淋巴管

淋巴管（lymphatic vessel）由毛细淋巴管会合而成。淋巴管的结构与静脉相似，但管径更细，管壁更薄，瓣膜更多。淋巴管在向心的行程中，一般都经过一个或多个淋巴结，回流速度较慢。淋巴管的分布也同静脉一样，有浅、深之分。浅淋巴管位于皮下，多与浅静脉伴行。深淋巴管多与深部的血管伴行。浅、深淋巴管之间有广泛的交通。

（三）淋巴干

全身浅、深淋巴管经过一系列的淋巴结群后，会合成淋巴干（lymphatic trunk），全身共有9条淋巴干（图7-47）：左、右颈干收集头颈部的淋巴；左、右锁骨下干收集上肢和部分胸壁的淋巴；左、右支气管纵隔干收集胸腔器官及部分胸壁的淋巴；左、右腰干收集下肢、盆部、腹后壁及腹腔内成对脏器的淋巴；单一的肠干收集腹腔内不成对脏器的淋巴。

（四）淋巴导管

淋巴导管（lymphatic duct）共有两条，即胸导管和右淋巴导管。

1. 胸导管（thoracic duct） 是全身最大的淋巴导管，由左、右腰干和单一的肠干在第1腰椎体前方会合而成，长30～40cm。其起始部呈梭形膨大，称乳糜池（图7-47）。胸导管起始后，沿脊柱的右前方上行，经膈的主动脉裂孔进入胸腔，在食管的后方沿脊柱的右前方上行，至第5胸椎附近向左侧偏斜，继续向上出胸廓上口至颈根部，再呈弓形向前下弯曲，注入左静脉角。在注入左静脉角之前，还接纳左颈干、左锁骨下干和左支气管纵隔干。胸导管主要收集两下肢、腹部、盆部、左半胸、左上肢和左半头颈部的淋巴，占全身3/4区域。

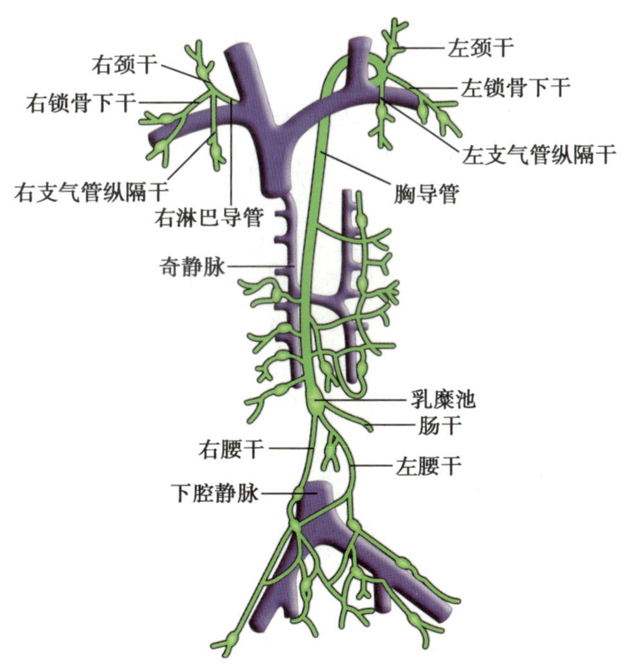

图7-47 淋巴干和淋巴导管

知识拓展

丝虫病

当蚊叮人吸血时，蚊体内的感染期丝虫的幼虫钻入人体。一般认为幼虫迅速侵入附近的淋巴管，并移行至大淋巴管及淋巴结寄生，发育为成虫。马来丝虫主要寄生在上、下肢的浅表淋巴系统，尤以下肢为多；班氏丝虫除寄生在浅表淋巴系统外，多寄生于深部淋巴系统中，如下肢、阴囊、精索、肾盂等部位。当丝虫的卵、幼虫或成虫阻塞胸导管则可导致其远端的毛细淋巴管破裂而产生乳糜尿甚或象皮肿。

2. 右淋巴导管（right lymphatic duct）　为一短干，由右颈干、右锁骨下干和右支气管纵隔干会合而成，注入右静脉角（图 7-47）。右淋巴导管长 1～1.5cm，收集右侧头颈部、右半胸和右上肢的淋巴。

三、淋巴器官

淋巴器官包括淋巴结、脾脏、胸腺和扁桃体等。

（一）淋巴结

1. 淋巴结的形态　淋巴结（lymph nodes）为大小不等的扁椭圆形小体，质软、色灰红。淋巴结的一侧凹陷称淋巴结门，有 1～2 条输出淋巴管穿出，也是血管、神经出入之处；另一侧隆凸，有数条输入淋巴管进入。淋巴结常聚集成群，有浅、深群之分，多沿血管周围分布，多位于四肢关节的屈侧或内脏器官的门附近或排列在血管周围（图 7-46）。

2. 淋巴结的功能

（1）滤过淋巴液：当淋巴流经淋巴结时，淋巴窦内的巨噬细胞可将淋巴内的细菌等抗原物质吞噬、处理，从而起滤过淋巴的作用。

（2）参与免疫应答：机体受细菌等抗原物质刺激后，激活淋巴结内的 B 淋巴细胞和 T 淋巴细胞，使其增殖转化为浆细胞和 T 淋巴细胞，行使体液免疫功能和细胞免疫功能。

（二）脾

1. 脾的位置形态　脾（spleen）是人体最大的淋巴器官，其形状近似于扁椭圆形，质软而脆，受暴力打击易破裂（图 7-48）。脾的大小和重量因不同年龄、不同个体的形态而异。成年人脾通常约长 12cm、宽 7cm、厚 3～4cm，平均重 150g，老年人其尺寸和重量都趋于减少。脾位于左季肋区，平 9～11 肋，其长轴与第 10 肋一致，正常脾脏在左肋弓下不能触及。

脾为腹膜内位器官，可分为内、外两侧面，上、下两缘，前、后两端。前端较宽，可达腋中线，后端钝圆，距离正中线 4～5cm。内侧面凹陷，与腹腔脏器相邻称脏面。脏面近中央处有一条凹陷，是血管、神经出入的部位，称脾门。外侧面平滑而隆凸，与膈相对，称膈面。上缘前部有 2～3 个凹陷称脾切迹，脾肿大时，可作为触诊脾的标志。

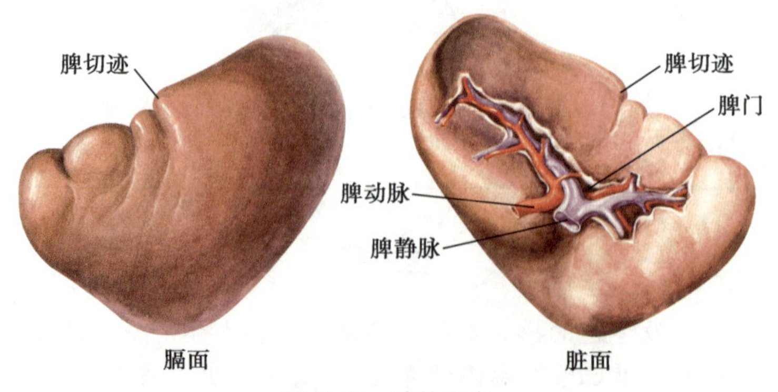

图 7-48　脾的形态

2. 脾的功能

(1) 滤过血液：脾窦内血流缓慢，有利于巨噬细胞吞噬进入血液内的细菌等异物、衰老的红细胞和血小板。在脾功能亢进时，因吞噬过度而引起红细胞和血小板减少。

(2) 造血功能：正常情况下，脾仅能产生淋巴细胞和浆细胞，但在某些病理状态下如(严重缺血)，脾即可恢复造血功能而产生多种血细胞。

(3) 参与免疫应答：当细菌等抗原物质侵入机体时，可引起脾内B淋巴细胞和T淋巴细胞的免疫应答。脾是体内产生抗体最多的器官。

(4) 储存血液。

(三) 胸腺

1. 胸腺的位置和形态　胸腺(thymus)位于纵隔的前上部、上窄下宽，分为不对称的左、右两叶(图7-49)。

2. 胸腺的功能　胸腺是中枢淋巴器官，培育、选择和向周围淋巴器官(淋巴结、脾、扁桃体)和淋巴组织(淋巴小结)输送T淋巴细胞。胸腺还有内分泌功能。胸腺对于新生儿和婴幼儿淋巴组织的正常发育至关重要，该时期切除胸腺会导致周围淋巴器官的发育不全、退化，以致不能行使有效的免疫应答。至青春期，主要淋巴组织均已完全发育，此时切除胸腺对免疫功能的影响较小。

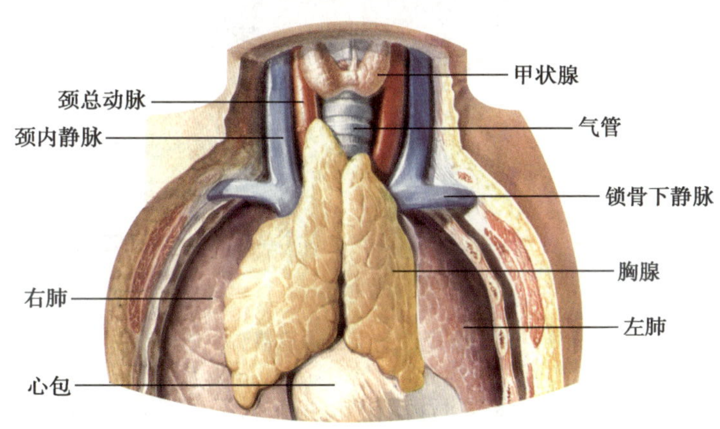

图7-49　胸腺的形态和位置

四、淋巴组织

淋巴组织分为弥散淋巴组织和淋巴小结两类。除淋巴器官外，消化、呼吸、泌尿和生殖管道以及皮肤等处含有丰富的淋巴组织，起着防御屏障的作用。

(一) 弥散淋巴组织

弥散淋巴组织(diffuse lymphoid tissue)分布广泛，其内以T细胞为主。主要位于消化道和呼吸道的黏膜固有层。

(二) 淋巴小结

淋巴小结(lymphoid nodule)包括小肠黏膜固有层内的孤立淋巴滤泡和集合淋巴滤泡以及阑尾壁内的淋巴小结等。它是由B细胞密集而成的淋巴组织，呈圆形或椭圆形小体。淋巴小结在抗原刺激下增大、增多，是体液免疫应答的重要标志。

五、人体各部的淋巴引流

淋巴结数量较多，人体某一部位的淋巴结群，接受一定部位和器官的淋巴回流。当局部感染、癌变等病变时，则会引起相应的淋巴结群肿大或疼痛。因此，了解淋巴结群的位置、收集范围及流注去向，对诊断和治疗某些疾病有重有的临床指导意义。

（一）头颈部的淋巴结群

主要分布于头、颈交界处或沿颈内、颈外静脉排列（图 7-50）。其中重要的有：

1. 下颌下淋巴结（submandibular lymph node）　位于下颌下腺周围，收纳口腔和面部的淋巴。其输出管注入颈外侧深淋巴结。

2. 颈外侧浅淋巴结（superficial lateral cervical lymph node）　位于胸锁乳突肌表面，沿颈外静脉排列。收纳颈浅部及耳后、腮腺下部等处的淋巴。其输出管注入颈外侧深淋巴结。

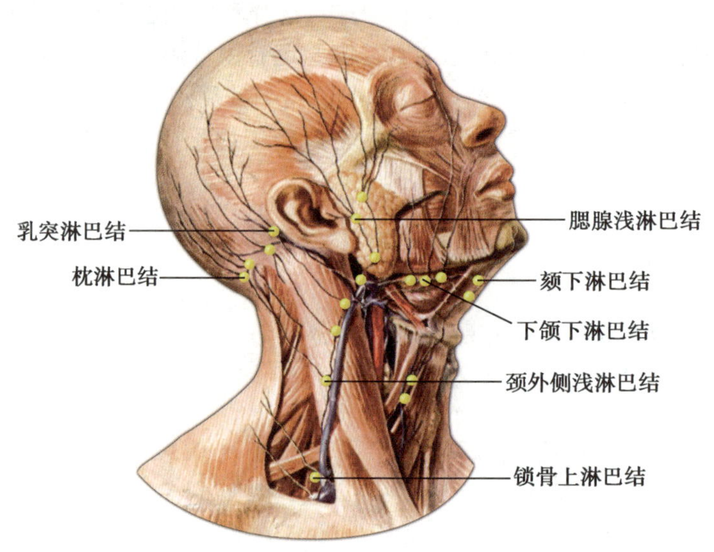

图 7-50　头颈部浅层的淋巴管和淋巴结

3. 颈外侧深淋巴结（deep lateral cervical lymph node）　沿颈内静脉排列。颈外侧深淋巴结直接或间接地接收头、颈部各群淋巴结的输出管。颈外侧深淋巴结中较重要的淋巴结有：

（1）咽后淋巴结：位于鼻咽部后方，收纳鼻、鼻旁窦、鼻咽部等处的淋巴。鼻咽癌时首先转移至此群。

（2）颈内静脉二腹肌淋巴结：又称角淋巴结，位于二腹肌后腹与颈内静脉交角处，收纳舌后及腭扁桃体的淋巴管。

（3）颈内静脉肩胛舌骨肌淋巴结：位于肩胛舌骨肌中间腱与颈内静脉交角处附近，收纳颏下和舌尖部淋巴管。舌癌时，首先转移至此群。

（4）锁骨上淋巴结：位于锁骨下动脉和臂丛附近。食管癌和胃癌后期，癌细胞可沿胸导管或颈干逆流至左锁骨上淋巴结。

颈外侧深淋巴结的输出管合成颈干（jugular trank）。左颈干注入胸导管，右颈干注入右淋巴导管。

（二）上肢的淋巴结群

腋淋巴结（axillary lymph node）位于腋窝内，数目较多，可分为胸肌淋巴结、肩胛下淋巴结、外侧淋巴结、中央淋巴结、腋尖淋巴结五群（图 7-51）。腋淋巴结收纳上肢、胸前外侧壁和乳房等处的淋巴，乳腺癌常转移到腋淋巴结。腋淋巴结的输出管合成锁骨下干（subclavian trunk），左侧注入胸导管，右侧注入右淋巴导管。

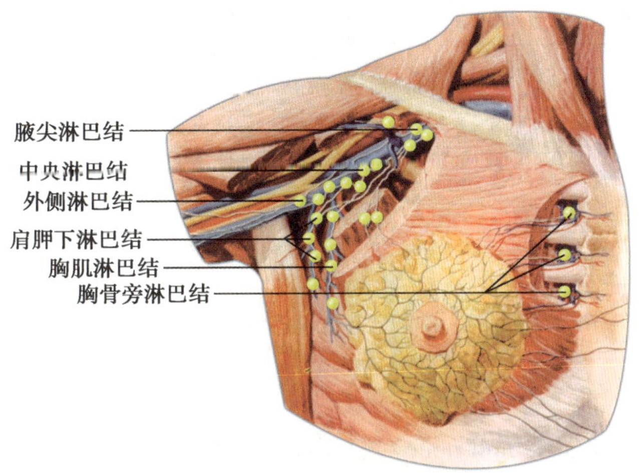

图 7-51 乳房的淋巴引流和腋淋巴结

知识拓展

乳房的淋巴回流

乳房的淋巴回流有：①乳房外侧部和中央部的淋巴注入胸肌淋巴结；②上部的淋巴注入腋尖淋巴结和锁骨上淋巴结；③内侧部的淋巴注入胸骨旁淋巴结；④乳房内侧部的浅淋巴管与对侧乳房浅淋巴管相交通；⑤内下部的淋巴管通过腹壁和膈下淋巴管与肝的淋巴管交通。

（三）胸部的淋巴结群

1. 胸壁的淋巴结　胸壁浅淋巴管主要汇入腋淋巴结；胸壁深淋巴管分别汇入胸骨旁淋巴结和肋间淋巴结（图 7-52）。

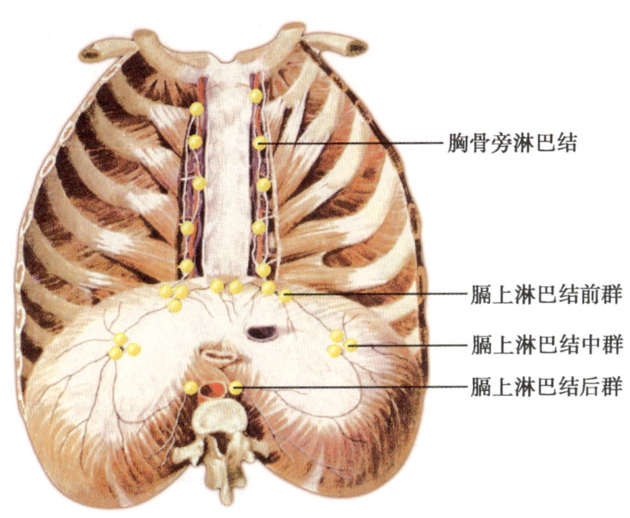

图 7-52 胸骨旁淋巴结和膈上淋巴结

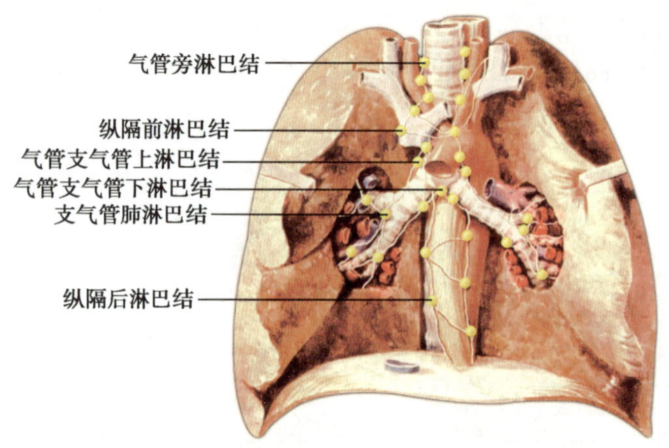

图 7-53　胸腔器官的淋巴结

2. 胸腔脏器的淋巴结

(1) 纵隔淋巴结(mediastinal lymph node)：包括纵隔前淋巴结和纵隔后淋巴结。前者的输出管汇入支气管纵隔干；后者的输出管大多汇入胸导管(图 7-53)。

(2) 支气管肺淋巴结(bronchopulmonary lymph node)：又称肺门淋巴结。支气管肺淋巴结主要引流肺的淋巴，其输出管注入气管淋巴结。最后由气管两侧淋巴结的输出管合成左、右支气管纵隔干。左支气管纵隔干注入胸导管；右支气管纵隔干注入右淋巴导管(图 7-53)。

(四) 腹部的淋巴结群

1. 腹壁和腹腔成对脏器的淋巴结　腹前壁的浅、深淋巴管在脐平面以上，分别注入腋淋巴结、胸骨旁淋巴结。脐平面以下的浅、深淋巴管注入腹股沟淋巴结。腹后壁的淋巴结和腹腔内成对脏器的淋巴结的输出管注入腰淋巴结。腰淋巴结位于腹主动脉和下腔静脉附近，除收纳上述淋巴结的输出管外，还收纳髂总淋巴结的输出管。腰淋巴结的输出管分别会合成左、右腰干(图 7-54)。

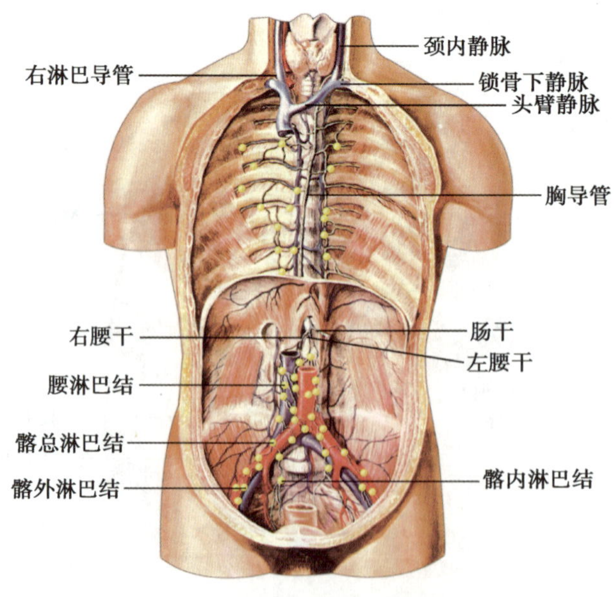

图 7-54　胸导管及腹、盆部淋巴结

2. 腹腔不成对脏器的淋巴结 包括腹腔淋巴结(celiac lymph node)、肠系膜上淋巴结(superior mesenteric lymph node)和肠系膜下淋巴结(inferior mesenteric lymph node)。它们均位于同名动脉起始部的周围,收纳相应动脉分布区的淋巴管,其输出管汇入单一的肠干(图 7-55、图 7-56)。

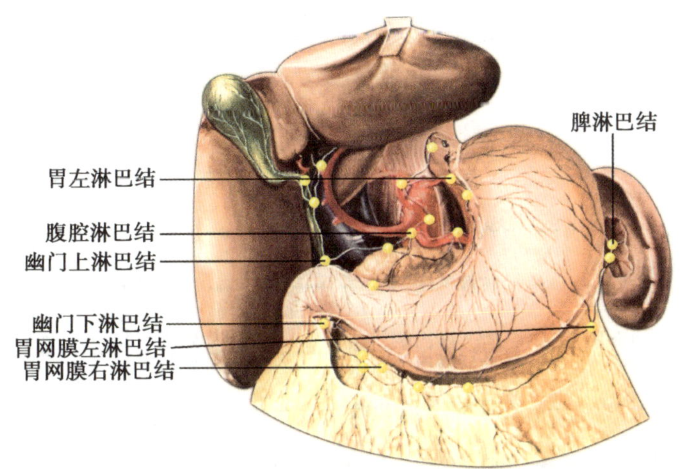

图 7-55 沿腹腔干及其分支排列的淋巴结

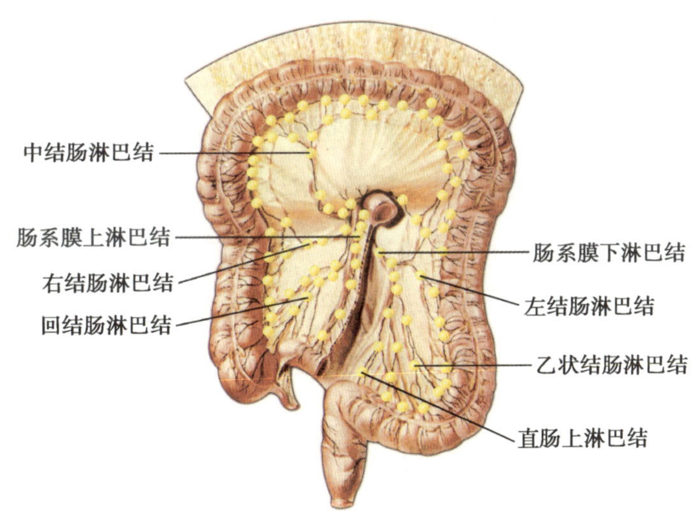

图 7-56 大肠的淋巴管和淋巴结

(五)盆部的淋巴结群

1. 髂外淋巴结(external iliac lymph nodes) 沿髂外动脉排列,主要收纳腹股沟深淋巴结的输出管,以及从膀胱、前列腺、子宫颈等处回流的淋巴。其输出管注入髂总淋巴结(图 7-54)。

2. 髂内淋巴结(internal iliac lymph nodes) 沿髂内动脉排列,收纳盆腔器官、会阴、臀部等处的淋巴。其输出管注入髂总淋巴结(图 7-54)。

3. 髂总淋巴结(common iliac lymph nodes) 位于髂总动脉的周围,收纳髂内、外淋巴结的输出管。髂总淋巴结的输出管注入腰淋巴结(图 7-54)。

（六）下肢的淋巴结群

1. 腹股沟浅淋巴结（superficial inguinal lymph nodes） 分上、下两群，上群平行排列于腹股沟韧带下方，收纳腹前壁下部、臀部、会阴和外生殖器的淋巴。下群沿大隐静脉上端纵行排列，收纳足内侧部、小腿前内侧以及大腿浅部的淋巴。腹股沟浅淋巴结的输出管注入腹股沟深淋巴结。

2. 腹股沟深淋巴结（deep inguinal lymph nodes） 位于股静脉根部周围，收纳腹股沟浅淋巴结的输出管、下肢的深淋巴管。腹股沟深淋巴结的输出管注入髂外淋巴结。

全身淋巴流注见表 7-5。

表 7-5 全身淋巴流注简表

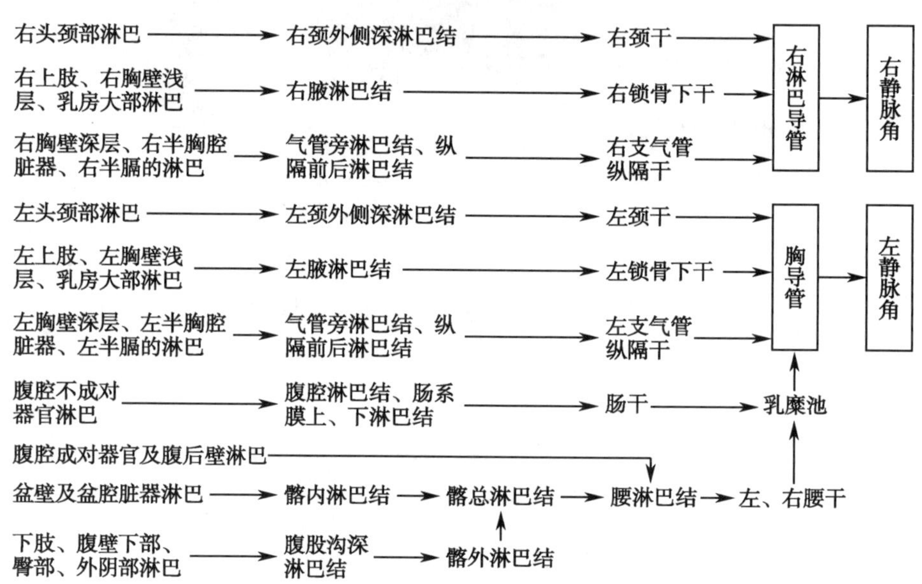

（贺 艳）

思考题

1. 试述心的体表投影。
2. 试述主动脉的走行和主要分支。
3. 试述肝门静脉系的组成。
4. 阑尾炎时口服药物，试述药物如何到达阑尾发挥作用。
5. 试述胸导管的起始、注入部位和收集的范围。

自测题

实验指导

第八章
感　觉　器

学习目标

1. 掌握：眼球的位置、眼球壁的层次、各层的分部及形态结构特点；眼球内容物的名称和作用；眼球外肌的名称和作用；鼓膜的形态和位置；鼓室各壁的名称及重要的形态结构和毗邻。

2. 熟悉：房水的产生及其循环途径；泪器的组成和鼻泪管的开口部位；中耳的组成、咽鼓管的形态、功能及小儿咽鼓管的特点、乳突窦及乳突小房的位置；内耳的组成和位置；迷路各部的形态；位觉感受器和听觉感受器的位置和名称。

3. 了解：视器的组成；了解眼睑的形态构造；结膜的分部、眼的血管；外耳的组成、耳郭、外耳道的形态；听小骨的名称。

4. 具备运用感觉器知识阐述青光眼、白内障、斜视和耳聋的成因的能力。

5. 能够结合所学感觉器知识，开展科学宣教和临床诊断指导。

第一节　概　　述

感觉器（sensory organs）是感受器（receptor）及其附属结构的总称，是机体感受刺激的装置。感受器广泛分布于人体全身各部，其结构和功能各不相同。有的结构非常简单，仅由感觉神经的游离末梢装置，如痛觉感受器；有的结构则较为复杂，除了感觉神经末梢外，还有一些细胞或数层结构共同形成的各种被囊神经末梢，如接受触觉、压觉等刺激的触觉小体、环层小体等；有的则更为复杂，是由感受器及其辅助装置共同构成的特殊感觉器官，这一类称为特殊感觉器或感觉器，如视器、前庭蜗器、味器及嗅器等。

感受器的功能是接受机体内、外环境的各种不同刺激，并将其转变为神经冲动或神经兴奋，由感觉神经传入中枢，经中枢对其整合后，产生感觉；再由高级中枢发出神经冲动，经运动神经传至效应器，对刺激作出反应。

感受器的种类繁多，形态和功能各异，根据感受器所在的部位、接受刺激的来源可分为三类：①外感受器（exteroceptor）分布在皮肤、黏膜、视器和听器等处，感受来自外界环境的刺激，如痛、温度、触、压、光波和声波等物理刺激和化学刺激；②内感受器（interoceptor）分布于内脏器官和心血管等处，接受物理刺激和化学刺激，如渗透压、压力、温度及离子和化合物浓度等的刺激；③本体感受器（proprioceptor）分布在肌、肌腱、关节和内耳的位觉器等处，接受机体运动和平衡变化时所产生的刺激。

感受器根据其特化的程度可分为两类：①一般感受器，分布在全身各部，如分布在皮肤的痛觉、温度觉、粗触觉、压觉和精细触觉感受器；分布在肌、肌腱、关节的运动觉和位置觉感受器和分布在内脏和心血管的各种感受器。②特殊感受器，如分布眼、耳、鼻、舌，包括视、听、平衡、嗅、味等感受器。

第二节　视　　器

病例导学与分析

患者，男，60岁。因右眼反复胀痛伴头痛、视物模糊加重2d而来医院眼科就诊。检查：右眼视力为0.2，左眼视力为0.8。眼压：右眼为40mmHg，左眼为16mmHg（正常眼压为10～21mmHg）。

问题：

1. 根据你所掌握的解剖学知识，初步判定该患者可能患有何种眼病？
2. 房水有何作用？
3. 简述房水的产生部位及循环途径。

病例分析

视器（visual organ）由眼球和眼副器共同构成。眼球的功能是接受光波的刺激，将感受的光波刺激转变为神经冲动，经视觉传导通路至大脑视觉中枢，产生视觉。眼副器位于眼球的周围或附近，包括眼睑、结膜、泪器、眼球外肌、眶脂体和眶筋膜等，对眼球起支持、保护和运动作用。

一、眼球

眼球（eyeball）是视器的主要部分，近似球形，位于眶内，后部借视神经连于间脑的视交叉（图8-1）。眼球由眼球壁和眼球的内容物构成（图8-1）。

（一）眼球壁

眼球壁从外向内依次分为眼球纤维膜、眼球血管膜和眼球视网膜三层。

1．眼球纤维膜　由强韧的纤维结缔组织构成，具有支持和保护作用。可分为角膜和巩膜两部分。

（1）角膜（cornea）：占眼球纤维膜的前1/6，无色透明，富有弹性，具有屈光作用，无血管但富有感觉神经末梢，由三叉神经的眼

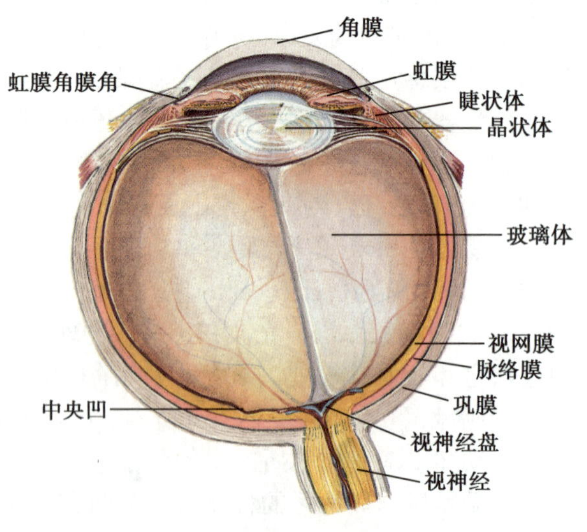

图8-1　右眼球的水平切面（右侧）

支分布。角膜曲度较大，外凸内凹。角膜炎或溃疡，可致角膜混浊，痊愈后形成瘢痕，失去透明性，影响视觉。

（2）巩膜（sclera）：占眼球纤维膜的后 5/6，为乳白色不透明的纤维膜，厚而坚韧，有保护眼球内容物和维持眼球形态的作用。在巩膜与角膜交界处的深部有一环形静脉窦称巩膜静脉窦（scleral venous sinus），是房水流出的通道。巩膜前部露于睑裂的部分，正常呈乳白色，黄色常是黄疸的重要体征。巩膜后端与视神经表面的硬脑膜相连。

2. 眼球血管膜　富有血管、神经和色素，呈棕黑色。具有营养眼球内组织及遮光作用。血管膜由前向后分为虹膜、睫状体和脉络膜三部分。

（1）虹膜（iris）：呈冠状位，是血管膜最前部的圆盘形的薄膜，因人种不同而颜色不同，黄种人多呈棕色（图 8-1～图 8-3）。虹膜中央有圆形的瞳孔（pupil）。角膜与晶状体之间的间隙称为眼房（chambers of eyeball）。虹膜将眼房分为较大的前房和较小的后房，前、后眼房借瞳孔相互交通。在眼前房周边，虹膜与角膜交界处的环形区域，称虹膜角膜角。在虹膜的基质内有两种平滑肌纤维，环绕瞳孔周缘呈环形排列的，称瞳孔括约肌（sphincter pupillae），收缩时使瞳孔缩小，由副交感神经支配；瞳孔周围呈放射状排列的平滑肌，称瞳孔开大肌（dilator pupillae），可开大瞳孔，由交感神经支配。在弱光下或视远物时，瞳孔开大；在强光下或看近物时，瞳孔缩小。

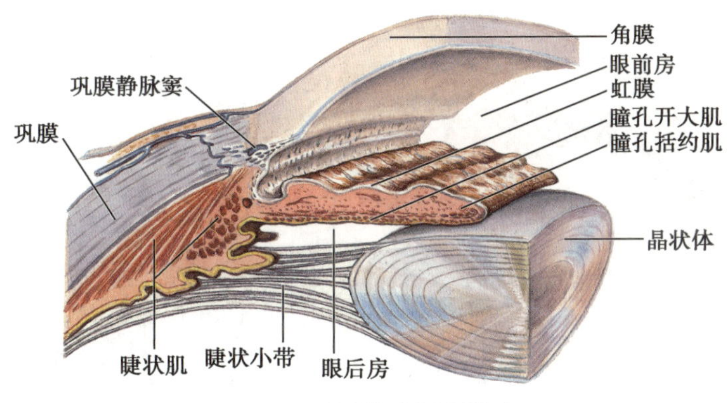

图 8-2　眼球前半局部放大

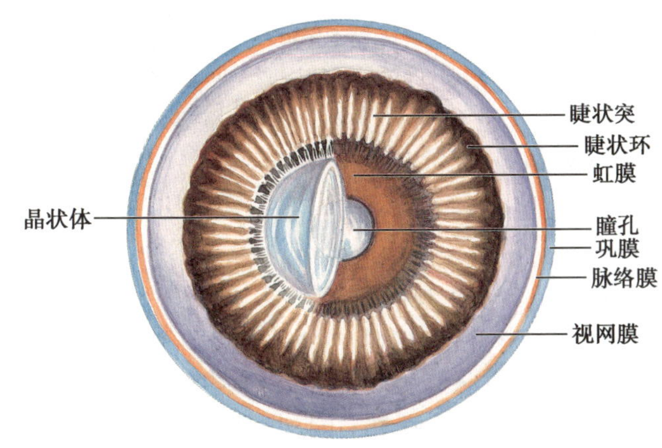

图 8-3　眼球前部后面观

(2) 睫状体(ciliary body):是血管膜中部最肥厚的部分(见图 8-1～图 8-3)。位于巩膜与角膜移行部的内面。其后部较为平坦,为睫状环,前部有许多向内突出呈放射状排列的皱襞,称为睫状突(ciliary processes)。由睫状突发出的睫状小带与晶状体囊相连。在眼球矢状切面上,睫状体呈三角形。睫状体内的平滑肌,称睫状肌(ciliary muscle),由副交感神经支配。睫状体有调节晶状体的曲度和产生房水的作用。

(3) 脉络膜(choroid):是富有血管的薄膜,占血管膜的后 2/3。外面与巩膜疏松相连,内面紧贴视网膜的色素层,后方有视神经穿过。脉络膜的作用是供应眼球内组织的营养和吸收眼内分散光线以免扰乱视觉。

3. 视网膜(retina)　在血管膜内面,自后向前可分为 3 部分:视网膜脉络膜部、视网膜睫状体部和视网膜虹膜部。视网膜睫状体部和虹膜部贴附于睫状体和虹膜的内面,无感光作用,故称为视网膜盲部。视网膜脉络膜部最大、最厚,附于脉络膜的内面,为视器接受光波刺激并将其转变为神经冲动的部分故又称为视网膜视部。视部的后部,在视神经起始处有圆形白色隆起,称视神经乳头(papilla optic nerve),又称视神经盘(optic disc),中央有视神经、视网膜中央动、静脉穿过,无感光细胞,称生理性盲点。在视神经盘的颞侧稍偏下方约 3.5mm 处,有一个由密集的视锥细胞构成的黄色小区,称黄斑(macula lutea),其中央凹陷称中央凹(fovea centralis)(图 8-4),此区无血管,是感光最敏锐处。

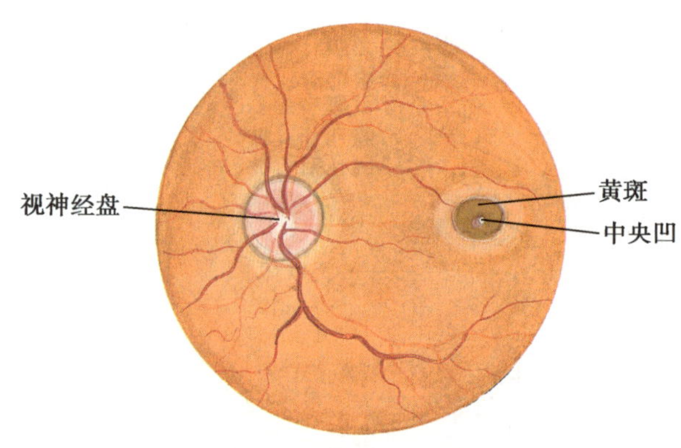

图 8-4　眼底(右侧)

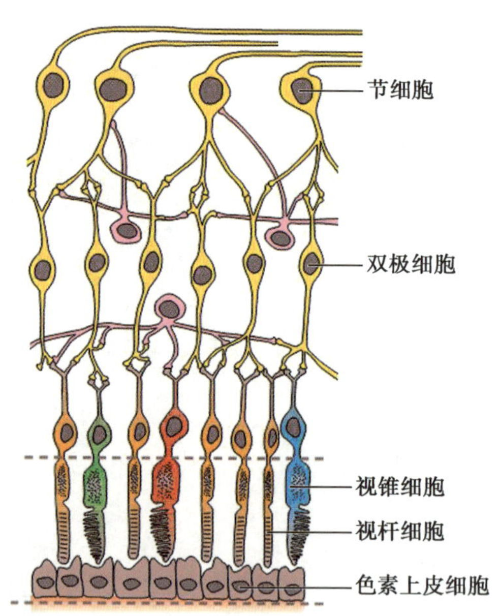

图 8-5　视网膜结构示意图

视网膜视部是高度特化的神经组织,其结构分内外两层。外层为色素上皮层,由大量的单层色素上皮构成;内层为神经层,主要由 3 层神经细胞组成(图 8-5)。外层为视锥和视杆细胞,它们是感光细胞,紧邻色素上皮层。视锥细胞主要分布在视网膜中央部,能感受强光和颜色,在白天或明亮处视物时起主要作用;视杆细胞主要分布于视网膜周边部,只能感受弱光,在夜间或暗处视物时起主要作用。中层为双极细胞,将来自感光细胞的神经冲动传导至内层的节细胞。内层为节细胞,其轴突向视神经盘处汇集,穿过脉络膜和巩膜后构成视神经。两层之间有一潜在的间隙,此间隙是造成视网膜的外层与内层容易脱离的解剖学基础,视网膜脱离是指视网膜的神经层与色素上皮层分离而言。

（二）眼球的内容物

眼球的内容物包括房水、晶状体和玻璃体（见图 8-1、图 8-2）。这些结构透明而无血管，具有屈光作用。

1. 房水（aqueous humor） 为无色透明的液体，充满在眼房内。房水由睫状体产生，进入眼后房，经瞳孔至眼前房，经虹膜角膜角隙进入巩膜静脉窦，借睫前静脉汇入眼上、下静脉。房水的生理功能是为角膜和晶状体提供营养并维持正常的眼内压。眼前房和眼后房的压力大致相等。在某些病理情况下，房水循环障碍，造成眼房内房水增加，导致眼内压增高，临床上称之为继发性青光眼。

2. 晶状体（lens） 位于虹膜的后方、玻璃体的前方，呈双凸透镜状；前面曲度较小，后面曲度较大，无色透明、富有弹性、不含血管和神经。晶状体由平行排列的晶状体纤维所组成，周围部称晶状体皮质，较软；中央部称晶状体核。晶状体外面包以具有高度弹性的被膜，称为晶状体囊。晶状体若因疾病或创伤而变混浊，称为白内障。

晶状体是屈光系统的主要装置。晶状体的曲度随所视物体的远近不同而改变。视近物时，睫状体内纵行排列的肌纤维收缩牵引脉络膜向前，使睫状突向内伸，睫状小带也向内而变得松弛，因而放松了对晶状体的牵拉，晶状体借助于晶状体囊及其本身的弹性而变凸，特别是前部凸度增大，晶状体的曲度增加，屈光力度加强，使进入眼球的光线恰能聚焦于视网膜上，以适应看近物。反之，睫状肌舒张时，使睫状突向外伸，睫状小带张力增大，加强了对晶状体的牵拉，使晶状体的曲度减小，以适应看远物。

3. 玻璃体（vitreous body） 是无色透明的胶状物质，表面被覆着玻璃体膜。它填充于晶状体与视网膜之间，约占眼球内腔的 4/5，对视网膜起支撑作用，使视网膜与色素上皮紧贴。若支撑作用减弱，易导致视网膜脱离。

二、眼副器

眼副器（accessory organs of eye）包括眼睑、结膜、泪器、眼球外肌、眶脂体和眶筋膜等结构，有保护、运动和支持眼球的作用。

（一）眼睑

眼睑（eyelids）位于眼球的前方，分上睑和下睑，是保护眼球的屏障（图 8-6）。上、下睑之间的裂隙称睑裂。睑裂两侧上、下睑结合处分别称为内眦和外眦。睑的游离缘称睑缘。

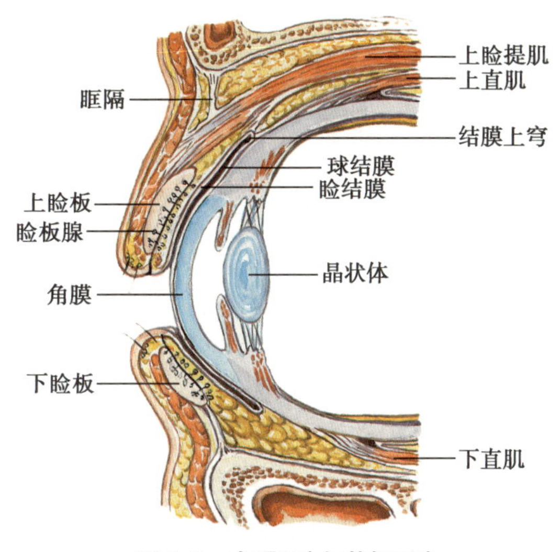

图 8-6 右眼眶（矢状切面）

睑缘的前缘有睫毛，睫毛约有 2 行或 3 行，有防止灰尘进入眼内和减弱强光照射的作用。如果睫毛长向角膜，则为倒睫；严重的可引起角膜溃疡、结瘢、失明。睫毛的根部有睫毛腺（又称 Zeis 腺），睫毛毛囊或睫毛腺急性炎症，称为睑腺炎，又称麦粒肿。

眼睑由浅至深可分为 5 层：皮肤、皮下组织、肌层、睑板和睑结膜。眼睑的皮肤细薄，皮下组织疏松，缺乏脂肪组织，故可因积水或出血而发生肿胀。肌层主要是眼轮匝肌睑部。

睑板（tarsus）及睑板腺（tarsal gland）睑板为一半月形致密结缔组织板，上、下各一。睑板内有许多麦穗状的睑板腺，与睑缘垂直排列，其导管开口于睑缘。睑板腺是特化的皮脂腺，分泌油脂样液体，润滑睑缘。若睑板腺导管阻塞，形成睑板腺囊肿，亦称霰粒肿。

（二）结膜

结膜（conjunctiva）是一层薄而光滑透明、富含血管的黏膜，覆盖在眼球的前面和眼睑的后面（图 8-6）。按所在部位可分三部：

1. 睑结膜（palpebral conjunctiva）　是衬覆于上、下睑内面的部分，与睑板结合紧密。在睑结膜内表面，可透视深层的小血管和平行排列并垂直于睑缘的睑板腺。

2. 球结膜（bulbar conjunctiva）　覆盖在眼球的前面。在近角膜缘处，移行为角膜上皮。在角膜缘处与巩膜结合紧密，而其余部分连结疏松而易移动。

3. 结膜穹窿（conjunctival fornix）　位于睑结膜与球结膜互相移行处，其返折处分别构成结膜上穹和结膜下穹。结膜上穹较结膜下穹为深。当上、下睑闭合时，整个结膜形成囊状腔隙称结膜囊（conjunctival sac）。此囊通过睑裂与外界相通。

（三）泪器

泪器（lacrimal apparatus）由泪腺和泪道组成。泪道包括泪点、泪小管、泪囊和鼻泪管（图 8-7）。

1. 泪腺（lacrimal gland）　位于眶上壁前外侧部的泪腺窝内，分泌泪液，有 10～20 条排泄管开口于结膜上穹的外侧部。泪液借眨眼活动涂抹于眼球表面。泪液有防止角膜干燥和冲洗微尘作用，此外尚含溶菌酶，具有灭菌作用。多余的泪液流向内眦处的泪湖，经泪点、泪小管进入泪囊，再经鼻泪管至鼻腔。

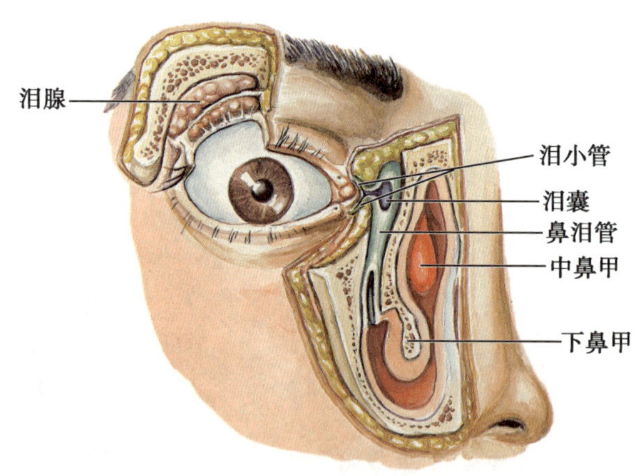

图 8-7　泪器

2. 泪小管（lacrimal ductule）　在内眦附近有一较圆钝微凹陷的空隙，称泪湖（lacrimal lacus）。泪湖的底部有蔷薇色隆起，称泪阜（lacrimal caruncle）。在上、下睑缘近内侧端处各有一小隆起称泪乳头（lacrimal papilla），其顶部有一小孔称泪点（lacrimal punctum），是泪小管的开口。泪小管为连结泪点与泪囊的小管，分上泪小管和下泪小管。它们分别垂直向上、下行，继而几乎成直角转向内侧会合一起，开口于泪囊上部。泪点变位常引起泪溢症。

3. 泪囊（lacrimal sac）　位于眶内侧壁前部的泪囊窝中，为一膜性的盲囊。上端为盲端，高于内眦，下部移行为鼻泪管。泪囊和鼻泪管贴附于泪囊窝和骨性鼻泪管的骨膜。泪囊的前面有睑内侧韧带和眼轮匝肌泪囊部的纤维横过。眼轮匝肌还有少量的肌束跨过泪囊的深面。眼轮匝肌收缩时牵引睑内侧韧带可扩大泪囊，使囊内产生负压，促使泪液流入泪囊。

4. 鼻泪管（nasolacrimal duct） 为膜性管道。鼻泪管的上部包埋在骨性鼻泪管中，与骨膜紧密相结合；下部在鼻腔外侧壁黏膜的深面，下部开口于下鼻道外侧壁的前部。开口处的黏膜内有丰富的静脉丛，感冒时，黏膜易充血和肿胀使鼻泪管下口闭塞，使泪液向鼻腔引流不通畅，故感冒时常有流泪的现象。

（四）眼球外肌

眼球外肌（extraocular muscle）包括运动眼球的 4 块直肌、2 块斜肌和上提上眼睑的上睑提肌，它们都是骨骼肌（图 8-8、图 8-9）。

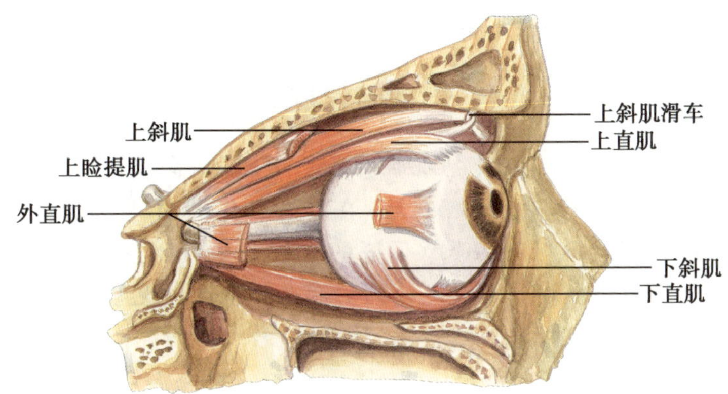

图 8-8 眼球外肌（外侧面观）

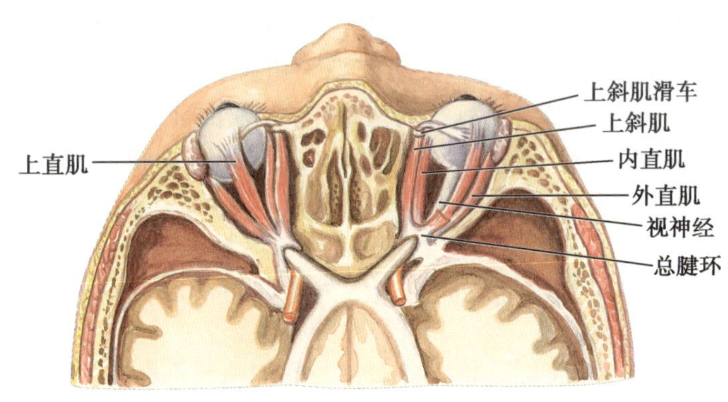

图 8-9 眼球外肌（上面观）

上睑提肌（levator palpebrae superioris）起自视神经管前上方的眶壁，在上直肌上方向前走行。前端成为腱膜，止于上睑的皮肤、上睑板。此肌收缩可上提上睑，开大睑裂，由动眼神经支配。

运动眼球的各直肌共同起自视神经管周围和眶上裂内侧的总腱环，在赤道的前方，分别止于巩膜的上、下、内侧和外侧。上直肌（rectus superior）位于上睑提肌下方，眼球上方，该肌收缩使瞳孔转向上内方。内直肌（rectus medialis）位于眼球的内侧，该肌收缩使瞳孔转向内侧。下直肌（rectus inferior）在眼球下方，该肌收缩使瞳孔转向下内方。外直肌（rectus lateralis）位于眼球外侧，该肌收缩使瞳孔转向外侧。

上斜肌（superior obliquus）位于上直肌与内直肌之间，起于总腱环，以纤细的腱通过附于眶内侧壁前上方的滑车，然后转向后外，在上直肌下方向后外转折，在上直肌与外直肌之间止于眼球赤道后方的巩膜。该肌收缩使瞳孔转向下外方。

下斜肌（inferior obliquus）位于眶下壁与下直肌之间，起自眶下壁的内侧份近前缘处，斜向后外，止于眼球下面赤道后方的巩膜。该肌可使瞳孔转向上外方。

眼球的正常运动，并非单一肌肉的收缩，而是两眼数条肌协同作用的结果。如眼向下俯视时，两眼的下直肌和上斜肌同时收缩；仰视时，两眼上直肌和下斜肌同时收缩；侧视时，一侧眼的外直肌和另一侧眼的内直肌共同作用；聚视中线时，则是两眼内直肌共同作用的结果。当某一肌麻痹时，可出现斜视和复视现象。

知识拓展

斜视与复视

当某一块眼球外肌麻痹时，在其拮抗肌的作用下，眼球向相反方向转位，两侧眼球转向出现差异，形成斜视。例如内直肌麻痹后，在外直肌作用下，眼球向外侧倾斜。斜视发生后，同一目标的物体不能投射到两眼视网膜的对应点上，视觉中枢不能将两眼传入的信息融合到一起，于是将同一个物体看成是分离的两个物体这种现象称复视。

（五）眶脂体与眶筋膜

1. 眶脂体　是填充于眼球、眼球外肌与眶骨膜之间的脂肪组织团块。在眼球后方，视神经与眼球各肌之间含量较多，前部较少。眼球后方的脂肪组织与眼球之间，犹如球窝关节的关节头与关节窝的关系，允许眼球做多轴的运动，还可减少外来震动对眼球的影响。

2. 眶筋膜　包括眶骨膜、眼球筋膜鞘、肌筋膜鞘和眶隔。

眶骨膜（periorbita）眶骨膜疏松地衬于眶壁的内面，在面前部与周围骨膜相续连。在视神经管处硬脑膜分为两层，内层成为视神经的外鞘，外层成为眶骨膜。

眼球筋膜鞘（fascial sheath of eyeball）是眶脂体与眼球之间的薄而致密的纤维膜，又称 Tenon 囊。此鞘包绕眼球大部，向前在角膜缘稍后方与巩膜融合在一起，向后与视神经硬膜鞘结合。眼球筋膜鞘内面光滑，与眼球之间称巩膜外隙，此间隙内有一些松软而纤细的结缔组织，眼球在鞘内较灵活地活动。

眼肌筋膜鞘（sheath of ocular muscles）呈鞘状包绕各眼球外肌。

眶隔（orbital septum）在上睑板的上缘和下睑板的下缘各有一薄层结缔组织连于眶上缘和眶下缘，这层结缔组织称为眶隔。它与眶骨膜相互续连。

三、眼的血管

（一）眼的动脉

眼动脉（ophthalmic artery）眼球和眶内结构血液供应主要来自眼动脉（图 8-10）。当颈内动脉穿出海绵窦后，在前床突内侧发出眼动脉。眼动脉在视神经下方经视神经管入眶，先居视神经外侧，再经视神经上方与上直肌之间至眶内侧，向前行于上斜肌和上直肌之间，终支出眶，终于额动脉。在行程中发出分支供应眼球、眼球外肌、泪腺和眼睑。其重要的分支为视网膜中央动脉。

视网膜中央动脉（central artery of retina）是供应视网膜内层的唯一动脉（图 8-10）。它自眼动脉发出后，在视神经的下方穿入视神经内直至巩膜后，在视神经盘处穿出再分成视网膜鼻侧上、下和视网膜颞侧上、下四支小动脉，分布至视网膜鼻侧上、鼻侧下、颞侧上和颞侧下四个扇形区。临床上，用检眼镜可直接观察这些结构，它对某些疾病的诊断和预后的判断有重要意义。

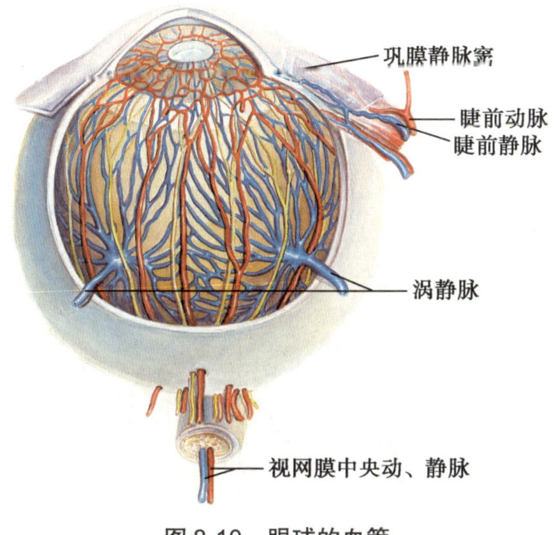

图 8-10 眼球的血管

（二）眼的静脉

眼球内的静脉主要有：

1. 视网膜中央静脉　与同名动脉伴行，收纳视网膜的血液回流（图 8-10）。

2. 涡静脉　是中膜的主要静脉，多数为 4 条，分散在眼球赤道后方 4 条直肌之间。收集虹膜、睫状体和脉络膜的血液回流。此静脉不与动脉伴行，在眼球赤道附近穿出巩膜。2 条上涡静脉汇入眼上静脉，2 条下涡静脉汇入眼下静脉。

3. 眼静脉　无瓣膜，向前在内眦处与面静脉的内眦静脉有吻合，向后面注入海绵窦，面部感染可经眼静脉侵入海绵窦引起颅内感染。

第三节　前庭蜗器

前庭蜗器（vestibulocochlear organ）又称耳（ear）包括前庭器（vestibular apparatus）和听器（auditory apparatus）两部分。按部位可分为外耳、中耳和内耳 3 部分（图 8-11）。外耳和中耳是声波的收集和传导装置，是前庭蜗器的附属器。听感受器和位觉感受器位于内耳；听器是感受声波刺激的感受器，位觉器是感受头部位置变动、重力变化和运动速度刺激的感受器。

一、外耳

外耳（external ear）包括耳郭、外耳道和鼓膜三部。

1. 耳郭（auricle）　位于头部的两侧，凸面向后，凹面朝向前外。弹性软骨和结缔组织构成耳郭上部的支架，表面覆盖着皮肤，皮下组织少但神经血管丰富；耳郭下部无软骨为耳垂，仅含结缔组织和脂肪，有丰富的神经血管，是临床常用采血的部位。在耳郭中部稍偏前有外耳门，向内通外耳道，外耳门前外方的突起称耳屏。

2. 外耳道（external acoustic meatus）　是从外耳门至鼓膜的管道（见图 8-11）。成人长约 2.0～2.5cm。外耳道外侧 1/3 为软骨部，与耳郭的软骨相延续；内侧 2/3 为骨性部，是由颞骨鳞部和鼓部围成的椭圆形短管。两部交界处较为狭窄。外耳道约呈"S"状弯曲，从外向内，先向前上，继转向后，最后向前下方。由于外耳道软骨部可被牵动，故将耳郭向后上方牵拉，即可使外耳道变直，从而可观察到鼓膜。在婴儿因颞骨尚未骨化，其外耳道几乎全由软骨支持，短而直，鼓膜近于水平位，检查时须拉耳郭向后下方。

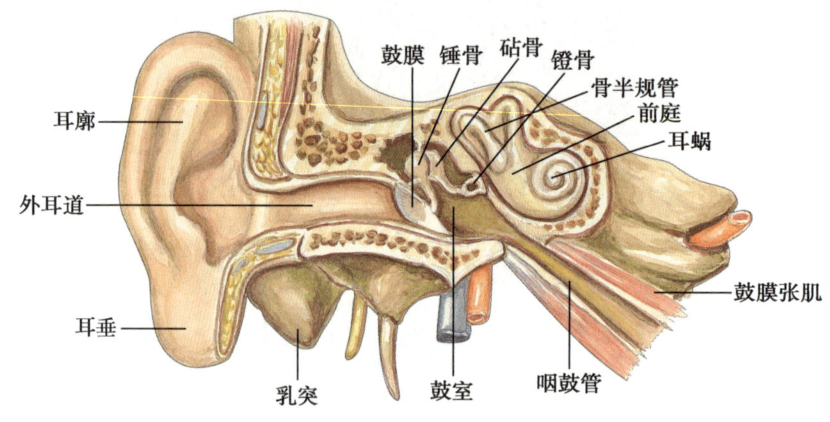

图 8-11　前庭蜗器结构模式图

外耳道皮肤较薄层，内含有丰富的感觉神经末梢、毛囊、皮脂腺及耵聍腺。皮肤与软骨膜和骨膜结合紧密，不易移动，当发生外耳道皮肤疖肿时疼痛难以忍受。耵聍腺分泌一种黏稠的液体，称为耵聍。当耵聍干燥凝结成大块可阻塞外耳道，影响听觉。

3. 鼓膜（tympanic membrane）　位于外耳道与鼓室之间，呈椭圆形半透明的薄膜，与外耳道底约成 45°～50° 的倾斜角（图 8-12、图 8-13）。小儿鼓膜更为倾斜，几乎呈水平位。

鼓膜周缘大部附着于颞骨鼓部和鳞部的鼓膜沟。鼓膜周缘较厚，中心向内凹陷，为锤骨柄末端附着处，称鼓膜脐。鼓膜前上 1/4 的三角形区为松弛部，此部薄而松弛，在活体呈淡红色。鼓膜后下 3/4 为紧张部，坚实而紧张，固定于鼓膜沟内，在活体呈灰白色。此部前下方有一个三角形的反光区，称光锥。中耳的一些疾患可引起光锥改变或消失。

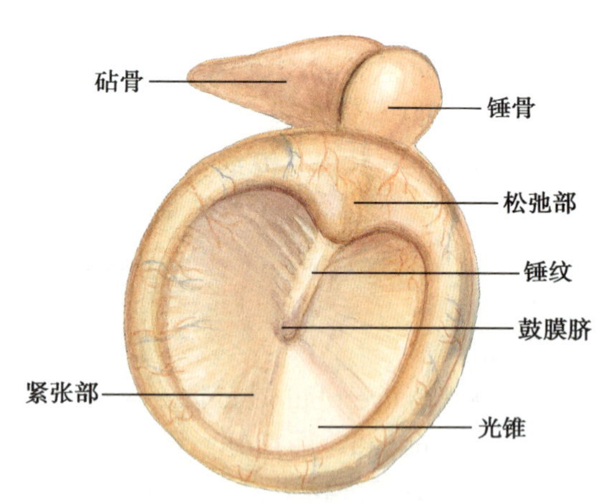

图 8-12　鼓膜（右侧外面观）

二、中耳

中耳（middle ear）由鼓室、咽鼓管、乳突窦和乳突小房组成，为含气的不规则的小腔道，大部分在颞骨岩部内。中耳向外借鼓膜与外耳道相隔，向内与内耳相毗邻，向前借咽鼓管通向鼻咽部。

（一）鼓室

鼓室（tympanic cavity）是位于颞骨岩部内的含气的不规则小腔。鼓室有6个壁，鼓室内有听小骨、韧带、肌、血管和神经等。鼓室的各壁及上述各结构的表面均覆盖有黏膜，此黏膜与咽鼓管和乳突窦、乳突小房的黏膜相连续（图8-13、图8-14）。

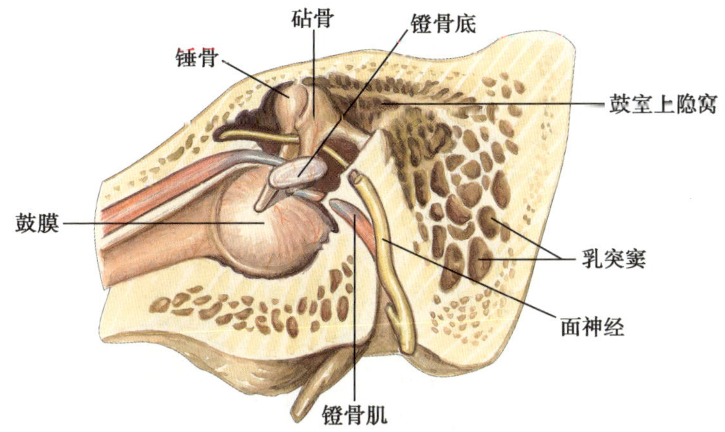

图8-13 鼓室外侧壁（右侧）

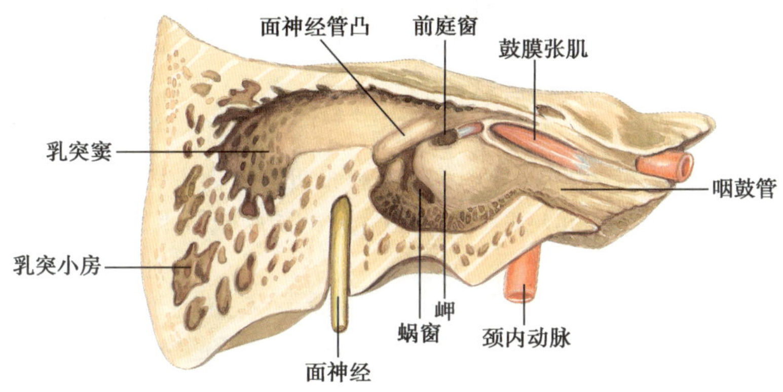

图8-14 鼓室内侧壁（右侧）

1．鼓室的壁

（1）外侧壁：大部分由鼓膜构成，故又名鼓膜壁。

（2）上壁：又称盖壁，由颞骨岩部前外侧面的鼓室盖构成，分隔鼓室与颅中窝。盖壁向后延伸形成乳突窦的上壁。中耳疾患侵犯此壁，可引起耳源性颅内并发症。

（3）下壁：称颈静脉壁，仅为一薄层骨板。骨板将鼓室与颈静脉窝内的颈静脉球分隔。部分人鼓室下壁可能未骨化形成骨壁，此种情形则仅借黏膜和纤维结缔组织分隔鼓室和颈静脉球。对这种病人施行鼓膜或鼓室手术时，极易伤及颈静脉球而发生严重出血。

（4）前壁：称颈动脉壁，即颈动脉管的后壁。此壁甚薄，借骨板分隔鼓室与颈内动脉。此壁上部有两个小管的开口，上方的是鼓膜张肌半管口，有鼓膜张肌的肌腱通过；下方为咽鼓管鼓室口。

（5）内侧壁：称迷路壁，其中部有圆形隆起，称岬（promontory），由耳蜗第一圈的隆凸形成。岬的后上方有一卵圆形小孔，称前庭窗（fenestra vestibuli）或卵圆窗，通向前庭。在活体，由镫骨底及其周缘的韧带将前庭窗封闭。岬的后下方有一圆形小孔，称蜗窗（fenestra cochleae）或圆窗，在活体由第二鼓膜封闭。在前庭窗后上方有一弓形隆起，称面神经管凸，内藏面神经。面神经经内耳门入内耳道，在内耳道底前上部入面神经管。此管壁骨质甚薄，甚至缺如，中耳的炎症或手术易伤及面神经。

（6）后壁：称乳突壁，上部有乳突窦入口，鼓室借乳突窦向后通入乳突内的乳突小房。中耳炎易侵入乳突小房而引起乳突炎。

2. 听小骨（auditory ossicles） 有 3 块，位于鼓室内，由外向内依次为锤骨、砧骨和镫骨（图 8-15）。锤骨形如鼓槌，有头、柄、外侧突和前突。锤骨头与砧骨体形成砧锤关节。柄附于鼓膜的脐区，柄的上端有鼓膜张肌附着。砧骨形如砧，有体和长、短二脚。体与锤骨头形成砧锤关节，长脚与镫骨头形成砧镫关节，短脚以韧带连于鼓室后壁。镫骨形似马镫，可分为头、颈、前后两脚和一底。底借韧带连于前庭窗的周边，封闭前庭窗。

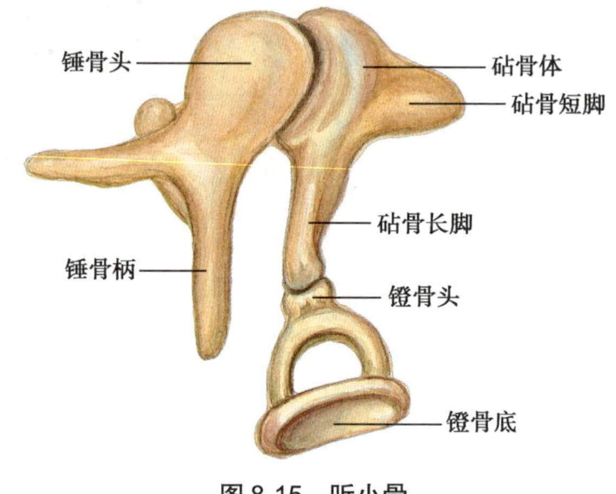

图 8-15 听小骨

锤骨借柄连于鼓膜，镫骨底封闭前庭窗，它们在鼓膜与前庭窗之间以关节和韧带连结成听骨链，当声波冲击鼓膜时，听骨链相继运动，使镫骨底在前庭窗做向内或向外的运动，将声波的振动转换成机械能传入内耳。炎症所引起听小骨粘连、韧带硬化等，听骨链的活动受到限制，可使听觉减弱。

3. 运动听小骨的肌 共有 2 条，分别称为鼓膜张肌和镫骨肌（图 8-13）。

（1）鼓膜张肌（tensor tympani）：起自咽鼓管上方的鼓膜张肌半管内，止于锤骨柄上端。收缩时使鼓膜紧张。

（2）镫骨肌（stapedius）：位于锥隆起内，肌腱经锥隆起尖端的小孔进入鼓室，止于镫骨颈。收缩时将镫骨头拉向后方，使镫骨底前部离开前庭窗，以减低迷路的压力；并解除鼓膜的紧张状态，是鼓膜张肌的拮抗肌，受面神经支配。

（二）咽鼓管

咽鼓管（auditory tube）（图 8-13）连通鼻咽与鼓室，长约 3.5～4.0cm。其作用是使鼓室的气压与外界的大气压相等，以保持鼓膜内、外两面的压力平衡。

咽鼓管可分前内侧的软骨部和后外侧的骨部。咽鼓管软骨部约占咽鼓管长度的 2/3，向前内侧开口于鼻咽侧壁的咽鼓管咽口。咽鼓管骨部约占咽鼓管长度的 1/3，以颞骨的咽鼓管半管为基础，此部向后外侧开口于鼓室前壁的咽鼓管鼓室口。咽鼓管咽口和软骨部平时处于关闭状态，仅在吞咽运动或尽力张口时，咽鼓管暂时开放。小儿咽鼓管短而宽，接近水平位，故咽部感染易经咽鼓管侵入鼓室。

（三）乳突窦和乳突小房

乳突窦（mastoid antrum）和乳突小房（mastoid cells）（图 8-13、图 8-14）乳突窦位于鼓室上隐窝的后方，向前开口于鼓室后壁上部，向后下与乳突小房相通连，为鼓室和乳突小房之间的交通要道。乳突小房为颞骨乳突部内的许多含气小腔隙，大小不等，形态不一，互相连通，腔内覆盖着黏膜，并与乳突窦和鼓室的黏膜相连续。故中耳炎症可经乳突窦侵犯乳突小房而引起乳突炎。

三、内耳

内耳（internal ear）又称迷路，是前庭蜗器的主要部分。内耳全部位于颞骨岩部的骨质内，在鼓室内侧壁和内耳道底之间（图 8-1、图 8-16），其形状不规则，构造复杂，由骨迷路和膜迷路两部分组成。骨迷路是颞骨岩部骨密质所围成的不规则腔隙，膜迷路套于骨迷路内，是密闭的膜性管腔或囊。膜迷路内充满内淋巴，膜迷路与骨迷路之间充满外淋巴。内、外淋巴互不相通。

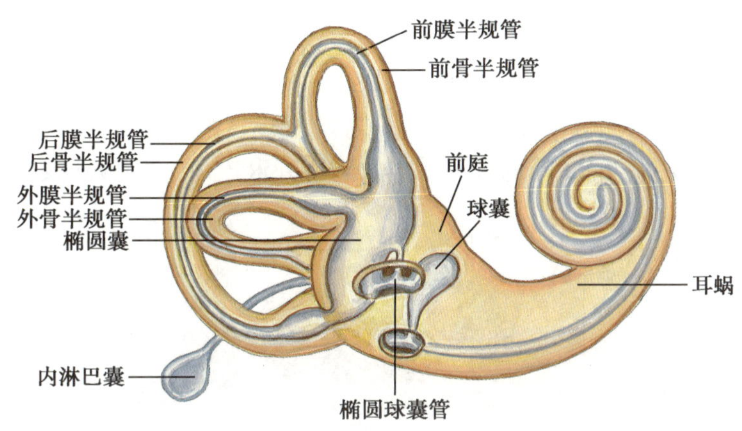

图 8-16 骨迷路和膜迷路（右侧）

（一）骨迷路

骨迷路（bony labyrinth）是由骨密质围成的腔与管，从前内侧向后外侧沿颞骨岩部的长轴排列（图 8-17）。依次可分为耳蜗、前庭和骨半规管，它们互相通连。

1．前庭（vestibule） 是骨迷路的中间部分，为一不规则的近似椭圆形腔隙，内藏膜迷路的椭圆囊和球囊。前部较窄，有一孔通连耳蜗；后上部较宽有 5 个小孔与 3 个半规管相通。前庭的外侧壁即鼓室的内侧壁部分，有前庭窗，此处与镫骨底相连接。前庭的内侧壁是内耳道的底，有神经通过。

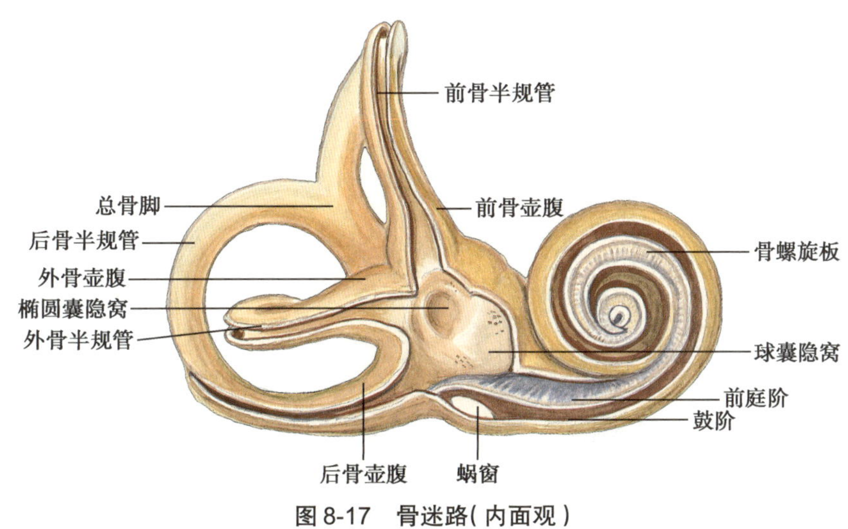

图 8-17 骨迷路（内面观）

2. 骨半规管（bony semicircular canals）　为 3 个半环形的骨管，分别位于 3 个相互垂直的面内，彼此几乎成直角排列。前骨半规管弓向上前外方，埋于弓状隆起深面，与颞骨岩部的长轴垂直。外骨半规管弓向后外侧，当头前倾 30° 角时，呈水平位，是 3 个半规管最短的一个。后骨半规管弓向后上外方，是 3 个半规管最长的一个，与颞骨岩部的长轴平行。每个骨半规管皆有两个骨脚连于前庭，其中一个骨脚膨大称壶腹骨脚，膨大部称骨壶腹；另一骨脚细小称单骨脚。因前、后半规管单骨脚合成一个总骨脚，故 3 个骨半规管共有 5 个口开放于前庭的后上壁。

3. 耳蜗（cochlea）　位于前庭的前方，形如蜗牛壳（图 8-17、图 8-18）。尖向前外侧，称为蜗顶；底朝向后内侧，称为蜗底，对向内耳道底。耳蜗由蜗螺旋管围绕蜗轴盘曲约两圈半构成。骨螺旋板由蜗轴突向蜗螺旋管内，将蜗螺旋管可为 3 个部分：近蜗顶侧的管腔为前庭阶，起自前庭；中间是膜性的蜗管；近蜗底侧者为鼓阶。鼓阶在蜗螺旋管起始处的外侧壁上有蜗窗，为第二鼓膜所封闭，与鼓室相隔。前庭阶和鼓阶内均含外淋巴，在蜗顶处借蜗孔彼此相通。

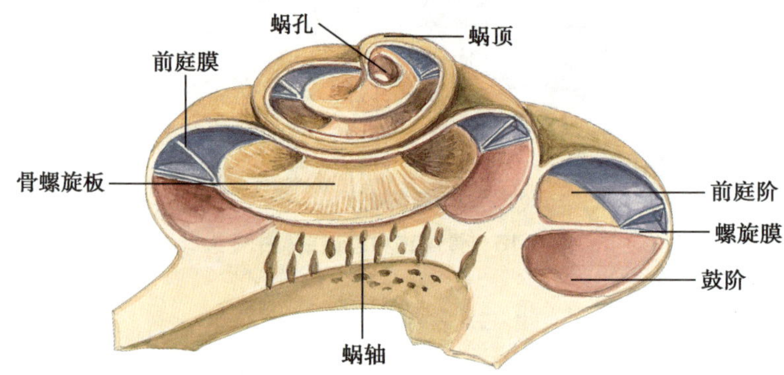

图 8-18　耳蜗模式图

（二）膜迷路

膜迷路（membranous labyrinth）是套在骨迷路内封闭的膜性管或囊（图 8-19），借纤维束固定于骨迷路的壁上。由椭圆囊和球囊、膜半规管和蜗管 3 部分组成。它们之间相连通，其内充满着内淋巴。

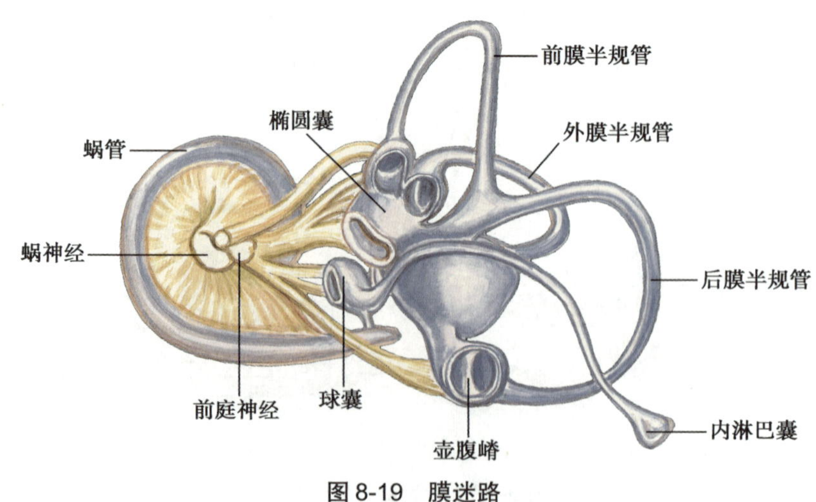

图 8-19　膜迷路

1. 椭圆囊（utricle）和球囊（saccule） 位于骨迷路的前庭部（见图 8-19）。椭圆囊呈椭圆形，在后壁上有 5 个开口，与 3 个膜半规管连通。球囊较椭圆囊小，位于椭圆囊前下方，向下借连合管与蜗管相连。

在椭圆囊上端的底部和前壁上有感觉上皮，称椭圆囊斑（macula utriculi）是位觉感受器，感受头部静止的位置及直线变速运动引起的刺激。在球囊内的前上壁，有感觉上皮，称球囊斑（macula sacculi）。此斑与椭圆囊斑分别位于相互成直角的两个平面上，能感受头部静止的位置及直线变速运动引起的刺激。

2. 膜半规管（semicircular duct） 其形态与骨半规管相似，位于同名骨半规管内，在各骨壶腹内的各膜半规管亦有相应呈球形膨大的膜壶腹（图 8-19）。膜壶腹壁上有隆起的壶腹嵴（crista ampullaris），它们是位觉感受器，能感受头部变速旋转运动的刺激。

3. 蜗管（cochlear duct） 位于蜗螺旋管内，蜗管也盘绕蜗轴两圈半（图 8-19、图 8-20）。在蜗管的水平断面上，呈三角形，有上壁、外侧壁和下壁。其上壁为蜗管前庭壁（前庭膜），将前庭阶和蜗管分开。其外侧壁为蜗螺旋管内表面骨膜的增厚部分，有丰富的血管和结缔组织，与内淋巴的产生有关。其下壁由骨螺旋板和蜗管鼓壁（螺旋膜，又称基底膜）组成，与鼓阶相隔。在螺旋膜上有螺旋器，又称 Corti 器，是听觉感受器。

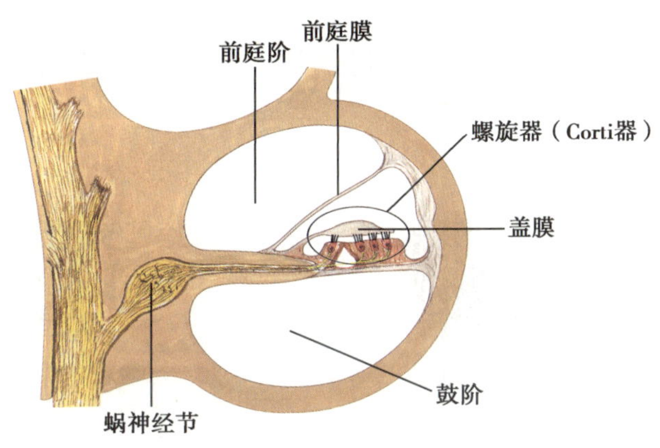

图 8-20 蜗管与螺旋器

知识拓展

人体内的“雷达”

耳有“人体内雷达”之美称。耳郭和外耳道相当于雷达的天线，收集和输送声波信号，鼓膜是放大器。中耳是相互连通的一个整体，鼓室是中心，而咽鼓管、乳突窦和乳突小房是协助鼓室完成声波传导的结构。鼓室可以想象成一个房间，有 6 个壁、2 个“门”（咽鼓管咽口和乳突窦口）和 2 个“窗户”（前庭窗和蜗窗）。鼓室内的听骨链能将声波的振动转换成机械能传入内耳。内耳的结构复杂而精细，3 个相互垂直的骨半规管和像蜗牛一样的耳蜗被前庭巧妙地连接成骨迷路。膜迷路内的壶腹嵴、椭圆囊斑和球囊斑是位置觉感受器，蜗管基底膜上的螺旋器则是听觉感受器。

声音的传导：声波传入内耳的感受器有两条途径，一是空气传导，二是骨传导。正常情况下以空气传导为主。

1. 空气传导　耳郭将收集声波经外耳道传至鼓膜，引起鼓膜振动，继而引起中耳内三个听小骨构成的听骨链随之运动，将声波转换成机械振动并加以放大，经镫骨底板传至前庭窗，引起前庭阶的外淋巴波动。在正常情况下，外淋巴的波动先由前庭阶传向蜗孔，再经蜗孔传向鼓阶。最后波动抵达第二鼓膜，使第二鼓膜外凸而波动消失。外淋巴的波动可通过前庭膜引起内淋巴波动，也可以直接使基底膜振动，刺激螺旋器并产生神经冲动，经蜗神经传入中枢，产生听觉。

2. 骨传导　是指声波经颅骨传入内耳的过程。声波的冲击和鼓膜的振动可经颅骨和骨迷路传入，使耳蜗内的淋巴波动，刺激基底膜上的螺旋器产生神经兴奋。

外耳和中耳的疾患引起的耳聋称为传导性耳聋。此时空气传导途径阻断，但骨传导尚可以部分地代偿，故不会产生完全性耳聋。内耳、蜗神经、听觉传导通路及听觉中枢的疾患引起的耳聋，称为神经性耳聋。此时空气传导和骨传导的途径虽属正常，但不能引起听觉，故称为完全性耳聋。

（韩利军）

思考题

1. 简述房水的产生、循环途径及作用。
2. 鼓室有哪六个壁？
3. 试述内耳的组成与分部。外淋巴位于何处？

自测题

实验指导

第九章
神 经 系 统

学习目标

1. 掌握：神经系统的组成及常用术语；脊髓的位置和形态结构；脑的分部；脑干的位置、形态结构；内侧丘系、脊髓丘系、锥体束的起始、行程及功能；小脑的位置和外形；间脑的位置及分部；大脑半球的外形和分叶；大脑皮质的功能定位；基底核、侧脑室、内囊的概念及位置；脑、脊髓被膜的分层；脑脊液的产生和循环途径；躯干和四肢的本体觉传导通路。脊神经的构成、区分、纤维成分、分支及分布概况；胸神经前支的分布；各神经丛的组成、位置及其主要分支和分布；内脏神经的区分和分布；掌握交感神经和副交感神经的区别。

2. 熟悉：反射的概念和反射弧的结构；脊髓灰、白质的配布形式及各部名称；脑干的功能；间脑的内部结构；脑和脊髓的血管；血 - 脑屏障；12 对脑神经的名称、性质和分布概况；牵涉痛的概念。

3. 了解：神经系统的功能；脊髓的功能；神经系统各部损伤的临床表现。

4. 具备观察辨认神经系统模型及标本主要结构的能力。

5. 能够掌握神经系统解剖知识，结合临床表现认识神经系统相关疾病。

神经系统（nervous system）由脑和脊髓构成的中枢神经以及与它们相连的、分布全身各处的周围神经组成，是机体内起主导作用的调节系统，调控各器官系统的功能活动，维持人体内、外环境的平衡。

第一节　概　　述

一、神经系统的组成

神经系统按其所在位置、形态及功能，分为中枢神经系统（central nervous system）和周围神经系统（peripheral nervous system）（图 9-1）。中枢神经系统包括脑和脊髓，分别位于颅腔和椎管内；周围神经系统按其与中枢神经系统的连接关系可分为脑神经和脊神经。脑神经（cranial nervous）与脑相连，共 12 对；脊神经（spinal nervous）与脊髓相连，共 31 对。周围神经系统按其功能又可分为躯体神经和内脏神经。躯体神经（somatic nervous）分布于体表、骨、关节和骨骼肌；内脏神经（visceral nervous）分布于内脏、心血管和腺体。躯体神经和内脏神经都有感觉纤维（传入纤维）和运动纤维（传出纤维）。内脏神经中的运动纤维支配心肌、平滑肌和腺体的活动，不受人的主观意志所控制，故又称自主神经（autonomic nervous system）或植物神经，根据其形态和功能不同，又分为交感神经（sympathetic nerve）和副交感神经（parasympathetic nerve）两部分。

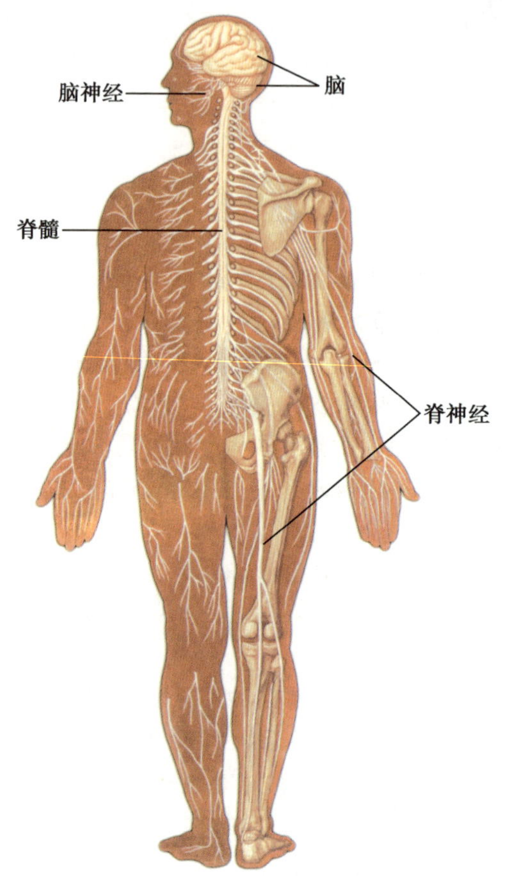

图 9-1 神经系统概观

二、神经系统的活动方式

神经系统的基本活动方式是反射。反射是神经系统在调节机体的活动中，对内、外环境的刺激所作出的反应，完成反射活动的结构基础是反射弧（图 9-2）。反射弧包括 5 个环节：感受器→传入（感觉）神经→中枢→传出（运动）神经→效应器。反射弧的任何部分因病变或外伤受损，都会导致相应的反射消失，并出现感觉或运动障碍。

三、神经系统的常用术语

在神经系统中，因不同部位的神经元胞体和突起有不同的聚集方式，故有不同的术语名称。

1. 灰质和白质　在中枢神经系统内，神经元的胞体和树突聚集的部位，新鲜时色泽灰暗，称灰质（gray matter）；在大脑和小脑表面的灰质成层配布，又称为皮质（cortex）；神经纤维聚集的部位，因神经纤维包有髓鞘而色泽白亮，称白质（white matter）；位于大脑和小脑深部的白质，又称为髓质（medulla）。

2. 神经核和神经节　形态与功能相似的神经元胞体聚集成团或柱，在中枢神经系统内称神经核（nucleus）；在周围神经系统内称神经节（ganglion）。

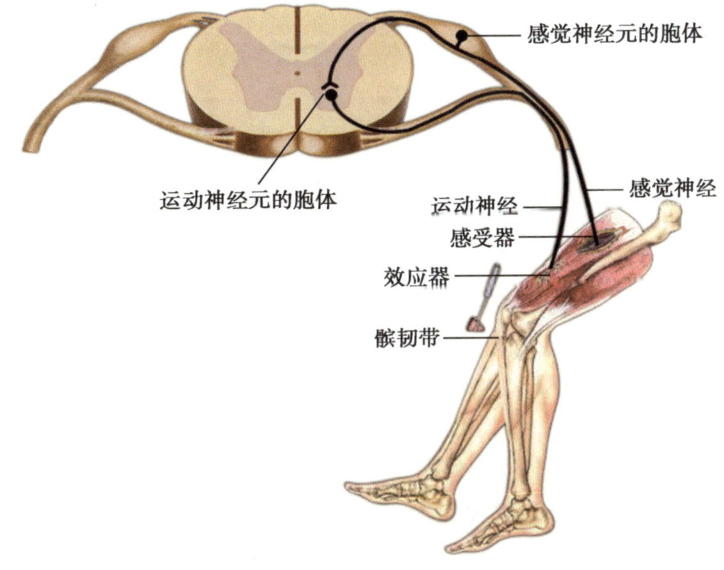

图 9-2　反射弧示意图

3. 纤维束和神经　在中枢神经系统内，起止、行程与功能相同的神经纤维聚集成束，称纤维束（fasciculus）；在周围神经系统内，神经纤维聚集成粗细不等的神经束，数个神经束被结缔组织包裹，称为神经（nerve）。

4. 网状结构　在中枢神经系统内，由灰质和白质混合而形成的结构，称为网状结构（reticular formation），即神经纤维交织成网，灰质团块散在其中。

第二节　中枢神经系统

病例导学与分析

患者，女性，60 岁，有高血压病史 5 年，2h 前患者正在做饭时突感左侧头痛，随即出现右侧肢体无力、麻木，不能站立，伴言语不清、口角流涎而入院。体格检查：T 36.7℃，P 80 次 /min，R 20 次 /min，BP 170/90mmHg。运动性失语，右侧肢体瘫痪、鼻唇沟变浅，伸舌偏向右侧，右侧半身痛、温度觉减退。CT 检查提示：左侧基底核区出血，累及内囊。临床诊断：脑出血（左侧基底核区）、高血压病。

问题：

1. 基底核区出血可能损伤哪些结构？
2. 基底核有哪些？说出内囊的位置、分部及通过的纤维束。
3. 该患者左侧大脑病变为何出现右侧偏瘫？

病例分析

一、脊髓

（一）脊髓的位置和外形

脊髓（spinal cord）位于椎管内，上端在枕骨大孔处与延髓相连，下端在成人约平第 1 腰椎体下缘，新生儿可达第 3 腰椎下缘平面，全长 42～45cm。

脊髓呈前后略扁的圆柱状，全长粗细不等，有两处膨大，即颈膨大和腰骶膨大。颈膨大（cervical enlargement）位于第 4 颈节至第 1 胸节，发出的神经支配上肢；腰骶膨大（lumbosacral enlargement）位于第 2 腰节至第 3 骶节，发出的神经支配下肢。脊髓的末端逐渐变细，呈圆锥状，称脊髓圆锥（conus medullaris）。脊髓圆锥向下延伸为细长的无神经组织的细丝，称终丝。终丝向上与软脊膜相连，向下在第 2 骶椎水平以下由硬脊膜包裹，止于尾骨背面（图 9-3）。

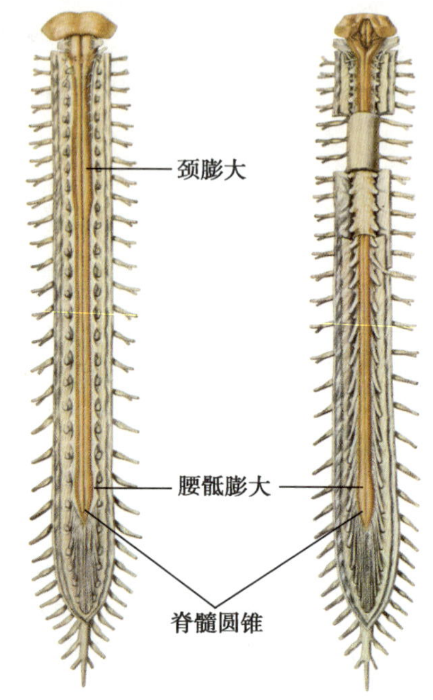

图 9-3　脊髓外形

脊髓表面有 6 条纵行的沟或裂。前面正中较深的沟，称前正中裂（anterior median fissure）；后面正中较浅的沟，称后正中沟（posterior median sulcus）。在前正中裂和后正中沟之间有前外侧沟和后外侧沟，前、后外侧沟内分别连有脊神经的前根和后根（图 9-4）。脊神经的前、后根在椎间孔处合并成一条脊神经，每条脊神经后根上有一个膨大的神经节，称为脊神经节（spinal ganglion）。

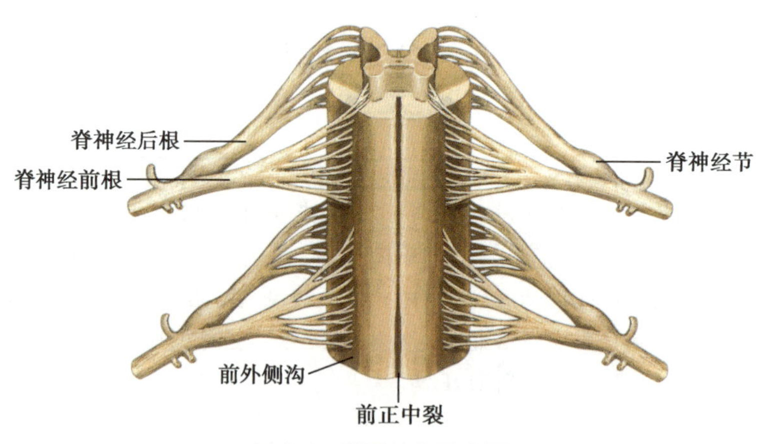

图 9-4　脊髓结构示意图

脊髓在外形上没有明显的节段性，通常把每一对脊神经前、后根所连的一段脊髓，称为一个脊髓节段。脊髓的两侧连有 31 对脊神经，因此，脊髓共有 31 个节段，即 8 个颈节、12 个胸节、5 个腰节、5 个骶节和 1 个尾节。腰、骶、尾部的脊神经根行至相应的椎间孔之前，在椎管内下行一段距离，并在脊髓圆锥以下围绕终丝，形成马尾（cauda equina）。成人在第 1 腰椎体以下已无脊髓而只有马尾，故临床上常选择第 3、4 或第 4、5 腰椎棘突之间进行脊髓蛛网膜下隙穿刺抽取脑脊液或麻醉，以避免损伤脊髓（图 9-5）。

由于从胚胎第 4 个月起，脊柱的生长速度比脊髓快，因此，脊髓和脊柱的长度不相等，脊柱的长度与脊髓的节段并不完全对应。了解脊髓节段与椎骨的对应关系，对确定脊髓病变的部位和临床治疗有重要的实用价值。在成人，脊髓节段与椎骨的对应关系大致是：上颈髓节（C1～C4）与同序数椎骨相对应；下颈髓节（C5～C8）和上胸髓节（T1～T4）比同序数椎骨高 1 个椎体；中胸髓节（T5～T8）比同序数椎骨高 2 个椎体；下胸髓节（T9～T12）比同序数椎骨高 3 个椎体；全部腰髓节（L1～L5）约平对第 10～12 胸椎体，全部骶、尾髓节（S1～S5、Co）约平对第 1 腰椎体（图 9-6）。

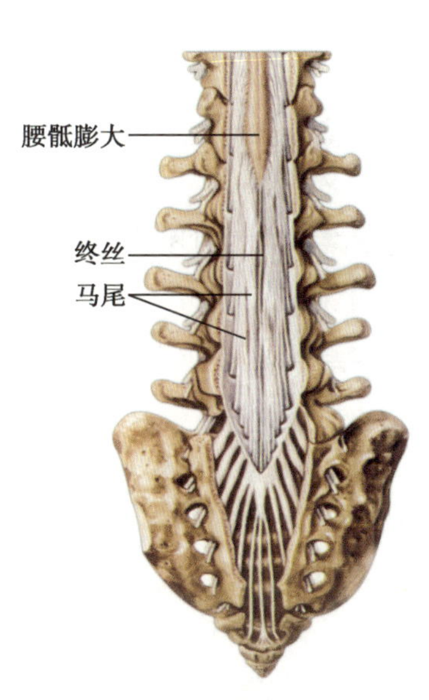

图 9-5 脊髓圆锥与马尾

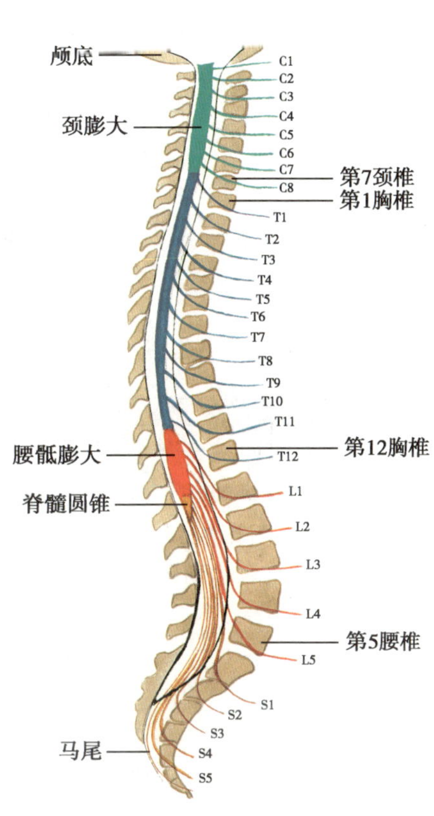

图 9-6 脊髓节段与椎骨的对应关系

（二）脊髓的内部结构

脊髓内部主要由灰质和白质构成。脊髓中央有一纵行的小管，称为中央管（central canal），内含脑脊液。围绕中央管周围的是灰质，中央管前、后的灰质分别称灰质前连合和灰质后连合，因灰质前、后连合位于中央管周围，又称中央灰质。灰质的外周是白质（图 9-7、图 9-8）。

1. 灰质　在脊髓横切面上，灰质呈“H”形，左、右对称。每侧灰质前部扩大为前角或前柱；灰质的后部狭长为后角或后柱；在脊髓第 1 胸节至第 3 腰节，前角与后角之间有向外侧的突出为侧角或侧柱。灰质的神经元胞体聚集成群或成层，称为神经核或板层。脊髓灰质从后向前分为 10 个板层，分别用罗马数字Ⅰ～Ⅹ命名。

（1）前角（anterior horn）：也称前柱，主要由运动神经元构成，其轴突出脊髓前外侧沟，构成脊神经前根中的躯体运动纤维，支配躯干和四肢的骨骼肌运动。前角运动神经元按位置分为内、外两群，内侧群支配躯干肌，外侧群支配四肢肌。前角运动神经元按形态和功能分为大、小两型，大型细胞为 α 运动神经元，支配骨骼肌的运动；小型细胞为 γ 运动神经元，与调节肌张力有关。

（2）后角（posterior horn）：也称后柱，内有联络神经元，与感觉有关，接受脊神经后根各种感觉纤维传入的神经冲动，其轴突有的进入白质组成上行纤维束，将脊神经后根传入的感觉冲动上传到脑；有的则在脊髓的不同节段起到联络的作用。后角的神经元主要分 4 群核团：①后角边缘核，又称缘层，是后角尖的边缘区，由较大型的神经元组成，接受后根的传入纤维；②胶状质，在缘层前方，由小型神经元组成，贯穿脊髓全长，主要完成脊髓节段间的联系；③后角固有核，位于胶状质前方，由大、中型神经元组成，发出的纤维上行到背侧丘脑；④胸核，又称背核，位于后角基部内侧，仅见于颈 8 到腰 2 脊髓节段，发出的纤维组成同侧的脊髓小脑后束。

（3）侧角（lateral horn）：又称侧柱，由中、小型神经元组成，仅见于胸 1 至腰 3 脊髓节段，是交感神经的低级中枢。在脊髓骶 2～骶 4 节段，虽无侧角，但在相当于侧角的位置，含有小型神经元组成的核团，称骶副交感核，是副交感神经的低级中枢。

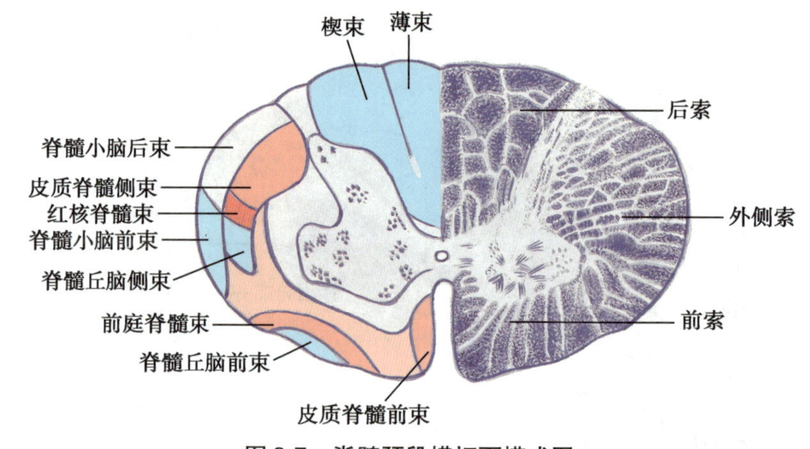

图 9-7　脊髓颈段横切面模式图

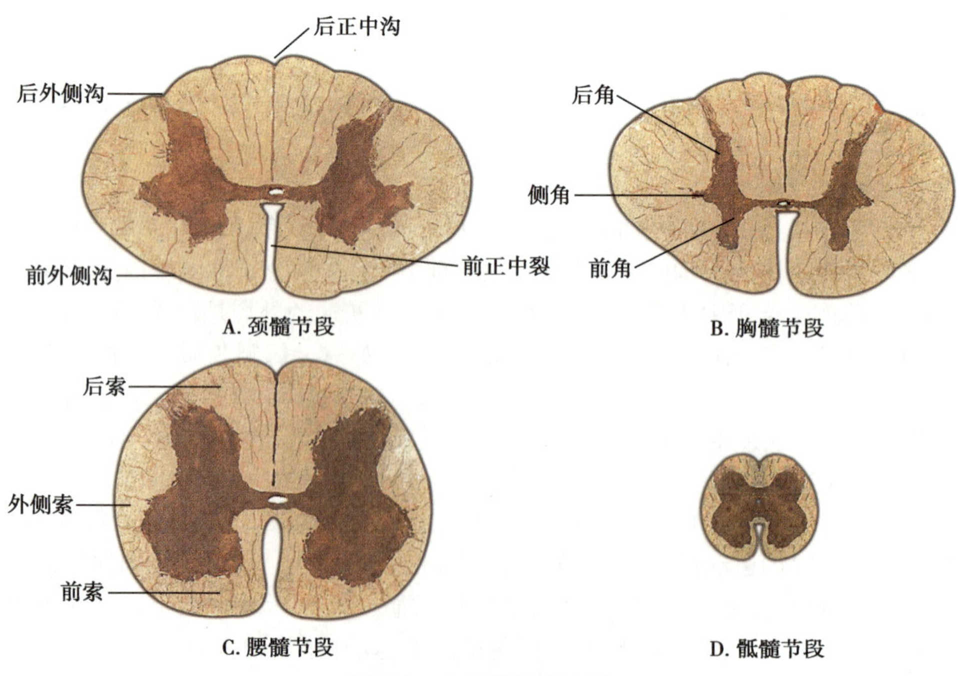

图 9-8　各部脊髓横切面

知识拓展

小儿麻痹症

小儿麻痹症又称为脊髓灰质炎，是由脊髓灰质炎病毒引起的急性传染病。夏秋两季为多发期，1～5岁小儿发病率占发病者的94%。病毒常侵犯脊髓灰质前角，使前角运动神经元变性、坏死，以脊髓腰段和颈段前角运动神经元受损最重，因此，临床上多见四肢肌肉瘫痪。由于普遍应用脊髓灰质炎减毒活疫苗预防接种，本病发病率已大为降低。

2. 白质　每侧白质借脊髓表面的沟、裂分为3个索，前正中裂与前外侧沟之间为前索；后正中沟与后外侧沟之间为后索；前、后外侧沟之间外侧索。在灰质前连合的前方有纤维横越，称白质前连合；在灰质后角基底部外侧，灰、白质交织处有网状结构。各索主要由上行纤维束和下行纤维束组成。白质内还有联系脊髓各节段的短距离纤维束，称固有束，完成节段内和节段间的反射活动。

（1）上行纤维束：又称感觉传导束，主要有薄束、楔束、脊髓丘脑束和脊髓小脑前、后束等。

1）薄束（fasciculus gracilis）和楔束（fasciculus cuneatus）：位于后索，薄束在内侧，楔束在外侧。薄束来自同侧第5胸节以下的脊神经节细胞的中枢突；楔束来自同侧第4胸节以上的脊神经节细胞的中枢突。这些脊神经节细胞的周围突分布到躯干、四肢的肌、腱、关节和皮肤等处的感受器，中枢突经后根内侧进入脊髓同侧形成薄束和楔束，在脊髓后索上行，分别止于延髓的薄束核和楔束核。薄束和楔束分别传导来自同侧下半身和上半身的本体感觉（肌、肌腱、关节的位置觉、运动觉和振动觉）以及精细触觉（辨别物体纹理粗细和两点间的距离）的冲动。

2）脊髓小脑前、后束：位于外侧索周边的前部和后部，分别经小脑上、下脚终于小脑皮质。传导来自躯干下部和下肢的非意识性本体感觉冲动。

3）脊髓丘脑束（spinothalamic tract）：起自后角边缘核和后角固有核，大部分纤维斜经白质前连合交叉到对侧上升1～2个节段，在外侧索前半和前索内上行，经脑干止于背侧丘脑。交叉至对侧外侧索上行的纤维束，称脊髓丘脑侧束，传导对侧半躯干和四肢的痛觉和温度觉的冲动；交叉到对侧前索内上行的纤维束，称脊髓丘脑前束，传导对侧半躯干和四肢的粗略触觉和压觉冲动。

（2）下行纤维束：又称运动传导束，主要有皮质脊髓束、红核脊髓束、前庭脊髓束等。

1）皮质脊髓束（corticospinal tract）：起自大脑皮质躯体运动区的运动神经元，纤维下行经内囊和脑干至延髓锥体交叉后，大部分纤维交叉到对侧下行于脊髓外侧索后部，称为皮质脊髓侧束，沿途发出纤维止于同侧脊髓灰质前角的运动神经元，支配四肢骨骼肌的随意运动。少部分未交叉的纤维入同侧脊髓前索内下行，称皮质脊髓前束，沿途发出纤维止于双侧脊髓前角运动神经元，支配躯干肌的随意运动，在中胸段水平皮质脊髓前束完全消失。皮质脊髓束的功能是控制骨骼肌的随意运动。

2）红核脊髓束：位于皮质脊髓侧束的腹侧，其功能主要是兴奋屈肌的运动神经元和抑制伸肌的运动神经元。

3）前庭脊髓束：位于前索内，其功能主要是兴奋伸肌的运动神经元和抑制屈肌的运动神经元。

（三）脊髓的功能

1. 传导功能　脊髓内的纤维束是完成传导功能的重要结构。脊髓通过上、下行纤维束，将脑与躯干和四肢的感受器、效应器发生联系。来自躯干、四肢各种感受器的传入信息，由脊神经后根进入脊髓，经上行纤维束将信息传至大脑皮质。同时，躯干、四肢和部分内脏活动又通过下行纤维束接受高级中枢的调控。

2. 反射功能　脊髓灰质内有多种反射中枢，可完成一些反射活动，如腱反射、牵张反射、排尿和排便反射等。正常情况下，脊髓的反射活动始终受脑的控制。

二、脑

脑（brain）位于颅腔内，由端脑、间脑、小脑及脑干四部分组成（图 9-9、图 9-10）。中国人脑的重量，成人男性平均为 1375g，女性平均为 1305g，其形态结构及功能都较脊髓更为复杂。

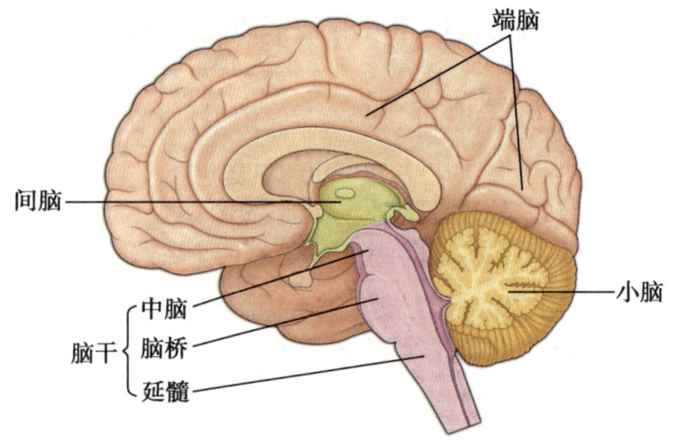

图 9-9　脑的正中矢状切面

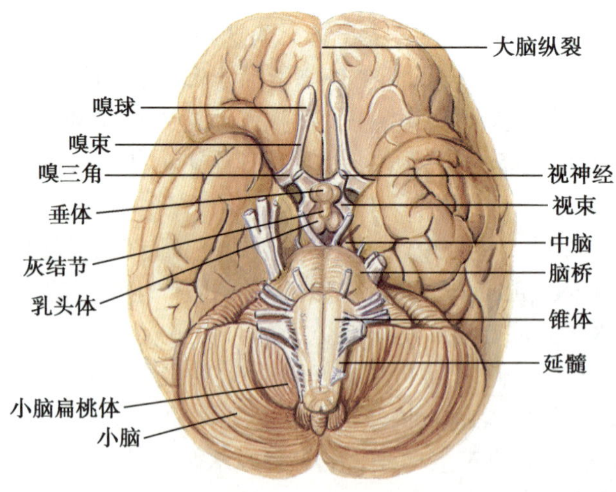

图 9-10　脑的底面

（一）脑干

脑干（brain stem）位于颅后窝前部，自下而上由延髓、脑桥和中脑组成。延髓在枕骨大孔处下接脊髓，中脑向上与间脑衔接，脑干的背面与小脑相连。

1. 脑干的外形

（1）脑干腹侧面：延髓（medulla oblongata）呈倒置的锥体形，上端借延髓脑桥沟与脑桥分界，下端连脊髓。延髓腹侧面上有与脊髓相连续的前正中裂和前外侧沟，在前正中裂的两侧各有一纵行的隆起，称锥体。锥体下方有锥体交叉，其外侧有一卵圆形隆起，称橄榄。锥体与橄榄之间的前外侧沟内有舌下神经根附着。在橄榄后方，自上而下依次有舌咽神经根、迷走神经根和副神经根附着（图 9-11）。

脑桥（pons）腹侧面膨隆，称脑桥基底部，其正中的纵行浅沟，称基底沟（basilar sulcus），有基底动脉通过。基底部向后外逐渐变窄移行为小脑中脚，又称脑桥臂，在移行处有三叉神经根附着。在延髓脑桥沟中，从内侧向外侧依次有展神经根、面神经根和前庭蜗神经根附着。

中脑（midbrain）腹侧面有一对粗大的纵行隆起，称大脑脚。两脚间的凹陷为脚间窝，窝底有动眼神经根附着。

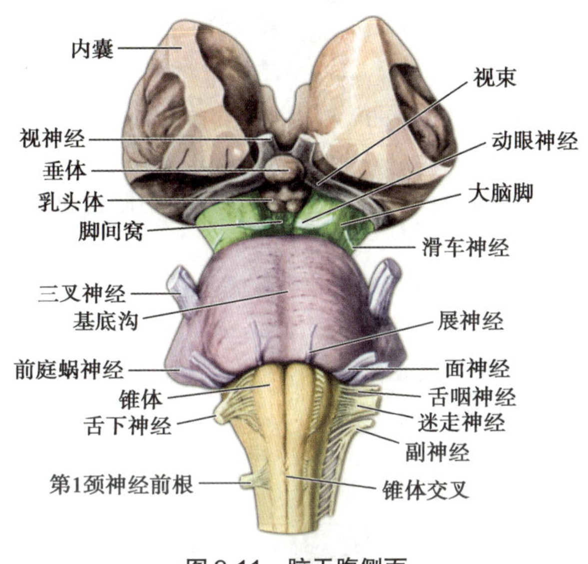

图 9-11 脑干腹侧面

（2）脑干背侧面：延髓背侧面的上部参与构成菱形窝的下半，背侧面下部后正中沟的两侧各有两个纵行隆起，位于内侧的为薄束结节（gracile tubercle），外侧的为楔束结节（cuneate tubercle），其深面分别有薄束核和楔束核，它们是薄束或楔束的终止核。楔束结节外上方的隆起为小脑下脚（图 9-12）。

脑桥背侧面参与构成菱形窝，两侧是小脑上脚和小脑中脚。两侧小脑上脚间的薄层白质，称上髓帆。

菱形窝为第四脑室底，呈菱形，由脑桥和延髓上半部背侧面形成。菱形窝中部有横行的髓纹，为脑桥和延髓背面的分界。菱形窝的正中有纵行的正中沟，正中沟两侧的纵行隆起，称内侧隆起，其外侧有纵行的界沟。界沟外侧为三角形的前庭区，深面有前庭神经核。前庭区的外侧角有一对听结节，内有蜗神经核。紧靠髓纹上方内侧有一圆形的面神经丘，其深面有展神经核。髓纹下方有 2 个小的三角形区域，即位于下外侧的是迷走神经三角，内有迷走神经背核，位于上内侧的是舌下神经三角，内有舌下神经核。

中脑背侧面有上、下两对圆形的隆起，上方的称上丘，是视觉反射中枢；下方的称下丘，

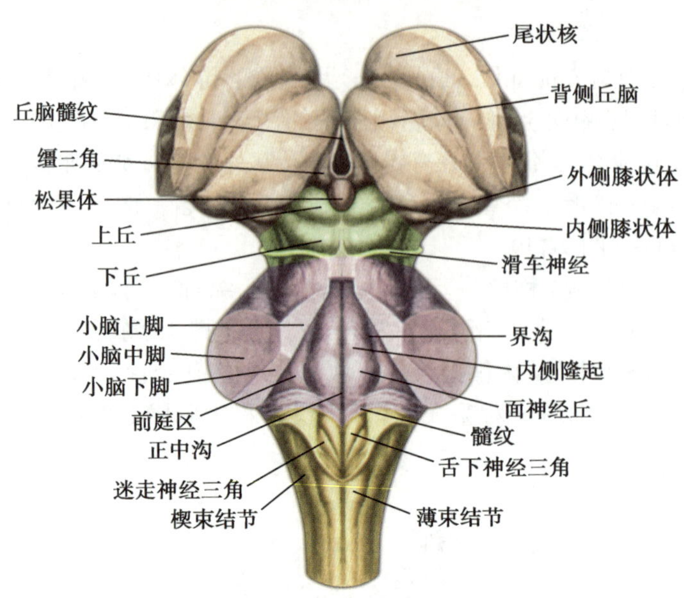

图 9-12　脑干背侧面

是听觉反射中枢。在下丘的下方有滑车神经根附着。在中脑内部有一条贯穿其全长的纵行管道，称中脑水管。

（3）第四脑室：是位于延髓、脑桥和小脑之间的室腔。第四脑室顶的前上部由小脑上脚和上髓帆组成，顶的后下部由下髓帆和第四脑室脉络组织构成；菱形窝为其底。第四脑室向上经中脑水管通第三脑室，向下续为延髓下部和脊髓的中央管。第四脑室有 2 个外侧孔和 1 个正中孔，与蛛网膜下隙相通（图 9-13）。

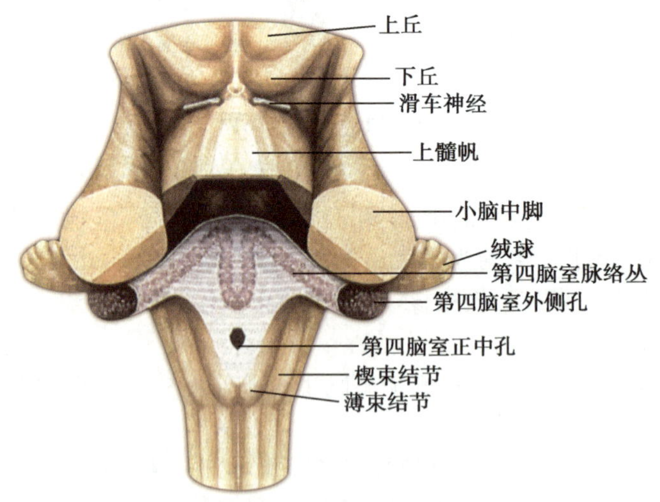

图 9-13　第四脑室脉络组织

2. 脑干的内部结构　脑干由灰质、白质及网状结构组成。脊髓中央管至延髓上部及脑桥，中央管由背侧向两侧展开成菱形窝，与小脑共同围成第四脑室，在中脑内则为中脑水管。

（1）灰质：脑干内的灰质不像脊髓内的灰质那样相互连续成纵贯脑干全长的灰质柱，而是聚合成彼此相互独立的各种神经核。脑干内的神经核主要分为脑神经核和非脑神经核两种。

1）脑神经核：与第Ⅲ～Ⅻ对脑神经相连，作为脑神经中传出纤维的起始核或传入纤维的终止核。按其功能分为躯体运动核、内脏运动核、内脏感觉核和躯体感觉核4类（图9-14）。①躯体运动核，8对，管理骨骼肌运动。动眼神经核、滑车神经核和展神经核支配眼球外肌，舌下神经核支配舌肌，三叉神经运动核支配咀嚼肌，面神经核支配面肌，疑核支配咽喉肌，副神经核支配胸锁乳突肌和斜方肌。②内脏运动核，4对，管理心肌、平滑肌和腺体的活动。动眼神经副核支配眼球瞳孔括约肌和睫状肌，上泌涎核支配泪腺、舌下腺和下颌下腺的分泌，下泌涎核支配腮腺的分泌，迷走神经背核管理颈部和胸腔、腹腔大部分器官及心的活动。③内脏感觉核，1对，即孤束核，位于界沟外侧，接受味觉纤维及一般内脏感觉纤维。④躯体感觉核，5对，位于内脏感觉核的腹外侧，接受头面部的躯体感觉纤维。三叉神经中脑核接受咀嚼肌、面肌和眼球外肌的本体感觉冲动；三叉神经脑桥核主要接受头面部触压觉冲动；三叉神经脊束核接受头面部痛、温觉冲动；蜗神经核接受听觉纤维；前庭神经核接受平衡觉纤维。

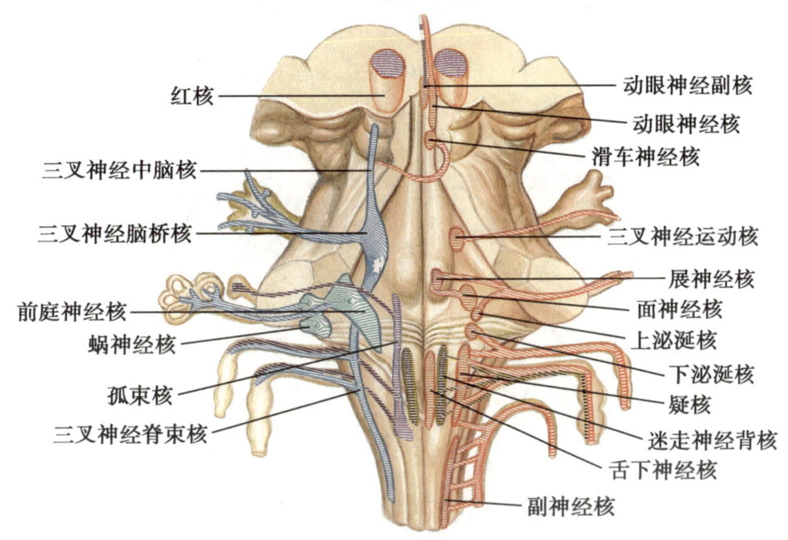

图9-14 脑神经核在脑干背侧面的投影

2）非脑神经核：不与脑神经相连，可成为脑干的低级中枢，或是上、下行通路的中继核团，与各级脑部或脊髓有广泛的联系。①薄束核和楔束核，分别位于薄束结节和楔束结节的深面，接受来自薄束和楔束的终止。薄束核和楔束核是向高级脑部传递躯干和四肢意识性本体感觉和精细触觉冲动的中继性核团（图9-15）。②红核，发出红核脊髓束，参与管理对侧半脊髓前角运动细胞。③黑质，是中脑内最大的核团，含有大量的黑色素的神经元组成，黑质的细胞能合成多巴胺（图9-16）。当黑质病变时，多巴胺减少，可引起震颤麻痹。

（2）白质：脑干中的白质主要由上行纤维束、下行纤维束和出入小脑的纤维组成。

1）上行纤维束：主要有4个丘系。①内侧丘系（medial lemniscus），由薄束核和楔束核发出的纤维组成，依次穿过延髓、脑桥和中脑，止于背侧丘脑腹后外侧核。传导来自对侧躯干和四肢的意识性本体感觉及精细触觉的冲动。②脊髓丘系（spinothalamic tract），脊髓内脊髓丘脑侧束和脊髓丘脑前束上升到脑干，形成脊髓丘系，在内侧丘系的背外侧上行，终于背侧丘脑的腹后外侧核，传导来自对侧躯干和四肢的痛、温、粗触压觉的冲动。③三叉丘系（trigeminal lemniscus），由三叉神经脊束核和大部分三叉神经脑桥核发出的纤维交叉至对侧组成三叉丘系，行于内侧丘系的背外侧，终于背侧丘脑的腹后内侧核，传导来自对侧头面部的痛、温、触

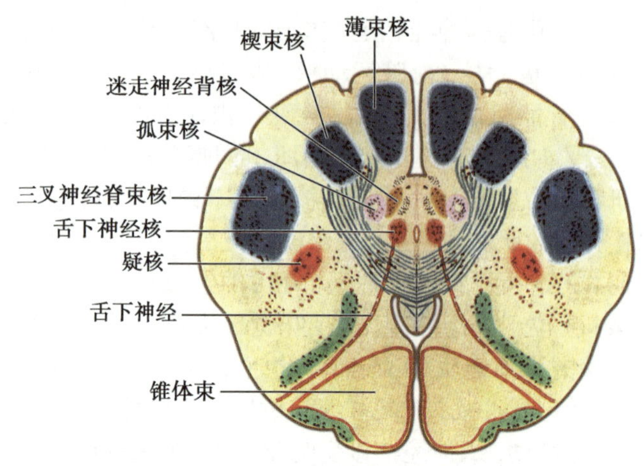

图 9-15 经延髓内侧丘系交叉横切面

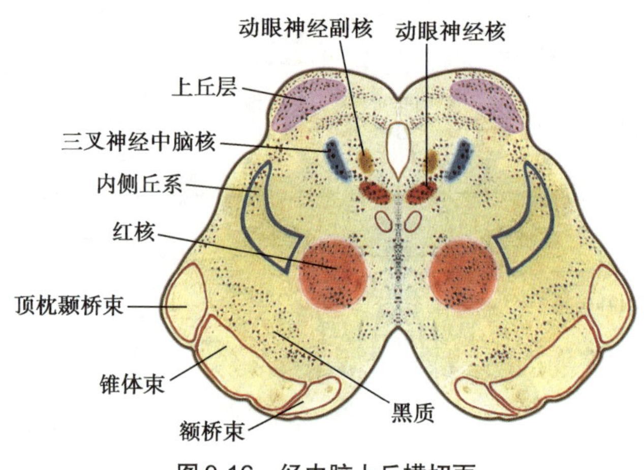

图 9-16 经中脑上丘横切面

压觉冲动。④外侧丘系（lateral lemniscus），由蜗神经核发出的纤维构成，主要终止于内侧膝状体，传导双侧听觉冲动。

2）下行纤维束：主要是锥体束（pyramidal tract）。锥体束由大脑皮质发出控制骨骼肌随意运动的下行纤维组成，经端脑的内囊下行达脑干，穿行于中脑的大脑脚底、脑桥基底，至延髓腹侧聚集为延髓的锥体。锥体束分为皮质核束（corticonuclear tract）和皮质脊髓束（corticospinal tract）。皮质核束在脑干内下行过程中陆续终止于各脑神经躯体运动核，以支配大部分双侧的头面部骨骼肌和对侧睑裂以下的表情肌及对侧的舌肌。皮质脊髓束穿过脑干直达锥体下端，大部分纤维在此越中线交叉至对侧，形成锥体交叉，交叉后的纤维在对侧脊髓内下降，称皮质脊髓侧束；小部分未交叉的纤维仍在同侧脊髓前索内下降，称皮质脊髓前束。皮质脊髓束主要支配对侧肢体骨骼肌和双侧躯干肌的随意运动。

（3）脑干网状结构：在脑神经核、非脑神经核和纤维束之间的区域中，还存在范围广泛、界限不清的灰质和白质交错排列的脑干网状结构，即神经纤维纵横交织成网状，其间散在有许多大小不等的灰质团块。

3．脑干的功能

（1）反射的中枢：脑干内具有多个反射活动的低级中枢。如延髓内有调节呼吸运动和心血管活动的“生命中枢”，脑桥内有角膜反射中枢，中脑内有瞳孔对光反射中枢等。

（2）传导功能：大脑皮质与脊髓、小脑相互联系的上、下行纤维束都要经过脑干。

（3）网状结构的功能：脑干的网状结构具有维持大脑皮质觉醒、引起睡眠、调节骨骼肌张力以及内脏活动等功能。

（二）小脑

小脑（cerebellum）位于颅后窝，在延髓和脑桥的后上方，借上、中、下 3 对小脑脚分别与中脑、脑桥和延髓相连。

1．小脑的外形　小脑中间较狭窄的部分，称小脑蚓（vermis）；两侧膨大的部分，称小脑半球（cerebellar hemispheres）。小脑上面稍平坦，下面膨隆，其近枕骨大孔处的膨出部分，称小脑扁桃体（tonsil of cerebellum）（图 9-17、图 9-18）。

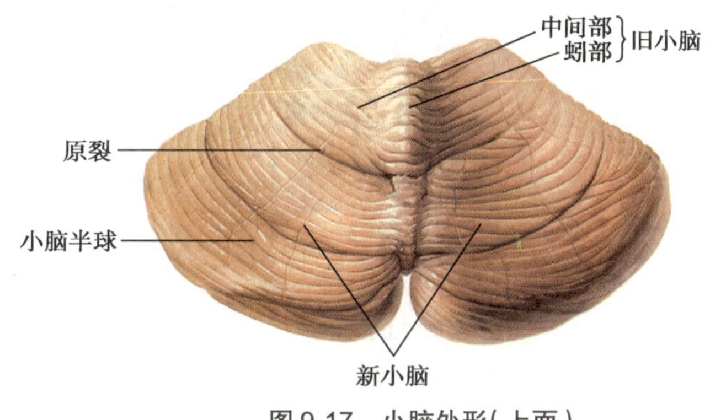

图 9-17　小脑外形（上面）

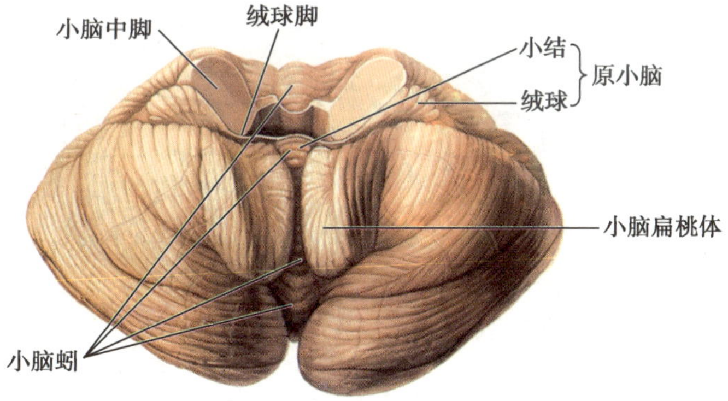

图 9-18　小脑外形（下面）

知识拓展

小脑扁桃体疝

位于小脑半球下面的小脑扁桃体，在枕骨大孔的后上方紧邻延髓的背外侧。当颅脑病变（如颅内出血、肿瘤等）引起颅内压增高时，小脑扁桃体可被挤压而嵌入枕骨大孔，形成小脑扁桃体疝（又称枕骨大孔疝），压迫延髓内的生命中枢。病人常突然出现呼吸停止，深度昏迷，四肢瘫痪，双侧瞳孔散大等，若抢救不及时，会很快死亡。

2．小脑的内部结构　小脑表面的灰质，称小脑皮质。皮质向内部深陷形成沟，将小脑分成许多大致横行的薄片，称小脑叶片。位于小脑皮质深面的白质，称小脑髓质。包埋于髓质中的灰质核团，称小脑核，如顶核、球状核、栓状核和齿状核等（图 9-19）。

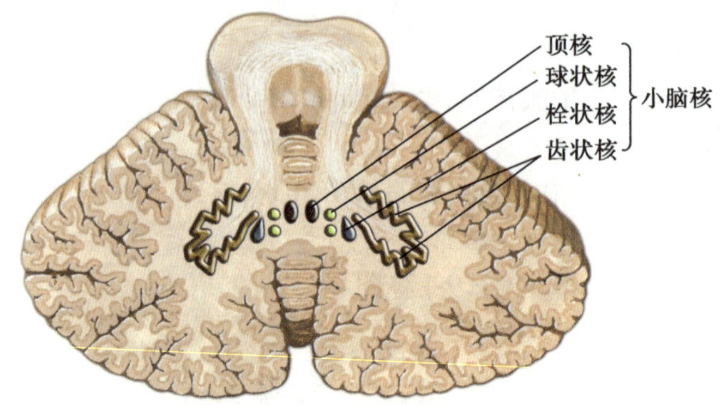

图 9-19　小脑内部结构

3．小脑的功能　小脑是重要的运动调节中枢。小脑的主要功能是维持身体平衡、调节肌张力和协调肌群的运动。

（三）间脑

间脑（diencephalon）位于脑干与端脑之间，连接大脑半球和中脑，背面和两侧被大脑半球所掩盖，腹侧部露于脑底。间脑分为背侧丘脑、后丘脑、上丘脑、下丘脑和底丘脑 5 部分。间脑内呈矢状位的窄隙称第三脑室（third ventricle）（图 9-20）。

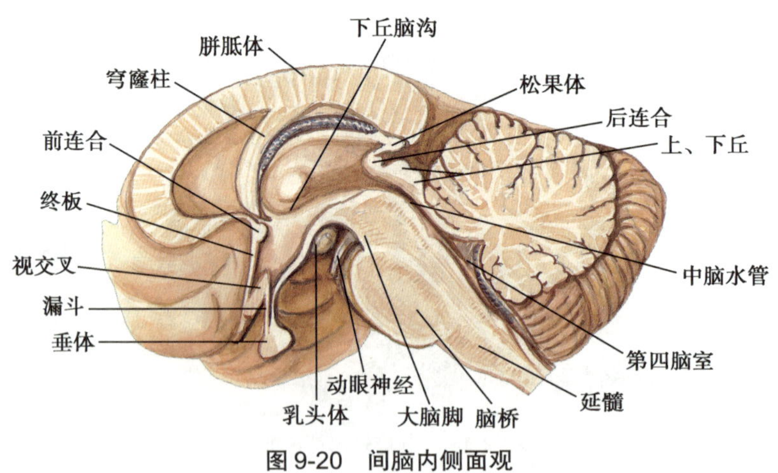

图 9-20　间脑内侧面观

1．背侧丘脑（dorsal thalamus）　又称丘脑，位于间脑背侧部，是一对卵圆形的灰质团块，借丘脑间黏合相连，其背面游离，外侧面紧邻内囊，内侧面参与构成第三脑室的侧壁。丘脑内部有一个呈 Y 形的白质内髓板，它将丘脑分隔为 3 部分，即前核群、内侧核群和外侧核群。外侧核群腹侧部的后部，称为腹后核，此核又分为腹后内侧核和腹后外侧核，是躯体感觉的中继站。腹后外侧核接收脊髓丘系、内侧丘系的纤维，腹后内侧核接收三叉丘系的纤维（图 9-21）。

2．后丘脑（metathalamus）　位于背侧丘脑的后下方，包括内侧膝状体和外侧膝状体（图 9-13）。外侧丘系终止于内侧膝状体，发出的纤维形成听辐射，传导听觉冲动；视束终止于外侧膝状体，发出的纤维形成视辐射，传导视觉冲动。

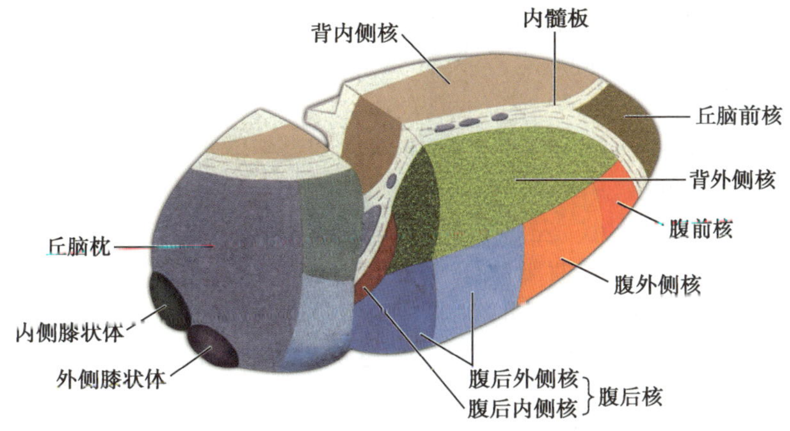

图 9-21 右侧背侧丘脑核团立体示意图

3. 上丘脑（epithalamus） 位于间脑的背侧部，包括松果体、缰连合、缰三角、丘脑髓纹和后连合等。

4. 底丘脑（subthalamus） 位于间脑与中脑的过渡区，内含底丘脑核，与黑质、红核、苍白球间有密切的纤维联系，参与锥体外系的功能。

5. 下丘脑（hypothalamus） 位于背侧丘脑下方，组成第三脑室侧壁的下半和底壁，上方借下丘脑沟与丘脑分界。在脑底面，下丘脑由前向后是视交叉，其向后延续为视束。视交叉后方为灰结节，灰结节向下形成漏斗，漏斗下端连于垂体，灰结节的后方有一对圆形隆起，称乳头体。

下丘脑的结构较为复杂，内含多个核团，重要的有视上核和室旁核（图 9-22）。视上核位于视交叉的上方，分泌抗利尿激素；室旁核位于第三脑室侧壁内，分泌催产素。视上核和室旁核分泌的激素，经各自神经元的轴突，通过漏斗直接输送到垂体，由垂体释放于血液。

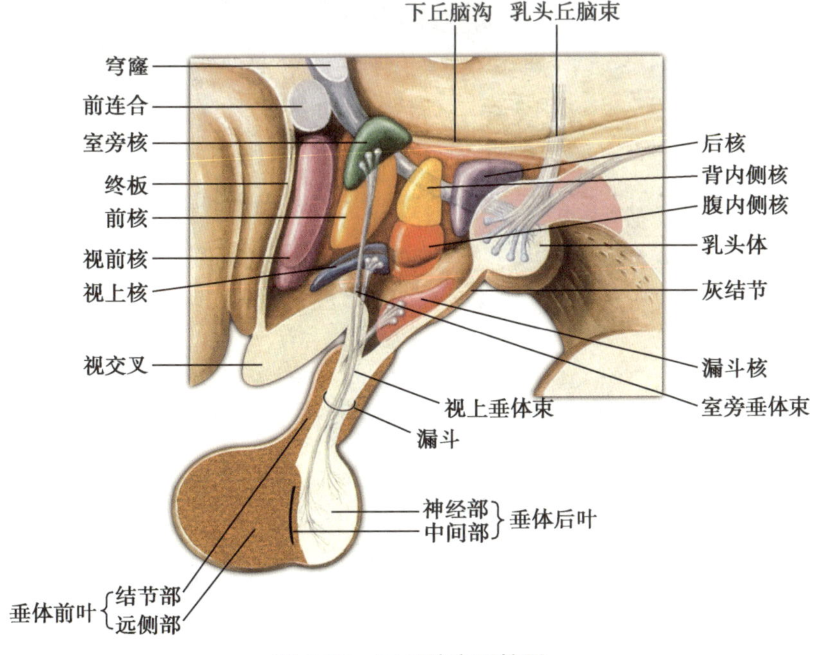

图 9-22 下丘脑主要核团

下丘脑是调节内分泌和内脏活动的皮质下中枢，对机体体温、摄食、生殖、水盐平衡和内分泌活动等进行广泛的调节。同时也对情绪反应活动和昼夜节律进行调节。

（四）端脑

端脑（telencephalon）又称大脑，由左、右两个大脑半球借胼胝体连接，大脑半球内的腔隙为侧脑室。端脑覆盖于间脑、中脑和小脑的上面。

1．大脑半球的外形和分叶　左、右大脑半球之间为纵行的大脑纵裂，纵裂的底为连接两侧大脑半球宽厚的纤维束板，称胼胝体（corpus callosum）。大脑和小脑之间为大脑横裂。大脑半球表面凹凸不平，布满深浅不一的沟，称大脑沟，沟与沟间的隆起，称大脑回。每侧大脑半球分为上外侧面、内侧面和下面。大脑半球有 3 条较恒定的沟，将每侧大脑半球分为 5 叶，即额叶、顶叶、颞叶、枕叶和岛叶（图 9-23、图 9-24）。外侧沟起于半球下面，行向后上方，至上外侧面。中央沟起于半球上缘中点稍后方，斜向前下方，上端延伸至半球内侧面。顶枕沟位于半球内侧面后部，从距状沟起，自下向上至上外侧面。在外侧沟上方和中央沟以前的部分为额叶；外侧沟以下的部分为颞叶；枕叶位于顶枕沟后方；顶叶为外侧沟上方，中央沟后方，枕叶以前的部分；岛叶呈三角形岛状，位于外侧沟深面，被额、顶、颞叶所掩盖（图 9-25）。

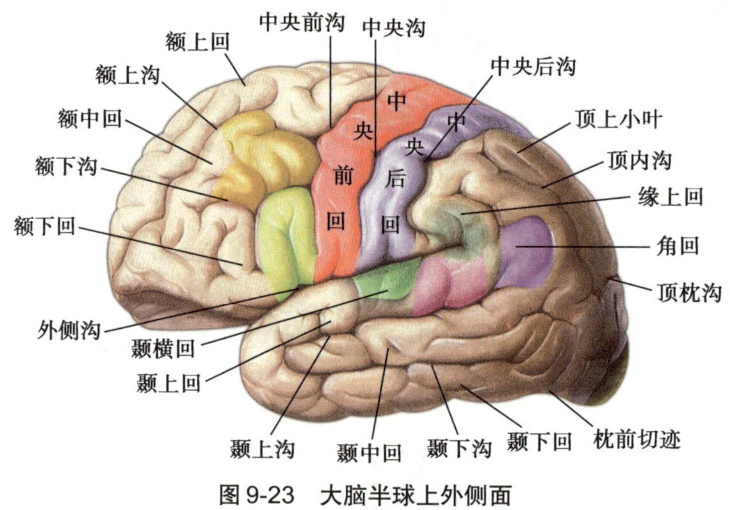

图 9-23　大脑半球上外侧面

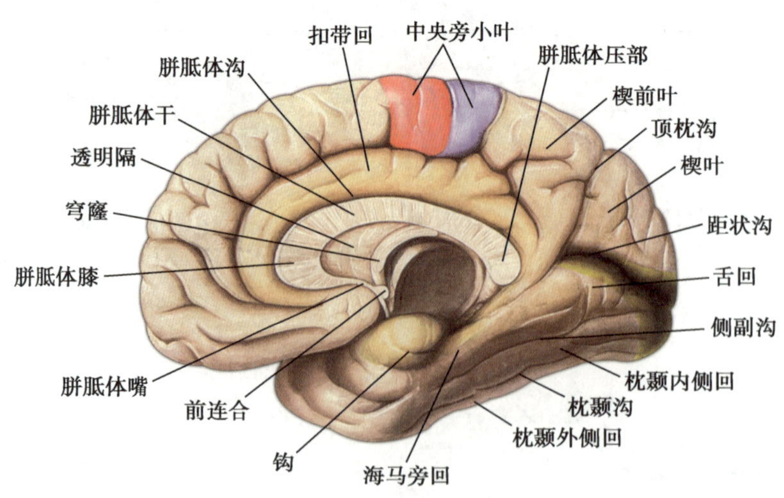

图 9-24　大脑半球内侧面

（1）大脑半球上外侧面：主要有额叶、顶叶、颞叶、枕叶和岛叶等（见图 9-23）。

1）额叶：在中央沟前方有与之平行的中央前沟，两沟之间的脑回为中央前回（precentral gyrus）。自中央前沟有两条向前水平走行的沟，分别称为额上沟和额下沟。额上沟的上方为额上回，额上、下沟之间为额中回，额下沟和外侧沟之间为额下回。

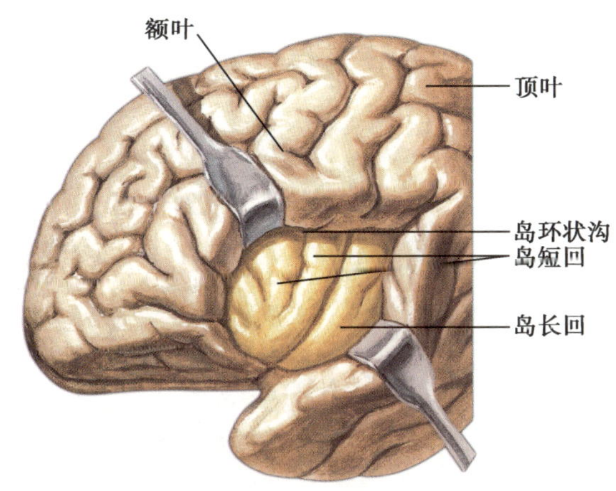

图 9-25　岛叶

2）顶叶：在中央沟后方有与之平行的中央后沟，两沟之间为中央后回（postcentral gyrus）。在中央后沟后方，有一条与半球上缘平行的顶内沟。顶内沟的上方为顶上小叶，下方为顶下小叶。顶下小叶又分为围绕外侧沟末端的缘上回和围绕颞上沟末端的角回。

3）颞叶：在外侧沟下方，有与之平行的颞上沟和颞下沟。颞上沟的上方为颞上回，自颞上回转入外侧沟内有几条自上外向下内的颞横回。颞上沟和颞下沟之间为颞中回。颞下沟的下方为颞下回。

4）枕叶：在上外侧面的沟回，多不恒定。

5）岛叶：表面有几个长短不等的大脑回。

（2）大脑半球内侧面：中央前、后回延伸到内侧面的部分，称为中央旁小叶（见图 9-24）。在大脑半球内侧面中部有前后方向走行略呈弓形的胼胝体。在胼胝体背面有胼胝体沟，此沟绕过胼胝体后方，向前移行为海马沟。在胼胝体沟上方，有与之平行的扣带沟，扣带沟与胼胝体沟之间为扣带回。在胼胝体后下方，有自顶枕沟行向前下至枕叶的距状沟。距状沟与顶枕沟之间为楔叶，距状沟下方为舌回。

（3）大脑半球下面：在额叶的下面，有许多短小多变的眶沟及其间的眶回。在眶回内侧有纵行的嗅束，其前端膨大为嗅球，与嗅神经相连。嗅束向后扩大为嗅三角。嗅三角与视束之间为前穿质，内有许多小血管穿入脑实质内。枕、颞叶下面自外侧向内侧，有与大脑半球下缘平行的枕颞沟和侧副沟，两沟之间的部分为枕颞内侧回，枕颞沟的外侧为枕颞外侧回，侧副沟的内侧为海马旁回，其前端向后弯曲的部分，称为钩。海马旁回的上内侧为海马沟，海马沟上方有呈锯齿状的窄条皮质，称齿状回。在齿状回外侧、侧脑室下角底壁上有一弓状隆起，称海马。海马和齿状回构成海马结构（图 9-26）。

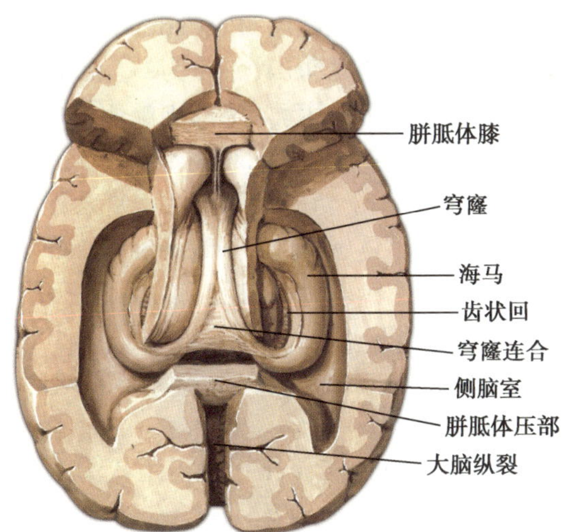

图 9-26　海马结构

在大脑半球内侧面，可见位于胼胝体周围和侧脑室下角底壁的圆弧形结构：隔区（包括胼胝体下回和终板旁回）、扣带回、海马旁回和齿状回等共同构成边缘叶。边缘叶与丘脑前核群、下丘脑、杏仁体和中脑被盖等皮质下结构密切联系，共同组成边缘系统。边缘系统与嗅觉、内脏活动、生殖、情绪、行为和记忆等密切相关。

2. 大脑半球的内部结构　大脑半球表面的灰质，称为大脑皮质（cerebral cortex），深面的白质称为大脑髓质，髓质内包埋有灰质团块，称基底核（basal nuclei），大脑半球内的腔隙，称侧脑室（图 9-27）。

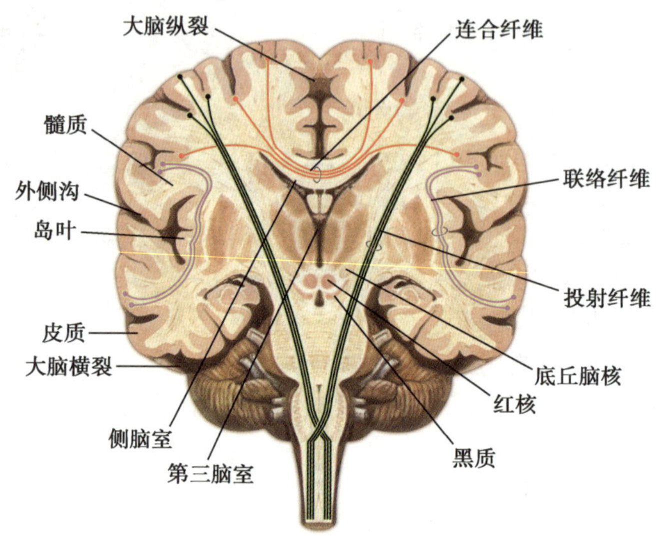

图 9-27　大脑半球内部结构

(1) 大脑皮质功能定位：大脑皮质是人体神经功能活动的最高级中枢，主要由大量的神经元和神经胶质细胞构成。人类在长期的进化过程中，大脑皮质的不同部位，逐渐形成了接受某些刺激，完成某些反射活动的相对集中区，称为大脑皮质的功能定位，又称中枢（图 9-28）。

1) 第Ⅰ躯体运动区（first somatic motor area）：位于中央前回和中央旁小叶前部，该区主要管理骨骼肌的运动，其特点为：①上下颠倒，但头部是正的，中央前回最上部和中央旁小叶前部支配下肢肌的运动，中部支配躯干肌、上肢肌的运动，下部支配头面肌的运动；②左右交叉，即一侧运动中枢支配对侧半身骨骼肌的运动；③身体各部分投影区的大小与各部形体大小无关，而取决于功能的重要性和复杂程度。

2) 第Ⅰ躯体感觉区（first somatic sensory area）：位于中央后回和中央旁小叶后部，接受背侧丘脑腹后核传来的对侧半身的躯体感觉冲动。身体各部代表区的投影和第Ⅰ躯体运动区相似，身体各部在此区的投射特点是：①上下颠倒，但头部是正的；②左右交叉；③身体各部在该区投射范围的大小取决于该部感觉敏感程度，如手指和唇的感受器最密，在感觉区的投射范围最大。

3) 视区（visual area）：位于距状沟上、下方的枕叶皮质，一侧视区接受双眼同侧半视网膜来的冲动，损伤一侧视区可引起双眼对侧视野偏盲，称同向性偏盲。

4) 听区（auditory area）：位于颞横回，每侧的听觉中枢都接受来自两耳的听觉冲动，因此，一侧听觉中枢受损，不致引起全聋。

5) 语言中枢：语言功能是人类大脑皮质所特有的，一般仅存在大脑的优势半球侧，包括听话、说话、阅读和书写 4 个中枢：①运动性语言中枢（说话中枢），位于额下回后部；此中枢受损，病人虽能发音，却不能说出具有意义的句子，称运动性失语症。②书写中枢，位于额中

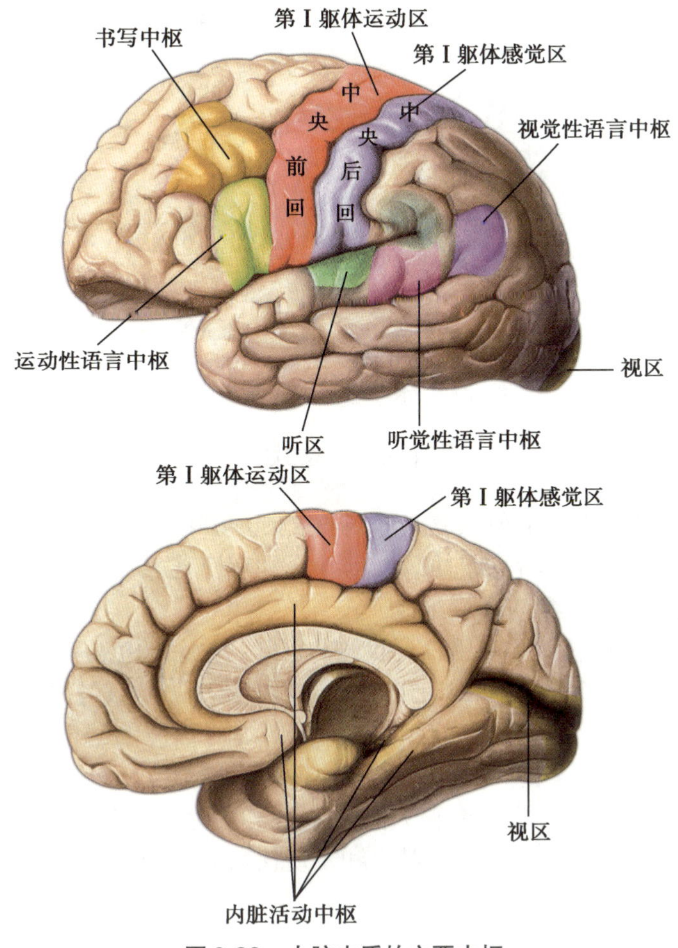

图 9-28 大脑皮质的主要中枢

回的后部；此中枢若受损，虽然手的运动仍然正常，但写字、绘图等精细动作发生障碍，称失写症。③听觉性语言中枢，位于颞上回后部；此中枢受损后，病人虽能听到别人讲话，但不理解讲话的意思，自己讲的话也同样不能理解，故不能正确回答问题和正常说话，称感觉性失语症。④视觉性语言中枢，又称阅读中枢，位于角回；此中枢受损时，虽视觉没有障碍，但不能理解文字符号的意义，称为失读症。

（2）基底核（basal nuclei）：是埋藏在大脑白质中的灰质团块，靠近脑底，包括尾状核、豆状核、屏状核和杏仁体（图 9-29）。

1）尾状核：位于丘脑的背外侧，呈弯曲的圆柱体，分为头、体、尾 3 部分，尾部末端连接杏仁体。

2）豆状核：位于岛叶深面，借内囊与尾状核和背侧丘脑分开。豆状核被两个白质板分隔成 3 部分，内侧的两部分合称为苍白球，外侧部最大称为壳。尾状核与豆状核合称纹状体。在种系发生上，苍白球较古老，称旧纹状体；尾状核和壳发生较晚，称新纹状体。纹状体是锥体外系的重要组成部分，在调节躯体运动中起到重要作用。

3）杏仁体：位于侧脑室下角前端的上方、海马旁回钩的深面，为边缘系统的皮质下中枢。其功能与内脏及内分泌活动的调节、情绪活动和学习记忆等有关。

（3）大脑半球的髓质：主要由神经纤维组成，可分为联络纤维、连合纤维和投射纤维 3 种

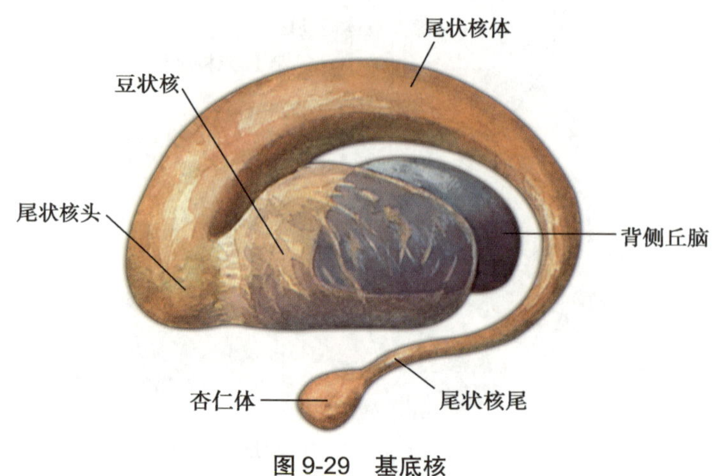

图 9-29　基底核

（见图 9-27）。联络纤维为联系同侧大脑半球回与回、叶与叶之间的纤维，长短不一；连合纤维为联系左、右大脑半球的纤维，包括胼胝体、前连合和穹窿连合；投射纤维为联系大脑皮质和皮质下中枢的上、下行纤维，参与内囊组成。

内囊（internal capsule）是位于丘脑、尾状核和豆状核之间的宽厚白质板，在大脑水平切面上，左、右内囊略呈“><”形状（图 9-30、图 9-31）。其中位于豆状核与尾状核之间的部分，称内囊前肢，位于豆状核与丘脑之间的部分，称内囊后肢，前、后肢的结合部，称内囊膝。内囊前肢的投射纤维有额桥束和丘脑前辐射；内囊膝的投射纤维为皮质核束；内囊后肢的投射纤维有皮质脊髓束、丘脑中央辐射、视辐射和听辐射等。当内囊损伤时，患者可出现偏身感觉障碍（丘脑中央辐射受损），对侧偏瘫（皮质脊髓束和皮质核束受伤）和偏盲（视辐射受损）的“三偏”症状。

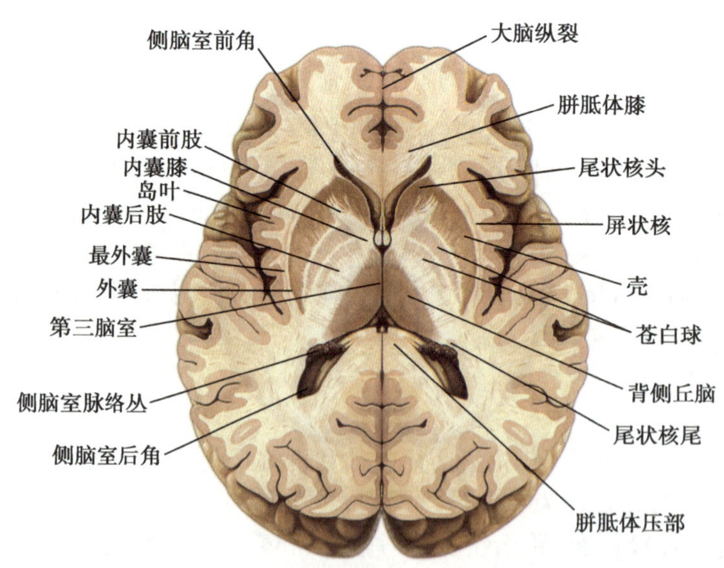

图 9-30　大脑半球水平切面（示内囊）

（4）侧脑室（lateral ventricle）：左右各一，位于大脑半球内，延伸至半球的各个叶内。分为 4 部分：①中央部，位于顶叶内，是一个狭窄的水平裂隙；②前角，伸向额叶；③后角，伸向枕叶；④下角，最长，伸向颞叶内。侧脑室经左、右室间孔与第三脑室相通。侧脑室内有脉络丛，是产生脑脊液的主要部位（图 9-32）。

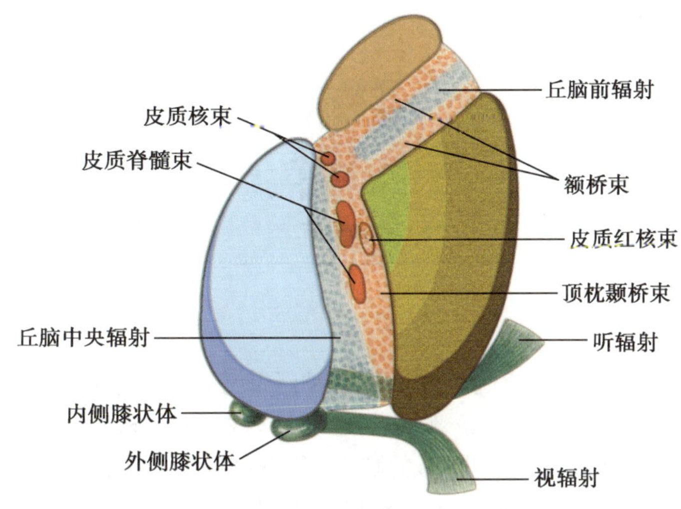

图 9-31 内囊模式图

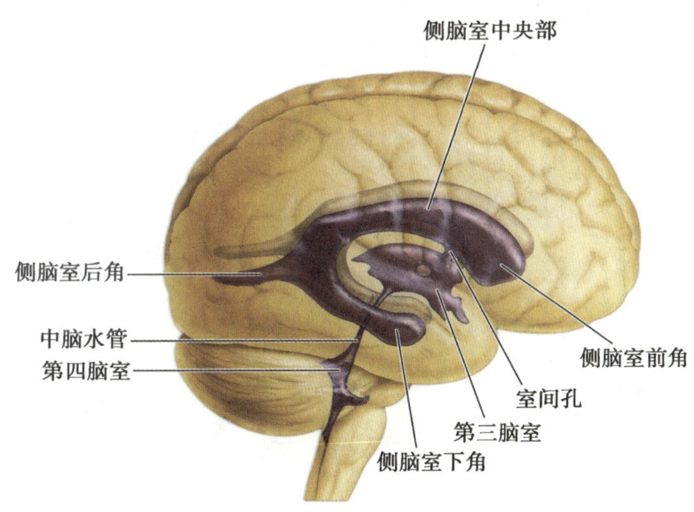

图 9-32 脑室投影图

第三节 周围神经系统

病例导学与分析

男，25 岁，因背部被落石砸伤，背部、右下肢不能活动 6h 入院。查体发现：右下肢瘫痪，肌张力增强，腱反射亢进，Babinski 征阳性；右侧肋弓平面以下精细触觉和深感觉消失而痛温觉和粗触觉正常。左侧剑突平面稍低处以下痛温觉消失而精细触觉及深感觉正常。诊断：脊髓损伤。

问题：

1. 胸神经前支在胸腹部的分布情况如何？
2. 病人为何出现左右侧不同的感觉运动障碍表现？

病例分析

一、脊神经

脊神经（spinal nerves）是与脊髓相连的周围神经部分，每对脊神经与 1 个脊髓节段相连，共 31 对。一条脊神经由连于脊髓前外侧沟的运动性前根和后外侧沟的感觉性后根在椎间孔合成，脊神经后根在椎间孔处形成椭圆形的膨大，称脊神经节（spinal ganglion）。

脊神经包括 8 对颈神经（cervical nerve）、12 对胸神经（thoracic nerve）、5 对腰神经（lumbar nerve）、5 对骶神经（sacral nerve）和 1 对尾神经（coccygeal nerve）。第 1～7 对颈神经经同序数椎骨上方的椎间孔穿出椎管，第 8 对颈神经从第 7 颈椎下方的椎间孔出椎管，全部胸、腰神经都经同序数椎骨下方的椎间孔穿出椎管，第 1～4 骶神经从同序数的骶前孔和骶后孔出骶管，第 5 骶神经和尾神经从骶管裂孔穿出。

每一条脊神经都是混合性神经，含有四种纤维成分（图 9-33）。

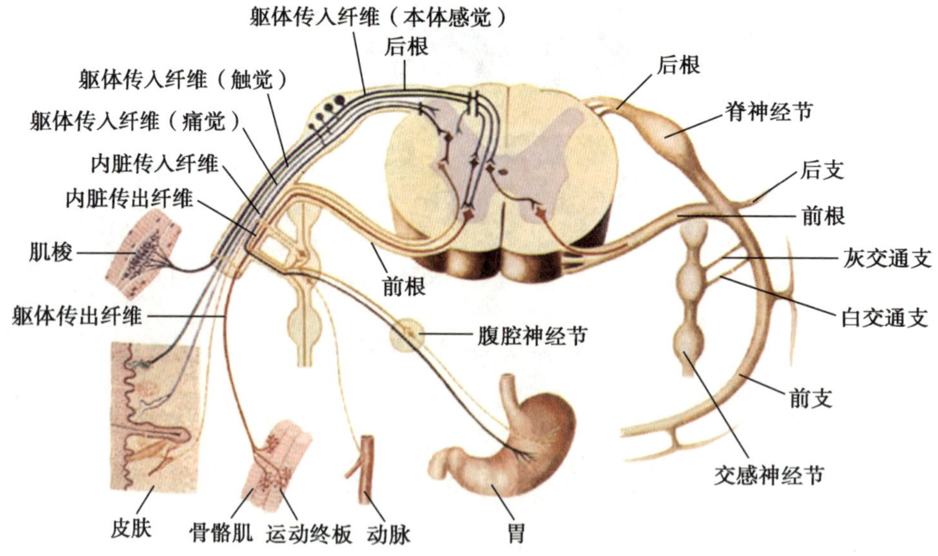

图 9-33　脊神经的组成、分支和分布示意图

1. 躯体感觉纤维　分布于皮肤、骨骼肌、肌腱和关节等身体部位，传导皮肤的浅感觉（痛、温、触觉）以及肌、肌腱和关节的深感觉（运动觉和位置觉）。
2. 内脏感觉纤维　分布于内脏、心血管和腺体，传导这些部位的感觉冲动。
3. 躯体运动纤维　分布于躯干和四肢的骨骼肌，支配其随意运动。

4. 内脏运动纤维　分布于内脏、心血管和腺体，支配心肌、平滑肌的运动和腺体的分泌。

脊神经前根和后根合成脊神经干后，即分为四支，包括：

1. 前支（anterior branch）　为脊神经干最粗大的分支，为混合性神经支，除胸神经前支分部具有明显节段性外，其余脊神经前支先交织成神经丛（颈丛、臂丛、腰丛、骶丛），再由各丛分支分布于躯干前外侧和四肢的肌肉及皮肤等。

2. 后支（posterior branch）　较前支细小，为混合性神经，分布于项、背、腰、骶和臀部的皮肤和深层肌。

3. 脊膜支（meningeal branch）　为脊神经出椎间孔后发出的一条返回椎管内的细支，分布于脊髓的被膜、韧带、椎间盘等处。

4. 交通支（communicating branch）　连于脊神经与交感干之间的细支，分脊神经连于交感干的白交通支和交感干连于脊神经的灰交通支。

（一）颈丛

1. 组成及位置　颈丛（cervical plexus）由第 1～4 颈神经前支组成，位于胸锁乳突肌上部深面。

2. 主要分支及分布

（1）皮支：于胸锁乳突肌后缘中点浅出，是颈部浅层结构浸润麻醉的重要阻滞点，主要分支有（图 9-34）：

1）枕小神经（lesser occipital nerve）：沿胸锁乳突肌后缘上行，分布于枕部及耳郭背面上部皮肤。

2）耳大神经（great auricular nerve）：沿胸锁乳突肌表面向耳部上行，分布于耳郭及附近皮肤。

3）颈横神经（transverse nerve of neck）：横过胸锁乳突肌表面向前走行，分布于颈前部皮肤。

4）锁骨上神经（supraclavicular nerves）：2～4 条分支呈辐射状向下和下外侧走行，分布于颈侧区下份、胸壁上部和肩部的皮肤。

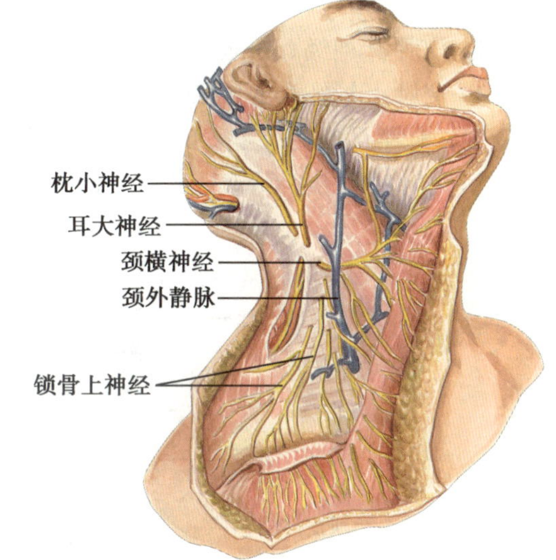

图 9-34　颈丛皮支的分布

颈丛还发出一些肌支支配颈部深层肌、肩胛提肌、舌骨下肌群和膈。

（2）膈神经：膈神经（phrenic nerve）由第 3～5 颈神经前支组成，由颈丛发出后在前斜角肌前面下降至内侧，于锁骨下动、静脉之间经胸廓上口入胸腔，入胸腔后经肺根前方，在纵隔胸膜和心包之间下行达膈。其运动纤维支配膈肌，感觉纤维分布于胸膜、心包及膈下面的部分腹膜，右膈神经还分布于肝、胆囊和肝外胆道的浆膜。

（二）臂丛

1. 组成及位置　臂丛（brachial plexus）由第 5～8 颈神经前支和第 1 胸神经前支大部分纤维组成。该丛先从斜角肌间隙穿出，在锁骨下动脉的后上方进入腋窝，包绕腋动脉形成外侧束、内侧束和后束 3 束（图 9-35）。

2. 主要分支　臂丛分支根据发出的部位分为锁骨上分支和锁骨下分支两类。

（1）锁骨上分支：锁骨上分支发自臂丛尚未形成三条神经束之前的神经干，主要分支有：

1）胸长神经（long thoracic nerve）：与胸外侧动脉伴行，分布于前锯肌和乳房。

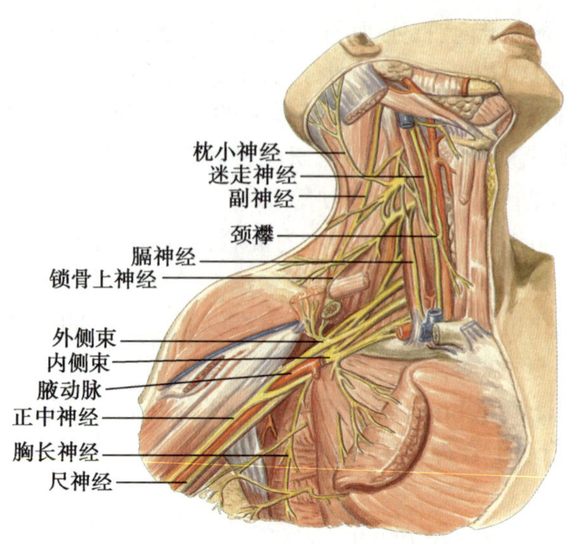

图 9-35　颈丛、臂丛组成模式图

2）肩胛背神经（dorsal scapular nerve）：分布于肩胛提肌和菱形肌。

3）肩胛上神经（suprascapular nerve）：分布于冈上、冈下肌和肩关节。

（2）锁骨下分支：锁骨下分支发自臂丛的 3 个束，主要分支有肩胛下神经、胸内、外侧神经、胸背神经、肌皮神经、正中神经、尺神经、桡神经以及腋神经（图 9-36）。

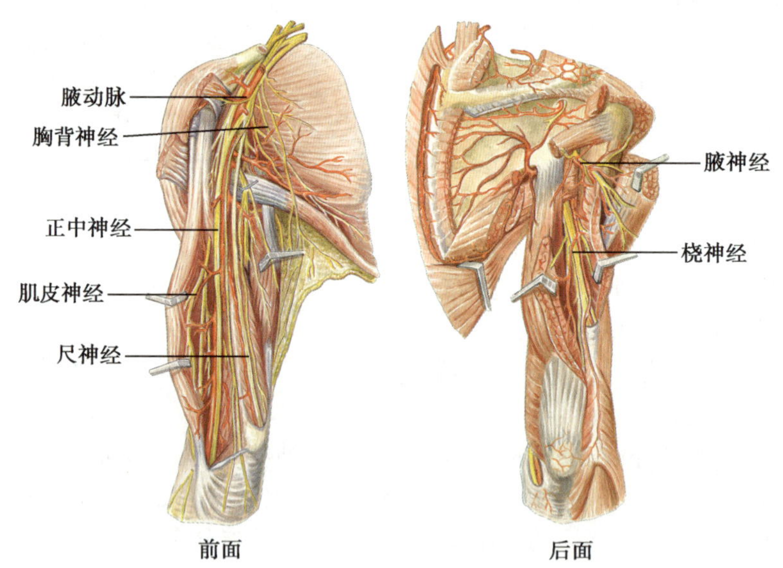

图 9-36　肩部和臂部的神经

1）肩胛下神经（subscapular nerve）：发自后束，沿肩胛下肌前面下降，支配肩胛下肌及大圆肌。

2）胸内、外侧神经（medial/lateral pectoral）：分别发自内侧、外侧束，支配胸大、小肌。

3）胸背神经（thoracodorsal nerve）：发自后束，沿肩胛骨外侧缘下行，支配背阔肌。

4）肌皮神经（musculocutaneous nerve）：发自外侧束，向外下穿喙肱肌、经肱二头肌及肱肌之间下行，发出分支支配上述肌。终支在肘关节稍上方的外侧穿深筋膜浅出，改称为前臂外侧皮神经，分布于前臂外侧的皮肤。

5）正中神经（median nerve）：由内侧、外侧束的两个根合成，沿肱二头肌内侧沟伴随肱动脉下行至肘窝，继而在前臂指深、浅屈肌之间沿前臂正中线下行经腕管入手掌。先发出正中神经掌支（返支），入鱼际后发出指掌侧总神经。正中神经在上臂部无分支，在肘部、前臂和手掌发出肌支，支配除肱桡肌、尺侧腕屈肌和指深屈肌尺侧半以外所有前臂屈肌及旋前肌。在手掌支配除拇收肌外的鱼际肌及第一、二蚓状肌，其皮支分布于手掌面桡侧大部分皮肤及桡侧三个半指的皮肤。正中神经损伤后的表现：①运动障碍：前臂不能旋前、屈腕能力减弱，中、拇、示指不能屈、拇指不能作对掌；②感觉障碍：分布区域感觉障碍尤以拇、示、中指远节最为明显；③肌萎缩：由于鱼际肌萎缩，表现为“猿手”。

6）尺神经（ulnar nerve）：发自内侧束，沿肱二头肌内侧沟伴随肱动脉下行，在前臂中部转向后下、经肱骨内上髁后方的尺神经沟入前臂。在尺神经沟中位置表浅，紧贴骨面，骨折时易受损。尺神经在前臂尺侧腕屈肌深面伴尺动脉下行，至桡腕关节上约 5cm 处，发出尺神经手背支、本干下行称尺神经掌支，经豌豆骨外侧分浅、深支入手掌。在前臂发出肌支，支配尺侧腕屈肌、指深屈肌尺侧半；在手掌发出掌深支和掌浅支，掌深支支配小鱼际肌、拇收肌、骨间肌、第 3 和第 4 蚓状肌，掌浅支分布于小鱼际的皮肤、尺侧一个半手指皮肤。尺神经损伤后表现：①运动障碍，屈腕减弱、拇指不能内收、其他各指不能内收、外展，无名指末节不能屈；②感觉障碍，以内侧缘为主；③肌萎缩，小鱼际平坦、骨间肌、蚓状肌萎缩、各掌指关节过伸、4、5 指的指间关节屈曲，形成“爪形手”。

7）桡神经（radial nerve）：发自后束，开始在腋动脉的后方、继而伴随肱深动脉在肱三头肌深面紧贴肱骨体的桡神经沟向下外行，至肱骨外上髁前方分浅、深支。浅支于肱桡肌深面伴桡动脉下行，至前臂中、下 1/3 交界处转向手背，分布于手背桡侧半的皮肤及桡侧两个半手指近节指背面的皮肤。肌（深）支至前臂背侧在深、浅屈肌之间下降，支配肱三头肌、肱桡肌、前臂后群伸肌及旋后肌。损伤后的表现：①运动障碍：不能伸腕、伸指、拇指不能外展、前臂旋后功能减弱；②感觉障碍：皮支分布区域，尤以“虎口区”明显；③抬前臂时，由于伸肌瘫痪及重力作用，呈“垂腕”征（图 9-37）。

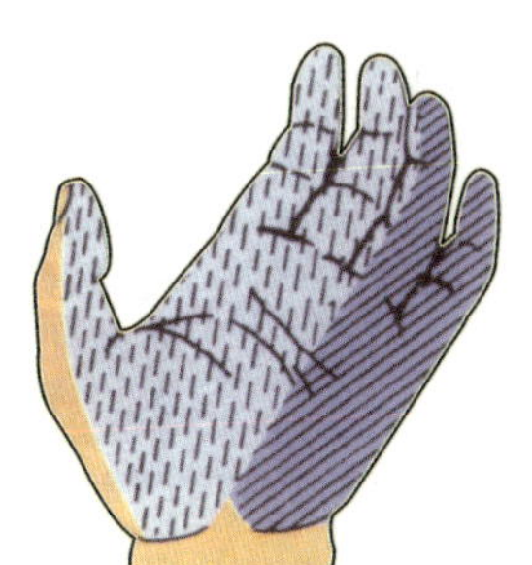
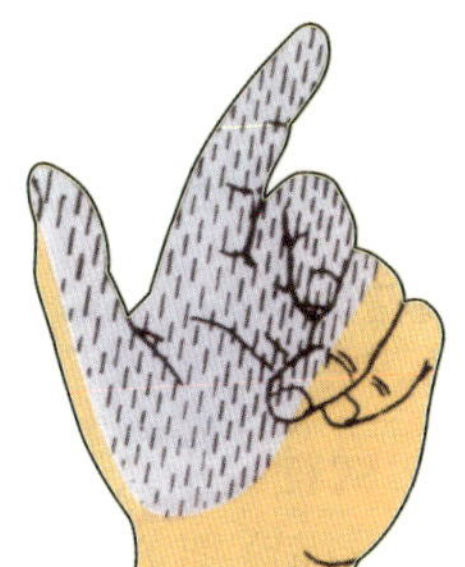
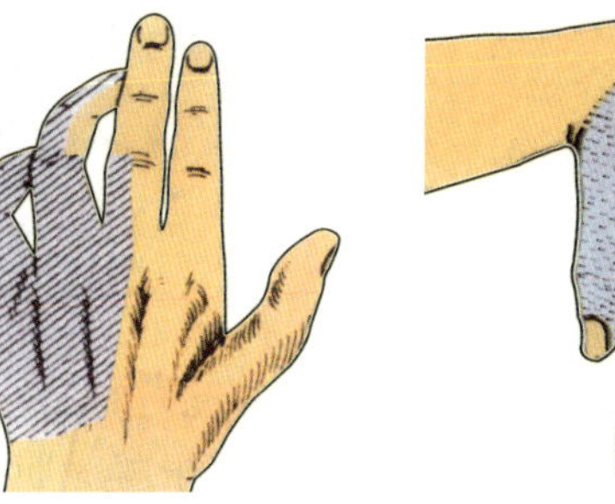

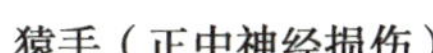
猿手（正中神经损伤） 枪手（正中神经损伤） 爪形手（尺神经损伤） 垂腕征（桡神经损伤）

图 9-37 桡、尺、正中神经损伤时的手形及皮肤感觉散失区

手部神经的分支及分布见表 9-1。

8）腋神经（axillary nerve）：发自后束，伴旋肱后动脉向后绕肱骨外科颈至三角肌深面。肌支支配三角肌、小圆肌；皮支分布于肩部及臂部上 1/3 外侧面皮肤。损伤后的表现：①运动障碍，肩关节外展幅度减小；②感觉障碍，皮支分布区感觉障碍；③肌萎缩，“方形肩”。

表 9-1　手部神经的分支及分布

神经	分布范围	损伤症状
肌皮神经	肱二头肌、喙肱肌、肱肌、前臂外侧皮神经	
正中神经	除肱桡肌、尺侧腕屈肌和指深屈肌尺侧半以外的所有前臂肌前群及附近关节；除拇收肌以外的鱼际肌和第 1、2 蚓状肌；手掌桡侧 2/3、桡侧三个半指掌面皮肤及中、远节指背皮肤	猿手
尺神经	尺侧腕屈肌、指深屈肌尺侧半、小鱼际肌、拇收肌、第 3、4 蚓状肌、骨间肌；手掌尺侧 1/3、尺侧一个半指掌面皮肤，手背尺侧半及尺侧两个半指背皮肤	爪形手
桡神经	肱三头肌、肱桡肌、前臂肌后群；手背桡侧半及桡侧两个半指近节指背皮肤	垂腕征
腋神经	三角肌和小圆肌；肩部、臂外侧区上部皮肤	方肩

（三）胸神经前支

胸神经前支共有 12 对，第 1～11 对称肋间神经（intercostal nerve），位于相应的肋间隙内；第 12 对称肋下神经，位于第 12 肋下方。第 7～11 肋间神经和肋下神经沿相应肋间隙逐渐向前下行于腹横肌于腹内斜肌之间，在腹直肌外缘进入腹直肌鞘，分布于肋间肌、腹肌前外侧群；胸、腹壁皮肤及胸、腹膜壁层。

胸神经前支在胸、腹部的皮肤分布具有明显的节段性：如 T2 分布区相当于胸骨角平面，T4 分布区相当于乳头平面，T6 分布区相当于剑突平面，T8 分布区相当于肋弓平面，T10 分布区相当于脐平面，T12 分布区相当于脐与耻骨联合连线中点平面。临床工作中，可以根据躯体皮肤发生障碍区来推断麻醉平面和脊髓横断伤时损伤平面的定位（图 9-38）。

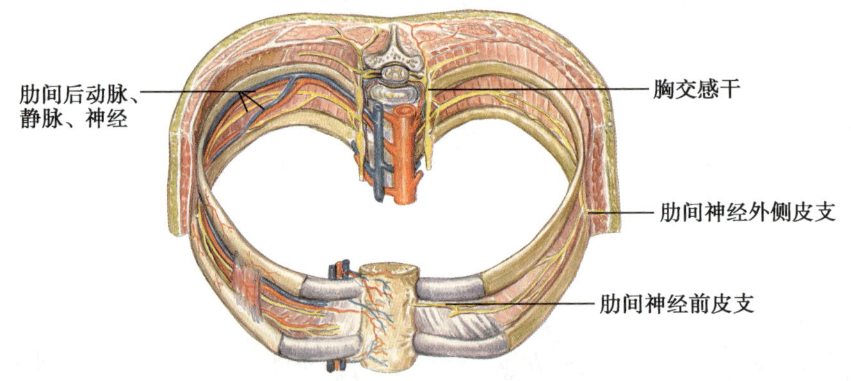

图 9-38　肋间神经的分布

（四）腰丛

1. 组成及位置　腰丛（lumbar plexus）由第 12 胸神经前支一部分、第 1～3 腰神经前支及第 4 腰神经前支一部分组成。位于腰大肌深面、腰椎横突前方（图 9-39）。

2. 主要分支及分布

（1）髂腹下神经（iliohypogastric nerve）和髂腹股沟神经（ilioinguinal nerve）：以共同的神经干发自腰丛再分为两平行的细支，经腰方肌前面行向外下至髂嵴上方，进入腹横肌与腹内斜肌之间向前内行。髂腹下神经在髂前上棘内侧，穿出腹内斜肌在腹外斜肌腱膜深面走行、至腹股沟浅环上方，穿此腱膜浅出于皮下。髂腹下神经分布于腹壁肌、腹股沟区及下腹部皮肤。髂腹股沟神经在腹股沟韧带中点附近入腹股沟管，分布于腹壁肌、腹股沟部、阴囊或大阴唇皮肤、阴茎根部。

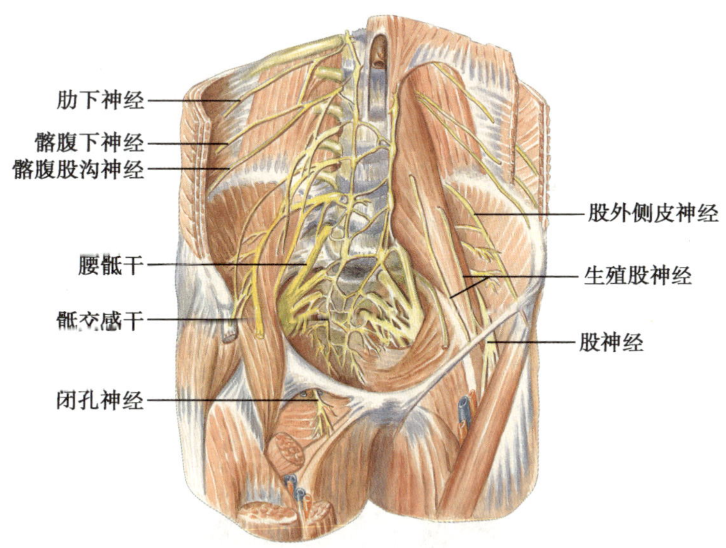

图 9-39 腰、骶丛的组成和分支

(2) 生殖股神经(genitofemoral nerve):自腰大肌穿出,沿该肌前面下降,分两皮支和肌支。皮支分布于阴囊(大阴唇)、隐静脉裂孔附近皮肤。肌支支配提睾肌。在腹股沟疝修补术和盲肠后位阑尾手术时,应注意勿损伤此神经。

(3) 股外侧皮神经(lateral femoral cutaneous nerve):自腰大肌外侧缘向外下,经腹股沟韧带深面入股部,分布于大腿外侧面的皮肤。

(4) 股神经(femoral nerve):为腰丛最大的分支,自腰大肌外侧缘和髂肌之间下行,经腹股沟韧带深面入股三角,分出皮支和肌支。肌支支配耻骨肌、股四头肌、缝匠肌。皮支分布于股前部皮肤,其中最长的一条为隐神经。隐神经伴随股动脉入收肌管,向下在膝关节内侧浅出于皮下后,伴大隐静脉下行,分布于小腿内侧面及足内侧缘皮肤。股神经损伤后的表现为屈髋无力,坐位时不能伸小腿、行走困难、股四头肌萎缩、髌骨突出、膝跳反射消失、大腿前面和小腿内侧面皮肤感觉障碍。

(5) 闭孔神经(obturator nerve):自腰大肌内侧缘穿出、沿骨盆侧壁向前下行,通过闭膜管至大腿内侧,分布于大腿内侧群及大腿内侧的皮肤。临床上在用股薄肌代替肛门括约肌手术中,应注意保留该神经的分支。

(五)骶丛

1. 组成及位置 骶丛(sacral plexus)由腰骶干(第 4 腰神经前支的一部分、第 5 腰神经前支)和全部骶、尾神经前支组成。位于盆腔内骶骨及梨状肌前面,髂血管后方。

2. 主要分支(图 9-40)

(1) 臀上神经(superior gluteal nerve):自梨状肌上孔出骨盆腔,支配臀中、小肌及阔筋膜张肌。

(2) 臀下神经(inferior gluteal nerve):自梨状肌下孔出骨盆腔,支配臀大肌。

(3) 阴部神经(pudendal nerve):经梨状肌下孔出骨盆腔,绕坐骨棘经坐骨大孔入坐骨肛门窝,分支分布于肛门、会阴部及外生殖器的肌、皮肤。分支有:①肛神经,分布于肛门外括约肌及肛门周围皮肤;②会阴神经,分布于会阴部肌及阴囊(阴唇)的皮肤;③阴茎(阴蒂)背神经,与同名的动脉伴行,沿阴茎(阴蒂)背侧前行,分布于阴茎(阴蒂)的皮肤及包皮、阴茎(阴蒂)头等处。行包皮环切术时,须阻滞该神经。

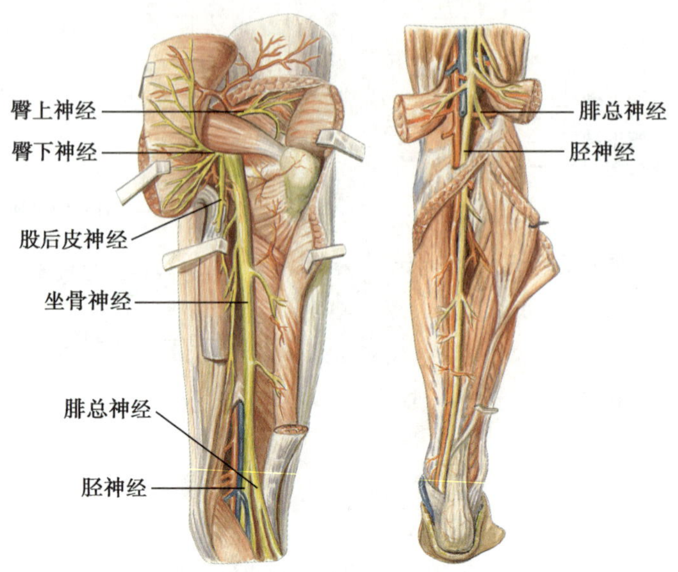

图 9-40 骶丛主要分支

(4) 股后皮神经(posterior femoral cutaneous nerve):经梨状肌下孔出盆腔至臀部,沿股后正中线下行至腘窝。分布于臀下部、股后部及腘窝的皮肤。

(5) 坐骨神经(sciatic nerve):为全身最长最粗大的神经,自梨状肌下孔出骨盆腔,在臀大肌深面下行,经大转子与坐骨结节之间下降达股后,从股二头肌深面下降至腘窝上方分为胫神经(tibial nerve)和腓总神经(common peroneal nerve)。胫神经行于小腿后群浅、深肌层之间,经内踝后方至足底,分为足底内侧神经和足底外侧神经,分布于小腿肌后群和足底肌,小腿后面和足底皮肤。腓总神经分出腓浅神经和腓深神经,腓浅神经分布于腓骨长、短肌,小腿外侧、足背和第 2～5 趾背的皮肤,腓深神经分布于小腿肌前群、足背肌和第 1～2 趾相对缘皮肤。

胫神经损伤:①运动障碍:足不能跖屈、不能屈趾及足内翻;②感觉障碍:小腿后面及足底感觉迟钝或消失;③足畸形:"仰趾足"。

腓总神经损伤:①运动障碍:足不能背屈、足下垂、内翻、不能伸趾,行走时呈"跨阈步态";②感觉障碍:小腿外侧、足背及趾背皮肤感觉迟钝;③足畸形:马蹄内翻足(图 9-41)。

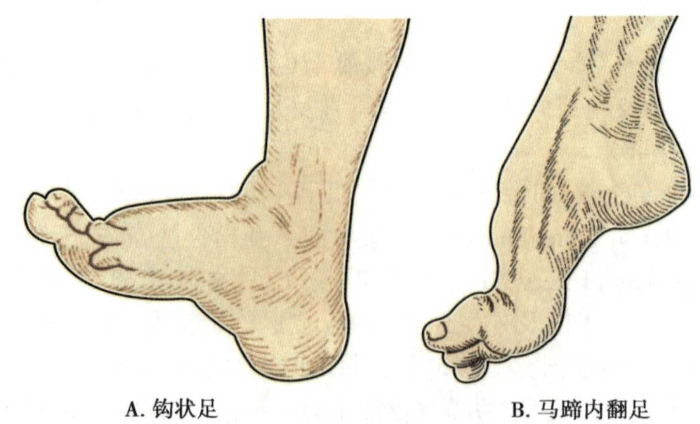

图 9-41 胫神经和腓总神经损伤后足的畸形

二、脑神经

脑神经（cranial nerve）是与脑相连的周围神经，共有 12 对。按其与脑相连顺序，用罗马数字表示（图 9-42、图 9-43）。

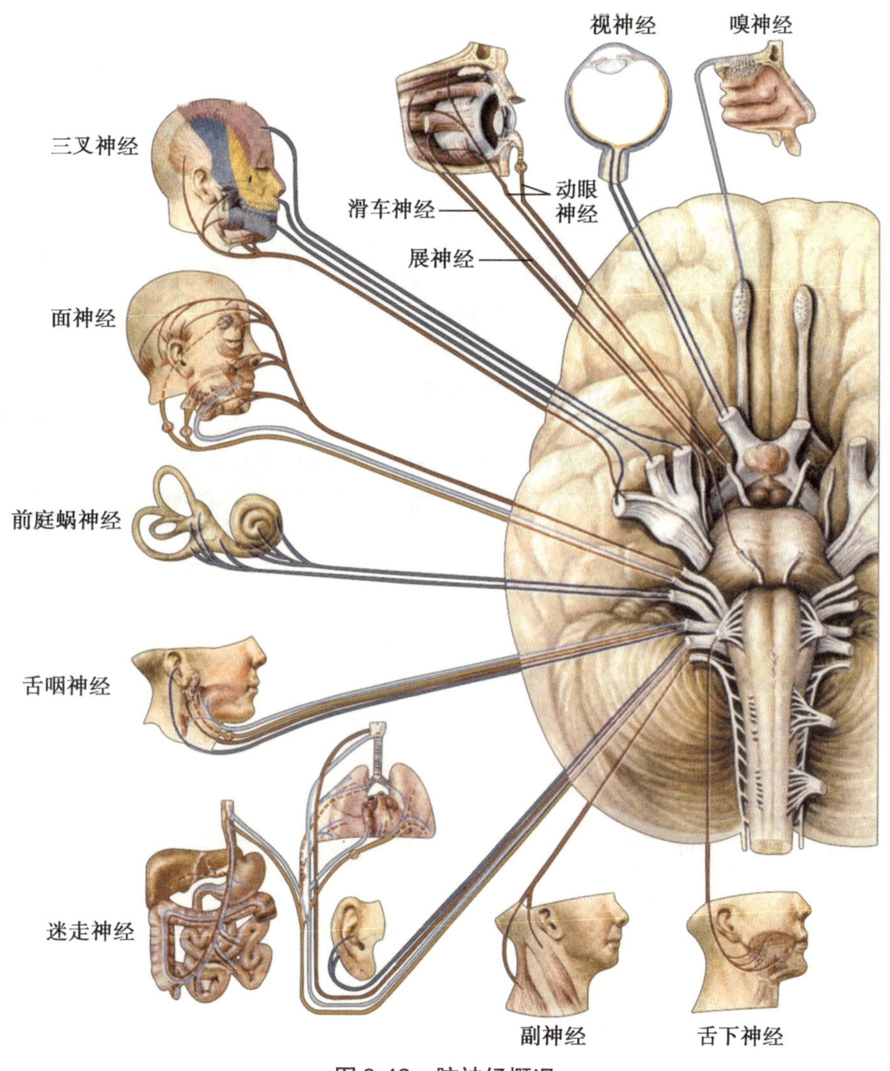

图 9-42 脑神经概况

脑神经的纤维成分按其性质可分为四种（表 9-2）。

1. 躯体感觉纤维 分布于皮肤、肌、肌腱和口、鼻腔大部分黏膜、视器和前庭蜗器。
2. 内脏感觉纤维 分布于头、颈、胸、腹的脏器、味蕾和嗅器。
3. 躯体运动纤维 分布于眼球外肌、舌肌、咀嚼肌、面肌及咽喉肌等（鳃弓肌）。
4. 内脏运动纤维 分布于平滑肌、心肌和腺体。

除躯体运动纤维外，躯体感觉纤维、内脏感觉纤维和内脏运动纤维可分为一般和特殊两种纤维，因此，脑神经的纤维成分可细分为七种纤维。

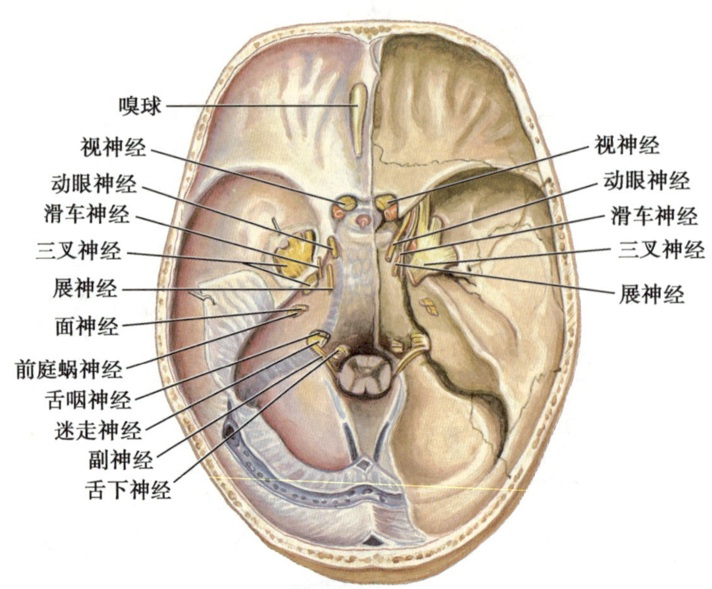

图 9-43 脑神经进出颅腔部位

表 9-2 脑神经的名称、性质、连脑及出颅部位

顺序及名称	性质	连脑部位	出颅部位
Ⅰ 嗅神经	感觉性	端脑	筛孔
Ⅱ 视神经	感觉性	间脑	视神经管
Ⅲ 动眼神经	运动性	中脑	眶上裂
Ⅳ 滑车神经	运动性	中脑	眶上裂
Ⅴ 三叉神经	混合性	脑桥	第 1 支眼神经：眶上裂 第 2 支上颌神经：圆孔 第 3 支下颌神经：卵圆孔
Ⅵ 展神经	运动性	脑桥	眶上裂
Ⅶ 面神经	混合性	脑桥	内耳门→茎乳孔
Ⅷ 前庭蜗经	感觉性	脑桥	内耳门
Ⅸ 舌咽神经	混合性	延髓	颈静脉孔
Ⅹ 迷走神经	混合性	延髓	颈静脉孔
Ⅺ 副神经	运动性	延髓	颈静脉孔
Ⅻ 舌下神经	运动性	延髓	舌下神经管

根据脑神经所含的纤维成分不同，将 12 对脑神经分为三类：①感觉性神经，有第Ⅰ、Ⅱ、Ⅷ对脑神经；②运动性脑神经，有第Ⅲ、Ⅳ、Ⅵ、Ⅺ、Ⅻ对脑神经；③混合性脑神经，有第Ⅴ、Ⅶ、Ⅸ、Ⅹ对脑神经。

（一）感觉性神经

1. 嗅神经（olfactory nerve） 由特殊内脏感觉纤维组成。其纤维起自鼻腔嗅区黏膜，聚集成嗅丝后穿筛孔入颅前窝连于嗅球，传导嗅觉。颅前窝骨折若是累及筛板，可损伤嗅丝和脑膜，导致嗅觉障碍和脑脊液鼻漏。

2. 视神经（optic nerve） 由特殊躯体感觉纤维组成。其纤维起自视网膜节细胞，穿过巩膜筛板延续为视神经，经视神经管入颅中窝，左右两侧视神经在垂体前上方形成视交叉，视交叉向后外延续为左右视束，止于外侧膝状体，传导视觉。在视交叉，双眼鼻侧半纤维交叉至对侧视束，颞侧半纤维不交叉进入同侧视束。

3. 前庭蜗神经（vestibulocochlear nerve） 又称位听神经，由特殊躯体感觉纤维组成，包括传导平衡觉的前庭神经和传导听觉的蜗神经两部分。

（1）前庭神经（vestibular nerve）：其纤维起自内耳球囊斑、椭圆囊斑和壶腹嵴，组成前庭神经后经内耳道、内耳门入颅腔，止于脑干前庭神经核群和小脑绒球小结叶等部位，传导平衡觉。

（2）蜗神经（cochlear nerve）：其纤维起自耳蜗壶腹嵴，组成蜗神经后与前庭神经伴行入颅，止于脑干蜗神经的蜗腹侧核和蜗背侧核，传导听觉。

（二）运动性神经

1. 动眼神经（oculomotor nerve） 含有一般躯体运动和一般内脏运动两种纤维，分别起自中脑动眼神经核和动眼神经副核。动眼神经中脑腹侧脚间窝出脑，紧贴小脑幕切迹边缘和蝶鞍后床突侧面前行，穿海绵窦外侧壁上部前行，经眶上裂入眶出颅，分支分布于上睑提肌、上直肌、下直肌和下斜肌。一般内脏运动纤维由下斜肌支分出，与睫状神经节交换神经元后，其节后纤维分布于睫状肌和瞳孔括约肌，参与晶状体调节和瞳孔对光反射（图 9-44）。

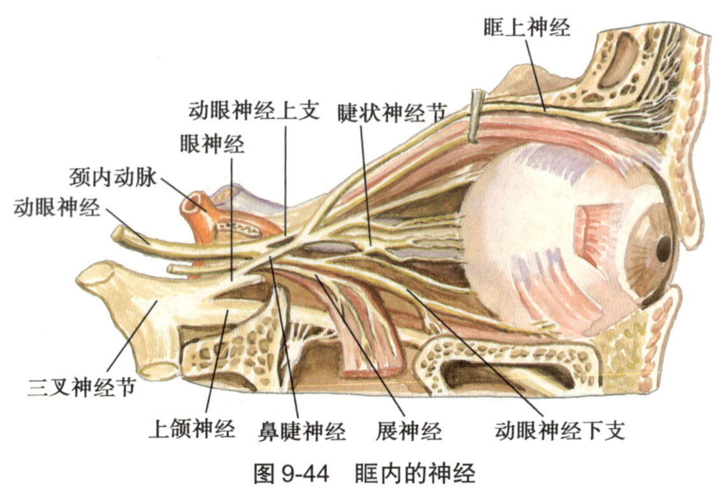

图 9-44 眶内的神经

2. 滑车神经（trochlear nerve） 由一般躯体运动纤维组成，起自中脑滑车神经核，离脑后绕大脑脚外侧前行，穿经海绵窦外侧壁，经眶上裂入眶，支配上斜肌的运动。滑车神经是唯一一对从脑干背面出脑的脑神经。

3. 展神经（abducent nerve） 由一般躯体运动纤维组成，起自脑桥的展神经核，自延髓脑桥沟外侧出脑，自后壁穿入海绵窦，经眶上裂入眶，支配外直肌。

4. 副神经（accessory nerve） 由特殊内脏运动纤维组成，由颅根和脊髓根两部分构成。颅根起自延髓疑核下部，脊髓根起自脊髓颈段的副神经核，在椎管内上行经枕骨大孔入颅腔，与颅根同行，经颈静脉孔出颅。颅根加入迷走神经内，支配咽喉部肌；脊髓根支配胸锁乳突肌和斜方肌。

5. 舌下神经(hypoglossal nerve)　由一般躯体运动纤维组成，起自延髓舌下神经核，自延髓外侧沟出脑，向外侧经舌下神经管出颅，在舌神经和下颌下腺管下方穿颏舌肌入舌内，支配全部舌内肌和大部分舌外肌(图 9-45)。舌下神经一侧完全损伤，患侧半舌肌瘫痪，伸舌时舌尖偏向患侧。

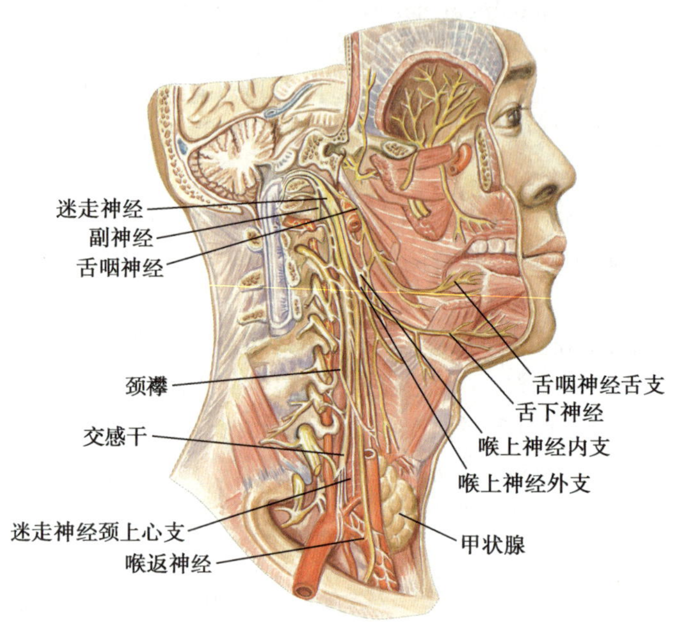

图 9-45　舌下神经、舌咽神经、迷走神经和副神经

(三) 混合性脑神经

1. 三叉神经(trigeminal nerve)　为最粗大的混合性脑神经，由一般躯体感觉和特殊内脏运动两种纤维组成。一般躯体感觉纤维起自头面部一般感受器，汇集至三叉神经节，发出纤维会合成三叉神经感觉根，止于三叉神经脑桥核(痛、温觉)和三叉神经脊束核(触觉)；特殊内脏运动纤维起自三叉神经运动核，发出三叉神经运动根，出颅后进入下颌神经，分布于咀嚼肌等。三叉神经主要有三大分支，即眼神经、上颌神经、下颌神经(图 9-46)。

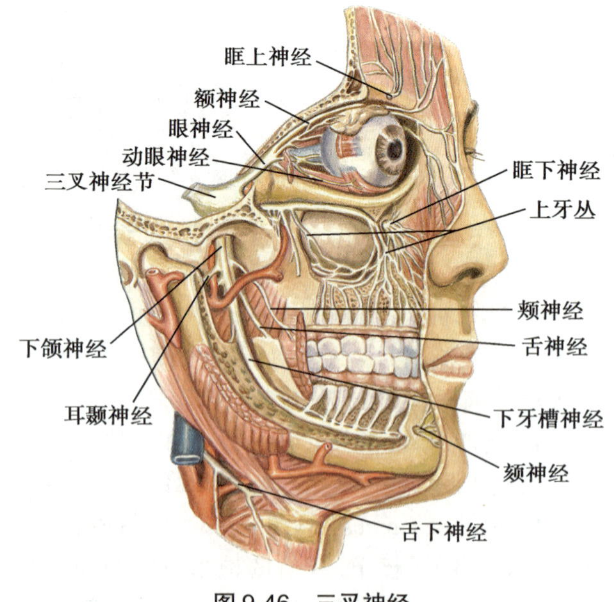

图 9-46　三叉神经

(1) 眼神经(ophthalmic nerve)：由一般躯体感觉纤维组成，自三叉神经节发出，穿海绵窦外侧壁，经眶上裂入眶。主要分支有额神经(frontal nerve)、泪腺神经(lacrimal nerve)、鼻睫神经(nasociliary nerve)，分布于眶壁、眼球、泪器、结膜、硬脑膜、部分鼻和鼻旁窦黏膜、额顶部和鼻背部皮肤。

（2）上颌神经（maxillary nerve）：由一般躯体感觉纤维组成，自三叉神经节发出，穿海绵窦外侧壁，经圆孔出颅。主要分支有颧神经（zygomatic nerve）、上牙槽神经（superior alveolar nerves）、翼腭神经（pterygopalatine nerve）、眶下神经（infraorbital nerve），分布于上颌牙和牙龈、口腔顶、鼻腔黏膜、上颌窦黏膜、硬脑膜及睑裂与口裂之间皮肤。

（3）下颌神经（mandibular）：是三叉神经最粗大的分支，由一般躯体感觉纤维和特殊内脏运动纤维组成，经卵圆孔出颅。主要分支有耳颞神经（auriculotemporal nerve）、颊神经（buccal nerve）、舌神经（lingual nerve）、下牙槽神经（inferior alveolar nerve）、咀嚼肌神经（nerves for muscles of mastication）。分布于硬脑膜、下颌牙及牙龈、舌前 2/3 及口腔底黏膜、耳颞区和口裂以下皮肤、咀嚼肌（图 9-47）。

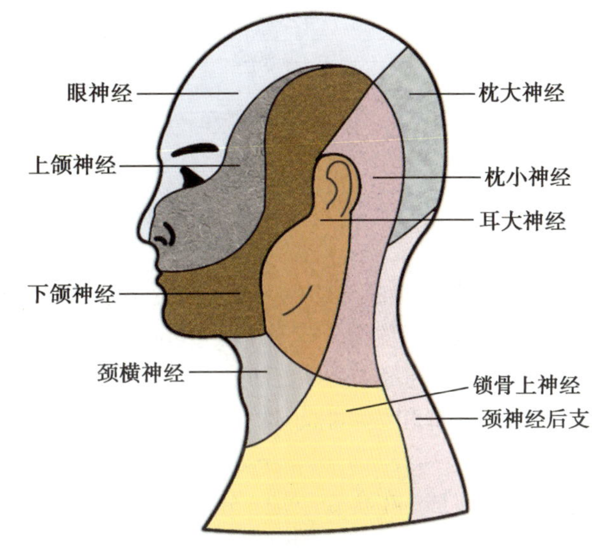

图 9-47 三叉神经皮支分布区

2. 面神经（facial nerve） 由四种纤维成分组成：①特殊内脏运动纤维起于面神经核，支配表情肌运动；②一般内脏运动纤维起于上泌涎核，经翼腭神经节和下颌下神经节换元，分布于泪腺、下颌下腺、舌下腺及鼻腔、腭的黏膜腺，控制其分泌；③特殊内脏感觉纤维起于舌前 2/3 味蕾，会合后经面神经膝神经节，发出纤维止于孤束核，传导舌前 2/3 味觉；④一般躯体感觉纤维传导耳部皮肤一般感觉和表情肌本体觉。

面神经从延髓脑桥沟外侧部出脑，经内耳门、内耳道底、面神经管、茎乳孔出颅，穿腮腺到面部。面神经在走行途中发出许多分支，发出分支集中在面神经管内和腮腺实质内，分别称为管内的分支和颅外的分支。

（1）面神经管内的分支主要有：①鼓索（chorda tympani）传导舌前 2/3 味觉及支配下颌下腺及舌下腺的分泌；②岩大神经（greater petrosal nerve）控制泪腺、腭及鼻黏膜的腺体分泌；③镫骨肌神经（stapedial nerve）支配镫骨肌。

（2）面神经颅外的分支：面神经出颅后进入腮腺实质，在腮腺内组成腮腺内丛，再由丛发出辐射转分支从腮腺穿出，分布于面部表情肌，主要分支有：①颞支（temporal branches）支配额肌、眼轮匝肌等；②颧支（zygomatic branches）支配眼轮匝肌及颧肌；③颊支（buccal branches）支配颊肌、口轮匝肌及口周围肌；④下颌缘支（marginal mandibular branch）支配下唇诸肌；⑤颈支（cervical branch）支配颈阔肌（图 9-48）。

3. 舌咽神经（glossopharyngeal nerve） 是 12 对脑神经中纤维成分最多的一对脑神经，由五种纤维成分组成：①特殊内脏运动纤维起自疑核，支配茎突咽肌；②一般内脏运动纤维起自下泌涎核，经耳神经节换元，控制腮腺分泌；③一般内脏感觉纤维起于咽、舌后 1/3、咽鼓管、鼓室等处黏膜、颈动脉窦、颈动脉小球，汇经下神经节，止于孤束核；④特殊内脏感觉纤维起于舌后 1/3 味蕾，止于孤束核；⑤一般躯体感觉纤维起于耳后皮肤，汇经上神经节，止于三叉神经脊束核（图 9-45）。

舌咽神经在橄榄后沟上部连于延髓，经颈静脉孔出颅。主要分支有：①舌支（lingual branch）传导舌后 1/3 黏膜的一般感觉和味觉；②咽支（pharyngeal branch）分布于咽肌和咽黏膜，传导

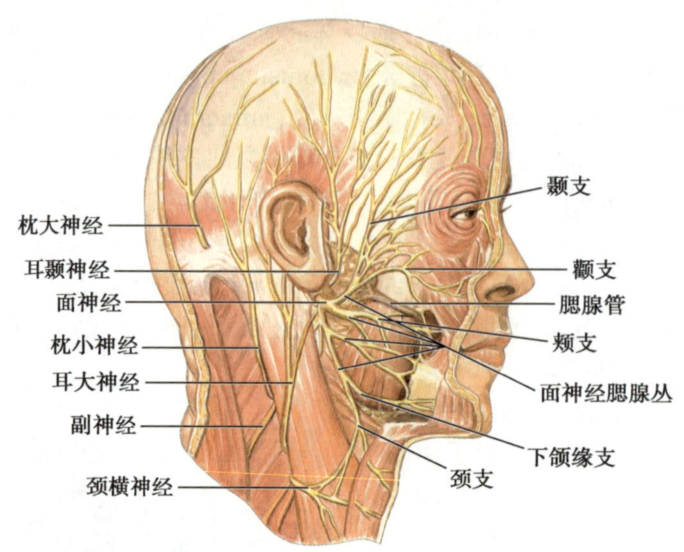

图 9-48 面神经在面部的分支

咽部黏膜感觉和参与咽部反射活动；③鼓室神经（tympanic nerve）该神经与交感神经纤维共同组成鼓室丛，发出分支分布于鼓室、乳突小房和咽鼓管黏膜，传导一般内脏感觉，终支为岩小神经，经耳神经节换元后分布于腮腺，控制其分泌；④颈动脉窦支（carotid sinus branch）分布于颈动脉窦和颈动脉小球，反射性地调节血压和呼吸。

4. 迷走神经（vagus nerve） 为 12 对脑神经中行程最长，分布最广的一对脑神经，由四种纤维成分组成，在食管下段，分散神经丛集中延续为迷走神经前干（见图 9-45）。①一般内脏运动纤维起于迷走神经背核，经副交感神经节换元，止于颈、胸、腹腔脏器；②特殊内脏运动纤维起于疑核，支配咽喉部肌；③一般内脏感觉纤维起于颈、胸、腹腔脏器，汇经下神经节，止于孤束核；④一般躯体感觉纤维起于硬脑膜、耳郭、外耳道，汇经上神经节，止于三叉神经脊束核。

迷走神经经橄榄后沟中部出脑，经颈静脉孔出颅，行于颈内静脉与颈内动脉或经总动脉之间后方至颈根部。左迷走神经经左颈总动脉与左锁骨下动脉之间、主动脉弓前方下行，到肺根后方构成左肺丛和食管前丛，在食管下段，分散神经丛集中延续为迷走神经前干，穿食管裂孔进入腹腔，分布于胃前壁、肝和胆囊等。右迷走神经经锁骨下动脉前方、气管右侧下行、到右肺根后方构成右肺丛和食管后丛，在食管下段，分散神经丛集中延续为迷走神经后干，穿食管裂孔进入腹腔，分布于胃后壁，终支与腹腔交感神经构成腹腔丛，分布于腹腔内脏器官。较重要分支有：

（1）颈部分支：①喉上神经（superior laryngeal nerve）迷走神经发出后下行，在舌骨大角平面分为内、外两支，内支分布于咽、会厌舌根及声门裂以上喉黏膜，外支伴甲状腺上动脉下行，支配环甲肌；②颈心支（cervical cardiac branch）有颈心上支和颈心下支，与颈交感神经节发出的颈心神经构成心丛，调节心脏活动。颈部的分支还有耳支、咽支、脑膜支等。

（2）胸部分支：①喉返神经（recurrent laryngeal nerve）右喉返神经在右锁骨下动脉前方发出，绕此动脉上行返回颈部。左喉返神经在主动脉弓前方发出，绕主动脉弓后方上行返回颈部。在颈部，左右喉返神经走行于气管食管间沟，终支称喉下神经（inferior laryngeal nerve），分布于喉。喉返神经支配除环甲肌以外所有喉肌和传导声门裂以下喉黏膜的一般内脏感觉。

在甲状腺手术时，结扎或钳夹甲状腺下动脉时，应避免损伤喉返神经（图 9-49、图 9-50）；②支气管支（bronchial branch）和食管支（esophageal branch）是迷走神经发出的若干细支，传导气管、支气管、肺和食管、胸膜的感觉和支配器官平滑肌活动及腺体分泌。

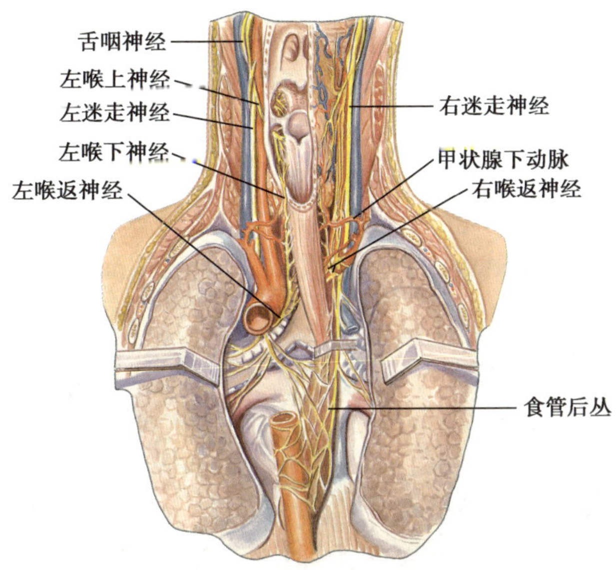

图 9-49 迷走神经在颈、胸部的行程

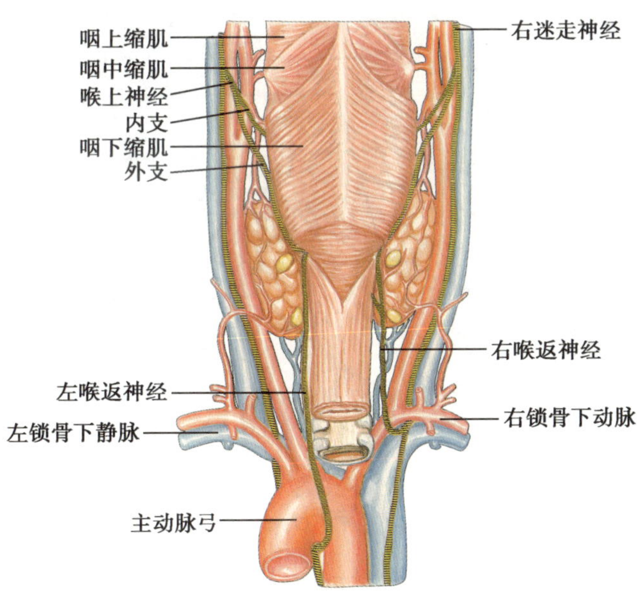

图 9-50 喉上神经和喉返神经后面观

（3）腹部分支：迷走神经前干的分支有：①胃前支（anterior gastric branch）分布于胃前壁，终支以“鸦爪”分布于幽门部前壁；②肝支（hepatic branch）分布于肝、胆囊等处。迷走神经后干的分支有：①胃后支（posterior gastric branch）分布于胃后壁，终支也以“鸦爪”分支分布于幽门部后壁；②腹腔支（celiac branch）与交感神经构成腹腔丛，分布于肝、胆、胰、脾、肾及结肠左曲以上消化管。

第四节 内脏神经

内脏神经（visceral nerves）是神经系统的一个组成部分，主要分布于内脏、心血管、平滑肌和腺体。内脏神经可区分为内脏感觉神经和内脏运动神经，内脏运动神经含交感和副交感两种纤维成分（图 9-51）。

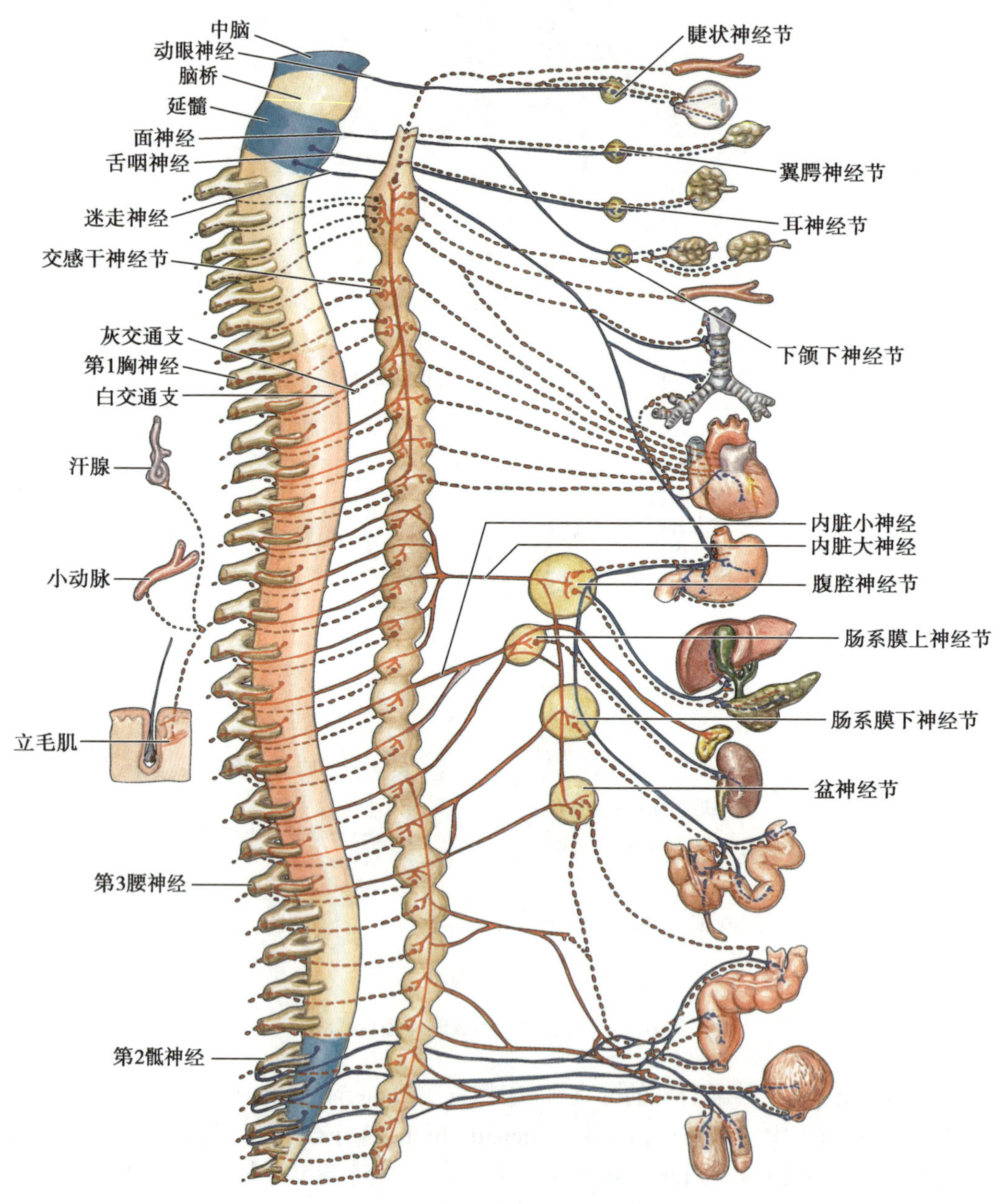

图 9-51 内脏神经分布模式图

一、内脏运动神经

内脏运动神经（visceral motor nerve）调节内脏、心血管运动和腺体分泌的神经，通常不受人的意志控制，是不随意的，故又称为自主神经或植物神经，可分为交感神经（sympathetic nerve）和副交感神经（parasympathetic nerve）。内脏运动神经与躯体运动神经相比在结构和功能上均有较大差别，具体如下：

表 9-3 内脏运动神经与躯体运动神经的比较

项目	躯体运动神经	内脏运动神经
效应器	骨骼肌（受意志支配）	心肌、平滑肌和腺体（不受意志支配）
纤维成分	一种	二种：交感和副交感
低级中枢→效应器	一个神经元	二个神经元：节前神经元（节前纤维） 节后神经元（节后纤维）
纤维种类	较粗的有髓纤维	薄髓（节前纤维）和无髓（节后纤维）细纤维
分布形式	神经干	神经丛

（一）交感神经

1. 交感神经概观

（1）交感神经的组成：交感神经由中枢部和周围部组成。交感神经低级中枢位于脊髓胸1～腰3灰质侧角内，发出节前纤维；周围部包括交感神经节、交感干、神经及神经丛。

（2）交感神经节：为交感神经节后纤维胞体所在，根据所在位置不同，可分为椎旁神经节和椎前神经节。

椎旁神经节（paravertebral ganglia）即交感干神经节（ganglia of sympathetic trunk），位于脊柱两旁，共有19～24对成对节和尾部1个奇节。每侧椎旁神经节借节间支连成一条交感干（sympathetic trunk）。

椎前神经节（prevertebral ganglia）为不规则的节状团块，位于脊柱前方，腹主动脉脏支的根部，包括腹腔神经节（celiac ganglia）、肠系膜上神经节（superior mesenteric ganglion）、主动脉肾神经节（aorticorenal ganglia）和肠系膜下神经节（inferior mesenteric ganglion）等。

（3）交通支（communicating branch）：为连于交感神经节和脊神经之间的神经纤维，分白交通支（white communicating branch）和灰交通支（gray communicating branch）两种。白交通支是脊髓灰质侧角发出的连于交感干神经节的节前纤维，因含髓鞘，故呈白色。灰交通支是交感干神经节发出的连于脊神经的节后纤维，因无髓鞘，故呈灰色。

2. 交感神经的分布

（1）颈部：颈交感干位于颈血管鞘后方，颈椎横突的前方。一般每侧有3～4个交感神经节，分别称颈上、中、下神经节。颈上神经节（superior cervical ganglion）最大，位于第1～3颈椎横突前方。颈中神经节（middle cervical ganglion）最小，位于第6颈椎横突处。颈下神经节（inferior cervical ganglion）位于C7颈椎横突处。颈部交感神经节发出的节后纤维分部，可概括为：①节后纤维经灰交通支连于8对颈神经，随颈神经分布到头颈和上肢的血管、汗腺、立毛肌等；②攀附动脉形成交感神经丛（颈内、外动脉丛、锁骨下动脉丛、椎动脉丛），随动脉分布到头颈部的腺体、立毛肌、血管、瞳孔开大肌；③咽支：与舌咽神经、迷走神经的咽支共同组成咽丛；④颈上、中、下节发出心上、中、下神经加入心丛。

(2) 胸部：胸交感干位于肋骨小头的前方，每侧有10～12个胸神经节(thoracic ganglia)。胸交感干发出下列分支：①节后纤维经灰交通支返回12对胸脊神经，随其分布到胸腹壁的血管、汗腺、立毛肌等；②胸1～5交感神经节发出的节后纤维加入胸主动脉丛、食管丛、肺丛及心丛等；③内脏大、小神经：内脏大神经由穿过胸5～9节的节前纤维组成，终于腹腔神经节、主动脉肾神经节；内脏小神经由穿过胸10～12节的节前纤维组成，终于主动脉肾神经节、肠系膜上神经节。

(3) 腰部：有4对腰神经节(lumbar ganglia)，位于腰椎体前外侧与腰大肌内侧缘之间。腰交感干发出的分支有：①节后纤维经灰交通支连于5对腰神经，随腰神经分布；②腰内脏神经(lumbar splanchnic nerve)由穿过腰神经节的节前纤维组成，终于腹主动脉丛和肠系膜下丛内的椎前神经节，分布至结肠左曲以下的消化道及盆腔脏器，并有纤维伴随血管分布至下肢。

(4) 盆部：盆交感干位于骶骨前面，有2～3对骶神经节(sacral ganglia)和一个奇神经节(ganglion impar)。节后纤维的分支有：①经灰交通支连于骶、尾神经，随其分布于下肢及会阴部的血管、汗腺和立毛肌；②加入盆丛，分布于盆腔器官。

交感神经分布概况见表9-4。

表9-4 交感神经分布概况

节前纤维	节后纤维
T1～T5	头、颈、胸腔脏器和上肢的血管、汗腺、立毛肌
T5～T12	肝、脾、肾，结肠左曲以上消化管
L1～L3	结肠左曲以下消化管，盆腔脏器，下肢的血管、汗腺、立毛肌

(二) 副交感神经

1. 组成 副交感神经(parasympathetic nerve)由中枢部和周围部组成。中枢部位于脑干内的副交感神经核及脊髓骶2～4副交感核，周围部包括副交感神经节及进出此节的节前、后纤维。

2. 副交感神经节 有器官旁节如睫状神经节、下颌下神经节、翼腭神经节、耳神经节和器官内节(位于所支配器官的壁内)。

3. 颅部副交感神经

(1) 由中脑的动眼神经副核发出的：经睫状神经节交换神经元，其节后纤维进入眼球壁，支配瞳孔括约肌和睫状肌。

(2) 由脑桥的上泌涎核发出的：①经翼腭神经节交换神经元，节后纤维分布于泪腺、鼻口腔及腭黏膜的腺体；②经下颌下神经节交换神经元，节后纤维分布于下颌下腺、舌下腺。功能是促使上述腺体分泌。

(3) 由延髓的下泌涎核发出的：节前纤维加入舌咽神经，经耳神经节交换神经元，节后纤维分布于腮腺，促使其分泌。

(4) 由延髓的迷走神经背核发出的：节前纤维加入迷走神经，经器官旁节和壁内节交换神经元，节后纤维分布于心、肺、肝、脾、肾及结肠左曲以上消化管。

(5) 骶部副交感神经：由脊髓第2～4骶髓节段的骶副交感神经核发出节前纤维，出骶前孔构成盆内脏神经加入盆丛，经器官旁节和壁内节交换神经元，节后纤维支配结肠左曲以下的消化管及盆腔脏器。

交感神经与副交感神经的区别见表9-5。

表 9-5 交感神经与副交感神经的区别

比较内容	交感神经	副交感神经
低级中枢部位	脊髓胸腰部灰质的中间外侧核	脑干和脊髓骶部的副交感神经核
周围部神经节	椎旁节和椎前节	器官旁节和器官内节
节前、节后纤维	节前纤维短，节后纤维长	节前纤维长，节后纤维短
节前与节后神经元的比例	一个节前神经元的轴突可与许多节后神经元组成突触	一个节前神经元的轴突与较少的节后神经元组成突触
分布范围	分布范围较广，分布于全身血管及胸、腹、盆腔脏器的平滑肌、心肌、腺体及立毛肌和瞳孔开大肌	分布于胸、腹、盆腔脏器的平滑肌、心肌、腺体（肾上腺髓质除外）及瞳孔括约肌
对心脏的作用	心率加快，收缩力增强，冠状动脉舒张	心率减慢，收缩力减弱，冠状动脉轻度收缩
对支气管的作用	支气管平滑肌舒张	支气管平滑肌收缩
对消化系统的作用	胃肠平滑肌蠕动减弱，分泌减少，括约肌收缩	胃肠平滑肌蠕动增强，分泌增加，括约肌舒张
对泌尿系统的作用	膀胱壁的平滑肌舒张、括约肌收缩（贮尿）	膀胱壁的平滑肌收缩、括约肌舒张（排尿）
对瞳孔的作用	瞳孔散大	瞳孔缩小

（三）内脏神经丛

内脏运动神经核感觉神经在分布到所支配脏器的过程中，常形成内脏神经丛，这些神经丛主要攀附于头颈部和胸、腹腔内动脉的周围，或者分布于脏器附近和器官内，主要有：

1. 心丛（cardiac plexus） 交感纤维来自交感干的颈上、中、下节和胸髓 1～4 或 5 节发出的心支，副交感纤维来自迷走神经心支。按位置分主动脉弓下方的心浅丛和主动脉弓和气管杈之间的心深丛，心丛的分支随动脉的分支分布于心肌。

2. 肺丛（pulmonary plexus） 交感纤维来自交感干的胸 2～5 节的分支，副交感纤维来自迷走神经的支气管支。位于肺根前、后方，其分支随气管和肺血管的分支入肺。

3. 腹腔丛（celiac plexus） 是最大的内脏神经丛，交感成分主要由腹腔神经节、肠系膜上神经节、主动脉肾神经节等以及来自胸交感的内脏大、小神经构成，副交感神经来自迷走神经后干的腹腔支。位于腹腔干和肠系膜上动脉根部的周围，伴随动脉分支分布到达腹腔各脏器。

4. 腹主动脉丛（abdominal aortic plexus） 由腹腔丛在腹主动脉表面向下延续而成，同时还接受第 1～2 腰交感神经节的分支。位于腹主动脉的前方及两侧、肠系膜上动脉和肠系膜下动脉起始部之间。分布于下肢血管、汗腺、立毛肌以及结肠左曲以下至直肠上段的肠管。

5. 腹下丛（hypogastric plexus） 可分为上腹下丛和下腹下丛。上腹下丛位于第 5 腰椎体前面，两髂总动脉之间；下腹下丛即盆丛，由上腹下丛延续到直肠两侧。该丛神经随动脉分支分布于盆腔各脏器。

二、内脏感觉神经

1. 内脏感觉神经的特点

（1）内脏感觉纤维数目较少，细纤维占多数，痛阈较高，对于正常的内脏活动一般不引起主观感觉，但较强烈的内脏活动时可引起一定的感觉，如胃饥饿时的收缩可引起饥饿感觉；直肠、膀胱的充盈可引起膨胀感觉等。

（2）内脏对切割等刺激不敏感，但对牵拉、膨胀、冷热、缺血等刺激则十分敏感。

（3）内脏感觉的传入途径比较分散，内脏痛往往是弥散的，而且定位亦不准确。

2. 牵涉性痛　内脏器官的病变，在体表一定的区域产生感觉过敏或疼痛的现象称为牵涉性痛。认为与同一节段脊髓支配有关，内脏病变器官与体表部位感觉神经元在脊髓同一节段，内脏病变的神经冲动可扩散或影响到邻近的感觉神经元，感觉中枢定位不准而产生牵涉性疼痛。

第五节　神经系统的传导通路

神经系统内存在着两大类传导通路，即感觉（上行）传导通路[sensory pathway（ascending pathway）]和运动（下行）传导通路[motor pathway（descending pathway）]。感受器感受机体各种内外环境的刺激，将刺激转化为神经冲动，通过传入神经元传至相应中枢神经系统部位，最终传至大脑皮质产生感觉。另外，由大脑皮质整合信息后发出指令，通过传出纤维，经脑干和脊髓的运动神经元支配周围躯体和内脏效应器。

一、感觉传导通路

（一）躯干、四肢本体感觉和精细触觉传导通路

本体感觉是指肌、腱、关节等运动器官本身在不同状态（运动或静止）时产生的感觉，即深感觉。本体感觉传导通路除传导深部感觉外，还传导精细触觉，如辨别两点间距离和物体的性状及纹理粗细等。

躯干、四肢本体感觉和精细触觉传导通路由3级神经元组成。第1级神经元在脊神经节内，躯干、四肢本体感受器和皮肤精细触觉感受器感受刺激后通过脊神经传入脊神经节，脊神经节发出纤维进入脊髓，组成薄束和楔束，两束上行止于延髓薄、楔束核；第2级神经元胞体在薄、楔束核，发出纤维后左、右交叉，称内侧丘系交叉，交叉后组成内侧丘系，止于背侧丘脑腹后外侧核；第3级神经元胞体在腹后外侧核，发出纤维称丘脑中央辐射，经内囊后肢投射至中央后回中、上部和中央旁小叶后部。

此通路受损后，患者闭眼时不能确定相应部位各关节的位置及运动方向以及两点间的距离。

（二）躯干、四肢痛、温、触觉传导通路

躯干、四肢痛、温、触觉传导通路由3级神经元组成。第1级神经元在脊神经节内，躯干、四肢痛、温、触觉感受器感受刺激后通过脊神经传入脊神经节，脊神经节发出纤维进入脊髓，止于脊髓灰质后角固有核；第2级神经元胞体在后角固有核，发出纤维后左、右交叉，交叉后组成脊髓丘脑前束（粗触觉）、脊髓丘脑侧束（痛、温觉），沿脊髓前索和外侧索上行，止于背侧丘脑腹后外侧核；第3级神经元胞体在腹后外侧核，发出纤维称丘脑中央辐射，经内囊后肢投射至中央后回中、上部和中央旁小叶后部。

（三）头面部痛温觉和触压觉传导通路

头面部痛温觉和触压觉传导通路由3级神经元组成。第1级神经元胞体在三叉经节内，头面部痛温觉和触压觉感受器感受刺激后通过三叉神经3大分支传入三叉神经节，三叉神经节发出纤维止于三叉神经脑桥核（触觉）和三叉神经脊束核（痛温觉）；第2级神经元胞体在三叉神经脑桥核和三叉神经脊束核，发出纤维后左、右交叉，交叉后组成三叉丘系，上行止于背

侧丘脑腹后内侧核；第 3 级神经元胞体在腹后内侧核，发出纤维经内囊后肢投射至中央后下部（图 9-52）。

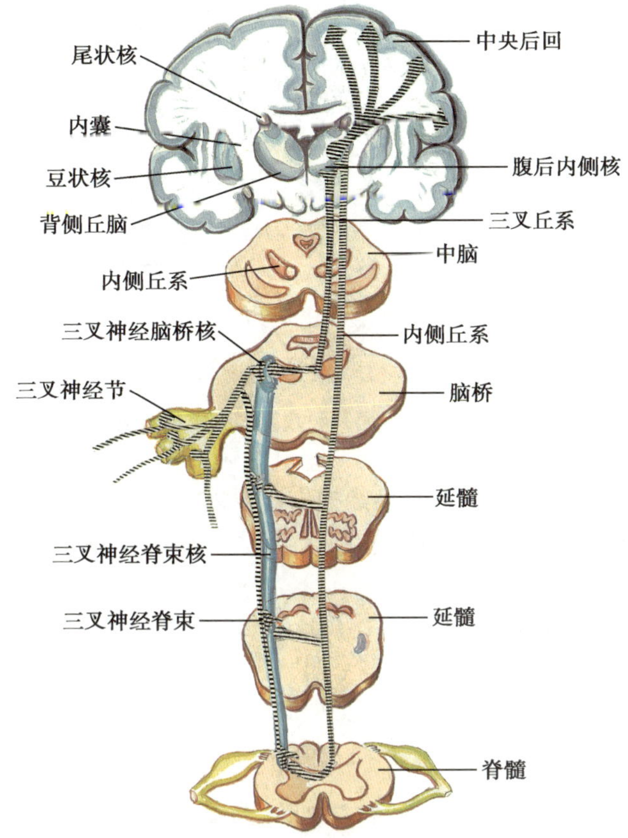

图 9-52　头面部痛温觉、粗触觉和压觉传导通路

此通路中，若三叉丘系以上受损，则导致对侧头面部痛温觉和触压觉障碍；若三叉丘系以下受损，则导致同侧头面部痛温觉和触压觉障碍。

（四）视觉传导路及瞳孔对光反射传导通路

视野是眼球固定向正前方平视时所能看到的空间范围。由于眼屈光介质对光的折射，颞侧视野投射到鼻侧视网膜，鼻侧视野投射到颞侧视网膜（图 9-53）。

1. 视觉传导通路　视觉传导通路（visual pathway）包括 3 级神经元。光线通过角膜、房水、晶状体、玻璃体投射到视网膜上，被外层视锥细胞和视杆细胞感受，传至中层双极细胞，双极细胞为第 1 级神经元。双极细胞再传至最内层的节细胞，节细胞为第 2 级神经元，其轴突组成视神经。经视神经管入颅后，左右两侧纤维交叉（鼻侧交叉，颞侧不交叉），交叉后形成视束。因此，一侧视束内含同侧的颞侧纤维和对侧鼻侧半纤维，传导同侧鼻侧视野和对侧颞侧视野。视束绕过大脑脚，止于外侧膝状体。第 3 级神经元胞体在外侧膝状体，发出纤维组成视辐射（optic radiation），经内囊后肢投射至端脑枕叶距状沟两侧，产生视觉。

2. 瞳孔对光反射传导通路　强光照射一侧瞳孔，引起双眼瞳孔缩小的反应称瞳孔对光反射（pupillary light reflex）。光照射一侧的反应称直接对光反射，未照射侧的反应称间接对光反射。瞳孔对光反射通路为：视网膜→视神经→视交叉→两侧视束→上丘臂→顶盖前区→两侧动眼神经副核→动眼神经→睫状神经节→节后纤维→瞳孔括约肌→瞳孔缩小。

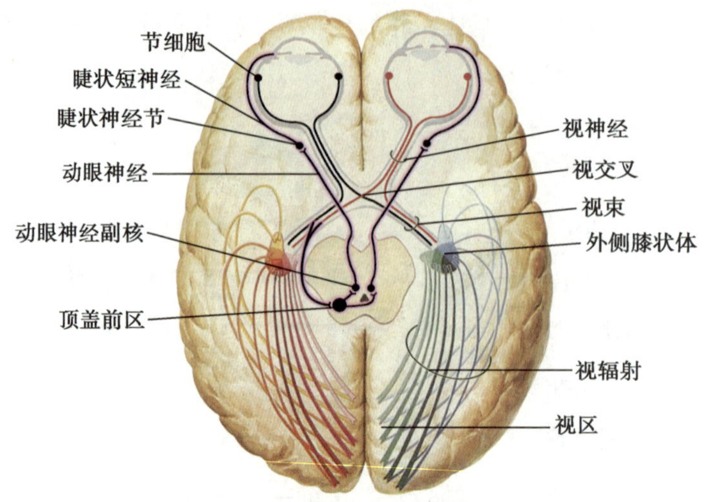

图 9-53 视觉传导通路和瞳孔对光反射传导通路

临床上用此进行一侧视神经或动眼神经损伤。一侧视神经损伤，对瞳孔对光反射影响不大；一侧动眼神经损伤，可引起患侧眼的瞳孔对光反射（直接、间接对光反射均消失）。

（五）听觉传导通路

听觉传导通路（auditory pathway）为：螺旋器→蜗神经节内双极细胞→蜗神经核（背、腹核）→斜方体→外侧丘系→下丘臂→内侧膝状体→听辐射→颞横回。蜗神经节内双极细胞为第 1 级神经元，蜗神经核（背、腹核）为第 2 级神经元胞体所在，下丘核细胞为第 3 级神经元胞体所在部位（图 9-54）。

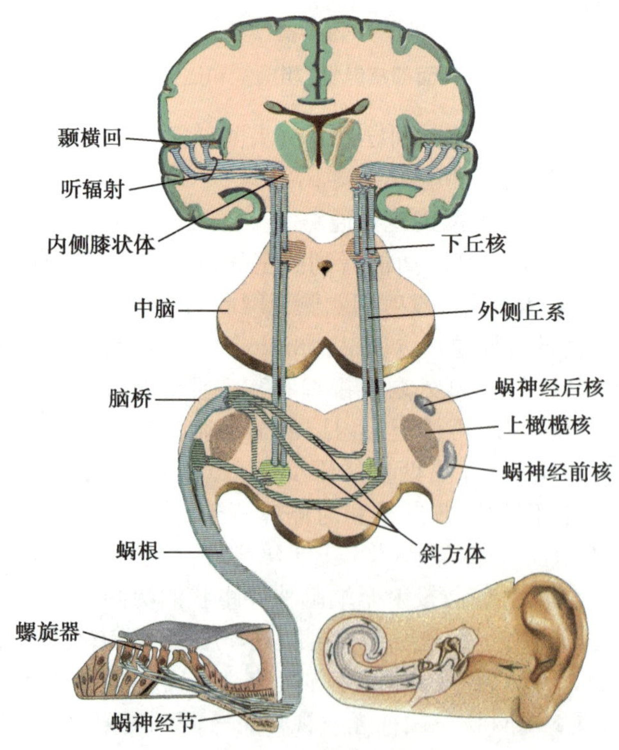

图 9-54 听觉传导通路

二、运动传导通路

运动传导通路是指从大脑皮质至躯体运动效应器的神经联系，包括锥体系和锥体外系两部分。

（一）锥体系

锥体系（pyramidal system）主要支配骨骼肌的随意运动，特别是四肢远端的精巧运动，由上运动神经元和下运动神经元组成。上运动神经元胞体居中央前回和中央旁小叶前部及其他皮质区域内，其轴突组成锥体束（pyramidal tract）。下运动神经元胞体脑神经运动核和脊髓前角细胞内，其胞体和轴突构成传导通路的最后公路。锥体束下行止于脑神经躯体运动核和特殊内脏运动核的纤维束称皮质核束，止于脊髓灰质前角的纤维束称皮质脊髓束（图 9-55、图 9-56）。

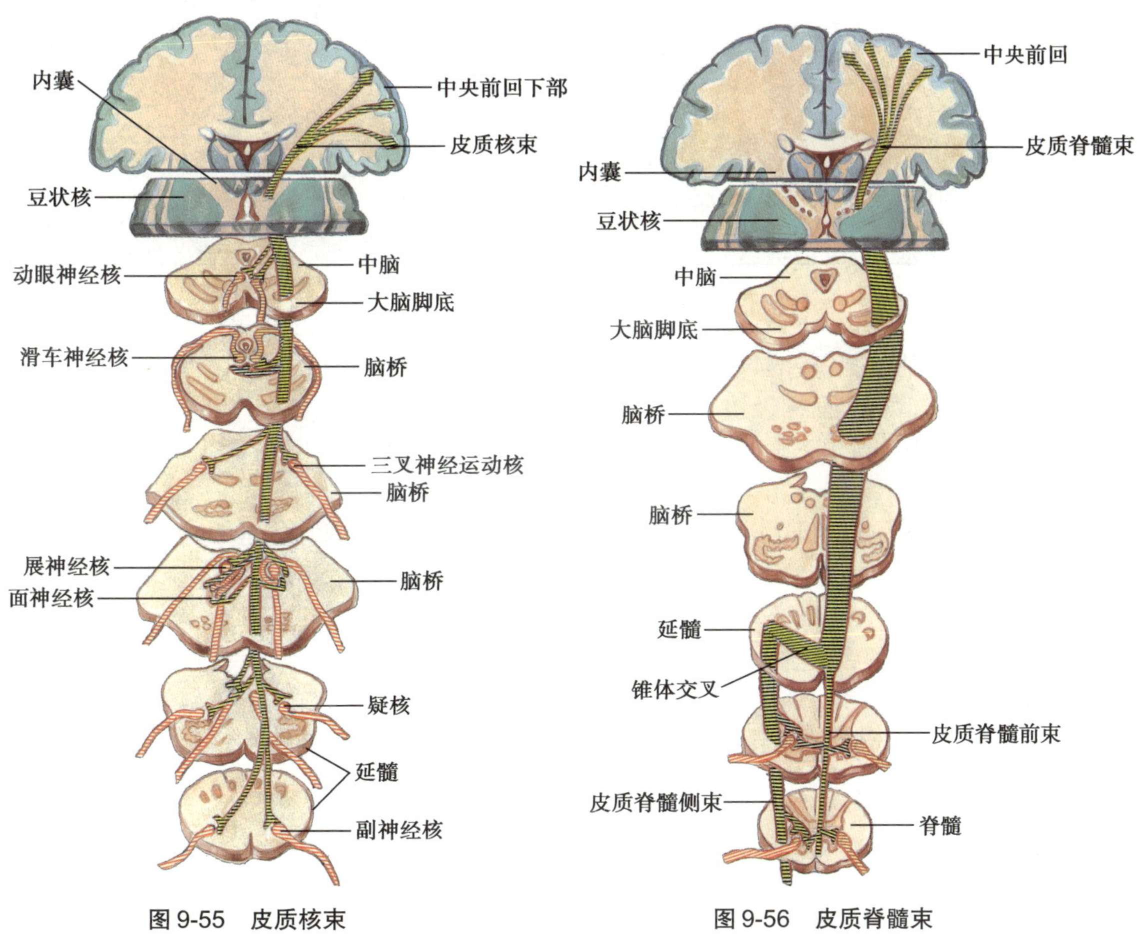

图 9-55 皮质核束

图 9-56 皮质脊髓束

1. 皮质脊髓束 皮质脊髓束（corticospinal tract）由中央前回中、上部和中央旁小叶前部等锥体细胞的轴突集合形成，下行经内囊后肢的前部、大脑脚底中 3/5 的外侧部和脑桥基底部至延髓锥体。在椎体下端，大部分纤维交叉至对侧沿外侧索下行，形成皮质脊髓侧束，止于同侧脊髓前角外侧核运动神经元，支配四肢肌；小部分不交叉，沿同侧脊髓前索下行达上胸段，形成皮质脊髓前束，经白质前连合交叉至对侧，止于双侧前角内侧核运动神经元，支配躯干肌。

躯干肌受双侧大脑皮质支配，故一侧皮质脊髓束在交叉前受损，躯干肌的影响不明显、四肢肌的影响明显。一侧皮质脊髓束在锥体交叉以上损伤导致对侧肢体瘫痪，一侧皮质脊髓束在锥体交叉以下损伤导致同侧肢体瘫痪。

2. 皮质核束　皮质核束（corticonuclear tract）又称皮质脑干束，由中央前回下1/3部锥体细胞的轴突集合形成，下行经内囊膝部、大脑脚底中3/5的内侧部，大部分止于双侧脑神经运动核，小部分完全交叉至对侧，止于面神经核支配下部面肌的神经元细胞群和舌下神经核。因此，支配面下部肌的面神经核和舌下神经核只接受对侧皮质核束纤维，其他脑神经运动核均接受双侧皮质核束纤维。

上、下运动神经元损伤比较见表9-6。

表9-6　上、下运动神经元损伤比较

比较内容	上运动神经元损伤	下运动神经元损伤
瘫痪特点	硬瘫（痉挛性的）	软瘫（弛缓性的）
肌张力	↑	↓
深反射	亢进	消失
浅反射	减退/消失	消失
病理反射	（+）	（−）
肌萎缩	不明显	明显

核上瘫的临床表现：一侧损伤，对侧睑裂以下表情肌对侧舌肌出现瘫痪，表现为对侧鼻唇沟变浅或消失、不能鼓腮、流涎、舌尖偏向对侧、口角歪向同侧。

核下瘫的临床表现：面神经核下瘫：同侧面肌瘫痪，除核上瘫的症状外，还有：额纹消失、不能皱眉、眼不能闭、口角下垂。舌下神经核下瘫：同侧舌肌瘫痪、伸舌时舌尖偏向同侧。

（二）锥体外系

锥体外系（extrapyramidal system）指锥体系以外的影响和控制躯体运动的传导径路。由多级神经元构成，结构复杂，包括大脑皮质、纹状体、背侧丘脑、底丘脑、中脑顶盖、黑质、红核、脑桥核、前庭核、小脑和脑干网状结构以及它们的纤维联系。有调节肌张力、协调肌肉活动、维持体态姿势及习惯动作、协调锥体系完成精细动作等功能。下面简要介绍主要的锥体外系通路。

1. 皮质-新纹状体-背侧丘脑-皮质环路　此环路对发出锥体束的皮质运动区的活动起反馈调节作用（表9-7）。

表9-7　皮质-新纹状体-背侧丘脑-皮质环路

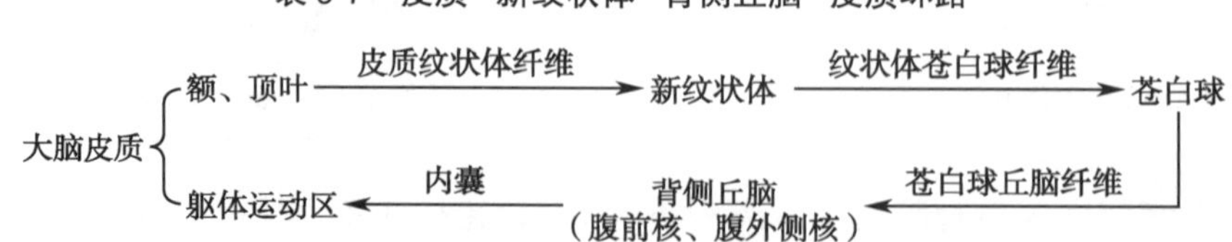

2. 皮质-脑桥-小脑-皮质环路　此环路是锥体外系中重要反馈环路之一，人类最发达（表9-8）。由于小脑还接受脊髓小脑束传来的本体感觉，因而能更好地协调共济运动。此环路任何部位损伤，都会导致共济失调，如行走蹒跚和醉汉步态。

表 9-8 皮质-脑桥-小脑-皮质环路

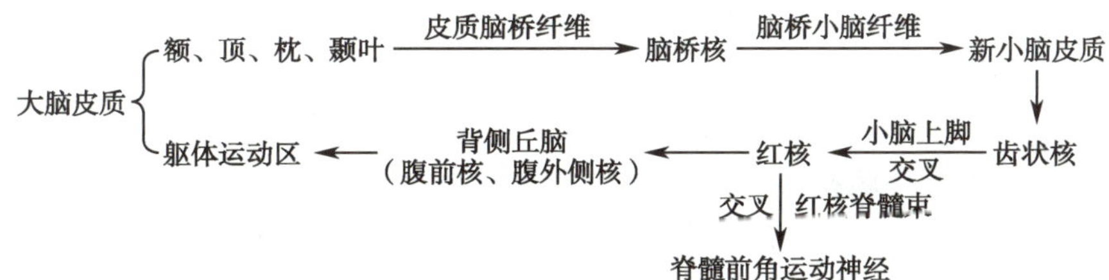

第六节 脑和脊髓的被膜、血管与脑脊液循环

一、脑和脊髓的被膜

脑和脊髓的表面包有三层被膜，由外向内依次为硬膜、蛛网膜和软膜，有保护、支持脑和脊髓的作用。

（一）脊髓的被膜

1. 硬脊膜（spinal dura mater） 位于椎管内，由致密结缔组织构成，厚而坚韧，上端附于枕骨大孔边缘、与硬脑膜延续，下部在第 2 骶椎水平逐渐变细，包裹马尾，末端附于尾骨。

2. 蛛网膜（spinal arachnoid mater） 位于硬脊膜和软脊膜之间，为半透明薄膜，与脑蛛网膜相延续。

3. 软脊膜（spinal pia mater） 薄而富有血管，紧贴脊髓表面，在脊髓下端形成终丝；在脊神经前后根之间形成齿状韧带，其尖端附于硬脊膜上，起固定脊髓的作用，还可作为椎管内手术的定位标志（图 9-57）。

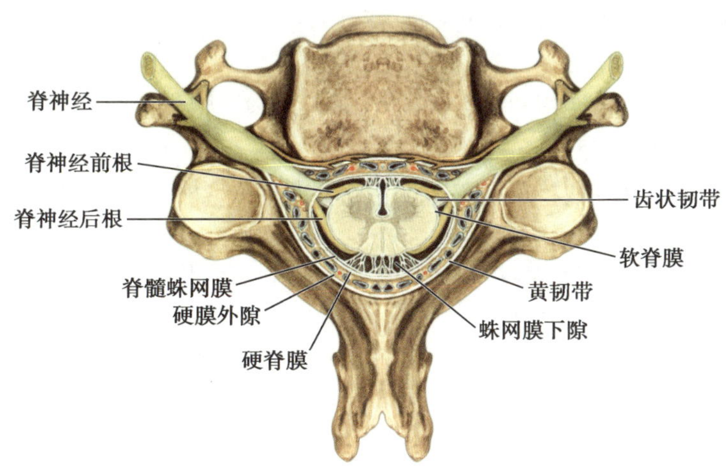

图 9-57 脊髓的被膜

4. 被膜间的间隙

（1）硬膜外隙（epidural space）：位于硬脊膜与椎管内面骨膜之间，内有疏松结缔组织、脂肪、淋巴管和静脉丛、脊神经根通过，是硬膜外麻醉的部位。

（2）蛛网膜下隙（subarachnoid space）：位于脊髓蛛网膜与软脊膜之间，腔内充满脑脊液，扩大部分称蛛网膜下池。蛛网膜下隙下部，自脊髓下端至 S_2 水平扩大形成终池，内有马尾，成人腰椎穿刺术常在第3、4或4、5腰椎间进行。

（二）脑的被膜

1. 硬脑膜　硬脑膜(cerebral dura mater)由颅骨内面骨膜和硬膜两层愈合而成，坚韧而有光泽。硬脑膜与颅盖连接疏松，与颅底连接紧密，故颅盖骨折硬脑膜易从颅骨剥离形成硬膜外血肿，颅底骨折硬脑膜易被撕裂形成脑脊液外漏。硬脑膜在某些部位呈板状，形成硬脑膜隔(septum of dura mater)。硬脑膜在某些部位两层愈合不紧密，形成硬脑膜窦，窦内含静脉血(图9-58)。

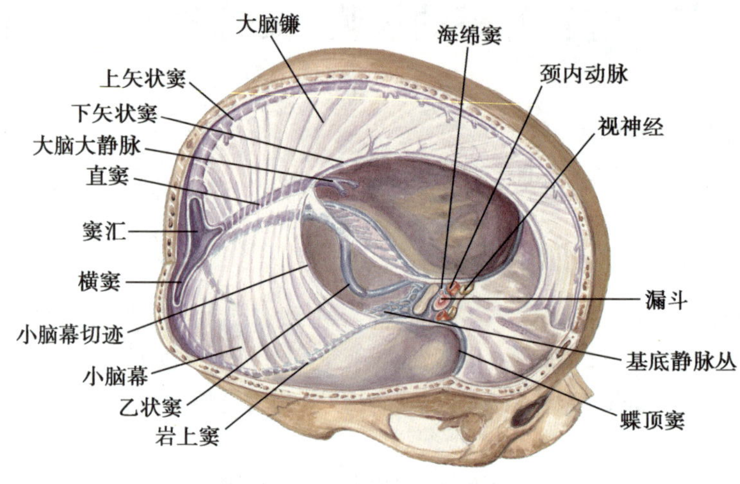

图9-58　硬脑膜隔和硬脑膜窦

(1) 硬脑膜隔

1) 大脑镰(cerebral falx)：呈镰刀状，伸入两侧大脑纵裂内，胼胝体上方，后端连于小脑幕的上面。

2) 小脑幕(tentorium of cerebellum)：形似幕帐，伸入大脑与小脑之间，其前内侧缘游离形成小脑幕切迹(tentorial incisure)，切迹前有中脑通过。当上部颅脑病变引起颅内压增高时，小脑幕切迹上方的海马旁回和钩可能被挤入小脑幕切迹，形成小脑幕切迹疝而压迫中脑大脑脚和动眼神经。

3) 小脑镰(cerebellar falx)：连于小脑幕后部下方，伸入两侧小脑半球之间。

4) 鞍膈(diaphragma sellae)：位于蝶鞍上方，封闭垂体窝，其正中有一小孔有漏斗通过。

(2) 硬脑膜窦(sinus of dura mater)：窦壁无平滑肌，损伤时出血较多。主要硬脑膜窦有：

1) 上矢状窦(superior sagittal sinus)：位于大脑镰上缘，向后注入窦汇，是大脑上静脉的主要引流通道。

2) 下矢状窦(inferior sagittal sinus)：位于大脑镰下缘，较小，向后汇入直窦，主要收集大脑镰和胼胝体的静脉血。

3) 直窦(straight sinus)：位于大脑镰与小脑幕相接处，向后通窦汇。

4) 横窦(superior sagittal sinus)：位于枕骨内面横窦沟内，起于窦汇，向下移行为乙状窦。

5) 乙状窦(sigmoid sinus)：位于乙状窦沟内，起自横窦，注入颈内静脉。

6) 海绵窦(cavernous sinus)：位于颅中窝蝶鞍两侧，为硬脑膜两层间不规则腔隙，左右两侧互相交通。窦腔内有颈内动脉、展神经通过，窦外侧壁自上而下有动眼神经、滑车神经、眼神经和上颌神经通过（图 9-59）。

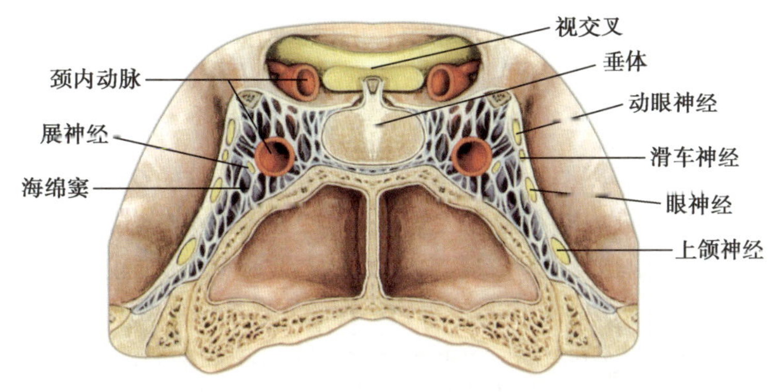

图 9-59 海绵窦

海绵窦与周围静脉有广泛的联系与交通：①向前借眼上静脉、内眦静脉与面静脉交通；②向后外经岩上窦、岩下窦连通横窦和颈内静脉；③向下经卵圆孔的小静脉与翼静脉丛相同。故面部感染可蔓延至海绵窦。

（7）岩上窦（superior petrosal sinus）与岩下窦（inferior petrosal sinus）：分别位于颞骨岩部的上缘和后缘。

硬脑膜窦内血流方向见表 9-9。

表 9-9 硬脑膜窦内血流方向

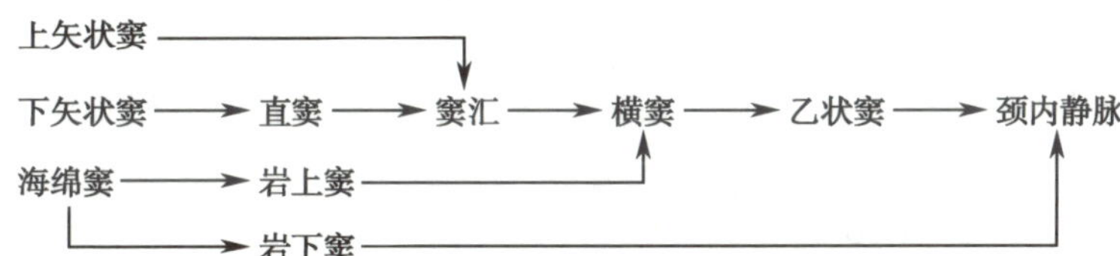

2. 脑蛛网膜　脑蛛网膜（cerebral arachnoid mater）贴于硬脑膜内面，薄而透明，与软脑膜之间有蛛网膜下隙，此隙充满脑脊液，向下与脊髓蛛网膜下隙相通。此隙在某些部位扩大形成蛛网膜下池，如小脑延髓池、脚间池、脑桥池、（视）交叉池、四叠池等。在上矢状窦附近蛛网膜呈颗粒状突入上矢状窦，称蛛网膜粒（arachnoid granulations），脑脊液通过蛛网膜粒渗入硬脑膜窦内，回流入静脉。

3. 软脑膜　软脑膜（cerebral pia mater）薄而富有血管，覆盖于脑的表面并深入沟裂内。在脑室一定部位，软脑膜及其血管与室管膜上皮共同构成脉络组织，某些部位脉络组织中的血管反复分支成丛，连同其表面的软脑膜和室管膜上皮突入脑室形成脉络丛，是产生脑脊液的主要结构。

二、脑脊液及其循环

脑脊液（cerebral spinal fluid，CSF）是充满于各脑室、蛛网膜下隙、脊髓中央管的无色透明液体，对中枢神经系统起缓冲、保护、营养、运输代谢产物及维持正常颅内压的作用。成人脑脊液总量平均约 150ml 左右，处于不断产生、循环和回流的平衡状态。

脑脊液由各脑室脉络丛产生，经蛛网膜粒渗入上矢状窦回流，其产生和回流途径如下：侧脑室→室间孔→第三脑室→中脑水管→第四脑室→正中孔和外侧孔→蛛网膜下隙→蛛网膜粒→上矢状窦→颈内静脉。

三、脑和脊髓的血管

（一）脑的血管

1. 脑的动脉　脑的血供丰富，约占全身供血量的 20%。脑的动脉来源于颈内动脉和椎 - 基底动脉。以顶枕沟为界，颈内动脉供应大脑半球前 2/3 及部分间脑，椎 - 基底动脉供应大脑半球后 1/3、间脑后部、小脑和脑干。二者均发出皮质支和中央支，前者供应大、小脑皮质和浅层的髓质，后者供应基底核、内囊和间脑等（图 9-60～图 9-62）。

（1）颈内动脉：颈内动脉（internal carotid artery）起自颈总动脉，向上经颈动脉管入颅后，向前穿过海绵窦，行至视交叉外侧分为大脑前动脉、大脑中动脉等分支。颈内动脉按其行程分为颈段、颈动脉管段、海绵窦段和前床突上段四段，其中海绵窦段和前床突上段合称为虹吸部，常呈 U 形或 V 形弯曲，是动脉硬化的好发部位。颈内动脉主要分支有：

1）大脑前动脉（anterior cerebral artery）：在视神经上方向前向内行，进入大脑纵裂内，两侧大脑前动脉借前交通动脉（anterior communicating artery）相连，本干继续沿胼胝体沟后行。皮质支分布于顶枕沟以前大脑半球内侧面、额叶底面的一部分和额、顶叶上外侧面的上部；中央支分布于尾状核、豆状核的前部和内囊前肢。

2）大脑中动脉（middle cerebral artery）：是颈内动脉的直接延续，沿外侧沟向后行。皮质支分布于大脑半球上外侧面的大部分和岛叶，中央支分布于豆状核、尾状核、内囊膝和内囊后肢。中央支细小，又称豆纹动脉，高血压动脉硬化时容易破裂，故又名出血动脉。

3）脉络丛前动脉（anterior choroidal artery）：沿视束下面向后外行，经大脑脚与海马沟之间进入侧脑室，止于脉络丛，沿途发出分支供应外侧膝状体、内囊后肢的后下部、大脑脚底的中 3/5 及苍白球等。

4）后交通动脉（posterior communicating artery）：连于大脑后动脉，是颈内动脉与椎 - 基底动脉的吻合支。

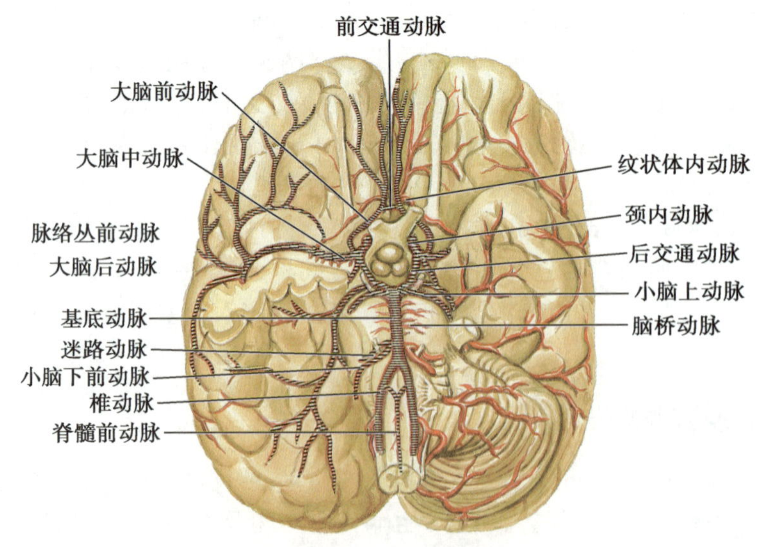

图 9-60　脑底的动脉

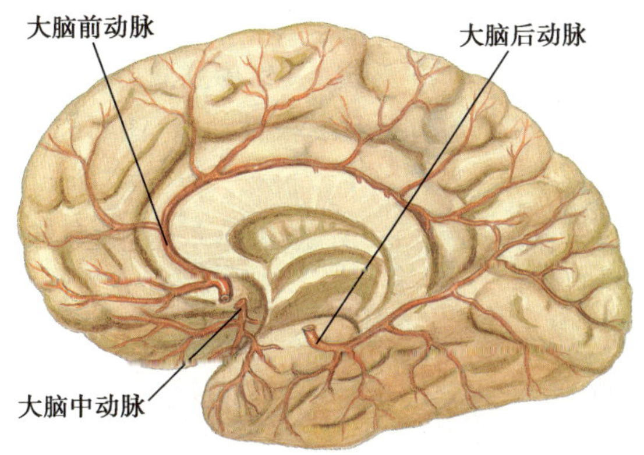

图 9-61　大脑半球的动脉(内侧面)

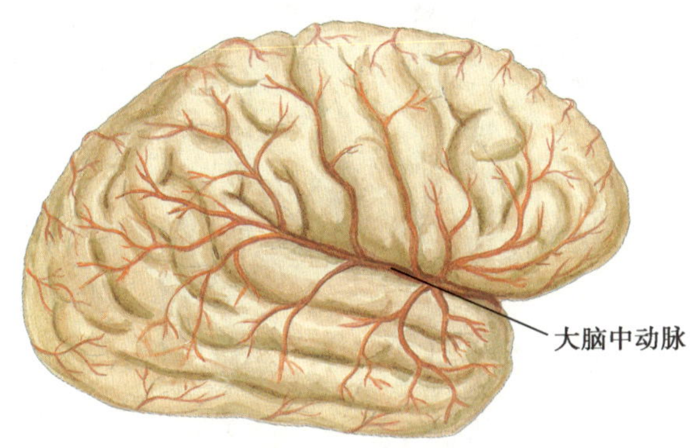

图 9-62　大脑半球的动脉(上外侧面)

(2) 椎动脉：椎动脉(vertebral artery)起自锁骨下动脉，穿第 6 至第 1 横突孔，经枕骨大孔进入颅腔，沿延髓前外侧上行，左、右椎动脉逐渐靠拢，在脑桥与延髓交界处合成一条基底动脉(basilar artery)，沿脑桥基底沟上行，至脑桥上缘分为左、右大脑后动脉两大终支。

大脑后动脉(posterior cerebral artery)是基底动脉的终末分支，绕大脑脚向后，皮质支分布于颞叶内侧面和底面及枕叶，中央支由起始部发出，经脚间窝入脑实质，供应背侧丘脑、内侧膝状体、外侧膝状体、下丘脑及底丘脑等。

椎动脉先后发出脊髓前、后动脉和小脑下后动脉，分别供应脊髓、小脑下面后部和延髓。基底动脉沿途发出小脑下前动脉、迷路动脉、脑桥动脉和小脑上动脉，分别供应小脑下面前部、内耳、脑桥和小脑上面等处。

(3) 大脑动脉环(cerebral arterial circle)：又称 Willis 环，位于脑底下方、蝶鞍上方，环绕视交叉、灰结节及乳头体周围，由前交通动脉、两侧大脑前动脉起始段、两侧颈内动脉末端，后交通动脉和两侧大脑后动脉共同构成。大脑动脉环主要功能是维持脑在病理状态下的血液供应。

2. 脑的静脉　脑的静脉不与动脉伴行，壁薄无瓣膜，分浅、深两组，两组之间吻合丰富。

(1) 浅静脉：大脑浅静脉有大脑上静脉、大脑中静脉、大脑下静脉，分别注入上矢状窦、海绵窦、横窦等，引流皮支和皮质下静脉血。

(2) 深静脉：收集半球深部的髓质、基底核、间脑和脉络丛等处的静脉血，两侧大脑内静脉在松果体后方合成一条大脑大静脉(Galen 静脉)注入直窦。

（二）脊髓的血管

1. 脊髓的动脉　脊髓的动脉有两个来源，一是椎动脉发出的脊髓前、后动脉，二是颈升动脉、肋间后动脉和腰动脉等发出的脊髓支称节段性动脉（图 9-63）。

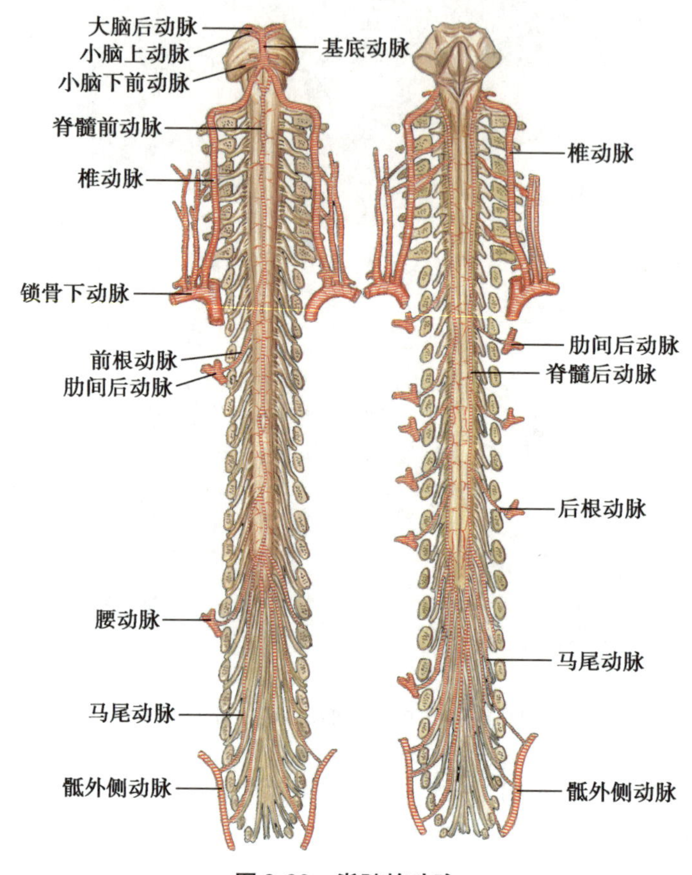

图 9-63　脊髓的动脉

（1）脊髓前动脉（anterior spinal artery）：左、右各一，在延髓腹侧合成一干，沿脊髓前正中裂下行至脊髓末段，沿途不断得到各节段性动脉补充。

（2）脊髓后动脉（posterior spinal artery）：自椎动脉发出后绕延髓外侧至脊髓后面，沿两侧后外侧沟下行至脊髓末段，沿途不断得到各节段性动脉补充。

在脊髓的胸 1～4 节、腰 1 节处，是脊髓前、后动脉吻合的过渡区，血供差，易使脊髓因缺血而损伤，称“危险区”。

2. 脊髓的静脉　脊髓的静脉较动脉多而粗，收集脊髓内的小静脉，最后汇成脊髓前、后静脉，注入硬膜外隙的椎内静脉丛。

（三）脑屏障

脑屏障有三种，包括血 - 脑屏障、血 - 脑脊液屏障、脑脊液 - 脑屏障，它们共同保护脑和脊髓免受内、外环境各种物理、化学因素的影响，维持相对稳定的状态。

1. 血 - 脑屏障（blood-brain barrier，BBB）　是脑屏障的主要形式，位于血液与脑和脊髓的神经细胞之间，由脑和脊髓内毛细血管内皮、基膜和神经胶质细胞形成的胶质膜构成。

2. 血 - 脑脊液屏障（blood-CSF barrier）　位于脑室脉络丛的血液与脑脊液之间，结构基础是脉络丛上皮与上皮之间有闭锁小带相连。

3. 脑脊液 - 脑屏障（CSF-brain barrier） 位于脑室和蛛网膜下隙的脑脊液与脑和脊髓的神经胞之间，由室管膜上皮、软脑膜和软脑膜下胶质膜构成。

（叶 明 陈海瑞）

思考题

1. 试述脊髓的外形及内部结构。
2. 简述大脑半球的分叶及各叶的位置。
3. 试述内囊的位置及分部。一侧内囊损伤时可出现哪些症状？
4. 简述脊神经前支形成的各神经丛的组成、位置及主要分支。
5. 简述坐骨神经的起始、走行、分支分布。
6. 简述 12 对脑神经的名称、数目、性质、连脑及出入颅的部位。

自测题

实验指导

第十章 内分泌系统

学习目标

1. 掌握：甲状腺、甲状旁腺、肾上腺和垂体的形态和位置。
2. 熟悉：内分泌系统的组成；松果体的形态、位置和功能。
3. 了解：内分泌腺分泌的激素以及激素对机体的作用。
4. 具备准确认识内分泌器官的位置和形态能力。
5. 能够结合临床解释内分泌腺的位置，判断与某些疾病的关系。

病例导学与分析

患者女，45岁，10年前发现颈部增粗，无明显的不适。曾到当地医院就诊，诊断为“单纯性甲状腺肿”，未予特殊治疗。3年来，颈部肿物逐渐增大，伴轻度的气促。出生地为地方性甲状腺肿流行区，其母亲患结节性甲状腺肿。触诊甲状腺肿大，还可触及多个结节。颈部X线平片：气管轻度右移。超声：甲状腺可见多个大小不等结节。诊断为：结节性甲状腺肿。

问题：

1. 甲状腺的位置和形态？
2. 地方性甲状腺肿形成的原因是什么？

病例分析

内分泌系统（endocrine system）由内分泌腺（endocrine glands）和内分泌细胞（endocrine cell）构成。内分泌腺包括甲状腺、甲状旁腺、肾上腺、垂体和松果体等。内分泌细胞分布于机体其他器官和组织内，如胰岛、黄体、睾丸间质细胞、卵泡细胞等（图10-1）。

内分泌系统的功能是在神经系统调控下参与机体生长发育、代谢和生殖等活动的调节，与神经系统共同维持机体内环境的平衡与稳定。内分泌细胞的分泌物称激素（hormone），激素通过血液循环作用于特定的细胞或器官，以体液的形式进行机体活动调节。

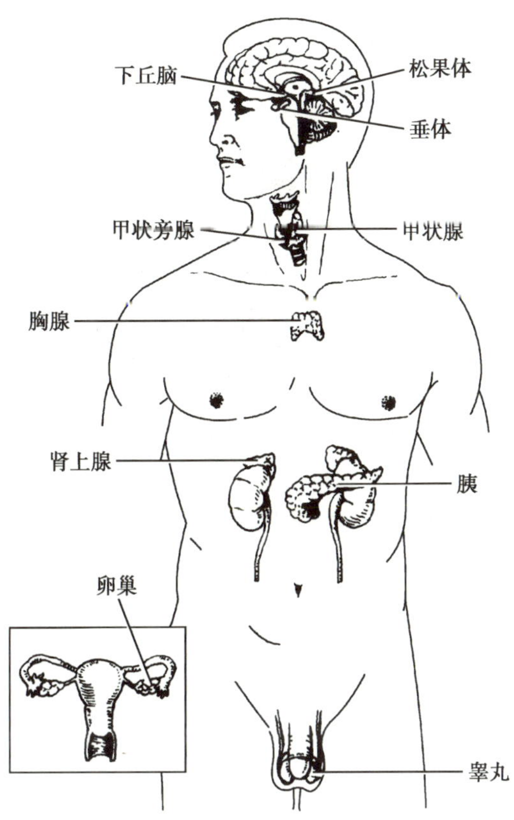

图 10-1　内分泌系统的概观

一、甲状腺

甲状腺（thyroid gland）为红褐色的腺体，呈“H”形或蝴蝶状，由左、右两个侧叶和中间的甲状腺峡构成，其两个侧叶附着于喉下部和气管颈部的前外侧。两侧叶分为前后两缘、上下两端和前外侧面、内侧面；甲状腺的上端到达甲状软骨的中部，下端至第 6 气管软骨环，后方平对第 5～7 颈椎。甲状腺峡位于第 2～4 气管软骨的前方，连接甲状腺左、右两侧叶。约 50% 的人甲状腺峡部上缘有一向上延伸的锥状叶（图 10-2、图 10-3）。

甲状腺的外膜称真被膜，即纤维囊。气管前筋膜包被甲状腺，该筋膜形成甲状腺假被膜，称甲状腺鞘。两层之间的间隙为囊鞘间隙，内有结缔组织、血管、神经和甲状旁腺。假被膜内侧增厚形成甲状腺悬韧带，使甲状腺侧叶和峡部连于甲状软骨、环状软骨、气管软骨环，将甲状腺固定于喉和气管上。吞咽时，甲状腺可随喉的活动而上、下移动，临床可借以判断颈部肿块是否源于甲状腺。

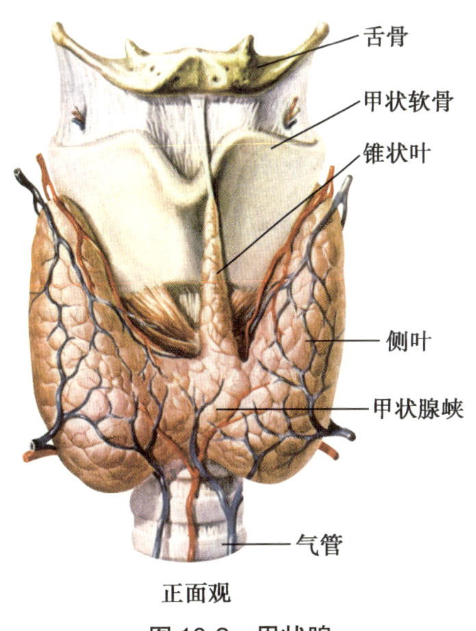

图 10-2　甲状腺

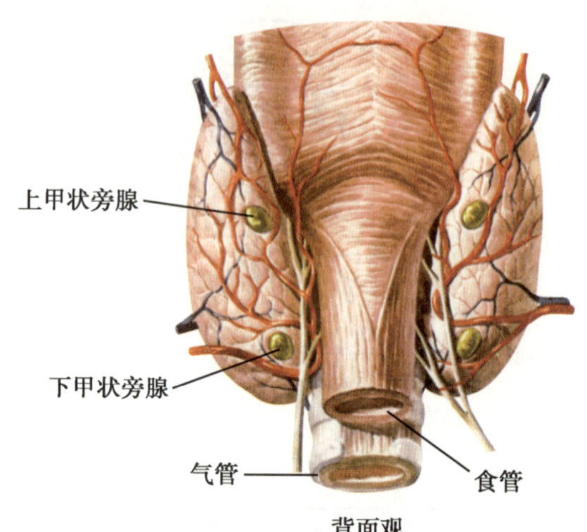

图 10-3 甲状腺及甲状旁腺的形态和位置

甲状腺分泌甲状腺素和降钙素。甲状腺素调节机体的基础代谢，并影响生长和发育等；降钙素能调节血钙浓度。

知识拓展

甲减与甲亢

在胎儿和婴幼儿时期，甲状腺功能低下时，将影响身体和脑发育，导致身材矮小，脑发育障碍，形成呆小症；在成人则引起新陈代谢率降低、毛发稀少、神经呆滞、发生黏液性水肿等。甲状腺功能亢进时（简称甲亢），新陈代谢率增高，神经和血管兴奋性增强，主要临床表现为多食、消瘦、畏热、多汗、心悸、容易激动等高代谢症候群，以及不同程度的甲状腺肿大、突眼手颤、血管杂音等。

二、甲状旁腺

甲状旁腺（parathyroid gland）上、下各有一对，呈扁椭圆形，棕黄色、大小近似黄豆状，每个甲状旁腺的重量约为 50g。位于甲状腺鞘与纤维囊之间，上甲状旁腺的位置较恒定，位于甲状腺侧叶后缘上、中 1/3 交界处；下甲状旁腺位置变异较大，多位于甲状腺侧叶后缘近甲状腺下动脉附近。甲状旁腺亦可埋入甲状腺实质内或位于甲状腺鞘外（图 10-3）。有的甲状旁腺可埋入甲状腺侧叶的实质内，导致手术时寻找困难。

甲状旁腺分泌甲状旁腺素，主要作用是调节体内钙和磷的代谢，使血钙浓度升高。机体在甲状旁腺素和降钙素的协同作用下，维持机体血钙的稳定。

三、肾上腺

肾上腺（suprarenal gland）左、右各一，位于腹膜后，贴附于两肾的内上方，与肾共同包裹于肾筋膜内。两侧肾上腺的形态不一致，左肾上腺呈半月形，右肾上腺呈三角形。肾上腺前面有不太明显的肾上腺门，有神经、血管和淋巴管出入（图 10-4）。

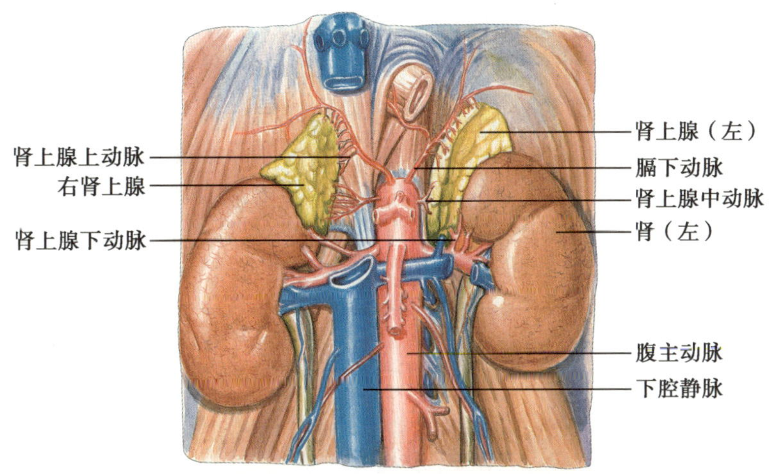

图 10-4　肾上腺的位置、形态

四、垂体

垂体（hypophysis）为一扁椭圆形灰红色小体，成年男性的垂体重约 0.35～0.80g，女性重约 0.45～0.90g。垂体位于颅底蝶鞍背面的垂体窝内。其上端借漏斗连于下丘脑，前上方与视交叉相邻。因为视交叉位于垂体的前上方，故当垂体有肿瘤时，可压迫视交叉，导致双眼颞侧视野偏盲。垂体分为腺垂体（adenohyp ophysis）和神经垂体（neurohypophysis）两部分（图 10-5）。

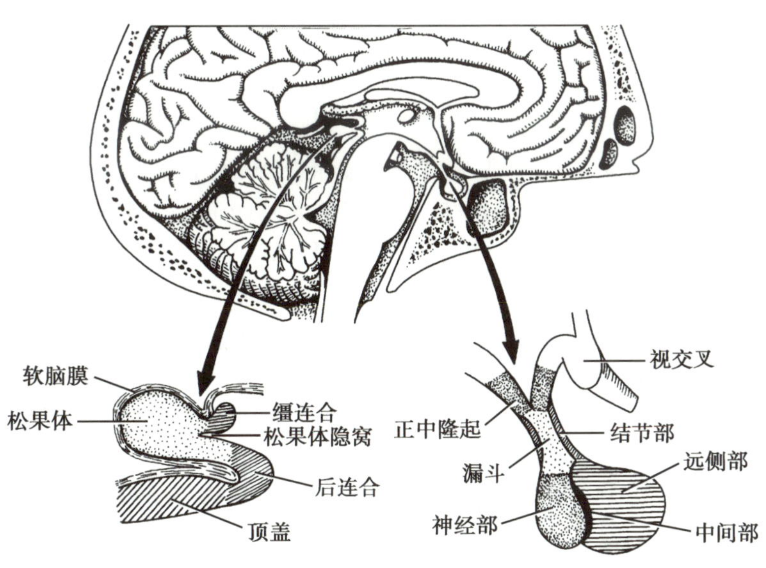

图 10-5　垂体和松果体

腺垂体位于前部，又分为远侧部、中间部和结节部三部分；神经垂体位于后部，可分为神经部和漏斗部两部分。漏斗部又分为正中隆起和漏斗柄，漏斗向下与下丘脑相连。通常将远侧部和结节部，称为前叶；将中间部和神经部称为后叶。

垂体的前叶，能分泌生长激素、促甲状腺激素、促肾上腺皮质激素、促性腺激素。生长激素能促进肌、内脏的生长和参与多种代谢过程，特别是刺激骺软骨生长，幼年时生长激素分泌不足，可导致身体矮小，形成垂体性的侏儒症；激素过多，在骨骼发育成熟前，则引起巨人症；在骨骼发育成熟后，可引起肢端肥大症。促甲状腺激素、促肾上腺皮质激素和促性腺激素分别促进甲状腺、肾上腺和生殖腺的分泌活动。神经垂体的神经部和腺垂体的中间部能贮存和释放视上核、室旁核分泌的抗利尿激素和催产素。抗利尿激素能促进肾远曲小管和集合管重吸收水，使尿液浓缩，从而使尿量减少；如抗利尿激素分泌减少可致尿崩症。催产素可促进子宫平滑肌收缩，临床上可用于催产和引产，还可以促进乳腺分泌乳汁。

知识拓展

垂体瘤引起症状

早期约 2/3 病人有头痛，主要位于眶后，前额和双额部，程度轻，间歇性发作，多系肿瘤直接刺激或鞍内压增高，引起垂体硬膜囊及鞍膈受压所致。当肿瘤突破鞍膈，鞍内压降低，疼痛则可减轻或消失。

晚期头痛可因肿瘤向鞍旁发展侵及颅底硬膜及血管和压迫三叉神经而引起。少数巨大腺瘤鞍上发展突入第三脑室，造成室间孔或导水管梗阻，出现颅内压增高时头痛较剧，或肿瘤坏死、出血，瘤内压力急剧增高。瘤壁破裂致垂体卒中性蛛网膜下腔出血者表现为突发剧烈头痛，并伴其他神经系统症状。

视力和视野改变。随着肿瘤长大，约 60%～80% 病例可压迫视通路不同部位，而致不同视功能障碍，典型者多为双颞侧偏盲。根据视通路纤维排列典型的为额上象限先受累，初呈束状缺损，后连成片，先影响红视野，后影响白视野。随着肿瘤增大，依次出现颞下、鼻下、鼻上象限受累，以致全盲。若肿瘤偏向一侧可出现单眼偏盲或全盲。少数视交叉前置者，肿瘤向鞍后上方发展累及第三脑室，亦可无视力视野障碍。视力障碍严重者多系晚期肿瘤视神经萎缩所致。

脑损害表现，如肿瘤向后上发展压迫垂体柄和下丘脑可出现尿崩症和下丘脑功能障碍，累及第三脑室、室间孔、导水管，可致颅内压增高。向前方伸展至额叶，可引起精神症状、癫痫、嗅觉障碍。向侧方侵入海绵窦，可发生Ⅱ、Ⅳ、Ⅴ、Ⅵ脑神经麻痹，突向颅中窝可引起额叶癫痫。向后长入脚间池，斜坡压迫脑干，可出现交叉性麻痹、昏迷等。向下突入蝶窦，鼻腔和鼻咽部，可出现鼻出血，脑脊液漏，并发颅内感染。

五、松果体

松果体（pineal body）因其状如松果而得名，位于背侧丘脑的后上方（见图 10-5）。为一灰红色的椭圆形腺体，重约 0.5g，松果体在儿童期较为发达，7 岁左右始退化，青春期后有钙盐的沉积，出现大小不一的脑砂，随着年龄的增长而增多，脑砂可作为影像诊断颅内占位性病变的定位标志。松果体合成和分泌褪黑激素，褪黑激素抑制腺垂体分泌促性腺激素的活动，从而间接抑制性腺的发育，尤其在幼年时期，松果体有防止性早熟的作用。儿童时期，松果体因各种病变功能不全时，可出现性早熟或生殖器官过度发育等。

（颜绍雄）

思考题

1. 气管切开常见的部位在哪里？为什么？
2. 在临床上怎样判断颈部的包块源于甲状腺？为什么？
3. 简述垂体的位置和周围毗邻的关系。

自测题

实验指导

下篇

组织与胚胎学

第一章
细　　胞

学习目标

1. 掌握：细胞的结构。
2. 熟悉：细胞的形态。
3. 了解：细胞形态和功能相统一的观点。
4. 具备在显微镜下观察细胞的能力。
5. 能够运用细胞的形态结构知识，指导学习各组织器官的微细结构内容。

细胞是由1665年由英国学者胡克（Robert Hooke）发现的，其有关细胞的首次描述出现在他发表的著作《显微图谱》中。德国植物学家施莱登（M.J.Schleiden）和动物学家施旺（T.Schwann）共同提出：一切植物、动物都是由细胞组成的。细胞是一切生物体的结构、功能和发育的基本单位，这就是著名的"细胞学说（cell theory）"。人体细胞是人体结构和功能的基本单位，共约有40万亿～60万亿个。

一、细胞的形态

细胞的形态多种多样以便适应不同的生理和环境要求。细胞有单细胞生物和多细胞生物。单细胞生物独立生活，有特有的形状，如草履虫形如鞋底，衣藻呈卵形并带有长鞭毛（图1-1）。

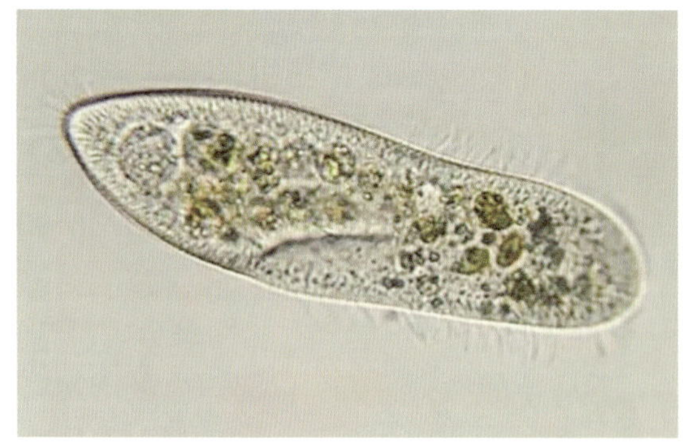
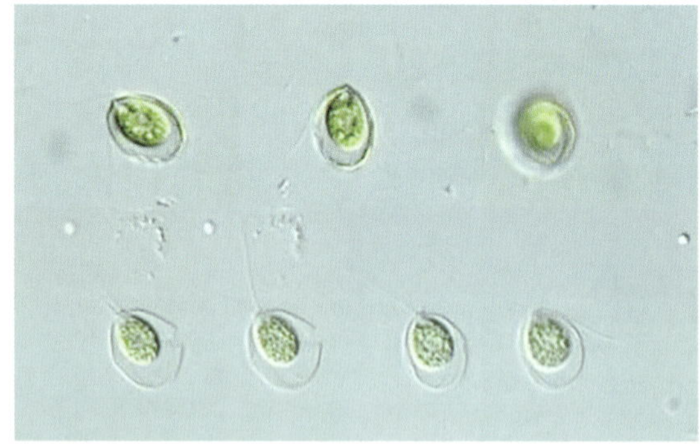

图1-1　草履虫和衣藻

人体细胞属于多细胞生物，形态多样，常见的细胞形态有球形、椭圆形、立方形、扁形、梭形、多边形以及星形突起等（图1-2）。

人体中细胞的平均直径在10～20μm之间，最大的是成熟的卵细胞，其直径是200μm左右；最小的是血小板，直径只有约2μm。细胞分裂次数学说认为人体细胞相当于每2.4年更新

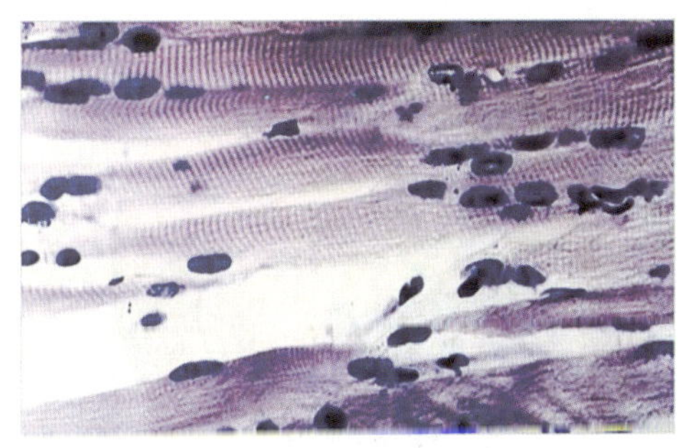

1-神经胶质细胞
2-神经元细胞核
3-轴丘
4-轴突

1
2
3
4

脊髓多极神经元 HE染色×400

图 1-2 肌肉组织和神经组织

一代。细胞的形态与功能是相统一的，分化程度越高的细胞越明显，如细胞中的神经元是具有长突起的细胞，它由细胞体和细胞突起构成，在长的轴突上套有一层鞘，组成神经纤维，它末端的细小分支称为神经末梢，细胞体位于脑、脊髓和神经节中，细胞突起可延伸至全身各器官和组织中；心肌细胞又称心肌纤维，具有兴奋收缩的能力，呈短圆柱形，有分支，其细胞核位于细胞中央，一般只有一个，各心肌纤维分支的末端可相互连接构成肌纤维网。可见细胞的形态与功能有密切的关系（表 1-1）。

表 1-1 细胞形态和功能的关系

类型	形态	功能
红细胞	圆盘状	有利于气体的交换
肌细胞	长条形或长梭形	具有收缩功能
神经细胞	有长突起	提高传递冲动的效率

知识拓展

细胞的大小

各种细胞的大小差别很大，如鸵鸟卵细胞直径可达 5cm，而支原体只有 0.1～0.3μm。一般动植物细胞的体积要大于微生物细胞；高等动物的卵细胞大于体细胞。

二、细胞的结构

细胞的基本结构包括细胞膜、细胞质和细胞核（图 1-3）。

（一）细胞膜

细胞膜（cell membrane）又称质膜，是包裹于细胞质表面的一层薄膜，也是将细胞与外界环境相分隔的屏障结构。

1. 结构 细胞膜在高倍电镜下表现为平行的三层结构，即电子密度高的内外两层与电子密度低的中间夹层。根据目前公认的生物膜液态镶嵌模型：脂类常排列成双分子层，蛋白质通过非共价键与其结合，构成细胞膜的主体；糖类通过共价键与细胞膜的某些脂类或蛋白质结合组成糖脂或糖蛋白（图 1-4）。

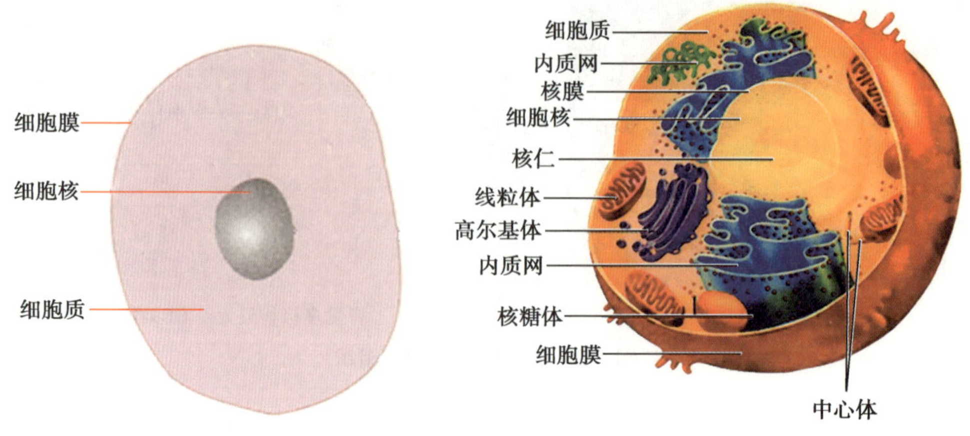

图 1-3　细胞的结构

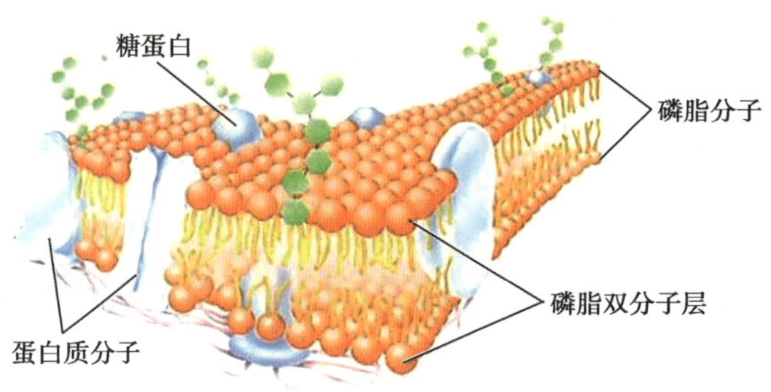

图 1-4　细胞膜结构图

（1）脂质双分子层：膜脂以磷脂为主，还含有胆固醇和糖脂，分子头部为亲水极，另一端是疏水极的尾部。其能在细胞内外的水溶液状态下自动形成双分子层结构，使疏水的尾部埋藏在里面，即膜的中央，构成电子透明层；亲水的头部露在外面，朝向膜的内外表面，构成电子致密层。脂质双分子层具有流动性，主要与细胞对物质选择性吸收有关（图 1-5）。

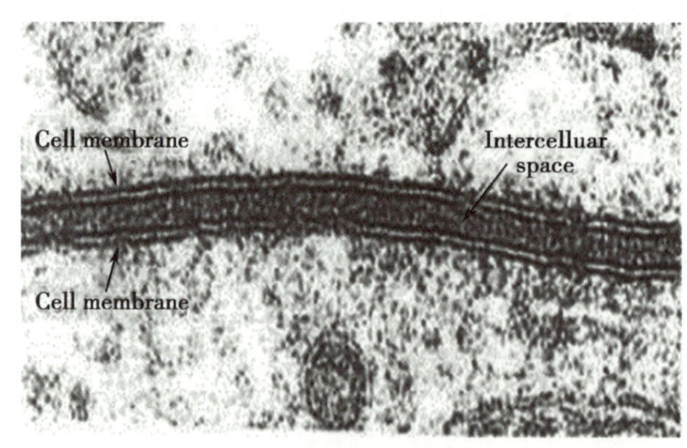

图 1-5　细胞膜电镜图

（2）膜蛋白：其为球形蛋白，是细胞膜执行各种功能的物质基础，可构成膜受体、载体、酶和抗原等，分为外周蛋白和跨膜蛋白两类（图 1-6）。

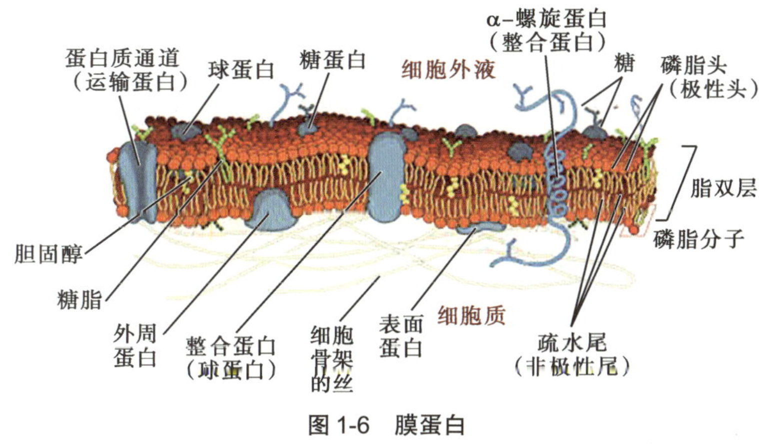

图 1-6 膜蛋白

2. 功能 细胞膜能保持细胞有相对独立和稳定的内环境，控制细胞内外物质、信息、能量的出入，具有抗原属性，同时还参与细胞的运动。

知识拓展

生物膜

除了细胞结构的细胞膜之外，细胞内也有丰富的膜性结构，如细胞器膜与核膜，常把细胞膜和细胞内膜统称为生物膜，又称为单位膜。

（二）细胞质

在细胞膜以内、细胞核以外的全部原生质称为细胞质（cytoplasm），主要包括细胞质基质和细胞器（图 1-3）。活细胞的细胞质处于不断流动的状态。

1. 胞基质（cytosol） 是无色透明的胶体物质，由水、无机盐、脂质、糖类、氨基酸、核苷酸和多种酶等组成，能提供细胞器所需的离子环境，其本身还能进行某些生化反应。

2. 细胞器（organelle） 是细胞内具有特定结构和功能的亚细胞结构，在细胞的代谢和生理功能方面发挥重要作用。主要包括线粒体、质体、内质网、核糖体、高尔基体、溶酶体、微体、液泡、细胞骨架、中心体等。

（1）线粒体（mitochondrion）：较小，一般 0.5～1.0μm，其形态多种多样，但以圆柱状和椭圆形为多。用电子显微镜观察，线粒体有一层外膜和一层内膜，内膜在许多部位向内折叠成管状或搁板状突起称为嵴，嵴间的空间为基质，内膜和基质内含有 ATP 酶和三羧酸循环酶，与呼吸作用有关。线粒体的主要功能是进行氧化磷酸化，产生 ATP，被称为细胞的“动力工厂”，为细胞生命活动提供直接能量；是糖、脂肪、氨基酸最终氧化释能的场所，故也被称为“能量转换器”。

大鼠脑神经元电镜下示线粒体（图片）

（2）内质网（endoplasmic reticulum）：是许多细胞器的来源，为膜结构连接成的网状物，即脂类双分子层为基础形成的囊腔和管道系统，分为粗面内质网和滑面内质网，后者与脂类合成、代谢有关。粗面内质网膜上附有颗粒状的核糖体，核糖体是细胞合成蛋白质的场所，故粗面内

大鼠脑神经元电镜下示粗面内质网（图片）

质网可以合成、加工、运输蛋白质。

(3) 核糖体(ribosome)：呈颗粒状、椭圆形，其为细胞内合成蛋白质的场所，被喻为蛋白质的“装配机器”。核糖体常几个到几十个与信使RNA分子结合形成念珠状的复合体，称为多聚核糖体。核糖体分为游离核糖体和附着核糖体。前者主要合成供细胞自身生长、生殖所用的蛋白，如分裂增殖较快的干细胞和肿瘤细胞。后者主要合成供机体调节、防御所用的蛋白，如腺细胞和浆细胞。

大鼠脑神经元电镜下示游离核糖体（图片）

(4) 高尔基体(Golgi apparatus)：一般呈网状，由扁平囊泡、小泡和大泡构成，对来自内质网的蛋白质进行加工、分类和包装；是细胞分泌物的加工和包装场所，最后形成分泌泡将分泌物排出高尔基体外。扁平囊泡是主体，由3～10层扁平囊叠成盘状，隆起的面为生成面，有小泡不断与之融合带来新物质；凹的面为熟面，有大泡。

大鼠脑神经元电镜下示高尔基复合体（图片）

(5) 溶酶体(lysosome)：是内质网分离出来的小泡形成的，常为圆球形，只有一层膜包围，含有活性范围非常广泛的各种水解酶类，以酸性磷酸酶为特有的酶。溶酶体在细胞内起消化作用，被喻为“消化车间”，能降解生物大分子，能进行异体吞噬、自体吞噬，甚至发生自溶作用。

大鼠脑神经元电镜下示溶酶体（图片）

(6) 微体(cytosome)：是一些由单层膜包围的小体，直径约0.5μm。它的大小、形状与溶酶体相似，二者区别在于含有不同的酶。微体内含有氧化酶和过氧化氢酶类。有的还含有小的颗粒、纤丝或晶体等。根据微体内含有的酶的不同可以将微体分为过氧化物酶体、糖酵解酶体和乙醛酸循环体。

(7) 细胞骨架(cytoskeleton)：指真核细胞中的蛋白纤维网架体系，由微管(microtubule)、微丝(microfilament)及中间纤维(intermediate filament)构成。在维持细胞形态，承受外力、保持细胞内部结构的有序性方面起重要作用，而且还参与许多重要的生命活动，如在细胞分裂中细胞骨架牵引染色体分离，在细胞物质运输中，各类小泡和细胞器可沿着细胞骨架定向转运；在肌肉细胞中，细胞骨架和它的结合蛋白组成动力系统；在白细胞的迁移、精子的游动、神经细胞轴突和树突的伸展等方面都与细胞骨架有关。另外，在植物细胞中细胞骨架指导细胞壁的合成。

(8) 中心体(centrosome)：是细胞中一种重要的无膜结构的细胞器。每个中心体主要含有两个中心粒。它是细胞分裂时内部活动的中心。

（三）细胞核

细胞核(nucleus)是真核细胞结构完整的主要标志，目前也被看作是细胞内最大的一种细胞器，其形态、大小、位置和数目因细胞类型不同而异，能控制蛋白质的合成及细胞的生长发育和遗传，故细胞核被称为“细胞的控制中心”。其基本结构包括核膜、染色质、核仁和核基质(图1-7)。

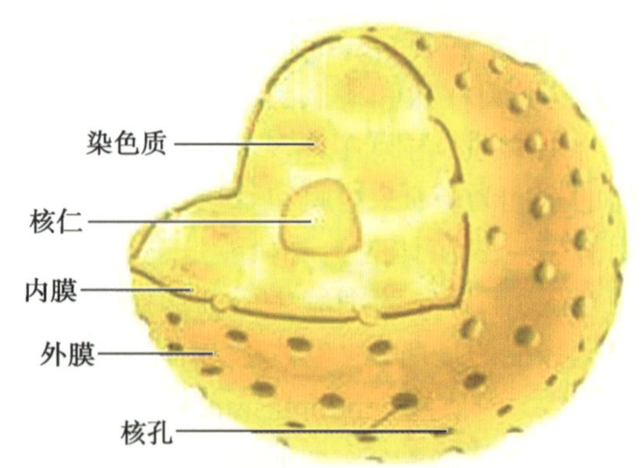

图1-7　细胞核

1. 核膜　其为双层膜，由磷脂分子和蛋白质分子构成，具有选择透过性，可分为核外膜、核内膜与核孔 3 个区域。核外膜面向胞质，附有核糖体颗粒，与内质网相连；核内膜面向核质，表面无核糖体颗粒，膜上有特异蛋白，为核纤层提供特异结合位点；核孔又称核孔复合体，是选择性双向亲水通道，为内外膜的融合处形成的环状开口。

大鼠脑神经元电镜下示核膜（图片）

2. 染色质（chromatin） 指间期细胞内由 DNA、组蛋白、非组蛋白及少量 RNA 组成的线性复合结构，是间期细胞遗传物质存在的形式，呈丝状，能被碱性染料染成深色；染色体（chromosome）是指细胞在有丝分裂或减数分裂过程中，染色质聚缩而成的棒状结构。染色质和染色体是同种物质在细胞分裂不同时期的两种形态（图 1-8、表 1-2）。

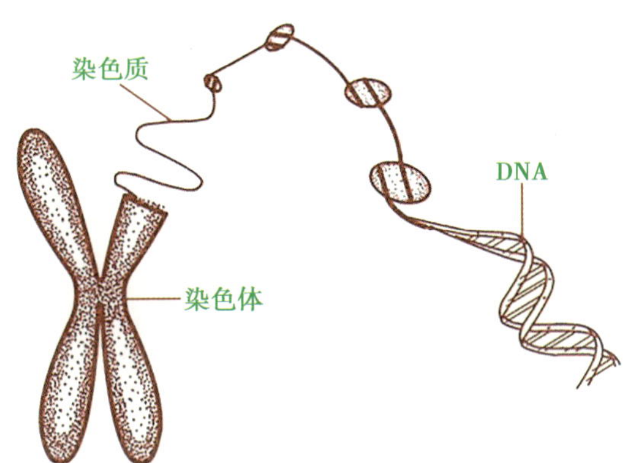

图 1-8 染色质和染色体

大鼠脑神经元电镜下示染色质（图片）

表 1-2 染色质和染色体的比较

		染色质	染色体
不同点	形态	细长丝状	棒状、杆状
	存在时期	分裂间期	分裂期
相同点	成分	主要是 DNA 和蛋白质	
	特性	易被（碱性染料）染成深色	
联系		同一种物质在不同时期的两种形态	

3. 核仁 是核内的圆球形小体，其数量、大小、位置随细胞的类型、功能状态而不同。在细胞有丝分裂时核仁先消失，后又重新形成。核仁是核糖体亚单位的装配和合成 rRNA 的部位。电镜下，核仁由细丝成分、颗粒成分与致密纤维成分三部分组成，核仁无膜包被，中心为细丝成分，周围被颗粒成分包绕，致密纤维成分是编码 rRNA 的 DNA 链的局部。

大鼠脑神经元电镜下示核仁（图片）

4. 核基质 是细胞核内除染色质和核仁外的液体部分，含有水、蛋白质和无机盐，还有骨架系统，由酸性蛋白组成，能维持细胞核的形态，支撑定位染色质和核仁并且发挥有效功能。

（王媛媛）

思考题

1. 如何理解“细胞是生命活动的基本单位”这一概念？
2. 细胞的形态和功能是统一的，你能否提出更多的论据来说明之？
3. 如何理解细胞是有机的统一整体？

自测题

第二章
基本组织

学习目标

1. 掌握：上皮组织的特点、被覆上皮的分类和主要分布；结缔组织的基本特征；疏松结缔组织的光镜结构特点；血细胞的光镜结构特征及主要功能；三种肌纤维的光镜结构；肌节和闰盘的结构；神经元的结构、分类及连接。

2. 熟悉：外分泌腺泡的结构；软骨组织的组成及不同类型软骨的纤维成分；骨组织的组成及长骨骨干的光镜特点；骨骼肌纤维与心肌纤维的超微结构；神经胶质细胞的名称和主要功能；有髓神经纤维的结构。

3. 了解：上皮细胞的特化结构；致密结缔组织、脂肪组织和网状组织的光镜结构；血细胞的发生；平滑肌纤维的超微结构；神经末梢的分类及主要功能。

4. 具备在光镜下观察和识别各类组织细胞形态结构的能力。

5. 能够结合各类组织的形态结构知识，为各器官系统的微细结构学习奠定基础。

组织（tissue）由细胞和细胞外基质（细胞间质）组成，具有特定的功能。根据组织的形态结构和功能的不同，将组织分为上皮组织、结缔组织、肌组织和神经组织，是构成机体器官的基本成分，称基本组织（fundamental tissue）。

第一节　上皮组织

上皮组织（epithelia tissue）简称上皮，由大量紧密排列的细胞和少量的细胞外基质构成。上皮组织具有下列结构特点：①细胞多，排列紧密，细胞外基质少；②细胞有明显极性，朝向身体表面或有腔器官腔面的面称游离面，与游离面相对并借基膜与深层结缔组织相连的面称基底面；③无血管和淋巴管，其所需的营养物质由深部结缔组织内的血管通过基膜供给；④有丰富的神经末梢，能感受多种刺激。

上皮组织主要分为被覆上皮和腺上皮，具有保护、吸收、分泌、排泄等功能。

一、被覆上皮

被覆上皮（covering epithelium）是覆盖于身体表面及衬贴于体内管、腔和囊的腔面，具有保护和吸收的功能。根据细胞的形态及层数，将其分为以下类型（表 2-1）。

（一）单层上皮

单层上皮包括单层扁平上皮、单层立方上皮、单层柱状上皮和假复层纤毛柱状上皮。

表 2-1　被覆上皮的分类和主要分布

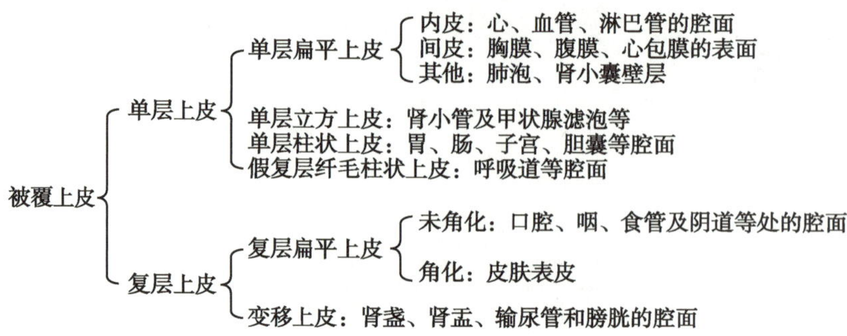
- 被覆上皮
  - 单层上皮
    - 单层扁平上皮
      - 内皮：心、血管、淋巴管的腔面
      - 间皮：胸膜、腹膜、心包膜的表面
      - 其他：肺泡、肾小囊壁层
    - 单层立方上皮：肾小管及甲状腺滤泡等
    - 单层柱状上皮：胃、肠、子宫、胆囊等腔面
    - 假复层纤毛柱状上皮：呼吸道等腔面
  - 复层上皮
    - 复层扁平上皮
      - 未角化：口腔、咽、食管及阴道等处的腔面
      - 角化：皮肤表皮
    - 变移上皮：肾盏、肾盂、输尿管和膀胱的腔面

1. 单层扁平上皮（simple squamous epithelium）　又称单层鳞状上皮，由一层扁平状细胞组成。表面观：细胞为多边形，边缘呈锯齿状或波纹状，相互嵌合；核呈椭圆形，位于细胞的中央。侧切面观：胞质很薄，含核部分略厚；可见扁形细胞核，位于细胞的中央。分布于心、血管和淋巴管内表面的单层扁平上皮，称内皮（endothelium），其游离面光滑，有利于血液和淋巴的流动，内皮还能分泌多种生物活性物质；分布于胸膜、腹膜和心包膜的单层扁平上皮，称间皮（mesothelium），能分泌少量浆液，使游离面润滑，便于内脏器官的活动（图 2-1）。

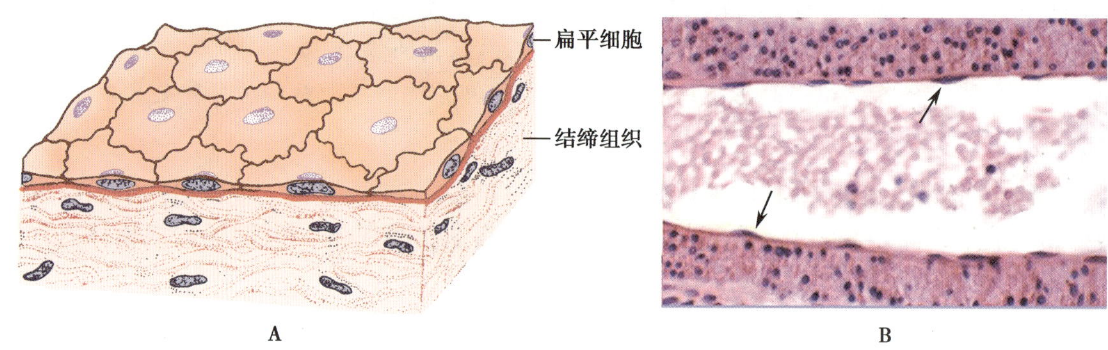

图 2-1　单层扁平上皮

A. 模式图；B. 血管内皮光镜像（长治医学院图）

2. 单层立方上皮（simple cuboidal epithelium）　由一层近似立方形的细胞组成。表面观：细胞呈多边形。侧切面观：细胞呈立方形，细胞核圆形，位于细胞的中央。主要分布于肾小管、甲状腺滤泡等处，具有分泌和吸收功能（图 2-2）。

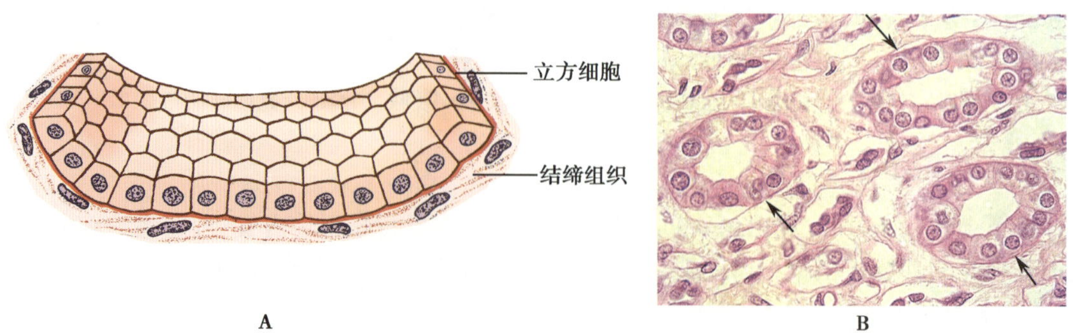

图 2-2　单层立方上皮

A. 模式图；B. 肾小管上皮光镜像（郝立宏图）

3. 单层柱状上皮（simple columnar epithelium） 由一层棱柱形细胞组成。表面观：细胞呈多边形。侧切面观：细胞呈长方形，细胞核椭圆形，常位于细胞近基底部。主要分布于胃、肠、子宫和胆囊等器官，大多有吸收和分泌功能。其中分布于肠管腔面的单层柱状上皮之间还散在有杯状细胞，是一种单细胞的外分泌细胞。杯状细胞形似高脚酒杯，底部狭窄，细胞核呈扁形或三角形，位于杯底，顶部膨大，充满分泌颗粒，能分泌黏液，可润滑和保护上皮（图 2-3）。

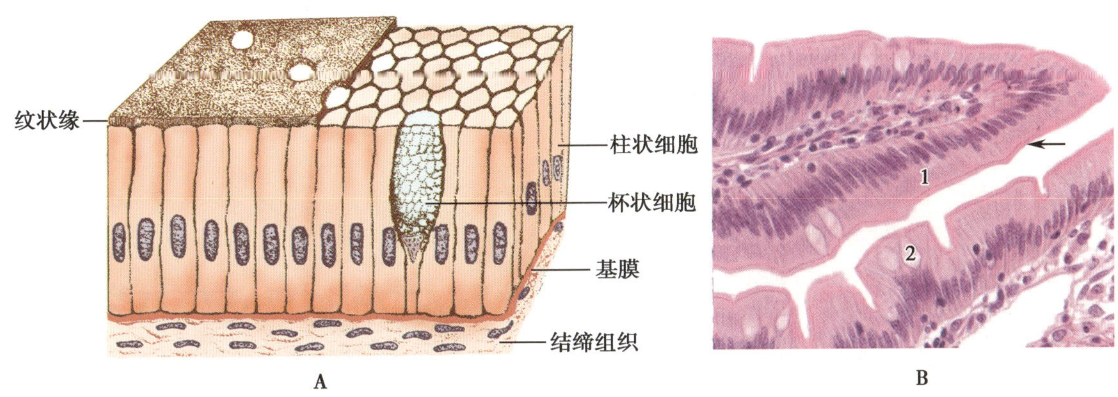

图 2-3 单层柱状上皮

A. 模式图；B. 小肠上皮光镜像（李和图）

1. 柱状细胞 2. 杯状细胞

4. 假复层纤毛柱状上皮（pseudostratified ciliated columnar epithelium） 由柱状细胞、梭形细胞、锥形细胞和杯状细胞组成。柱状细胞最多，游离面有大量纤毛。由于上述几种细胞形态不同，高低不一，细胞核大小不等、位置排列也不在同一平面，但每个细胞的基底部都附于基膜上，所以在垂直切面观察，貌似有多层，但实为一层，上皮内杯状细胞较多。假复层纤毛柱状上皮主要分布在呼吸道黏膜，具有分泌和保护功能（图 2-4）。

假复层纤毛柱状细胞（视频）

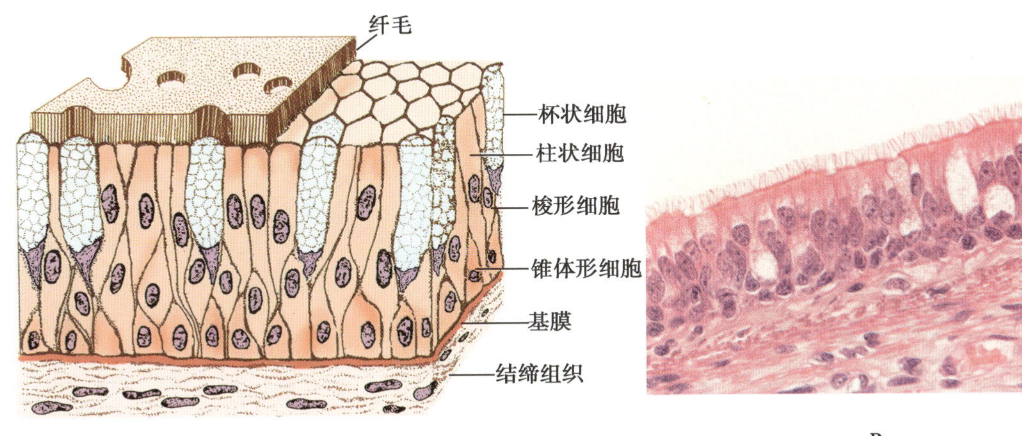

图 2-4 假复层纤毛柱状上皮

A. 模式图；B. 气管上皮光镜像（长治医学院，贾书花图）

（二）复层上皮

复层上皮包括复层扁平上皮和变移上皮。

1. 复层扁平上皮（stratified squamous epithelium）　由多层细胞组成。从垂直切面观察：表层为数层扁平鳞片状细胞，故又称复层鳞状上皮；中间层由浅至深为梭形细胞和多边形细胞；基底层为一层矮柱状或立方形的基底细胞，较幼稚，具有旺盛的分裂和增殖能力，不断补充表层衰老脱落的细胞。上皮与深部结缔组织的连接面凸凹不平。

分布在皮肤表皮的复层扁平上皮，浅层细胞的细胞质内充满角质蛋白，故称为角化的复层扁平上皮；分布在口腔、食管、阴道黏膜的复层扁平上皮，其浅层细胞的细胞质内含角质蛋白少，故称为未角化的复层扁平上皮。复层扁平上皮具有很强的机械性保护作用，受损伤后有很强的再生修复能力（图 2-5）。

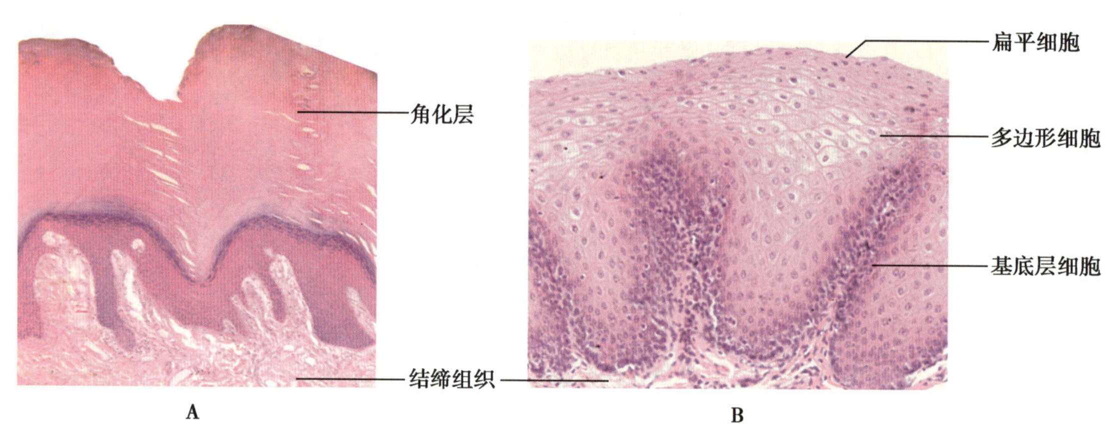

图 2-5　复层扁平上皮

A. 角化（指皮，西安医学院　郑慧媛图）；B. 未角化（食管，长治医学院　贾书花图）

2. 变移上皮（transitional epithelium）　又称移行上皮，由多层细胞组成。从垂直切面观察：表层为盖细胞，大而肥厚，部分细胞含有两个细胞核；中间层为梭形细胞，基底层为锥体形细胞。变移上皮的细胞形状、层数可随着该器官容积改变而改变。如膀胱空虚时，上皮变厚，细胞层数增多，细胞呈大的立方形；膀胱充盈时，上皮变薄，细胞层数减少，细胞呈扁梭形。变移上皮主要分布在肾盂、输尿管和膀胱等处，具有保护作用（图 2-6）。

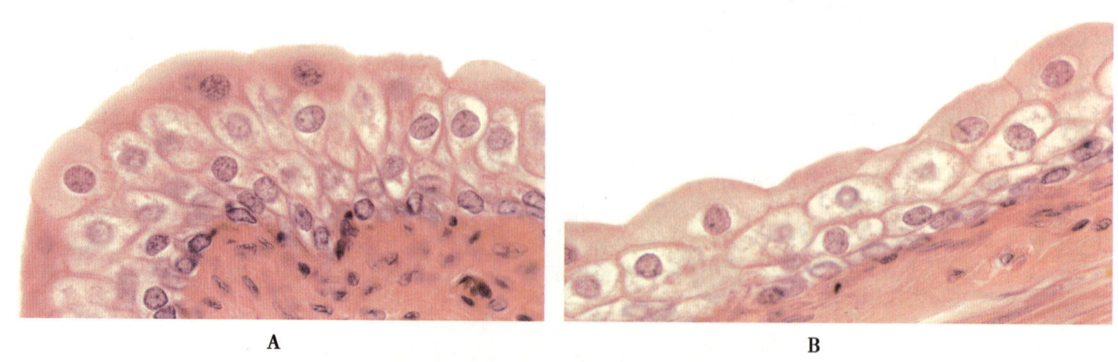

图 2-6　变移上皮（长治医学院　贾书花图）

A. 膀胱空虚态；B. 膀胱扩张态

二、腺上皮和腺

以分泌功能为主的上皮，称腺上皮(glandular epithelium)。以腺上皮为主要成分构成的器官，称腺(gland)。

(一)外分泌腺和内分泌腺

1. 外分泌腺(exocrine gland)　又称有管腺，其分泌物经导管排至体表或器官腔内。如：汗腺、唾液腺等。

2. 内分泌腺(endocrine gland)　也称无管腺，其分泌物(主要是激素)直接释放进入周围的血管和淋巴管中，由血液和淋巴液输送到全身，作用于相应靶器官。如：甲状腺、肾上腺等。

(二)外分泌腺的结构

外分泌腺根据腺细胞的多少可分为单细胞腺和多细胞腺，除单细胞腺以外，由分泌部和导管两部分构成(图2-7)。

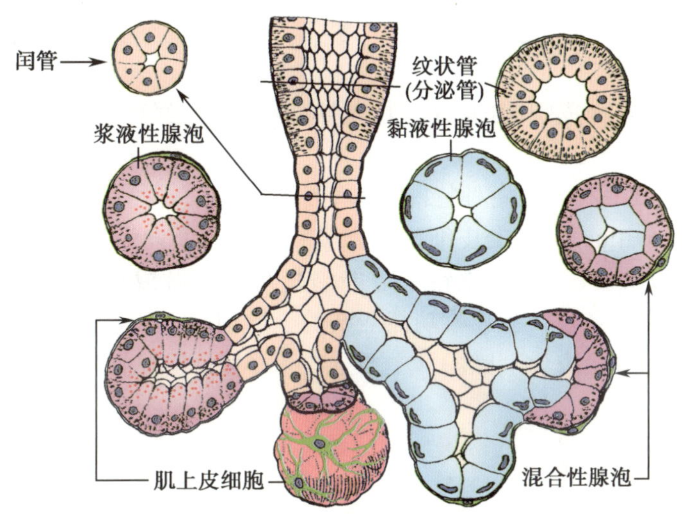

图2-7　外分泌腺的形态和分部

1. 分泌部　呈泡状或管泡状，称腺泡(acinus)，由单层腺细胞围成，中央有腺泡腔。按其分泌物不同又分为浆液性腺泡、黏液性腺泡和混合性腺泡。

(1) 浆液性腺泡(serous alveolus)：由单层锥形或立方形的腺细胞围成，其顶部胞质内有分泌颗粒，核位于基底部，基底部胞质内有丰富的粗面内质网和核糖体。分泌物较稀薄，内含多种酶。

(2) 黏液性腺泡(mucous alveolus)：由单层立方形的腺细胞围成，胞质染色浅，含有大量黏原颗粒，胞核位于细胞基底部。分泌物较黏稠，主要为黏液。

(3) 混合性腺泡(mixed alveolus)：由浆液性腺细胞和黏液性腺细胞共同组成，在黏液性腺泡的底部附有几个浆液性腺细胞，形如新月，称半月，分泌酶和黏液。

2. 导管部　导管与腺泡相连，有单层或复层上皮构成，开口于管腔或体表。主要是输送分泌物，但有些导管上皮还具有吸收和分泌作用。

知识拓展

上皮细胞的更新和再生

上皮细胞在人的一生中不断更新增殖。在生理状态下，上皮的细胞不断死亡脱落，尤其以皮肤的复层扁平上皮和胃肠的单层柱状上皮最为明显。上皮细胞死亡脱落后，不断由上皮中存在的幼稚细胞增殖补充，这些幼稚细胞具有旺盛的分裂增殖能力。如皮肤的表层皮每隔2～4周会自我更新一次；味蕾上的味觉细胞10d到2周更新一次；而胃黏膜上皮细胞每6d更新一次；小肠的上皮细胞每2～3d更新一次；肺部表面的细胞必须每隔2～3周进行自我更新；呼吸道的上皮每5～6周被更新一次；肝脏是由上皮细胞构成的腺体，更新周期为5个月。在病理条件下，由于炎症或创伤等病理原因所致的上皮损伤，由周围未受损伤的上皮细胞增生补充，新生的细胞移到损伤表面，形成新的上皮。若上皮细胞不受身体控制出现异常增生，则形成癌症。

三、上皮组织的特殊结构

由于功能的需要，在上皮细胞的游离面、基底面和侧面，都有与功能相适应的特殊结构。

（一）游离面

游离面主要有微绒毛和纤毛两种特殊结构（图2-8）。

1. 微绒毛（microvillus） 是上皮细胞的胞膜和部分胞质向游离面伸出的细小指状突起，其内含有纵行排列的微丝，一般在电镜下才能清楚辨认。微绒毛的作用是扩大细胞的表面积，有利于细胞对物质的吸收。在吸收功能活跃的上皮细胞，游离面有密集排列的微绒毛，在高倍镜下呈纵纹状，称纹状缘（刷状缘）。主要分布于小肠、近曲小管等。

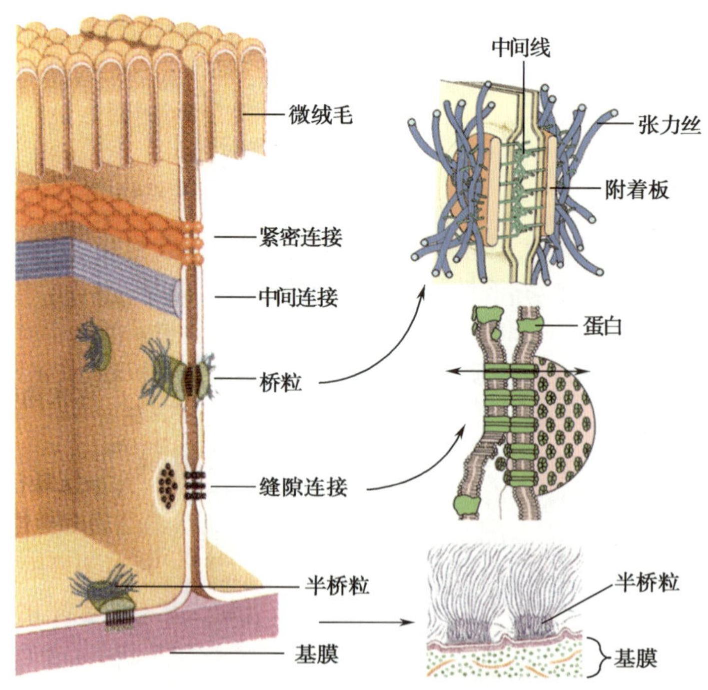

图2-8 上皮细胞的特殊结构模式图

2. 纤毛(cilium)　是上皮细胞的胞膜和部分胞质向游离面伸出的粗长指状突起，光镜下清晰可见。胞质内含有纵行排列的微管(图 2-9)。纤毛具有节律性定向摆动的能力，把上皮表面的黏液及其黏附的物质定向推送。呼吸道的假复层纤毛柱状上皮即以此方式，将吸入的灰尘和细菌等异物推送至咽部形成痰排出体外；输卵管上皮细胞表面的纤毛定向摆动有助于卵子或受精卵的运输。

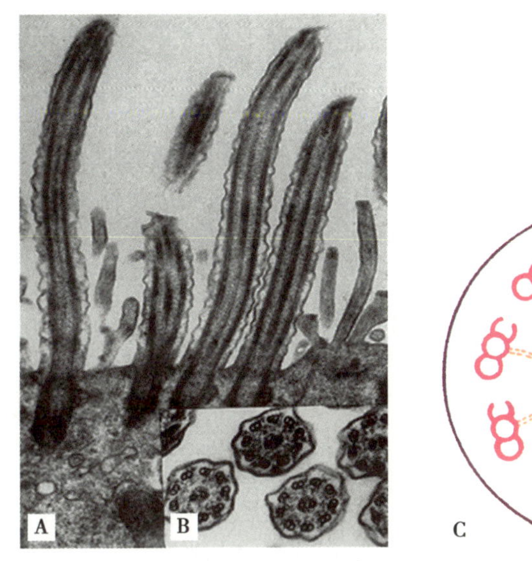

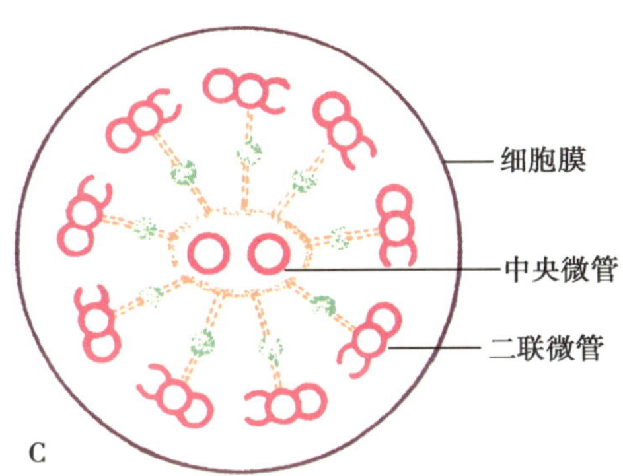

图 2-9　纤毛的超微结构

A. 纵切面；B. 横切面(A、B 尹昕，朱秀雄图)；C. 横切面模式图

(二)侧面

在相邻上皮细胞的侧面上，由局部特化的细胞膜、胞质和细胞间隙形成特殊构造的细胞连接。常见的细胞连接有以下几种类型(图 2-8)：

1. 紧密连接(tight junction)　又称闭锁小带，呈箍状，环绕于相邻细胞间隙的顶端侧面，细胞间隙消失。紧密连接除有机械连接作用外，更重要的是封闭细胞顶部的细胞间隙，阻挡细胞外的大分子物质经细胞间隙进入组织内，从而保持机体内环境稳定。常见于单层柱状上皮、单层立方上皮的连接。

2. 中间连接(intermediate junction)　又称黏着小带，多为长短不等的带状，位于紧密连接下方，环绕上皮细胞顶部。相邻细胞的间隙中有较致密的丝状物，连接相邻的细胞膜。胞质面附着有薄层致密物质和细丝。此种连接具有黏着、保持细胞形状和传递细胞收缩力的作用。常见于上皮细胞间、心肌细胞间的连接。

3. 桥粒(desmosome)　又称黏着斑，主要存在于上皮细胞间，呈斑状连接，大小不等，位于中间连接的深部。连接区的细胞间隙内含有低密度的丝状物，在中央有一条致密的中间线。胞质面有较厚的致密物质构成的附着板，有角蛋白丝(张力丝)附着于板上，并常折成袢状返回胞质。桥粒是一种很牢固的细胞连接，起固定和支持作用，在易受机械性刺激和摩擦的复层扁平上皮中多见。

半桥粒：在某些上皮细胞的基底面形成桥粒一半的结构，将上皮细胞固着在基膜上。

4. 缝隙连接(gap junction)　又称通讯连接，呈斑状，位于柱状上皮深部。相邻两细胞的胞膜中有许多配布规律的柱状颗粒，颗粒中央有直径约 2nm 的管腔。相邻两细胞的间隙很窄，其内有相邻细胞膜中的颗粒彼此相接，管腔也通连，成为细胞间直接相通的管道，借以传递化学信息。广泛存于胚胎和成体的多种细胞间。在心肌细胞之间，平滑肌细胞之间和神经细胞之间，可经此处传递电冲动。

（三）基底面

1. 基膜（basement membrane）　是上皮基底面与深部结缔组织间的薄膜，又称基底膜，为特殊细胞间质，厚薄不一。由Ⅳ型胶原蛋白、层黏连蛋白、硫酸乙酰肝素蛋白多糖构成。除有支持和连接作用外，还具有半透膜性质，有利于上皮细胞与深部结缔组织进行物质交换。基膜还能引导上皮细胞移动并影响细胞的分化。

2. 质膜内褶（plasma membrane infolding）　是上皮细胞基底面的细胞膜折向胞质所形成的皱褶。从而扩大细胞基底部的表面积，有利于水和电解质的迅速转运。由于转运过程中需要消耗能量，故在质膜内褶附近的胞质内，含有许多纵行排列的线粒体（图 2-10）。

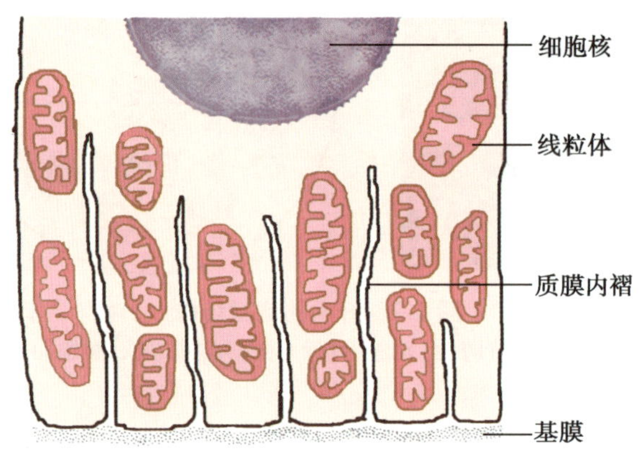

图 2-10　基膜和质膜内褶模式图

上皮细胞的特化结构（视频）

第二节　结缔组织

结缔组织（connective tissue）由多种细胞和大量细胞外基质（细胞间质）构成。结缔组织结构特点：①细胞数量少，种类多，无极性，分散于细胞外基质中；②细胞外基质丰富，包括纤维、基质、组织液；③含有丰富的毛细血管和淋巴管；④分布广泛且形式多样。

结缔组织均起源于胚胎时期的间充质。具有连接、支持、营养、保护、修复等功能。广义的结缔组织分类（表 2-2）。

表 2-2　结缔组织的分类

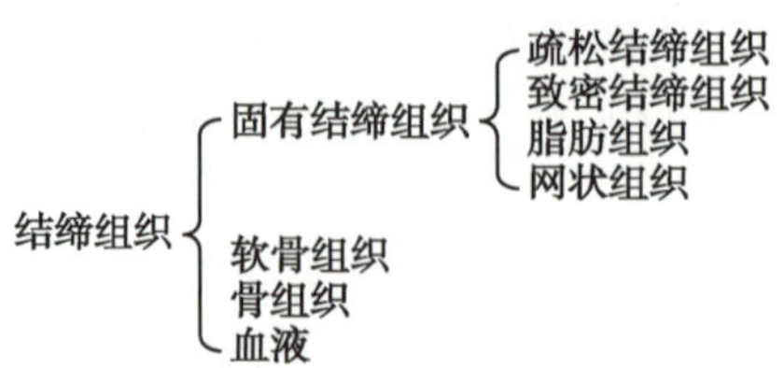

一、固有结缔组织

固有结缔组织(connective tissue proper)即通常所说的结缔组织,包括疏松结缔组织、致密结缔组织、脂肪组织和网状组织。

(一)疏松结缔组织

疏松结缔组织(loose connective tissue)又称蜂窝组织(areolar tissue)。其特点是细胞种类多、纤维数量少,排列疏松,血管丰富。分布广泛,位于器官之间、组织之间甚至细胞之间,具有连接、支持、保护、营养和修复等功能。

1. 细胞 疏松结缔组织的细胞种类较多,其中包括成纤维细胞、巨噬细胞、浆细胞、肥大细胞、脂肪细胞、未分化的间充质细胞等(图2-11)。此外,血液中的白细胞,如嗜酸性粒细胞、淋巴细胞等在炎症反应时也可游走到结缔组织内。各类细胞的数量和分布随疏松结缔组织存在的部位和功能状态而不同。

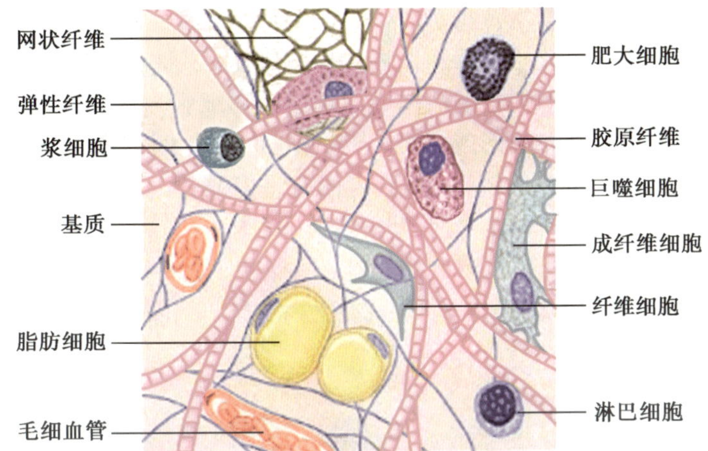

图2-11 疏松结缔组织铺片

疏松结缔组织细胞(视频)

(1)成纤维细胞(fibroblast):为疏松结缔组织中的主要细胞,数量多。细胞呈扁平星状,多突起;细胞质丰富,呈弱嗜碱性;细胞核大,呈卵圆形,着色浅,核仁明显(见图2-11)。在电镜下,胞质内含有丰富的粗面内质网、游离核糖体和发达的高尔基复合体(图2-12)。成纤维细胞既合成和分泌胶原蛋白,弹性蛋白,生成胶原纤维、网状纤维和弹性纤维,也合成和分泌糖胺多糖和糖蛋白等基质成分,在创伤修复中起重要作用。

纤维细胞(fibrocyte)是功能不活跃、处于静止状态的成纤维细胞。细胞变小,呈长梭形,胞核小,着色深,胞质内粗面内质网少、高尔基复合体不发达(图2-12)。在特定条件的刺激下(如创伤),纤维细胞又能再转变为成纤维细胞参与修复。

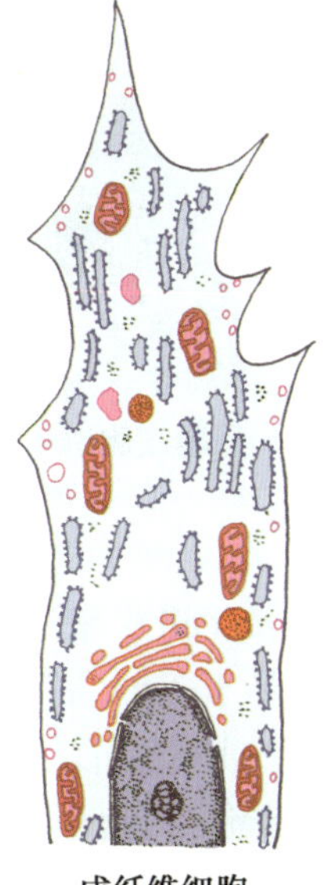

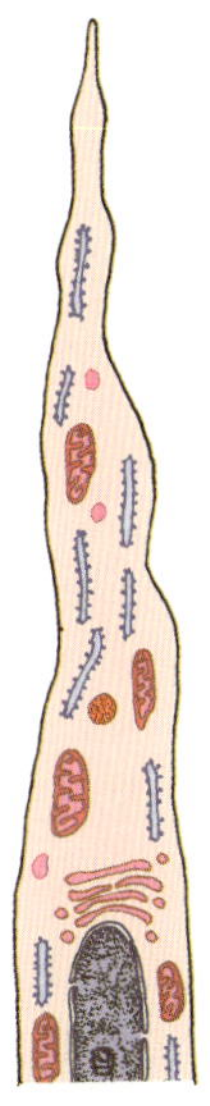

图2-12 成纤维细胞和纤维细胞超微结构模式图

知识拓展

伤口修复

因创伤造成的体表不同程度的细胞变性、坏死和组织缺损，从而出现伤口。伤口的修复必须通过细胞增生和细胞间基质的形成来进行组织修复。在伤口修复过程中，主要由来源于真皮乳头层的局部成纤维细胞和未分化的间充质细胞，以及血管周围的成纤维细胞和周细胞通过有丝分裂大量增殖来修复，其中成纤维细胞起着十分重要的作用，从第4d、第5d或第6d开始合成和分泌大量的胶原纤维和基质成分，与新生毛细血管等共同形成肉芽组织，填补伤口组织缺损，为表皮细胞的覆盖创造条件。在肉芽组织的基础上，由复层表皮的基底细胞分裂、增殖、迁移而覆盖，修复伤口。

（2）巨噬细胞（macrophage）：血液中的单核细胞进入结缔组织后分化形成，形态多样，随功能状态而改变，分布广泛。有两种状态：一种是功能活跃游走的巨噬细胞，常伸出较长的伪足而形态不规则；另一种是在疏松结缔组织内的巨噬细胞，又称为组织细胞（histiocyte），常沿纤维散在分布，在炎症和异物等刺激下活化成游走的巨噬细胞。

巨噬细胞的胞核较小，呈卵圆形或肾形，多为偏心位，着色深，核仁不明显，胞质丰富，多呈嗜酸性，含空泡和异物颗粒。电镜下，细胞表面有许多皱褶、小泡和微绒毛，胞质内含大量初级溶酶体、次级溶酶体、吞噬体、吞饮小泡和残余体（图2-13）。巨噬细胞具有趋化性定向运动和强大吞噬异物、细菌、衰老死亡细胞的功能；能捕获、处理和提呈抗原，参与和调节免疫应答；分泌溶菌酶、补体和细胞因子等多种生物活性物质。

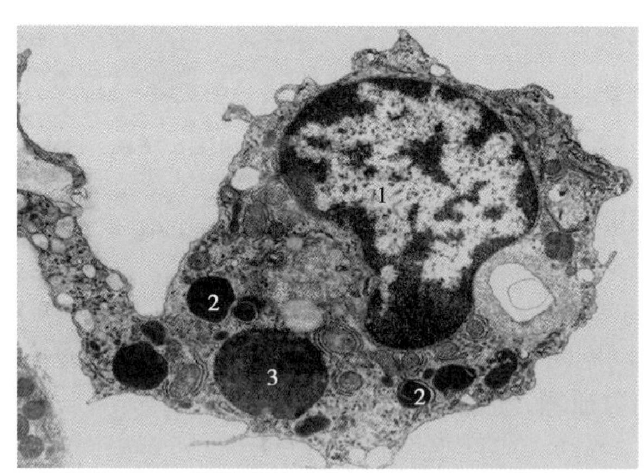

图2-13 巨噬细胞透射电镜像（吉林大学白求恩医学院 尹昕、朱秀雄图）

1. 细胞核；2. 溶酶体；3. 吞噬的衰老红细胞

（3）浆细胞（plasma cell）：来源于血液中的B淋巴细胞。通常在疏松结缔组织内较少，而在病原菌或异性蛋白易于入侵的部位（如消化道、呼吸道固有层结缔组织内及慢性炎症部位）较多。光镜下：呈圆形或椭圆形；细胞核圆形，位于细胞一侧，染色质呈粗块状，以核为中心呈辐射状排列，形似车轮；细胞质丰富，呈嗜碱性。电镜下：胞质内含有大量平行排列的粗面内质网和游离核糖体；核旁浅染区内有发达的高尔基复合体和中心体（图2-14）。浆细胞具有合成和分泌免疫球蛋白（抗体）的作用。

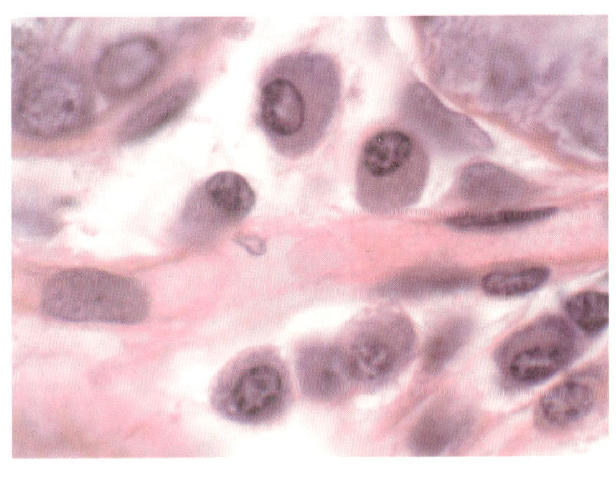

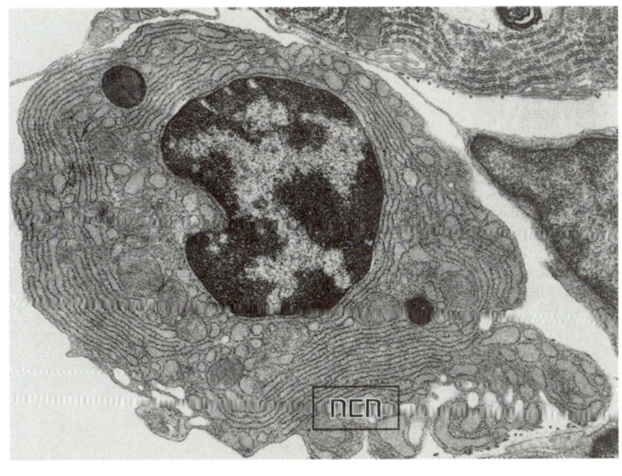

A　　　　B

图 2-14　浆细胞光镜和超微结构模式图

A. 光镜像；B. 透射电镜像

（4）肥大细胞（mast cell）：起源于骨髓，分布在小血管和小淋巴管周围。细胞呈圆形或卵圆形，较大；细胞核小，位于细胞中央，染色深；细胞质内含有白三烯及充满粗大的嗜碱性颗粒，颗粒具有水溶性和异染性，颗粒内含有肝素、组胺和嗜酸性粒细胞趋化因子等（图 2-15）。其中肝素有抗凝血作用；组胺和白三烯能使细支气管平滑肌收缩，使微静脉及毛细血管扩张，通透性增加，渗出增加，导致组织水肿；嗜酸性粒细胞趋化因子能吸引嗜酸性粒细胞到变态反应的部位。故肥大细胞与过敏反应的发生有关。

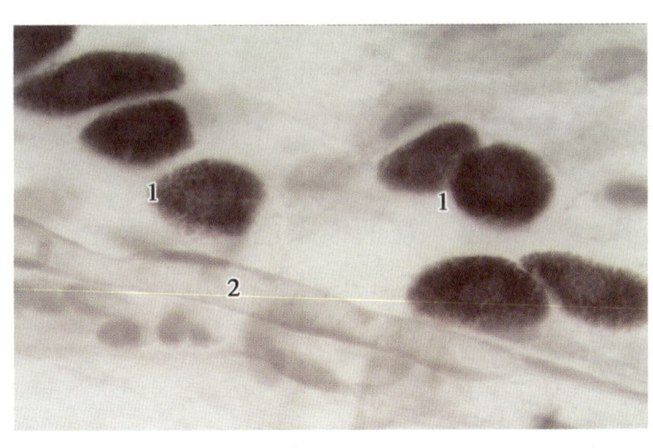

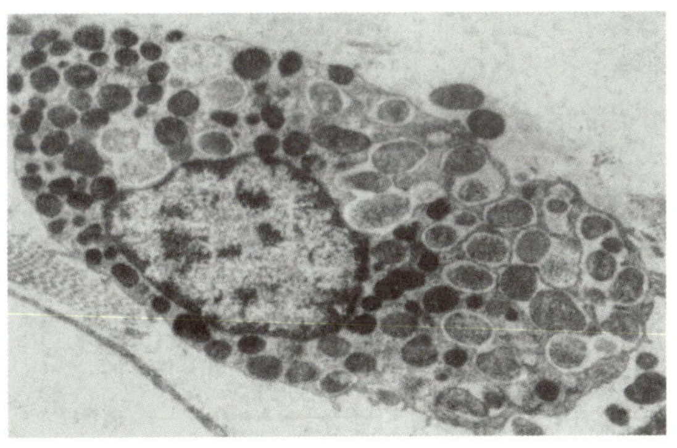

A　　　　B

图 2-15　肥大细胞超微结构

A. 光镜像（肠系膜铺片，硫堇染色　南华大学医学院图）；B. 透射电镜像

1. 肥大细胞　2. 血管

（5）脂肪细胞（fat cell）：单个或成群存在。细胞较大，呈圆形、椭圆形或多边形；胞质内充满脂滴；核呈扁圆形，连同部分胞质被挤压到细胞一侧，呈新月形。在 HE 标本中，脂滴被溶解，细胞呈空泡状（图 2-16）。脂肪细胞具有合成、贮存脂肪的功能，并参与脂类代谢。

（6）未分化的间充质细胞（undifferentiated mesenchymal cell）：数量极少，分化程度较低，形态与成纤维细胞相似，在 HE 染色标本上不易辨认。是保留在成体结缔组织内具有分化潜能的干细胞，在炎症与创伤时可增殖分化为成纤维细胞、脂肪细胞。常分布在小血管尤其是毛细血管周围，并能分化为血管壁的平滑肌和内皮细胞。

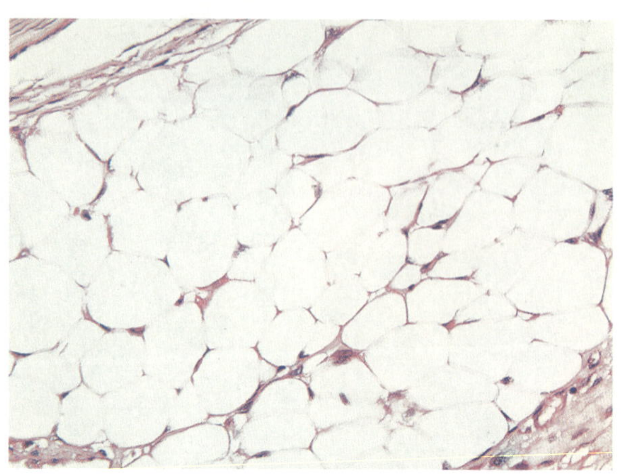

图 2-16　脂肪组织（广西医科大学图）

（7）白细胞（white blood cell，WBC）：血液内的白细胞，受趋化因子的吸引，常穿出毛细血管和微静脉，游走到疏松结缔组织内，行使其功能，参与免疫应答和炎症反应。

2. 细胞外基质（细胞间质）　包括纤维、基质和组织液。

（1）纤维（fiber）：位于基质内，有胶原纤维、弹性纤维、网状纤维三种。

1）胶原纤维（collagenous fiber）：数量最多，新鲜时呈白色，有光泽，故又称白纤维。HE 染色切片中呈嗜酸性，呈浅红色。纤维粗细不等，呈波浪形，并互相交织（图 2-11）。胶原纤维韧性较大，抗拉力强。

2）弹性纤维（elastic fiber）：新鲜时呈黄色，故又称黄纤维。在 HE 标本中，弱嗜酸性，着色浅，不易与胶原纤维区分（图 2-11）；但醛复红（aldehyde-fuchsin）或地衣红（orcein）能将弹性纤维染成紫色或棕褐色。弹性纤维较细，其分支交织成网，富于弹性，但韧性差、易断，断端常卷曲。

3）网状纤维（reticular fiber）：较细短，分支多，交织成网。在镀银染色时呈黑褐色，故又称为嗜银纤维（argyrophil fiber）（图 2-17）。主要分布于网状组织，在造血器官和内分泌腺的网状纤维，则构成其支架。

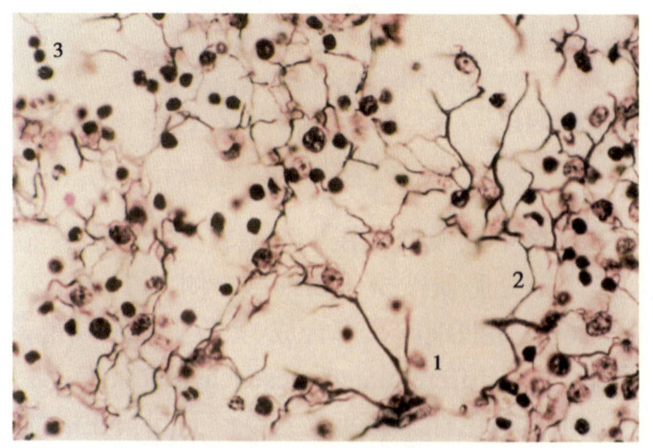

图 2-17　网状组织

1. 网状细胞　2. 网状纤维　3. 淋巴细胞（河北医科大学图）

疏松结缔组织细胞外基质（视频）

（2）基质（ground substance）：是由蛋白多糖和糖蛋白等生物大分子构成的无定形胶状物质，有一定黏稠性，分布在毛细血管与细胞和纤维之间，其内含有组织液。主要成分是蛋白多糖和水。

蛋白多糖（proteoglycan）是由蛋白质与大量多糖结合成的大分子复合物，其中多糖主要是透明质酸。蛋白多糖复合物的立体构型形成有许多微孔隙的分子筛，小于孔隙的水和溶于水的营养物、代谢产物、激素、气体分子等可以通过，便于血液与细胞之间进行物质交换。大于孔隙的大分子物质，如细菌等不能通过，使基质成为限制细菌扩散的防御屏障。溶血性链球菌和癌细胞等能产生透明质酸酶，破坏基质的防御屏障，致使感染和肿瘤浸润扩散。

糖蛋白（glycoprotein）是基质内另一类重要的生物大分子，与蛋白多糖相反，其主要成分是蛋白质。主要包括纤维黏连蛋白、层黏连蛋白和软骨黏连蛋白等。这类基质大分子不仅参与基质分子筛的构成，同时通过它们的连接和介导作用，影响细胞的附着和移动以及参与调节细胞的生长和分化。

（3）组织液（tissue fluid）：是从毛细血管动脉端渗入基质内的液体，经毛细血管静脉端和毛细淋巴管回流入血液或淋巴，组织液不断更新，有利于血液与细胞进行物质交换，成为组织和细胞赖以生存的内环境。当组织液的渗出、回流或机体水盐、蛋白质代谢发生障碍时，基质中的组织液含量可增多或减少，导致组织水肿或脱水。

（二）致密结缔组织

致密结缔组织（dense connective tissue）是一种以纤维为主要成分的固有结缔组织，纤维粗大，排列致密，细胞和基质少，以支持和连接为其主要功能。根据纤维的性质和排列方式，可区分为以下几种类型。

1. 规则的致密结缔组织　主要构成肌腱和腱膜。大量密集的胶原纤维顺着受力的方向平行排列成束，基质和细胞很少，位于纤维之间。细胞成分主要是腱细胞，它是一种形态特殊的成纤维细胞，胞体伸出多个薄翼状突起插入纤维束之间，胞核扁椭圆形，着色深（图 2-18A）。

2. 不规则的致密结缔组织　见于真皮、硬脑膜、巩膜及许多器官的被膜等，其特点是方向不一的粗大的胶原纤维彼此交织成致密的板层结构，纤维之间含少量基质和成纤维细胞（图 2-18B）。

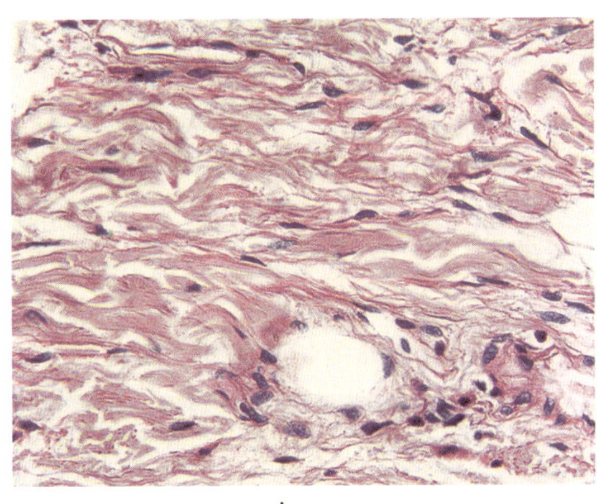

A

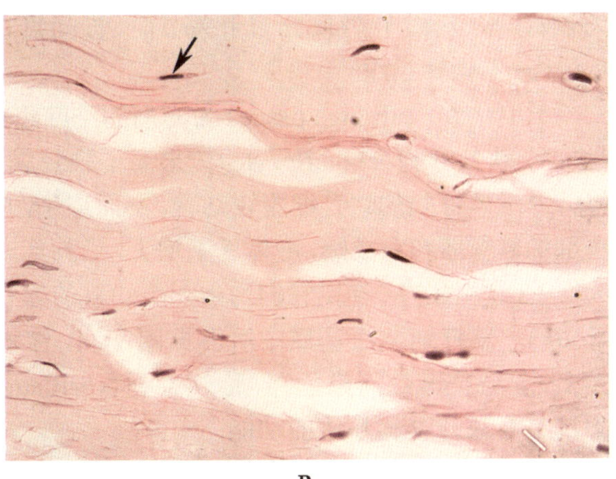

B

图 2-18　致密结缔组织（肌腱与腱细胞）（广西医科大学图）

A. 不规则致密结缔组织；B. 规则致密结缔组织

3. 弹性组织（elastic tissue）　以弹性纤维为主，粗大的弹性纤维平行排列成束，如项韧带和黄韧带，以适应脊柱运动；或编织成膜状，如弹性动脉中膜，以缓冲血流压力。

（三）脂肪组织

脂肪组织（adipose tissue）主要由大量群集的脂肪细胞构成，被疏松结缔组织分隔成小叶。主要分布于皮下、网膜和系膜等处，具有贮存脂肪、缓冲保护、参与体温调节和脂肪代谢等作用（见图 2-16）。

知识拓展

脂肪瘤

脂肪瘤是由成熟脂肪细胞所构成的一种常见表浅良性肿瘤。可发生于任何部位，表现为单个和多个皮下局限性肿块。常位于真皮深层、皮下层，呈球形、结节状或分叶状外观。包膜菲薄而完整，瘤体内被纤维组织分隔成多个大小不等的小叶，切面浅黄色、质软，脂肪油腻状，纤维性间隔内有血管分布。当纤维组织增多达瘤体切面一半左右，即称纤维脂肪瘤。若血管成分增多达瘤体切面一半左右，则称血管脂肪瘤。如果长得很大、感觉疼痛或影响美观时，可考虑手术切除。

（四）网状组织

网状组织（reticular tissue）是造血器官和淋巴器官的基本组织成分，由网状细胞、网状纤维和基质构成。网状细胞是有突起的星形细胞，相邻细胞的突起连接成网；胞核较大，呈圆或卵圆形，着色浅，常可见 1～2 个核仁；胞质较多，粗面内质网较发达。网状纤维由网状细胞产生，交织成网，成为网状细胞依附的支架。网状组织主要分布于造血器官和淋巴器官，为血细胞的发生和淋巴细胞的发育提供适宜的微环境（见图 2-17）。

二、软骨组织和软骨

软骨（cartilage）由软骨组织及其周围的软骨膜构成的器官。软骨是固态的结缔组织，略有弹性，能承受压力和耐摩擦，有一定的支持和保护作用。胎儿早期的躯干和四肢支架主要为软骨，至成体，软骨仅分布于关节面、椎间盘、某些骨连结部位、呼吸道及耳郭等处。

（一）软骨组织

软骨组织（cartilage tissue）为固态的结缔组织，由软骨细胞、基质及纤维构成（图 2-19）。

1. 软骨细胞（chondrocyte）　来源于软骨膜内的骨祖细胞，其形态随发育程度不同而有差异。靠近软骨膜的软骨细胞较幼稚，小而扁平，单个分布，具有旺盛的分裂增殖能力；愈邻近中央部的软骨细胞愈成熟，胞体逐渐增大，呈圆形或卵圆形，胞质丰富，弱嗜碱性，常成群分布，多为 2～8 个聚集在一起，它们均由一个幼稚的软骨细胞分化而来，故称为同源细胞群（isogenous group）。软骨细胞在基质中所占据的空间，称软骨陷窝。而陷窝周围的基质因含硫酸软骨素较多，呈强嗜碱性而染色深，称软骨囊（cartilage capsule），容纳软骨细胞（图 2-19B）。软骨细胞具有合成纤维和基质的功能。

2. 软骨基质（cartilage matrix）　即软骨细胞分泌的细胞外基质，由基质和纤维组成。基质包括水和软骨黏蛋白两种成分，呈凝胶状，渗透性好。基质内包埋有胶原纤维和弹性纤维，使软骨具有韧性或弹性；纤维成分的种类因软骨类型而异。

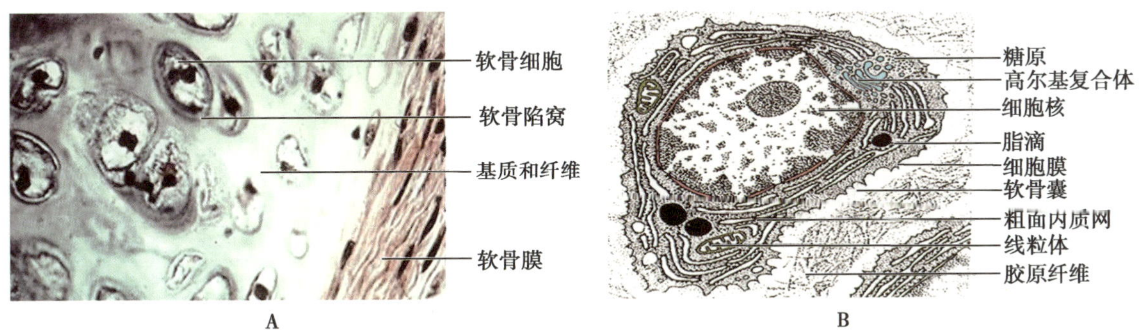

图 2-19 软骨组织与软骨细胞

A. 软骨组织光镜图；B. 软骨细胞超微结构模式图

（二）软骨膜

软骨膜（perichondrium）是覆盖于软骨表面的薄层致密结缔组织。外层的胶原纤维多，起保护作用；内层有较多梭形的骨祖细胞，可增殖分化为成软骨细胞。软骨膜对软骨有营养、生长和修复等作用（见图 2-19A）。

（三）软骨的分类

根据软骨组织所含纤维的不同，可将软骨分为透明软骨、纤维软骨和弹性软骨三种。

1. 透明软骨（hyaline cartilage） 纤维成分主要是交织排列的胶原原纤维，因纤维细小，染色、折光率与基质一致，在 HE 染色切片不能分辨，加之基质较丰富，含水量较多，使其新鲜时呈半透明状。主要分布于鼻、喉、气管、支气管、肋、关节等部位软骨（图 2-20A）。具有支持作用，有一定的弹性和韧性，抗压性强。

2. 弹性软骨（elastic cartilage） 基质中含有大量交织成网的弹性纤维，有较强的弹性。分布于耳郭和会厌等处（图 2-20B）。

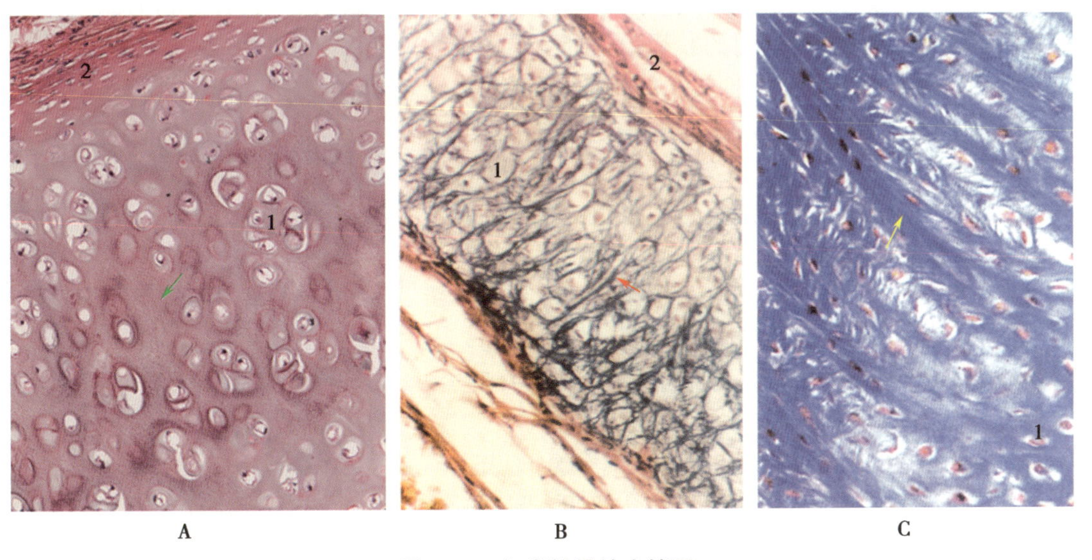

图 2-20 各类软骨的光镜图

A. 透明软骨（气管）；B. 弹性软骨（耳廓）（醛复红染色）；C. 纤维软骨（Mallory 三色染色）

1. 软骨细胞 2. 软骨膜

绿色箭头：软骨基质 红色箭头：弹性纤维 黄色箭头：胶原纤维

3. 纤维软骨（fibrous cartilage） 基质中含有大量平行或交叉排列的胶原纤维束；软骨细胞小而少，成行分布于胶原纤维束之间。分布于椎间盘、耻骨联合和关节盘等处。具有牢固的连接作用，韧性强，延展性好（图 2-20C）。

软骨（视频）

知识拓展

软骨隆鼻

软骨隆鼻主要是以自己身上的软骨组织（耳软骨、鼻中隔软骨、肋软骨）进行隆鼻。其优点是自身、自然，无副作用，不会产生排斥。软骨隆鼻成型后跟自然的鼻子没有任何区别，无论从视觉还是触摸上都与真实的鼻子毫无差异。对鼻尖、鼻小柱整形多半会采用耳软骨或者鼻中隔软骨，对鼻梁整形则采用肋软骨。

三、骨组织和骨

骨主要由骨组织、骨膜及骨髓构成。

（一）骨组织

骨组织（osseous tissue）由细胞和钙化的细胞外基质（骨基质）构成，是一种既坚硬又有一定韧性的结缔组织。骨组织是骨的主要成分，体内的钙约 99% 以钙盐的形式沉着在骨组织内，故骨组织是人体最大的钙磷库。骨具有支持、保护作用，同时也是血细胞的发生部位。

1. 骨基质（bone matrix） 亦称骨质，由有机成分、无机成分和极少量的水组成。有机成分包括大量的胶原纤维（90%）和少量无定形基质（10%），无定形基质主要成分蛋白多糖及其复合物，具有黏合胶原纤维的作用，对钙离子和羟基磷灰石由很强的亲和性，促进无机成分在骨组织中沉淀，形成骨盐。无机成分又称骨盐，主要成分羟基磷灰石结晶，约占骨组织重量的 65%。骨盐沉着于板层状排列的胶原纤维上，形成坚硬的骨板（bone lamella），为骨组织的特征性结构。同层骨板内的纤维相互平行，相邻骨板的纤维相互垂直，有效地增强了骨的强度和支持力。

2. 细胞 骨组织的细胞有：骨祖细胞、成骨细胞、骨细胞及破骨细胞（图 2-21）。

（1）骨祖细胞（osteoprogenitor cell）：又称骨原细胞，胞体小呈梭形，胞质弱嗜酸性。位于骨外膜和骨内膜贴近骨质处，为干细胞，可增殖分化为成骨细胞。促进骨组织生长及改建。

（2）成骨细胞（osteoblast）：分布在骨组织的表面。胞体较大，呈立方形或矮柱状，核大而圆，胞质嗜碱性。电镜下，胞质内含有大量的粗面内质网和高尔基复合体。成骨细胞产生的胶原纤维和基质，形成类骨质（osteoid），钙化后成为坚硬的骨基质。成骨细胞被包埋于骨基质中，转变为骨细胞。

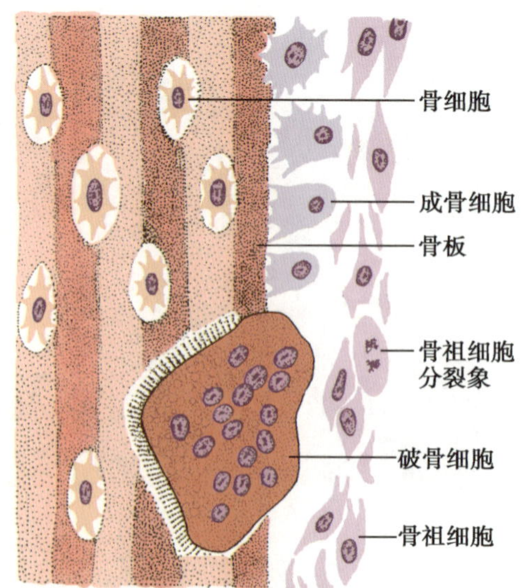

图 2-21 骨组织的各种细胞

(3) 骨细胞(osteocyte):单个分布在骨板内或骨板间。胞体小,呈扁椭圆形,有许多细长突起。胞体所在腔隙,称骨陷窝(bone lacuna);突起所在腔隙,称骨小管(bone canaliculus)。骨小管彼此通连,相邻骨细胞突起之间有缝隙连接,骨陷窝和骨小管内含组织液,营养骨细胞并输送代谢产物。

(4) 破骨细胞(osteoclast):散在分布在骨组织表面,为多个单核细胞融合形成。细胞数量少,体积大,胞核量多,胞质嗜酸性。电镜下,细胞贴骨质一侧有皱褶缘(微绒毛),皱褶缘侧多突起,皱褶缘深面有许多吞噬泡;胞质中溶酶体和线粒体发达。破骨细胞释放多种水解酶和有机酸,具有溶解和吸收骨基质,释放钙离子的作用。

骨组织(视频)

破骨细胞和成骨细胞相辅相成,共同完成骨的生长和改建过程;参与血钙浓度的调节。

(二) 长骨结构

长骨由骨松质、骨密质、骨膜、关节软骨及血管、神经等构成。

1. 骨松质(spongy bone) 分布于长骨骺部,是由大量针状或片状的骨小梁相互交织形成的多孔隙网架结构,网眼中充满红骨髓。

2. 骨密质(compact bone) 主要分布于长骨的骨干,由骨板构成。根据骨板排列方式的不同,分为四种骨板(图2-22)。

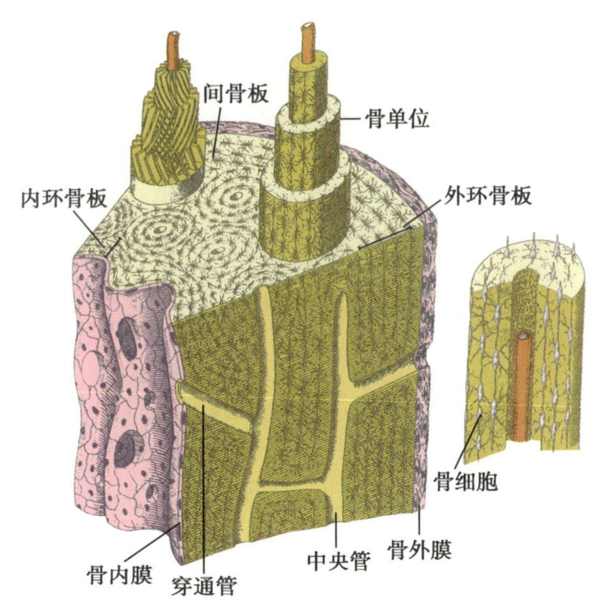

图2-22 长骨骨干结构模式图

长骨结构(视频)

(1) 外环骨板(outer circumferential lamella):环形排列于骨干的外周面,为厚而规则的骨板,有10~20层。

(2) 内环骨板(internal circumferential lamella):环形排列于骨干的骨髓腔面,为薄而不规则的骨板。

内、外环骨板内有横向穿行沟通骨髓腔和骨表面的穿通管。是血管、淋巴管和神经进出骨的通道,在骨表面形成滋养孔。

(3) 骨单位(osteon):又称哈弗斯系统(Haversian system),在内、外环骨板之间,由骨板围绕中央管呈同心圆排列而成的长柱状结构，是骨密质的基本结构单位（图 2-23）。骨单位的中央是纵行的中央管，又称哈弗斯管。中央管周围是 10～20 层呈同心圆排列的骨板，又称哈弗斯骨板。中央管与穿通管相通，是血管和神经的通道。

（4）间骨板（interstitial lamella）：是充填在骨单位间或骨单位与环骨板间的不规则骨板。是骨生长和改建过程中骨单位或环骨板未被吸收的残留骨板。

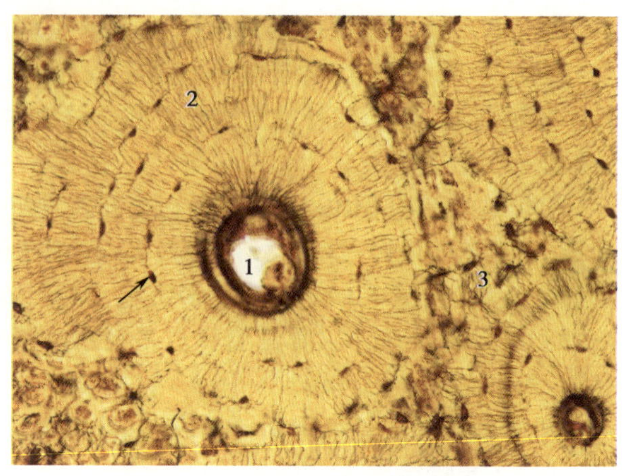

图 2-23　哈弗斯系统（长骨横切面）
1. 中央管　2. 骨小管　3. 间骨板　↑骨细胞
（吉林医药学院　窦肇华图）

3. 骨膜（periosteum）　除关节面的部分外，在骨的内、外表面被覆的纤维结缔组织，称骨膜，含有丰富的血管和神经，对骨的营养、生长和修复有重要作用。位于骨外表面的骨膜，称骨外膜（periosteum），可分为内、外两层，外层致密有许多胶原纤维束穿入骨质，使之固着于骨面。内层疏松有成骨细胞和破骨细胞，具有产生新骨质、破坏原骨质和重塑骨的功能，幼年期骨细胞功能活跃，促进骨的生长；成年时处于相对静止状态。但当骨发生损伤，如骨折时，骨膜又重新启动成骨功能，促进骨折的修复愈合。如骨外膜剥离太多或损伤过大，则骨折愈合困难。

衬在骨髓腔内面和骨松质间隙内的骨膜，称骨内膜（endosteum），是一层菲薄的结缔组织，也含有成骨细胞和破骨细胞，有造骨和破骨的功能。

知识拓展

骨质疏松

骨质疏松是一种以低骨量和骨组织微结构破坏为特征，导致骨质脆性增加和易于骨折的全身性骨代谢性疾病。常见于老年人，但各年龄时期均可发病。骨质疏松可分为原发性和继发性两类，其中继发性骨质疏松是由于各种全身性或内分泌代谢性疾病引起的骨组织含量减少。常常在不知不觉中发生椎体压缩骨折，也可因咳嗽、打喷嚏、轻微外伤等诱发椎体骨折。早期发现主要是依靠骨密度检查。早期干预措施是多吃含钙食物、药物补充钙与维生素 D_3，若发生骨折时可行手术治疗。

（三）骨的发生

骨的发生包括膜内成骨和软骨内成骨两种方式。

1. 膜内成骨（intramembranous ossification）　从胚胎第 8 周开始，部分中胚层的间充质分化为骨祖细胞，再继续分化为成骨细胞，产生骨胶原纤维和基质形成膜状类骨质，然后骨化中心出现，膜不断扩展和钙不断沉积而成骨。破骨细胞将已形成的骨质按计划进行破坏与吸收，成骨细胞再将其改造和重建，如此不断进行，最终塑造成体骨的形态。此种成骨方式见于一些扁骨和不规则骨。

2. 软骨内成骨（endochondral ossification）　胚胎早期在形成骨的部位，间充质内先形成软骨雏形，之后在骨领形成的同时形成红骨髓，当原发骨化点（初级骨化中心）形成后，其中心部位被破骨细胞溶解而形成骨髓腔；胎儿出生前后，长骨骺处出现继发骨化点（次级骨化中心），在骺部开始造骨。由于骨膜、原发骨化点和继发骨化点不断造骨，使骨干不断加长加粗；近成年时，骺软骨停止增长，全部骨化，骨干与骺之间遗留一骺线。骺形成关节面部分的软骨保留下来成为关节软骨，终身不骨化。全身各骨骨化点的出现及干骺愈合均发生在发育的特定时间。长、短骨和一些不规则骨以此种方式成骨（图2-24）。

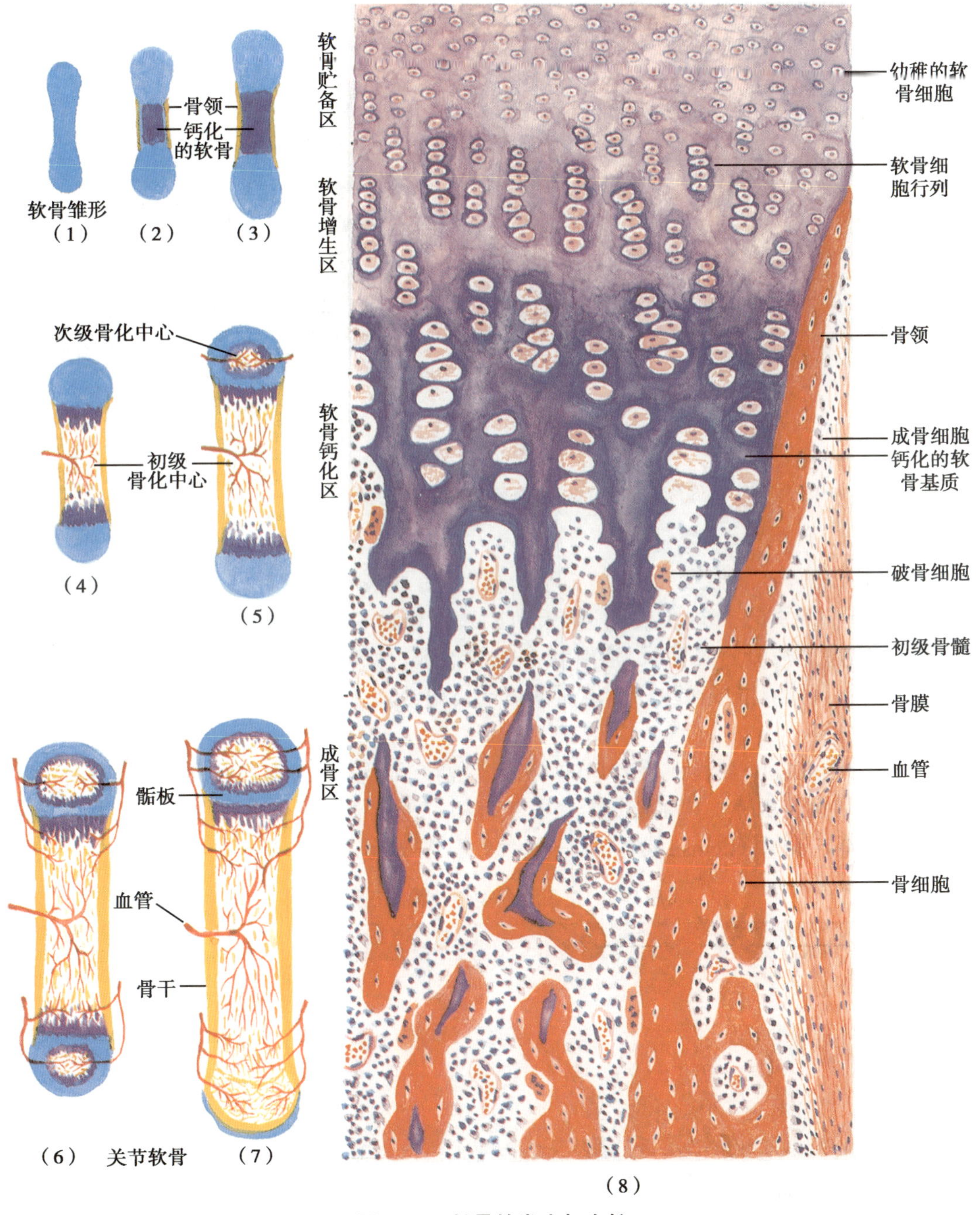

图2-24 长骨的发生与生长

（1）～（7）示软骨内成骨及长骨生长 （8）示软骨被骨取代过程

四、血液

血液（blood）为心血管内流动的红色液体，约占体重的7%，在成人循环血容量约5L。血液由血浆和血细胞组成。抗凝后的血液经自然沉降或离心沉淀后，在垂直试管中被分为三层：上层为淡黄色的血浆，中间的薄层为白细胞和血小板，下层为红细胞（图2-25）。血液保持一定的比重（1.050～1.060）、pH（7.3～7.4）、渗透压（313mOsm）、黏滞性和化学成分，以维持各种组织和细胞生理活动所需的适宜条件。

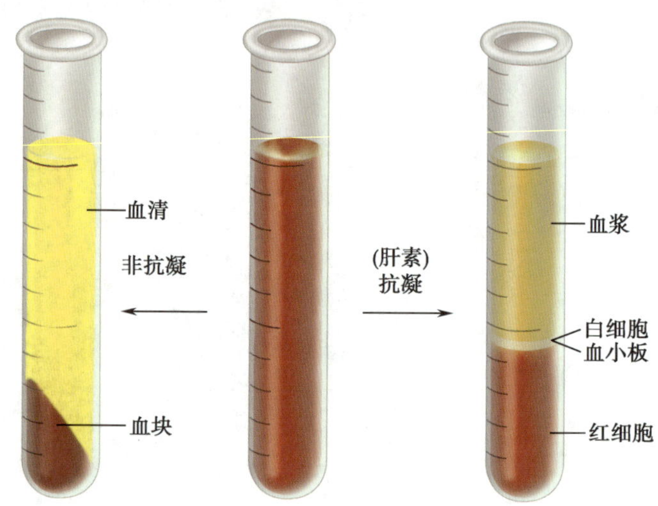

图2-25　血浆与血细胞比积

（一）血浆

血浆（plasma）相当于结缔组织的细胞间质，约占血液容积的55%，其中90%是水，其余10%为血浆蛋白（白蛋白、球蛋白、纤维蛋白原）、脂蛋白、脂滴、无机盐、酶、激素、维生素和各种代谢产物。血液流出血管后，溶解状态的纤维蛋白原转变为不溶解状态的纤维蛋白，与血小板、血细胞共同凝固成血块。血液凝固后即析出淡黄色清亮的液体，称血清（serum）。

（二）血细胞

血细胞（blood cell）约占血液容积的45%，包括红细胞、白细胞和血小板。在正常生理情况下，血细胞和血小板有一定的形态结构，并有相对稳定的数量。血细胞形态结构的光镜观察，通常采用Wright或Giemsa染色的血涂片标本（图2-26、表2-3）。

表2-3　血细胞分类和计数的正常值

血细胞			正常值
红细胞			男：$(4.0\sim5.5)\times10^{12}$/L 女：$(3.5\sim5.0)\times10^{12}$/L
白细胞			$(4.0\sim10)\times10^{9}$/L
	有粒细胞	中性粒细胞	50%～70%
		嗜酸性粒细胞	0.5%～3%
		嗜碱性粒细胞	0～1%
	无粒细胞	单核细胞	3%～8%
		淋巴细胞	25%～30%
血小板			$(100\sim300)\times10^{9}$/L

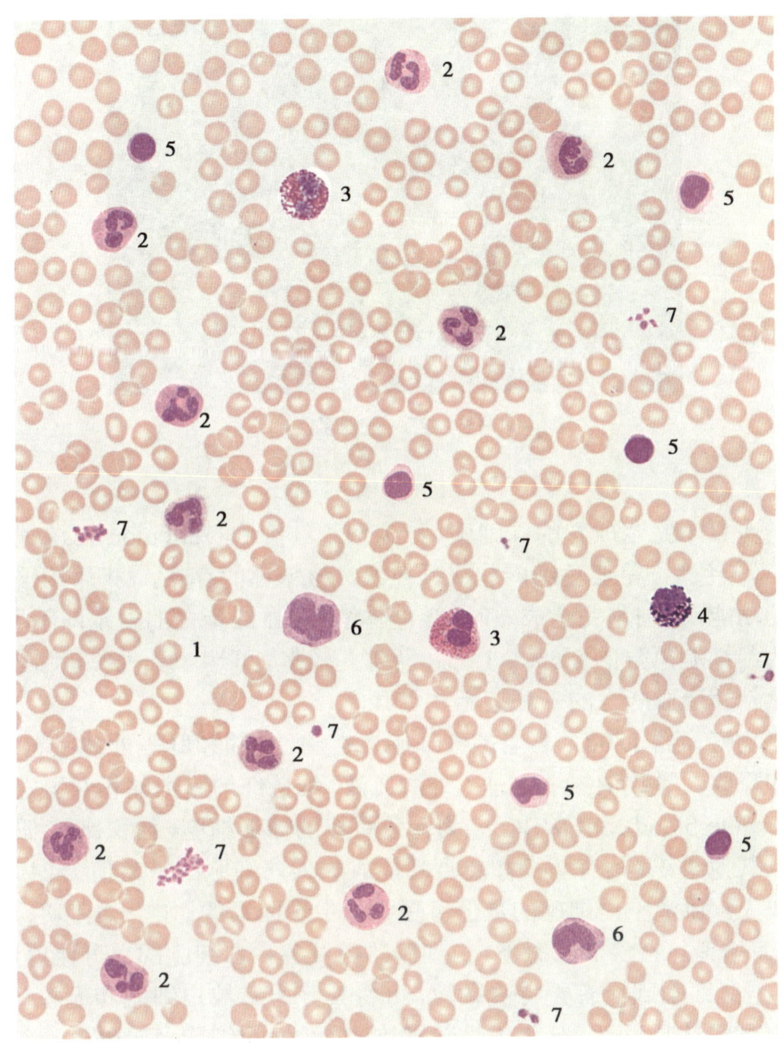

图 2-26 血细胞（Wright 染色）

1. 红细胞；2. 中性粒细胞；3. 嗜酸性粒细胞；4. 嗜碱性粒细胞；
5. 单核细胞；6. 淋巴细胞；7. 血小板

1. 红细胞（red blood cell，RBC） 直径 7～8.5μm，呈双凹圆盘状，中央较薄，周缘较厚，故在血涂片标本中呈中央染色较浅、周缘较深（图 2-26、图 2-27）。红细胞的这种形态使它具有较大的表面积，从而能最大限度地适应其功能——携 O_2 和 CO_2。新鲜单个红细胞为黄绿色，大量红细胞使血液呈猩红色，而且多个红细胞常叠连一起呈串钱状，称红细胞缗线。

成熟红细胞无细胞核和细胞器，胞质内充满血红蛋白（hemoglobin，Hb）。正常成人血液中血红蛋白含量相对稳定：男性 120～160g/L，女性 110～150g/L，具有结合与运输 O_2 和 CO_2 的功能。红细胞的形态和数目的改变以及血红蛋白的质和量的改变超出正常范围，则表现为病理现象。一般认为红细胞数少于 300×10^{12}/L、血红蛋白低于 100g/L，则称为贫血（anemia）。红细胞质膜上有血型抗原 A 和（或）血型抗原 B，构成人类的 ABO 血型抗原系统，在临床输血中具有重要意义。当血液渗透压降低、异型输血及其他因素损害红细胞时，可导致红细胞破裂，血红蛋白逸出，称为溶血（hemolysis）。

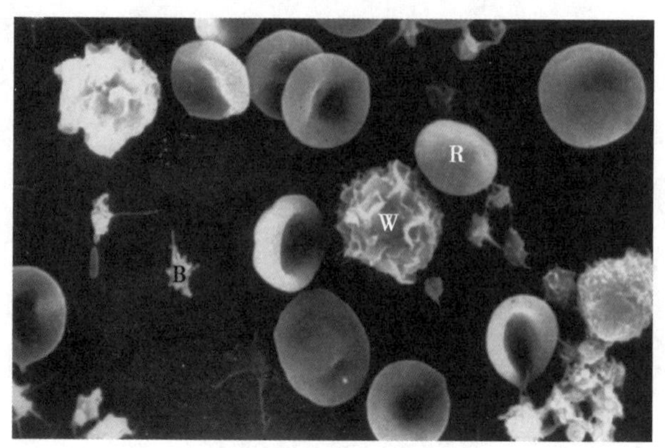

图 2-27 红细胞

红细胞（视频）

外周血中有少量未完全成熟的红细胞，称为网织红细胞（reticulocyte）。胞质内残留少量核糖体，用煌焦蓝染色后，呈蓝色细网状或颗粒状。核糖体的存在，表明网织红细胞仍有一些合成血红蛋白的功能，红细胞完全成熟时，核糖体消失，血红蛋白的含量即不再增加。在成人网织红细胞约为红细胞总数的 0.5%～1.5%，新生儿较多，可达 3%～6%。临床上网织红细胞计数常作为衡量骨髓造血能力的一项指标。

红细胞的平均寿命约 120d。衰老的红细胞多在脾、骨髓和肝等处被巨噬细胞吞噬，同时由红骨髓生成和释放同等数量红细胞进入外周血液，维持红细胞数的相对恒定。

2. 白细胞（white blood cell，WBC） 为无色有核的球形细胞，体积比红细胞大，能变形穿过毛细血管进入其他组织，具有防御和免疫功能。成人白细胞的正常值为（4.0～10）$\times 10^9$/L，婴幼儿稍高于成人。血液中白细胞的数值可受各种生理因素的影响，如劳动、运动、饮食及妇女月经期，均略有增多。在疾病状态下，白细胞总数及各种白细胞的百分比值皆可发生改变。

光镜下，根据白细胞胞质有无特殊颗粒，可将其分为有粒白细胞和无粒白细胞两类。有粒白细胞又根据颗粒的嗜色性，分为中性粒细胞、嗜酸性粒细胞及嗜碱性粒细胞。无粒白细胞有单核细胞和淋巴细胞两种。

（1）中性粒细胞（neutrophilic granulocyte）：数量最多，占白细胞总数的 50%～70%，细胞呈球形，直径 10～12μm，核染色质呈团块状。核的形态多样，有的呈腊肠状，称杆状核；有的呈分叶状，叶间有细丝相连，称分叶核。细胞核一般为 2～5 叶，正常人以 2 叶或 3 叶者居多（图 2-28A）。在某些疾病情况下，核 1 叶或 2 叶的细胞百分率增多，称为核左移；核 4 叶或 5 叶的细胞增多，称为核右移。胞质丰富，染成粉红色，含有两种颗粒：①嗜天青颗粒，较大，着色略深，呈紫色，约占颗粒总数的 20%，是一种含有酸性磷酸酶和过氧化物酶的溶酶体，能消化分解吞噬的异物；②特殊颗粒，呈哑铃形或椭圆形，较小，呈淡红色，约占颗粒总数的 80%，内含碱性磷酸酶、吞噬素、溶菌酶等，吞噬素具有杀菌作用，溶菌酶能溶解细菌表面的糖蛋白。

中性粒细胞具有很强的趋化性作用、变形运动和吞噬功能。在吞噬、处理细菌的过程中，自身也常变性坏死，成为脓细胞，与坏死组织及细菌一起成为脓液。

（2）嗜酸性粒细胞（eosinophilic granulocyte）：占白细胞总数的 0.5%～3%，直径 10～15μm。核常为 2 叶，胞质内充满粗大、分布均匀、染成橘红色的嗜酸性颗粒。电镜下，颗粒多呈椭圆形（图 2-28B），内含颗粒状基质和方形或长方形晶体，并含有酸性磷酸酶、芳基硫酸酯酶、过氧化物酶和组胺酶等。嗜酸性粒细胞具有趋化性，也能做变形运动。它能吞噬抗原抗体复合物，释放组胺酶灭活组胺，从而减弱过敏反应。嗜酸性粒细胞还能借助抗体与某些寄生虫表面结合，释放颗粒内物质，杀灭寄生虫。故在过敏性疾病或寄生虫病时，血液中嗜酸性粒细胞增多。

（3）嗜碱性粒细胞（basophilic granulocyte）：数量最少，占白细胞总数 0～1%，细胞呈球形，直径 10～12μm。细胞核呈 S 形或不规则，细胞质中含有染成紫蓝色、大小不等、分布不均的嗜碱性颗粒（图 2-28C）。颗粒内含组胺和肝素，可快速释放；而白三烯则存在于细胞基质内，释放缓慢。组胺和白三烯参与过敏反应，肝素具有抗凝血作用。嗜碱性粒细胞的功能与肥大细胞相似。

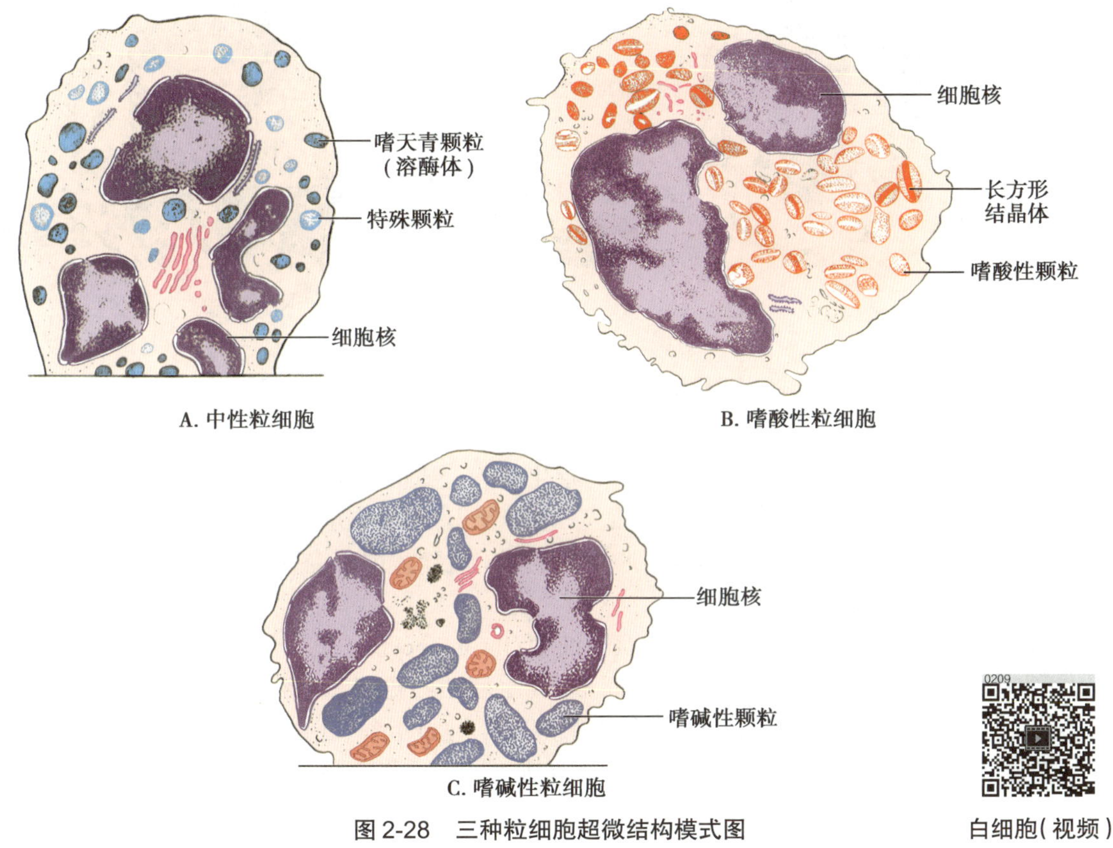

图 2-28　三种粒细胞超微结构模式图

白细胞（视频）

（4）淋巴细胞（lymphocyte）：占白细胞总数的 25%～30%，呈圆形或椭圆形，大小不等。直径 6～8μm 的为小淋巴细胞，9～12μm 的为中淋巴细胞，13～20μm 的为大淋巴细胞。外周血中小淋巴细胞数量最多，细胞核圆形，一侧常有小凹陷，染色质致密呈块状，着色深，核占细胞的大部，胞质很少，在核周成一窄缘，嗜碱性，染成蔚蓝色，含少量嗜天青颗粒。少数大、中淋巴细胞的核呈肾形，胞质内含有较多的大嗜天青颗粒，称为大颗粒淋巴细胞。电镜下，淋巴细胞的胞质内主要是大量的游离核糖体，其他细胞器均不发达（图 2-29A）。

根据它们的发生部位、表面特征、寿命长短和免疫功能的不同，至少可分为：T 细胞、B 细胞、杀伤（K）细胞和自然杀伤（NK）细胞等四类，其中 T 细胞参与细胞免疫，B 细胞受抗原刺激后增殖分化为浆细胞，产生抗体，参与体液免疫（详见免疫系统）。

（5）单核细胞（monocyte）：是白细胞中体积最大的细胞，占白细胞总数的 3%～8%。细胞呈圆形或椭圆形，直径 14～20μm；胞核形态多样，呈卵圆形、肾形、马蹄铁形或不规则形等，常偏心，因染色质颗粒细而松散，故着色较浅；胞质较多，呈弱嗜碱性，含有许多细小的嗜天青颗粒，使胞质染成深浅不匀的灰蓝色（图 2-29B）。颗粒内含有过氧化物酶、酸性磷酸酶、非特异性酯酶和溶菌酶。电镜下，细胞表面有皱褶和微绒毛，胞质内有许多吞噬泡、线粒体和粗面内质网，颗粒具有溶酶体样结构。

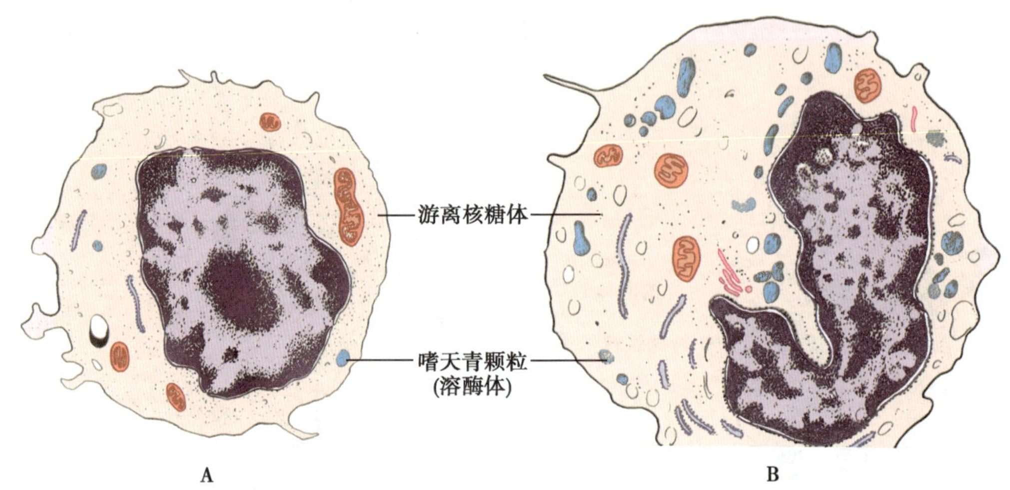

图 2-29 淋巴细胞（A）与单核细胞（B）超微结构模式图

单核细胞具有活跃的变形运动、明显的趋化性和一定的吞噬功能。单核细胞是巨噬细胞的前身，它在血流中停留 1～2d 后，穿出血管进入组织和体腔，分化为巨噬细胞。单核细胞和巨噬细胞都能消灭侵入机体的细菌，吞噬异物颗粒，消除体内衰老损伤的细胞，并参与免疫，但其功能不及巨噬细胞强。

3. 血小板（blood platelet） 或称为血栓细胞（thrombocyte），正常值为（100～300）× 10^9/L。是骨髓中巨核细胞胞质脱落下来的碎片而形成，呈双凸圆盘状，无核，有完整的细胞膜，直径 2～4μm；当受到机械或化学刺激时，则伸出突起，呈不规则形。在血涂片中，血小板常呈多角形，聚集成群（见图 2-26、图 2-30）。周边部呈均质浅蓝色，称透明区（hyalomere）；血小板中央部分有着蓝紫色的颗粒，称颗粒区（granulomere）。颗粒内含血小板凝血因子，在止血和凝血过程中起重要作用。

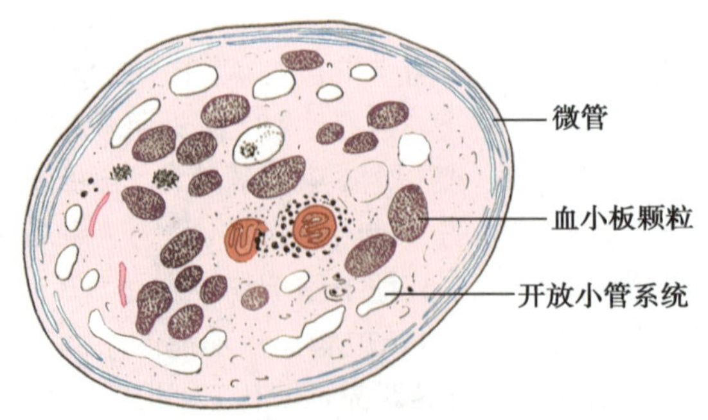

图 2-30 血小板超微结构模式图

血小板（视频）

知识拓展

血常规指标判读

红细胞计数(RBC):高值时可能患红细胞增多症;低值时可能为贫血。

血红蛋白测定(Hb):高值时可能为红细胞增多症,心输出量减少;低值时可能为低血色素性贫血或缺铁性贫血。

血细胞比容(HCT):高值时可能有脱水症或红细胞增多症;低值时则可能有贫血。

平均红细胞容积(MCV):高值时见于红细胞过大,见于缺乏维生素 B_{12} 和叶酸的贫血、巨红细胞症、长期口服避孕药、停经妇女及老人;低值时见于红细胞较小,见于缺铁性贫血、地中海型贫血以及慢性疾病造成的贫血。

平均红细胞血红蛋白浓度(MCHC):除了遗传性球形红细胞症外,MCHC 不大于 360g/L;MCHC 降低则见于缺铁性贫血和地中海型贫血。

红细胞体积分布宽度(RDW):当红细胞大小相差较大时,RDW 会上升,可作为诊断贫血的参考指标。

白细胞计数(WBC):高值时可能为身体部位发炎、白血病、组织坏死等;但孕妇、新生儿及激烈运动过后亦会偏高。低值时可能为病毒感染、再生障碍性贫血及自体免疫疾病。

(1)中性粒细胞:偏高,可能是细菌感染、炎症或骨髓增殖症;偏低,可能有再生障碍性贫血或某些药物的副作用。

(2)嗜酸性粒细胞增多,可能有过敏、寄生虫感染、各种皮肤病、恶性肿瘤或白血病。

(3)嗜碱性粒细胞增多,可能有慢性粒细胞性白血病、骨髓增殖性疾病。

(4)单核细胞增多:可能在急性细菌感染的恢复期、单核细胞性白血病。

(5)淋巴细胞:增多,可能感染滤过性病毒或结核菌;减少,可能有免疫缺乏病、再生障碍性贫血。而在急性感染症的初期,中性粒细胞增加时,淋巴细胞百分比会相对减少。

血小板计数(PLT):高值时可能与红细胞增多症、慢性骨髓性白血病、骨髓纤维化、脾脏切除、慢性感染症或急性感染恢复期有关。血小板值过低时可能有出血倾向、凝血情形不良的再生障碍性贫血。

(三)血细胞的发生

血细胞最早发生于胚胎第 3 周初卵黄囊壁的血岛,血岛中央的细胞分化为造血干细胞,胚胎第 6 周,从卵黄囊迁入肝的造血干细胞开始造血,第 4～5 个月脾内造血干细胞增殖分化产生各种血细胞。从胚胎后期至生后终身,造血干细胞迁入骨髓,使之成为主要的造血器官。

血细胞的发生时造血干细胞在一定的微环境和某些因素的调节下,先增殖分化为各类血细胞的祖细胞,然后再定向增殖、分化成为各种成熟血细胞的过程。

1. 造血干细胞(hemopoietic stem cell) 是生成各种血细胞的原始细胞,又称多能干细胞(multipotential stem cell)。具有三个基本特性:①有旺盛的增殖潜能,在特定条件下能反复分裂,大量增殖;②有多向分化能力,在一些因素的作用下能分化形成不同的祖细胞;③有自我复制能力,即细胞分裂后的子代细胞仍具原有特征,故造血干细胞可终身保持恒定的数量。

2. 造血祖细胞(hemopoietic progenitor cells) 是一种由造血干细胞分化而形成的具有增殖能力的细胞,但已失去多向分化能力,只能向一个或几个血细胞系定向增殖分化,故也称定向干细胞(committed stem cell)。目前已确认的造血祖细胞有:①红细胞系造血祖细胞,必须在红细胞生成素作用下才能形成红细胞集落,生成红细胞;②粒细胞 - 单核细胞系造血祖细胞,需在粒细胞生成素作用下形成该种细胞的集落,生成粒细胞和单核细胞;③巨核细胞系造血祖细胞,需在血小板生成素作用下形成巨核细胞集落,生成血小板。

3. 血细胞发生过程的形态变化规律 血细胞的发生是一连续发展过程,各种血细胞的发育大致可分为三个阶段:原始阶段、幼稚阶段(又分早、中、晚三期)和成熟阶段。通过骨髓涂片检查,为临床血液疾病的诊断提供重要依据。

血细胞发生过程中的形态变化规律(图 2-31):①胞体由大变小,而巨核细胞的发生则由小变大。②胞核由大变小,红细胞的核最后消失,粒细胞的核由圆形逐渐变成杆状乃至分叶,巨核细胞的核由小变大呈分叶状;核内染色质由细疏逐渐变粗密,核仁由明显渐至消失;核的着色由浅变深。③胞质的量由少逐渐增多,胞质嗜碱性逐渐变弱,但单核细胞和淋巴细胞仍保持嗜碱性;胞质内的特殊结构如红细胞中的血红蛋白、粒细胞中的特殊颗粒均由无到有,并逐渐增多。④细胞分裂能力从有到无,但淋巴细胞仍有很强的潜在分裂能力。

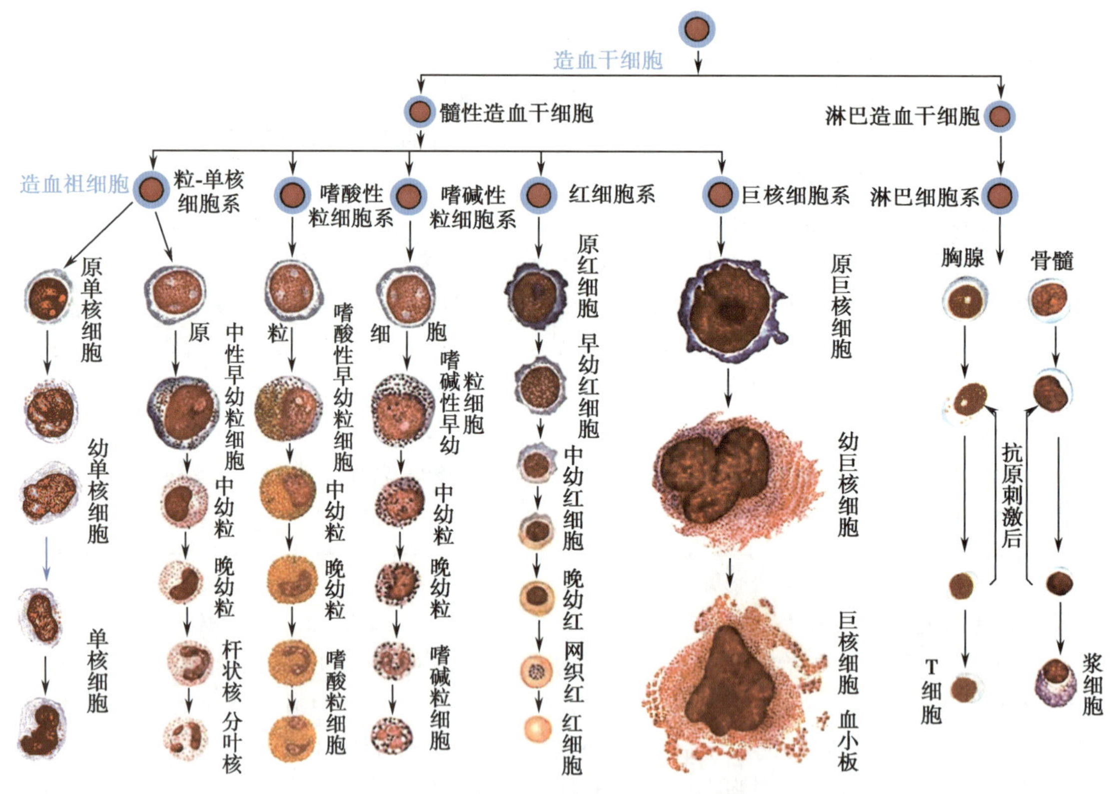

图 2-31 造血干细胞的形态变化规律

第三节 肌 组 织

肌组织(muscle tissue)由具有舒缩功能的肌细胞构成。肌细胞之间有少量的结缔组织、血管、淋巴管及神经。肌细胞呈长纤维形,又称为肌纤维(muscle fiber)。肌纤维的细胞膜称肌膜（sarcolemma）；细胞质称肌质（sarcoplasm）；细胞质内的滑面内质网称肌质网（sarcoplasmic reticulum）；肌质中有许多与细胞长轴相平行排列的肌丝（myofilament），它们是肌纤维舒缩功能的主要物质基础。

根据结构和功能的特点，将肌组织分为三类：骨骼肌、心肌和平滑肌。骨骼肌和心肌属于横纹肌，平滑肌纤维无横纹。骨骼肌受躯体神经支配，为随意肌；心肌和平滑肌受自主神经支配，为不随意肌。

一、骨骼肌

骨骼肌（skeletal muscle）借肌腱附着在骨骼上。主要分布于躯干和四肢，每块肌肉均由许多平行排列的骨骼肌纤维组成，其周围被结缔组织所包裹。包裹在整块肌外面的致密结缔组织为肌外膜（epimysium）；肌外膜的结缔组织伸入肌内，分隔和包围大小不等的肌束，形成肌束膜（perimysium）；包裹在每条肌纤维周围的少量结缔组织为肌内膜（endomysium）。结缔组织内有血管、神经分布（图 2-32），对骨骼肌有支持、连接、营养和保护的作用。

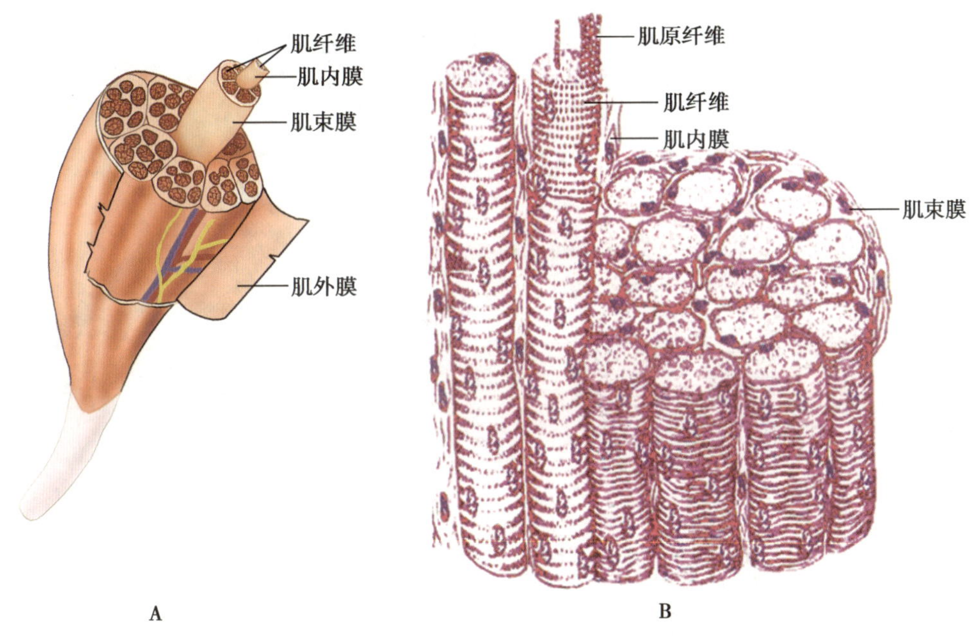

图 2-32 骨骼肌与骨骼肌纤维结构模式图

A. 一块骨骼肌；B. 一个肌束

（一）骨骼肌纤维的光镜结构

骨骼肌纤维为长柱状的多核细胞（见图 2-32B、图 2-33），长 1～40mm，直径 10～100μm。核呈扁椭圆形，染色较浅，有数个至几百个，位于肌质的周边，紧贴肌膜。肌质内含有肌红蛋白以及许多细丝状的肌原纤维（myofibril），沿细胞长轴平行排列，每条肌原纤维上都有明带（I 带）和暗带（A 带）交替规则排列，因此，在肌纤维上呈现出规则的明暗相间的横纹（图 2-34）。暗带中央有一条浅色窄带称 H 带；H 带中央还有一条深 M 线；明带中央则有一条深色的细线称 Z 线；两条相邻 Z 线之间的一段肌原纤维称为肌节（sarcomere），是骨骼肌收缩的基本结构单位，每个肌节都由 1/2 明带 + 暗带 + 1/2 明带所组成。在骨骼肌纤维的横切面上，肌原纤维呈点状，聚

骨骼肌（视频）

集为许多小区，称孔海姆区（Cohnheim field）。在骨骼肌纤维表面与基膜之间有一种扁平有突起的细胞，称肌卫星细胞（muscle satellite cell），当肌纤维受损伤后，可分化形成肌纤维。

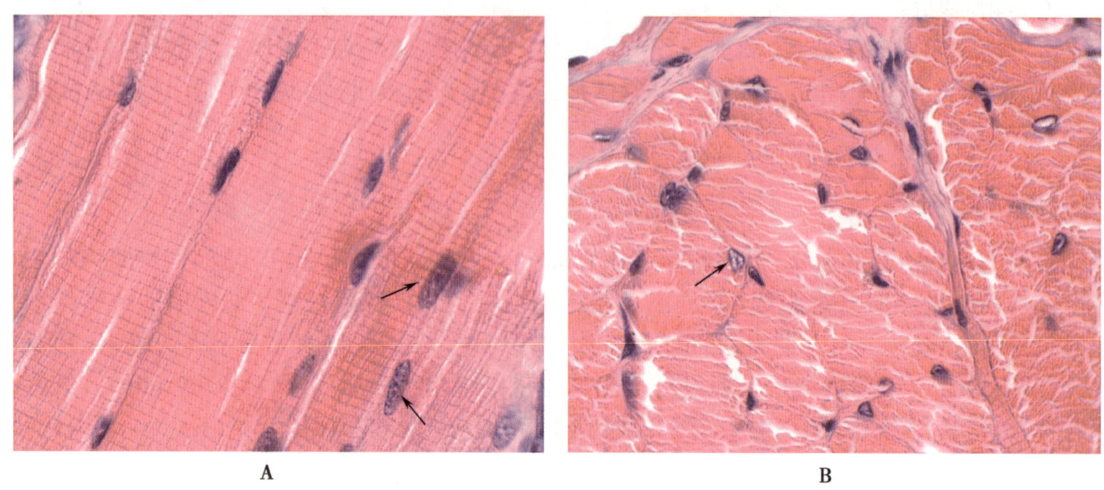

图 2-33　骨骼肌纤维切面模式图

A. 纵切面；B. 横切面　↑肌细胞核

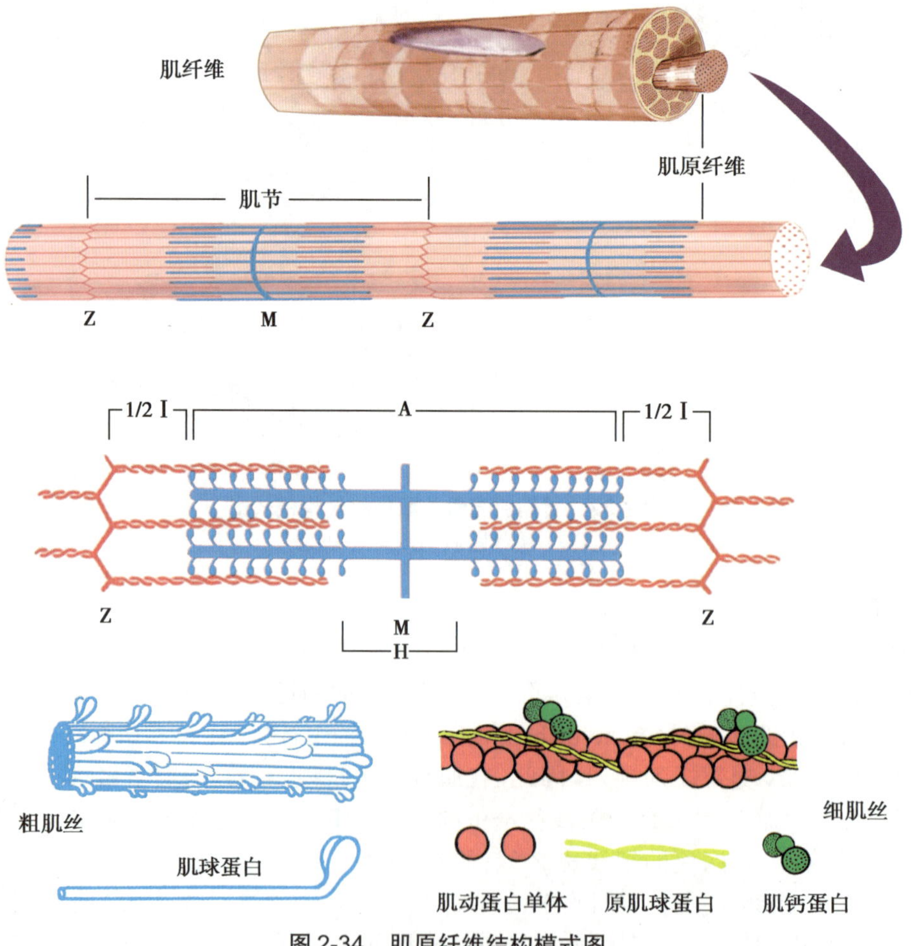

图 2-34　肌原纤维结构模式图

（二）骨骼肌纤维的超微结构

1. 肌原纤维（myofibril） 由粗、细两种肌丝构成，有规律地沿肌原纤维的长轴排列。肌原纤维之间含有丰富的线粒体、糖原以及少量脂滴。

（1）粗肌丝（thick myofilament）：位于肌节的 A 带，中央借 M 线固定，两端游离。由肌球蛋白（myosin）分子有序排列组成。肌球蛋白形如豆芽，头部如同豆瓣，朝向粗肌丝的两端并露出表面，称为横桥（cross bridgc），含有 ATP 酶。当与肌动蛋白接触时，ATP 酶被激活，分解 ATP 释放能量，使横桥发生屈伸运动。

（2）细肌丝（thin myofilament）：I 带内只有细肌丝，一端固定在 Z 线上，另一端插入粗肌丝之间，止于 H 带外侧，H 带内不含细肌丝（图 2-34）。细肌丝由肌动蛋白（actin）、原肌球蛋白（tropomyosin）和肌钙蛋白（troponin）组成。肌动蛋白分子单体为球形，许多单体相互接连形成的双股螺旋链。每个球形肌动蛋白单体上都有一个可以与肌球蛋白头部相结合的位点。原肌球蛋白是由较短的双股螺旋多肽链组成，嵌于肌动蛋白双股螺旋链的浅沟内。肌钙蛋白由 3 个球形亚单位组成，其中一个亚单位能与 Ca^{2+} 结合。

2. 横小管（transverse tubule） 是肌膜向肌质内凹陷形成的小管网结构，其走行方向与肌纤维长轴垂直，故又称 T 小管。位于明带和暗带的交界处，同一水平的横小管在细胞内分支吻合，环绕在每条肌原纤维周围，可将肌膜表面的兴奋传至肌纤维内部，引起同一条肌纤维上每个肌节的同步收缩。

3. 肌质网（sarcoplasmic reticulum） 是肌纤维内特化的滑面内质网，位于相邻两条横小管之间，纵行并包绕每条肌原纤维，故又称纵小管（图 2-35）。位于横小管两侧的肌质网呈环形的扁囊，称终池（terminal cisternae）。每条横小管与其两侧的终池合称为三联体（triad）。肌质网的膜上有丰富的钙泵（一种 ATP 酶），可将肌质中的 Ca^{2+} 泵入肌质网内贮存，以调节肌质内 Ca^{2+} 浓度。

（三）骨骼肌纤维的收缩原理

目前认为，骨骼肌收缩的机制是肌丝滑动原理。在粗、细肌丝长度不变的前提下，细肌丝

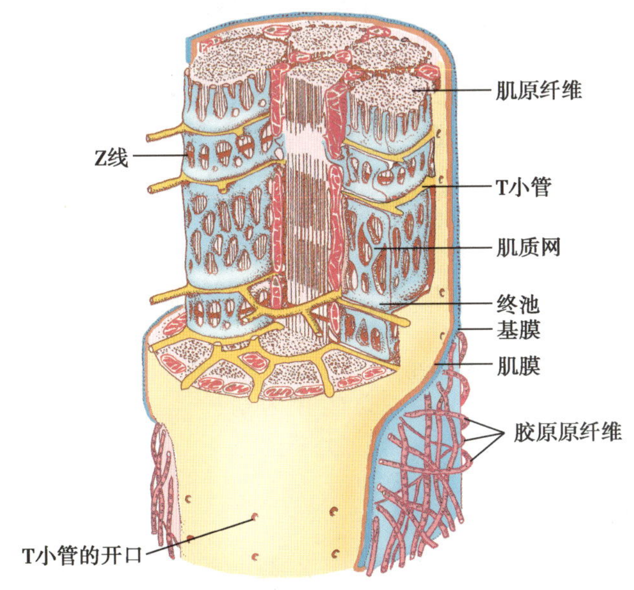

图 2-35 骨骼肌纤维超微结构模式图

在A带的粗肌丝之间向M线滑动，I带变窄，A带长度不变，H带变窄或消失，肌节缩短，肌纤维收缩；反之，肌纤维舒张。

知识拓展

肌张力

简单地说就是肌细胞相互牵引产生的力量。肌肉静止松弛状态下的紧张度称为肌张力。肌张力是维持身体各种姿势以及正常运动的基础，并表现为多种形式。如人在静卧休息时，身体各部肌肉所具有的张力称静止性肌张力。躯体站立时，虽不见肌肉显著收缩，但躯体前后肌肉亦保持一定张力，以维持站立姿势和身体稳定，称为姿势性肌张力。肌肉在运动过程中的张力，称为运动性肌张力，是保证肌肉运动连续、平滑（无颤抖、抽搐、痉挛）的重要因素。

二、心肌

心肌（cardiac muscle）分布于心脏和邻近心脏的大血管根部。其收缩具有自动节律性，缓慢而持久，不易疲劳。

（一）心肌纤维的光镜结构

心肌纤维呈短柱状，多数有分支，相互连接成网状，在连接处为染色较深的横形或阶梯状粗线，称闰盘（intercalated disc）（图2-36、图2-38）。核呈卵圆形，位居中央，有的细胞含有双核；核的两端肌质较丰富。心肌纤维也有明暗相间的横纹，但不如骨骼肌纤维明显。心肌纤维之间有结缔组织、血管和神经。

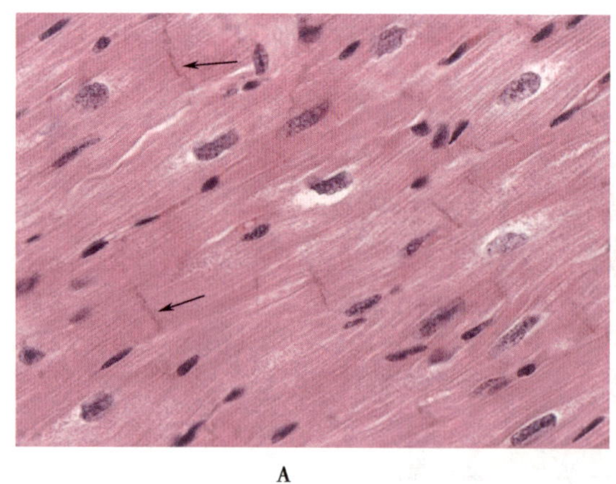

A

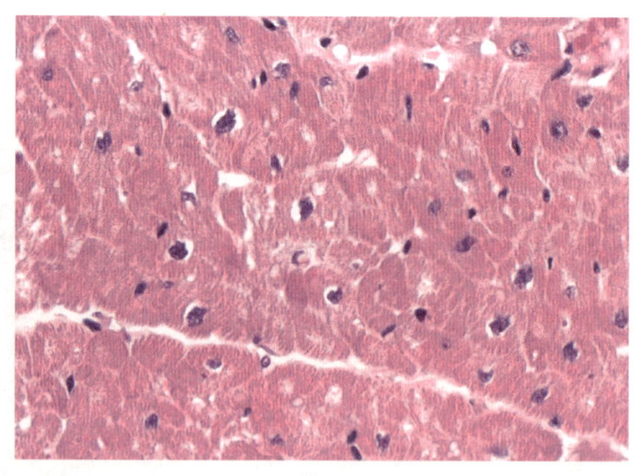

B

图2-36　心肌纤维光镜结构图

A. 纵切面；B. 横切面

↑闰盘

（二）心肌纤维的超微结构

心肌纤维的超微结构与骨骼肌纤维相似，也有粗、细两种肌丝和肌节。亦有肌质网和横小管，含有丰富的线粒体和糖原及少量脂滴和脂褐素（图2-37）。

心肌纤维的特点是：①肌原纤维不明显，肌丝被少量肌质和大量纵行排列的线粒体分隔成粗、细不等的肌丝束，以致横纹也不如骨骼肌的明显。②横小管较粗，位于 Z 线水平。③肌质网较稀疏，纵小管不发达，仅在横小管的一侧形成终池，并与横小管紧贴构成二联体（diad）。④闰盘位于 Z 线水平，由相邻两个肌纤维的分支处伸出许多短突相互嵌合而成，常呈阶梯状；在连接的横位部分，有中间连接和桥粒，起牢固的连接作用；在连接的纵位部分，有缝隙连接，便于心肌纤维之间化学信息的交流和电冲动的传导，这对心肌纤维整体活动的同步化是十分重要的。⑤心房肌纤维除有收缩功能外，还有内分泌功能，可分泌心房钠尿肽（atrial natriuretic peptide）或称心钠素，具有利尿、排钠和扩张血管、降低血压的作用。

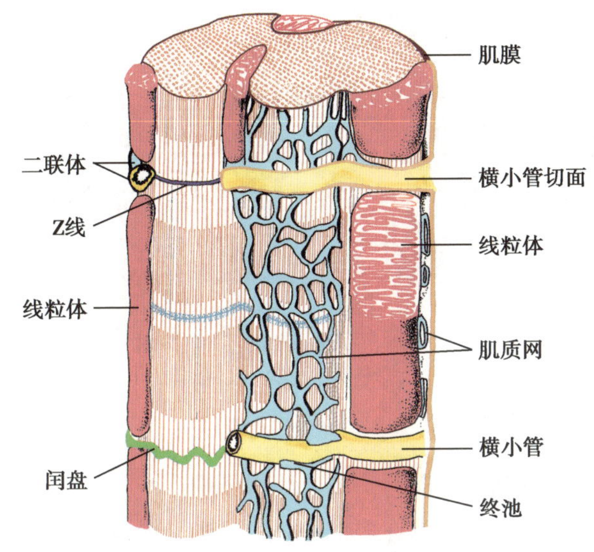

图 2-37　心肌纤维超微结构立体模式图

心肌（视频）

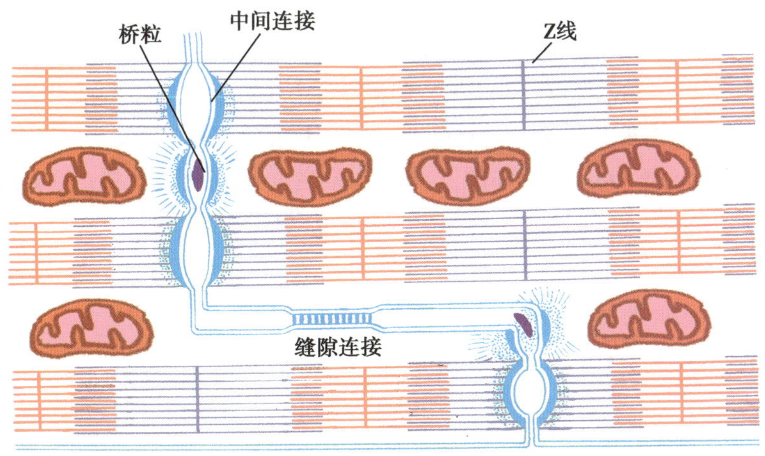

图 2-38　闰盘超微结构示意图

三、平滑肌

平滑肌（smooth muscle）广泛分布于血管壁和内脏器官，收缩缓慢、持久。

（一）平滑肌纤维的光镜结构

平滑肌（视频）

平滑肌纤维呈长梭形，大小不一，无横纹；核呈长椭圆形或杆状，位于中央，只有 1 个，收缩时核可扭曲呈螺旋形；核两端的肌质较丰富。平滑肌纤维可单独存在，绝大部分是成束或成层排列（图 2-39）。

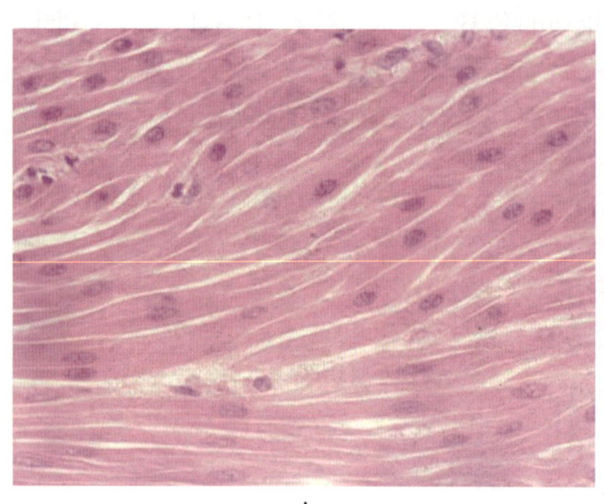
A

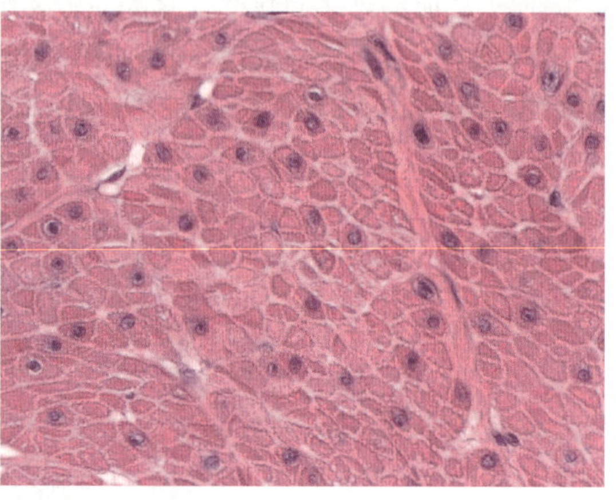
B

图 2-39 平滑肌纤维光镜结构图

A. 纵切面（南华大学医学院图）；B. 横切面（郝立宏图）

（二）平滑肌纤维的超微结构

平滑肌纤维的肌膜向下凹陷形成许多的小凹，相当于横纹肌的横小管。肌质网不发达，呈小管状，位于肌膜下与小凹相邻近。核两端的肌质内含有线粒体、高尔基复合体和少量粗面内质网以及较多的游离核糖体，偶见脂滴（图 2-40）。平滑肌的细胞骨架系统比较发达，主要由密斑、密体和中间丝组成。密斑（dense patch）位于肌膜的内面，主要是平滑肌细肌丝的附着点，相当于横纹肌的 Z 线。密体（dense body）位于细胞质内，为梭形小体，排成长链，它是细肌丝和中间丝的共同附着点。相邻的密体之间由中间丝相连，构成平滑肌的菱形网架。细胞周边部的肌质中，主要含有粗、细两种肌丝，若干条粗肌丝和细肌丝聚集形成肌丝单位，又称收缩单位（contractile unit）。相邻的平滑肌纤维之间在有缝隙连接，便于化学信息和神经冲动的沟通，有利于众多平滑肌纤维同时收缩而形成功能整体。

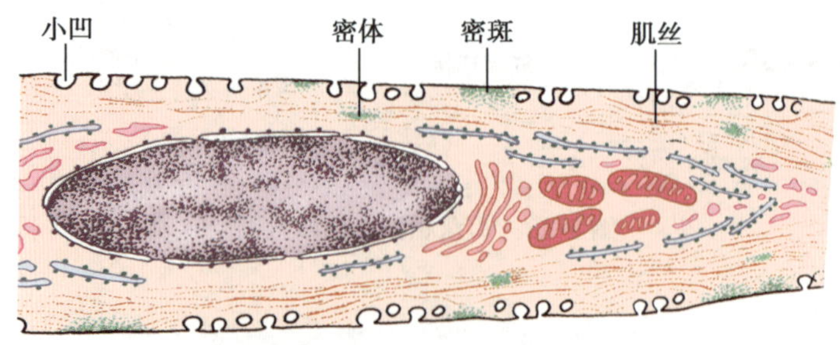

图 2-40 平滑肌纤维超微结构模式图

第四节 神经组织

神经组织(nerve tissue)由神经细胞(nerve cell)和神经胶质细胞(neuroglial cell)组成。神经细胞是神经系统的结构和功能单位,亦称神经元(neuron),具有接受刺激、整合信息和传导冲动等功能。神经胶质细胞的数量是神经元10～50倍,对神经元起支持、保护、营养和绝缘等作用。

一、神经元

(一)神经元的形态结构

神经元的形态多样,但在结构上可分为胞体和突起两部分。

1. 胞体(soma) 是神经元的营养和代谢中心。形态多样,呈圆形、锥形、梭形、星形等,大小差异性很大(直径40～120μm)(图2-41)。主要集中在中枢神经系统的皮质、灰质及神经核团内;也存在于周围神经系统的神经节内。

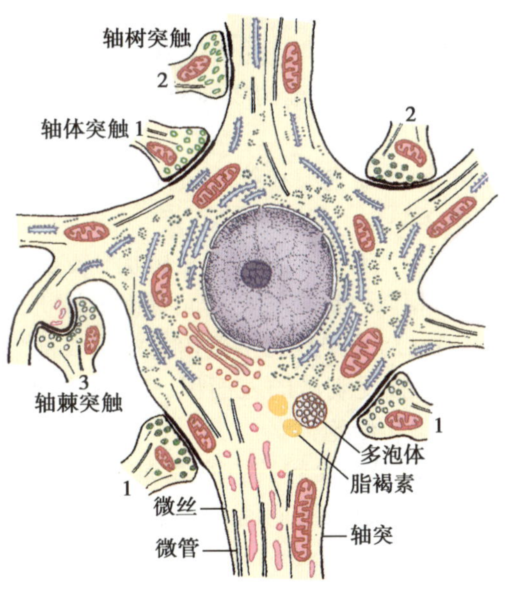

图2-41 神经元的形态

神经元(视频)

(1)细胞膜:是可兴奋膜,位于胞体、树突和轴突的表面,胞膜上含有膜蛋白形成的离子通道及受体。在接受刺激、传播神经冲动和信息处理中起重要作用。

(2)细胞核:大而圆,位于细胞的中央,异染色质少,染色浅,核仁大而明显。

(3)细胞质:又称核周质(perikaryon),含有较发达的粗面内质网、游离核糖体、微丝、神经丝和微管以及高尔基复合体等。还有尼氏体和神经原纤维两个特征性结构(图2-42)。

1)尼氏体(Nissl body):又称嗜染质(chromophil substance)。在胞体和树突内均匀分布,光镜下呈嗜碱性颗粒或小块,电镜下为规则平行排列的粗面内质网及分布于其间的游离核糖体构成。具有合成蛋白质的功能,主要合成更新细胞器需要的结构蛋白、合成神经递质所需的酶类及肽类的神经调质。

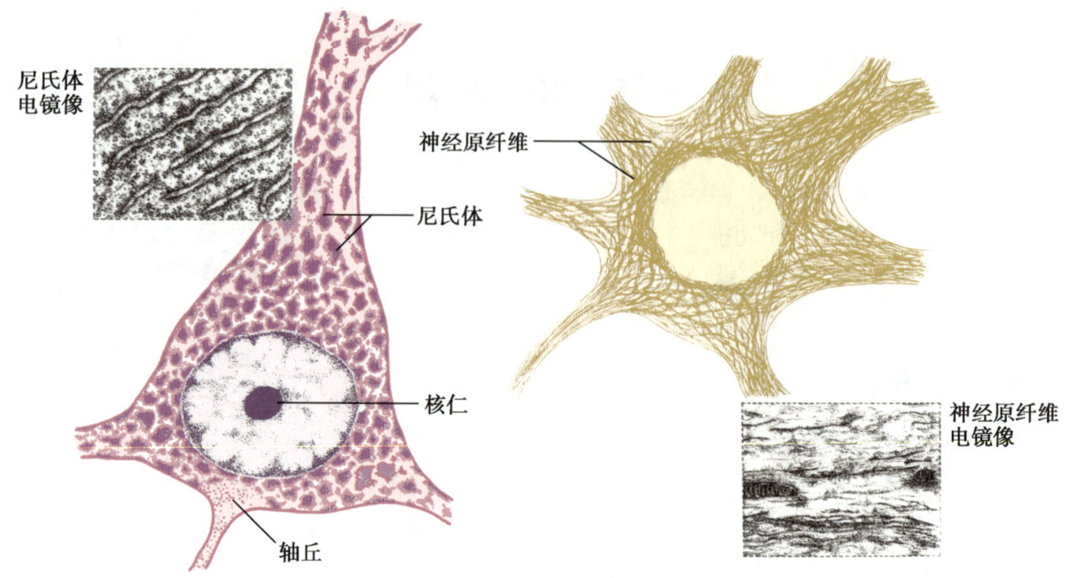

图 2-42 神经元的特殊结构

2）神经原纤维（neurofibril）：在镀银染色的切片中，神经原纤维呈棕黑色细丝状，相互交织成网，并伸入树突和轴突内。神经原纤维构成神经元的细胞骨架，除具有支持神经元的作用外，还参与物质的运输。

2. 突起（neurite） 由神经元的细胞膜和细胞质向细胞表面突起而成，分为树突和轴突（图 2-43）。

（1）树突（dendrite）：每个神经元有 1 个至多个呈树状分支的树突，其内部结构与核周质基本相似。每个树突表面有许多棘状小突起，称树突棘（dendritic spine），是神经元接受信息的主要部位。树突和树突棘扩大了神经元接受刺激的表面积。树突的功能主要是接受刺激，并将神经冲动传给胞体。

（2）轴突（axon）：每个神经元只有一个较长的轴突，较树突细、长，全长直径较均一；根据其所在部位的不同而长短不一。轴突的起始处常呈圆锥形，染色浅，称轴丘（axon hillock）；轴突的末端常有较多分支，称轴突终末（axon terminal）。轴突内有神经原纤维，无尼氏体，其主要功能是将神经冲动由胞体传向轴突终末至其他神经元或效应器。

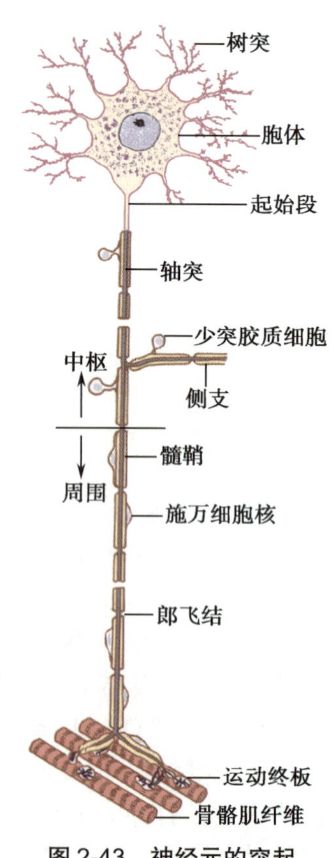

图 2-43 神经元的突起

（二）神经元的分类

根据神经元的分类方法的不同，将神经元分成不同的类型（图 2-44）。

1. 按神经元突起的数量分类 可将神经元分为：

（1）多极神经元（multipolar neuron）：有多个突起，包括一个轴突和多个树突。

（2）双极神经元（bipolar neuron）：有两个突起，包括一个树突和一个轴突。

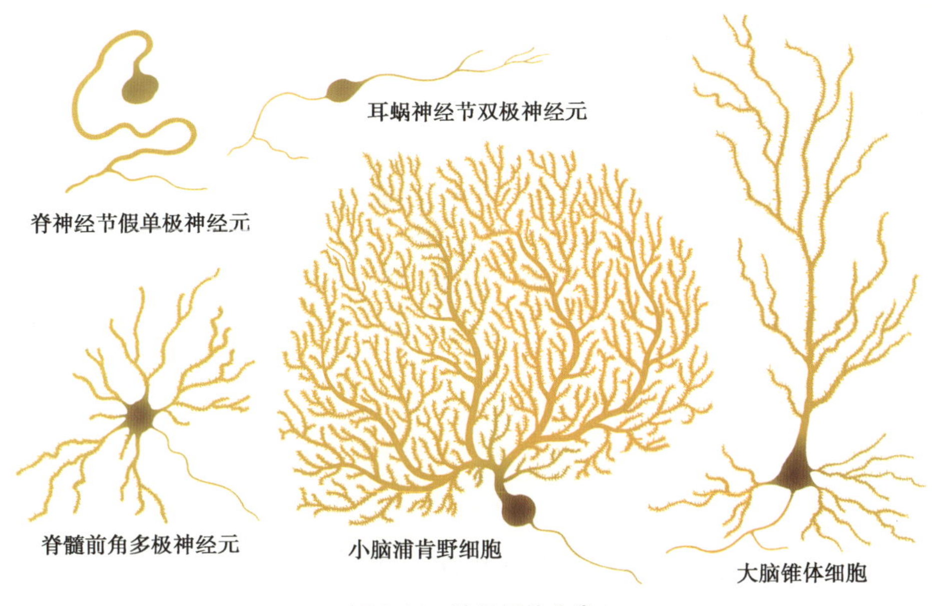

图 2-44 神经元的分类

(3) 假单极神经元(pseudounipolar neuron):从胞体发出一个突起,随后在距胞体不远处呈T形分为两支,一支进入中枢神经系统,称为中枢突,另一只分布到外周组织或器官,称为周围突。

神经元分类(视频)

2. 按神经元的功能分类 可将神经元分为(图 2-45):

(1) 感觉神经元(sensory neuron):又称传入神经元(afferent neuron)多数为假单极神经元,胞体主要位于脑神经节和脊神经节内;其周围突的末梢分布在皮肤和肌肉等处,可接受机体内、外环境的各种刺激,并将神经冲动传向中枢。

(2) 运动神经元(motor neuron):又称传出神经元(efferent neuron)一般为多级神经元,胞体主要位于脑和脊髓以及自主神经节内;其轴突将神经冲动传递给肌或腺体,产生效应。

(3) 联络神经元(association neuron):又称中间神经元(interneuron)介于感觉神经元与运动神经元之间,主要为多极神经元,约占神经元总数的99%,起联络作用。

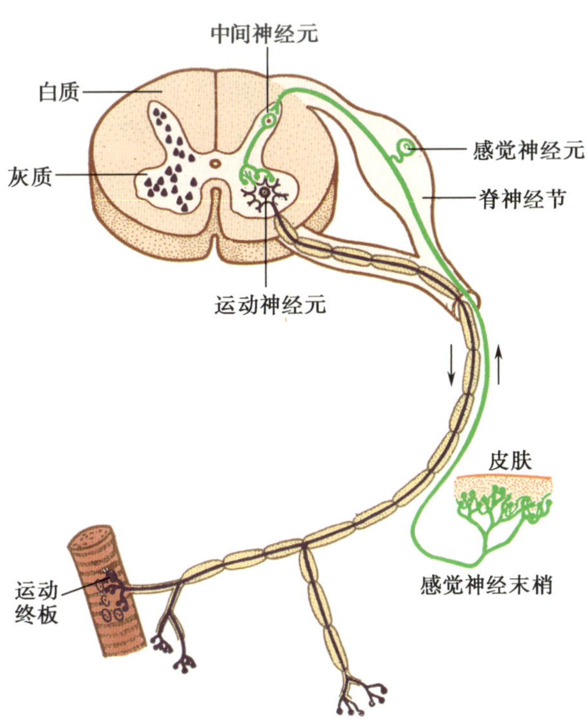

图 2-45 脊髓及脊神经示意图

3. 按根据神经元释放的神经递质或神经调质的性质分类 可将神经元分为:①胆碱能神经元(cholinergic neuron);②去甲肾上腺能神经元(noradrenergic nerve);③胺能神经元(aminergic neuron);④氨基酸能神经元(amino acid energy neuron);⑤肽能神

经元（peptidergic neuron）。神经元根据机体功能状态的不同可以释放 1 种或多几种神经递质，同时还可以释放神经调质。

二、神经胶质细胞

神经胶质细胞（neuroglial cell）简称胶质细胞（glial cell）量大，是神经元的 10～50 倍，广泛分布于中枢和周围神经系统的神经元之间或神经元与效应细胞之间。形态多样，有突起，但无树突和轴突之分，也不具有传导神经冲动的功能。

神经胶质细胞（视频）

胶质细胞各有不同的形态特点，HE 染色只能显示其细胞核，用银染色或免疫细胞化学方法可显示细胞的全貌（图 2-46）。

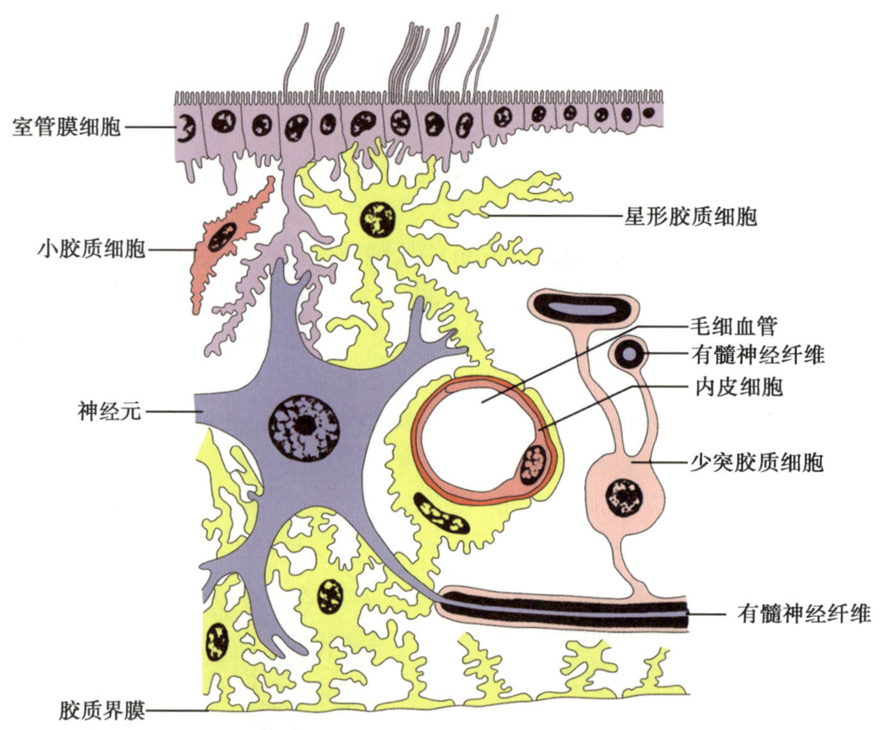

图 2-46　中枢神经系统神经胶质细胞模式图

（一）中枢神经系统的神经胶质细胞

1. 星形胶质细胞（astrocyte）　星形胶质细胞是胶质细胞中体积最大的一种，体积大，呈星形，多突起，核圆形或卵圆形，染色较浅。星形胶质细胞的突起伸展充填在神经元胞体及其突起之间，起支持和分隔神经元的作用；有些突起的末端膨大形成脚板（end feet），附在毛细血管壁上，或附着在脑和脊髓表面形成胶质界膜（glia limitans），与毛细血管内皮及其基膜共同构成血 - 脑屏障（blood-brain barrier）；选择性地阻止血液中某些物质进入脑组织。星形胶质细胞之间的细胞间隙狭窄，内含组织液，神经元借此进行物质交换。

星形胶质细胞可分两种：①纤维性星形胶质细胞（fibrous astrocyte）多分布在白质，细胞的突起细长，分支较少，胞质内含大量胶质丝；②原浆性星形胶质细胞（protoplasmic astrocyte）多分布在灰质，细胞的突起较短粗，分支较多，胞质内胶质丝较少。

星形胶质细胞能合成和分泌神经营养因子和多种生长因子，对神经元的发育、分化、功能的维持以及神经元的可塑性有重要的影响。在中枢神经系统损伤时，星形胶质细胞增生、肥大、充填缺损的空隙，形成胶质瘢痕（glial scar）。

2．少突胶质细胞（oligodendrocyte） 少突胶质细胞位于神经元胞体附近和神经纤维周围。在银染色标本中，胞体小，少突起，核圆，染色较深。其突起末端扩展成扁平薄膜参与形成中枢神经系统有髓神经纤维的髓鞘，起绝缘、保护和营养作用。

3．小胶质细胞（microglia） 小胶质细胞位于灰质内，是胶质细胞中最小的一种，胞体呈细长或椭圆；突起细长有分支，表面有许多小棘突；核小，扁平或三角形，染色深。中枢神经系统损伤时，小胶质细胞可转变为巨噬细胞，吞噬死亡细胞、蜕变的髓鞘。

4．室管膜细胞（ependymal cell） 室管膜细胞呈单层立方或柱状，分布于脑室和脊髓中央管的腔面，形成室管膜（ependyma），可分泌脑脊液。

（二）周围神经系统的神经胶质细胞

1．施万细胞（Schwann cell） 施万细胞呈薄片状，排列成串，胞质较少。参与形成周围神经系统中有髓神经纤维的髓鞘（图 2-47）。施万细胞能分泌神经营养因子，促进受损伤的神经元存活及轴突再生。

2．卫星细胞（satellite cell） 卫星细胞是神经节内包裹神经元胞体周围的一层扁平或立方形细胞，故又称被囊细胞。细胞核呈圆或卵圆形，染色较深。起保护作用。

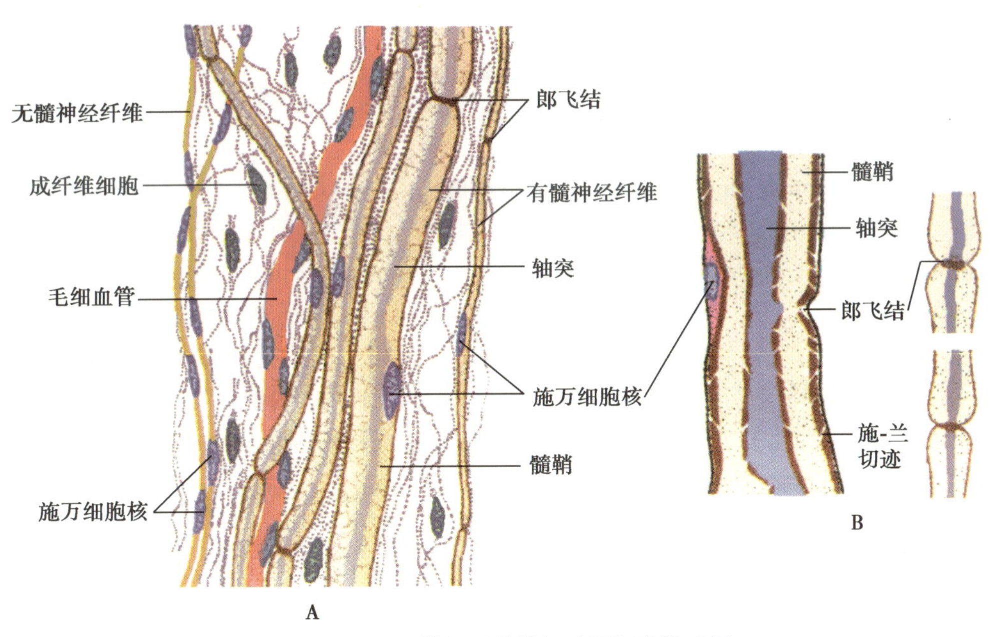

图 2-47 周围神经系统神经胶质细胞模式图

三、突触

突触（synapse）是神经元与神经元之间或神经元与非神经细胞之间传递信息的一种特化的细胞连接，为神经元传导信息的重要结构。突触的种类较多，最常见的是一个神经元的轴突末端与另一个神经元的树突、树突棘或胞体相连，分别构成轴 - 树突触、轴 - 棘突触或轴 -

体突触；此外，还有轴-轴突触、树-树突触等。根据突触传递信息的方式，可分为化学突触和电突触两大类（图 2-48）。

（一）化学突触

突触（视频）

化学突触（chemical synapse）以化学物质（神经递质）作为媒介进行信息传递，即通常所说的突触，最常见。在镀银染色切片上呈扣结状；在电镜下，化学突触由突触前成分、突触间隙和突触后成分三部分构成。

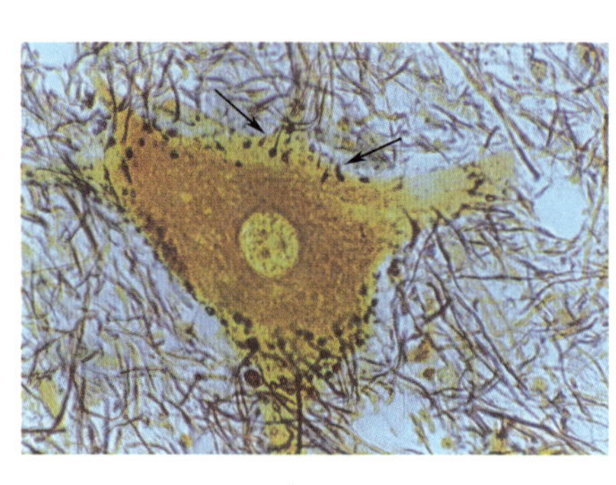
A

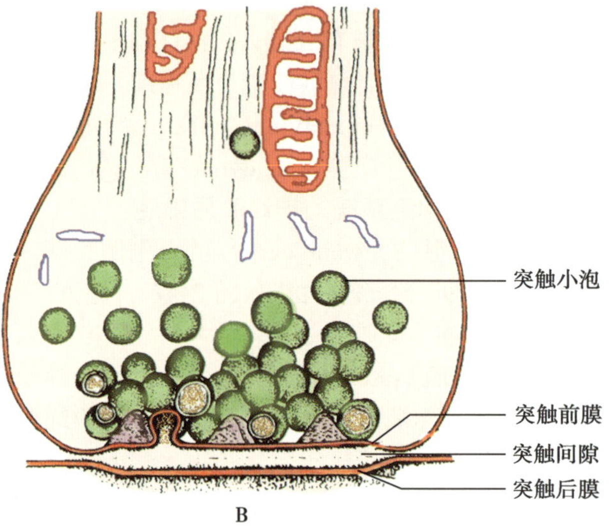

B

图 2-48　化学性突触结构模式图

A. 神经元胞体表面的突触小体（↑）镀银染色（大连医科大学图）；B. 化学性突触超微结构模式图

1. 突触前成分（presynaptic element）　突触前成分由神经元的轴突终末部分构成，呈球状膨大。在轴突终末与另一个神经元的接触处，轴膜特化增厚，称突触前膜（presynaptic membrane）。在突触前成分内含有许多大小和形状不一突触小泡（synapse vesicle），以及少量线粒体、滑面内质网、微管和微丝等。突触小泡是突触前分的特征性结构，内含有不同的神经递质或神经调质；突触小泡表面附有突触素Ⅰ（synapsin Ⅰ），当神经冲动传至突触终末时，钙通道开放，细胞外的 Ca^{2+} 进入突触前成分，在 ATP 的参与下使突触素Ⅰ发生磷酸化，促使突触小泡移附在突触前膜上并与之融合，释放小泡内的神经递质到突触间隙内。

2. 突触后成分（postsynaptic element）　突触后成分是后一级神经元或其他效应细胞与突触前成分相对应的局部区域。该处的胞膜特化增厚，形成突触后膜（postsynaptic membrane）。位于突触后膜上的一种特异性蛋白质，称受体（recipient），它能与相应的神经递质和调质结合而使突触后膜产生兴奋或抑制，将信息传给后一级神经元或效应细胞；此外，突触后膜上还有相应的离子通道。

3. 突触间隙（synaptic cleft）　突触间隙位于突触前膜与突触后膜之间，宽 15～30nm 的狭窄间隙。内含糖蛋白和一些细丝外，还含有突触前膜释放的神经递质或调质以及相应递质的水解酶和降解产物。

（二）电突触

电突触（electrical synapse）是通过缝隙连接，以电流（电信号）的方式进行通讯联络，可作双向传导。

四、神经纤维

神经纤维（nerve fiber）由神经元的长突起及其周围包裹的神经胶质细胞所构成。根据包裹轴突的胶质细胞是否形成髓鞘，可将其分为有髓神经纤维和无髓神经纤维两种。神经纤维主要构成中枢神经系统的白质和周围神经系统的脑神经、脊神经和自主神经（见图 2-47、图 2-49）。

神经纤维（视频）

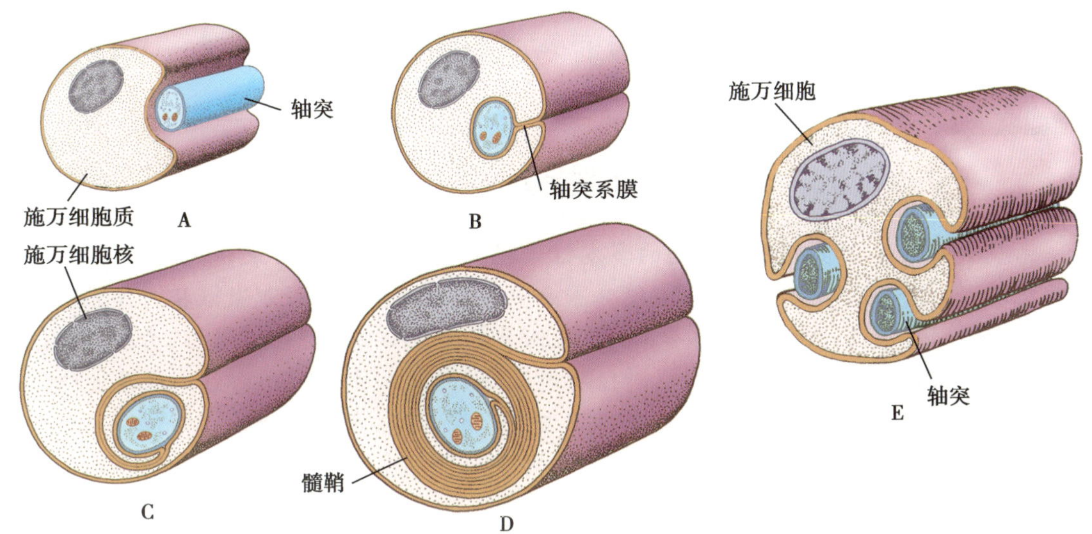

图 2-49　周围神经系统神经纤维结构模式图

A、B、C. 髓鞘发生过程；D. 有髓神经纤维超微结构；E. 无髓神经纤维超微结构

（一）有髓神经纤维（myelinated fiber）

1. 周围神经系统的有髓神经纤维　由施万细胞包卷轴突而形成。施万细胞的胞膜呈同心圆包绕轴突所形成的螺旋膜板层结构，称髓鞘（myelin sheath），除轴突起始段和终末外均包有髓鞘。髓鞘分成许多节段，各节段间的缩窄部称郎飞结（Ranvier node）。轴突的侧支均自郎飞结处发出。相邻两个郎飞结之间的一段称结间体（internode）。每一结间体均由一个施万细胞的胞膜呈同心圆状包卷轴突而形成。轴突越粗，其髓鞘也越厚，结间体也越长。被挤压在髓鞘边缘的胞膜及其表面的基膜，合称神经膜（neurilemma）。

2. 中枢神经系统的有髓神经纤维　其结构基本与周围神经系统的有髓神经纤维相同，不同的是它的髓鞘不是施万细胞，而是由少突胶质细胞突起末端的扁平薄膜包卷轴突而形成。一个少突胶质细胞有多个突起可分别包卷多个轴突，其胞体位于神经纤维之间；其次是中枢有髓神经的外表面没有基膜包裹。

由于髓鞘的电阻比轴膜高得多，而电容却很低，在组织液与轴膜之间起绝缘作用，有髓神经纤维的神经冲动仅在郎飞结处沿轴膜传导，即从一个郎飞结跳到下一个郎飞结，呈跳跃式传导，传导速度快。故而，结间体越长，跳跃的距离也越大，传导速度也就越快。

（二）无髓神经纤维（unmyelinated nerve fiber）

1. 周围神经系统的无髓神经纤维　由较细的轴突和包在它外面的施万细胞组成。施万细胞沿着轴突一个接一个地连接成连续的鞘，但不形成髓鞘，故无郎飞结；而且一个施万细胞可包裹许多条轴突，外面亦有基膜。

2. 中枢神经系统的无髓神经纤维 轴突外面没有任何鞘膜，为裸露的轴突，常与有髓神经纤维混杂在一起。在一些脑区，被星形胶质细胞的突起分隔成束。

无髓神经纤维因无髓鞘和郎飞结，神经冲动是通过轴膜沿着轴突连续传导的，故传导速度比有髓神经纤维慢得多。

五、神经末梢

神经末梢(nerve ending)是周围神经纤维的终末部分，形成多种特殊结构，分布于全身各种组织或器官。按功能分为感觉神经末梢和运动神经末梢。

知识拓展

末梢神经炎

末梢神经炎系由多种原因引起的多发性末梢神经损害的总称，表现为肢体远端对称性感觉障碍(指端或趾端烧灼、疼痛、发麻等感觉异常或感觉过敏等刺激症状为著，逐渐出现感觉减退乃至消失，呈手套或袜套式，腓肠肌等处常有压痛)、运动障碍(肌力减退，腱反射减弱或消失，严重时肌萎缩)、自主神经功能障碍(皮肤发凉、苍白、潮红或轻度发绀，少汗或多汗，皮干变薄变嫩或粗糙，指(趾)甲失去正常光泽、角化增强等)，常以下肢较重，故亦称多发性神经炎或多发性周围神经炎。近年来发病率越来越高，已经趋于神经类的发病的首位。

(一)感觉神经末梢

感觉神经末梢(sensory nerve ending)是感觉神经元(假单极神经元)周围突的终末部分，该终末与周围组织共同组成感受器(receptor)。感受器能将机体接受到的内、外环境的刺激转化为神经冲动，通过感觉神经纤维传至中枢，从而产生感觉。感觉神经末梢按其结构可分游离神经末梢和有被囊神经末梢两类。

1. 游离神经末梢(free nerve ending) 由感觉神经纤维周围突的终末部分脱去髓鞘反复分支而成，其裸露的细支分布于上皮组织和结缔组织内，能感受冷、热、痛和轻触等刺激(图 2-50A)。

2. 有被囊的神经末梢(encapsulated nerve ending) 这类神经末梢的周围均包有结缔组织构成的被囊，它们的种类很多，常见的有如下几种：

(1) 触觉小体(tactile corpuscle)：又称迈斯纳(Meissner)小体，呈卵圆形，长轴与皮肤表面垂直，表面包有结缔组织囊，小体内有许多横列的扁平细胞。有髓神经纤维进入小体时失去髓鞘，分支盘绕扁平细胞(图 2-50B)。分布于皮肤的真皮乳头内，以手指掌侧皮肤内最多，能感受触觉。

(2) 环层小体(lamellar corpuscle)：较大，呈卵圆形或圆形，被囊由数十层呈同心圆排列的扁平细胞组成，中央有一条均质样的圆柱体；有髓神经纤维进入小体时失去髓鞘，穿行于小体中央的圆柱体内(图 2-50C)。分布于皮下组织、腹膜、肠系膜、韧带和关节囊等处，能感受压觉和振动觉。

感觉神经末梢(视频)

(3) 肌梭(muscle spindle)：呈梭形，表面有结缔组织被囊，其内有数条细小的梭内肌纤维(intrafusal muscle fiber)；感觉神经纤维进入肌梭时失去髓鞘，其终末细支呈环状包绕在梭内肌纤维的中段；肌梭内尚含有运动神经末梢，分布于梭内肌纤维的两端。肌梭分布于骨骼肌内，属本体感受器，感受骨骼肌纤维的伸缩、牵拉变化，在调节骨骼肌的张力（图 2-50D）。

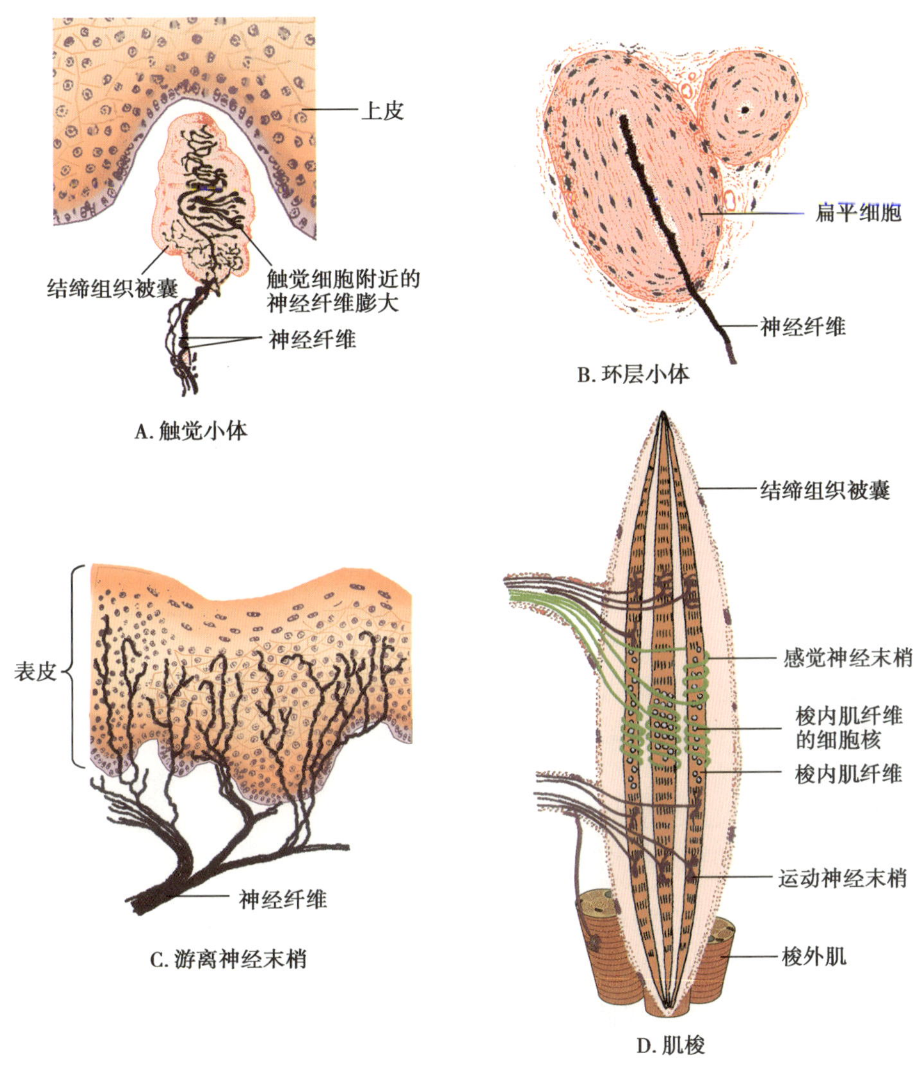

图 2-50 感觉神经末梢模式图

（二）运动神经末梢

运动神经末梢（motor nerve ending）是运动神经元的轴突终末结构，支配肌纤维的收缩和腺的分泌。运动神经末梢与邻近组织共同组成效应器（effector）。

1. 躯体运动神经末梢　大部分分布于骨骼肌（梭外肌），其中小部分分布于梭内肌纤维。运动神经纤维的轴突终末抵达骨骼肌纤维表面并与之建立突触连接，形成椭圆形的板状隆起，称为运动终板（motor end plate）或神经肌连接（neuromuscular junction）（图 2-51）。一个运动神经元的轴突及其分支所支配的全部骨骼肌纤维合称一个运动单位（motor unit）。当神经冲动到达运动终板时，轴突终末释放乙酰胆碱到突触间隙，乙酰胆碱与突触后膜（肌膜）上的乙酰胆碱受体结合，使肌膜的离子通道开放，肌膜去极化而产生兴奋，引起肌纤维的收缩。

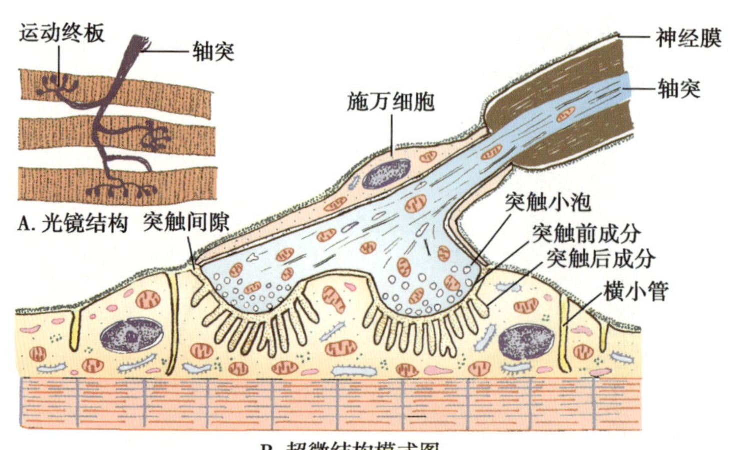

图 2-51　运动终板结构模式图

运动神经末梢（视频）

2. 内脏运动神经末梢　分布于内脏及血管的平滑肌、心肌和腺体等处，与效应细胞建立突触连接，支配平滑肌、心肌的收缩，调节腺体的分泌。

（王纯尧）

思考题

1. 简述纤毛与微绒毛的不同点。
2. 简述骨骼肌纤维与心肌纤维的相同点和不同点。
3. 简述突触的形态结构。
4. 简述血液的组成及血细胞的分类和正常值。
5. 简述神经元胞体的特殊结构及作用。

自测题

实验指导

第三章 脉管系统

学习目标

1. 掌握：血管壁的一般结构；大、中动脉的结构特点；毛细血管的光镜下特点。
2. 熟悉：心脏壁的结构特点；心脏的传导系统。
3. 了解：血管壁结构与功能的关系；微循环。
4. 具备在光镜下认识和辨别血管的能力。
5. 能够结合血管的结构和特点，掌握血管收缩和舒张的原理。

第一节 血管管壁的一般结构

除毛细血管外，血管的管壁一般可分为内膜、中膜和外膜三层（图 3-1）。

一、内膜

内膜（tunica intima）一般又可分为三层。从管腔内到外，依次为内皮、内皮下层和内弹性膜。内皮是单层扁平上皮，其游离面光滑，直接与管腔内的血液或淋巴液接触，可减少液体流动时的阻力。内皮下层由结缔组织构成，其外侧为内弹性膜，由弹性蛋白构成，呈均质膜状，当内皮细胞损伤时，内皮下层可参与修补。

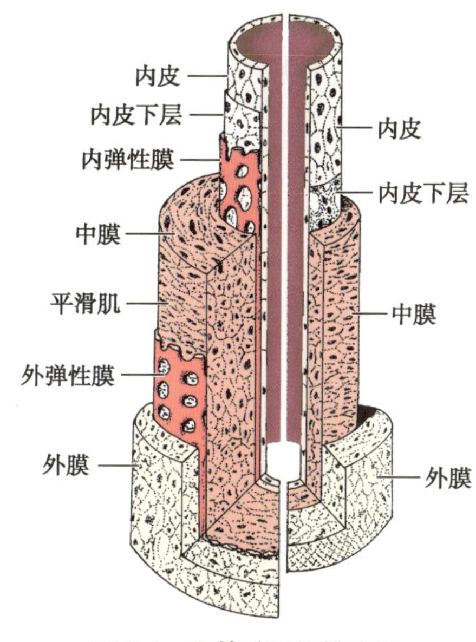

图 3-1 血管壁结构模式图

二、中膜

中膜（tunica media）由肌组织（平滑肌或心肌）和结缔组织构成。

三、外膜

外膜（tunica adventitia）由纤维结缔组织构成。在较大的血管，外膜含营养血管、淋巴管和神经。与中膜交界处还可见外弹性膜。

循环系统管壁的结构，随着管道分支的增多，管径的变小，管壁越来越薄，直至毛细血管管壁，只有内皮和薄层结缔组织。

第二节　血管各段的结构特点

一、动脉

动脉（artery）包括大动脉、中动脉、小动脉和微动脉四种。动脉管壁分为三层，内膜、中膜和外膜，随着动脉管腔逐渐变细，管壁各层的组织结构也发生了变化，其中以中膜的变化最大。

（一）大动脉

大动脉（large artery）又称弹性动脉（elastic artery），包括主动脉、肺动脉、无名动脉、颈总动脉、锁骨下动脉、髂总动脉等。大动脉的管径一般大于 10mm。大动脉具有很强的弹性，对维持血液连续均匀流动起重要作用（图 3-2）。

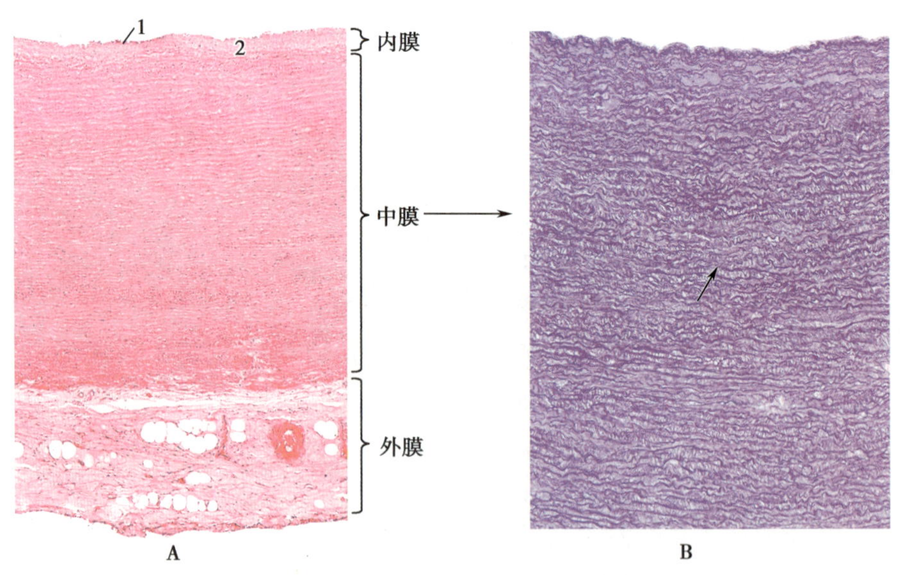

图 3-2　大动脉

1. 内膜（tunica intima）　在腔面贴衬内皮，内皮深面的内皮下层较厚，为薄层疏松结缔组织，含纵行的胶原纤维和少量平滑肌纤维。近中膜处有数层弹性膜，与中膜弹性膜相连，故内膜与中膜的分界不清。

2. 中膜（tunica media） 很厚，成人大动脉有40～70层弹性膜，弹性膜由弹性蛋白构成，膜上有许多窗孔，各层弹性膜由弹性纤维相连。弹性膜之间有环形平滑肌和少量胶原纤维。在病理状态下，中膜的平滑肌纤维可迁移入内膜增生，并产生结缔组织成分，使内膜增厚，是动脉硬化形成过程中的重要环节。

3. 外膜（tunica adventitia） 由疏松结缔组织构成，细胞成分以成纤维细胞为主。结缔组织中有营养血管、淋巴管和神经。

（二）中动脉

中动脉（medium-sized artery）又名肌性动脉（muscular artery），除大动脉外，凡在解剖学中有名称的动脉均属中动脉。中动脉的管径为1～10mm。中动脉管壁结构特点如下（图3-3）：

1. 内膜 由内皮贴衬，内皮下层较薄，内弹性膜明显，与中膜分界清晰。

2. 中膜 较厚，有10～40层环形平滑肌纤维组成，肌纤维间有一些弹性纤维和胶原纤维。

3. 外膜 由疏松结缔组织构成，内有小血管和较多神经纤维，可调节血管的舒张和收缩。多数中动脉的中膜和外膜交界处有明显的外弹性膜。

（三）小动脉

小动脉（small artery）管径0.3～1mm的动脉称为小动脉，也属肌性动脉。较大的小动脉，三层结构比较完整，中膜平滑肌较发达，一般无明显的外弹性膜（图3-4）。管径在0.3mm以下的动脉称为微动脉（arteriole）。微动脉内膜无内弹性膜，中膜由1～2层平滑肌纤维构成，外膜较薄。小动脉和微动脉的结构与中动脉相似，但各层均变薄。管壁平滑肌收缩时，管径变小，增加血流阻力，对血流量和血压的调节起重要作用，故又称外周阻力血管。

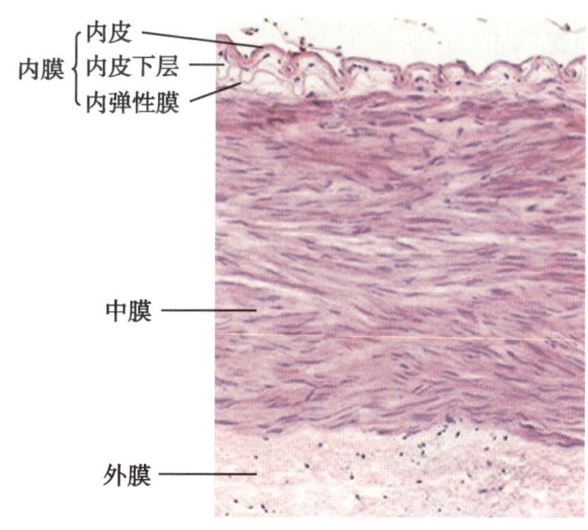

图3-3 中动脉

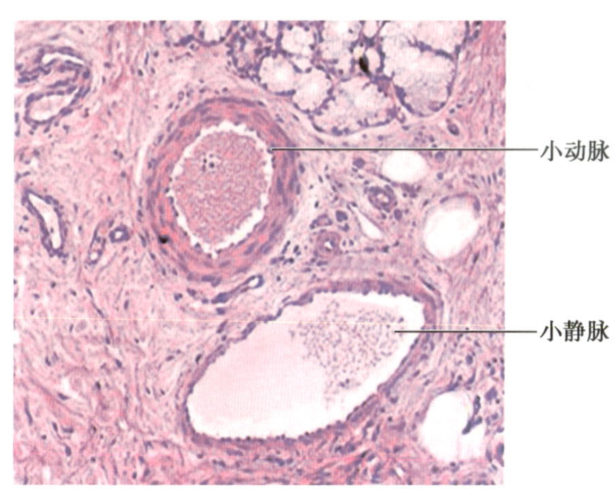

图3-4 小动脉和小静脉

知识拓展

动脉结构的年龄变化

动脉管壁结构到成年才发育完善，随着年龄的增长，易发生损伤和衰老变化，其中变化最明显的是主动脉、冠状动脉和脑基底动脉。冠状动脉和基底动脉自20岁发生变化，其他动脉自40岁以后才发生退化。血管壁到中年时，结缔组织成分增多，平滑肌纤维减少，内膜增厚，中膜的弹性纤维变性，至老年时，内膜出现脂质沉积和钙化，血管壁硬度增大，导致高血压。而高血压可促进中老年人的主动脉退行性改变，如弹性纤维减少、断裂和平滑肌减少，可降低各层的黏合力，引起主动脉瘤的发生。

二、毛细血管

（一）毛细血管的结构

毛细血管（capillary）是微动脉的终末分支，管径平均直径6～8μm，是分布最广的血管，它们分支并互相吻合成网。毛细血管管壁极薄，通透性高，总面积非常大，是血液与周围组织内细胞进行物质交换的主要部位（图3-5）。各器官内毛细血管网的疏密程度差别较大，代谢水平旺盛的组织和器官中，如心、肺、肝、肾、骨骼肌等，毛细血管网较密集；代谢水平较低的组织和器官，如骨、肌腱和韧带等，毛细血管网较稀疏。

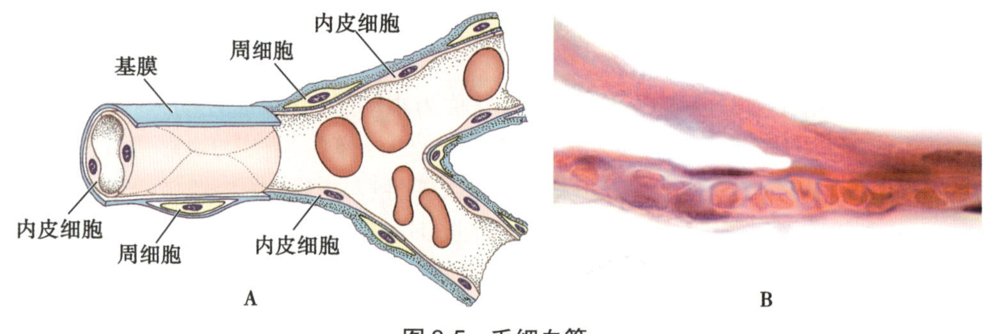

图3-5　毛细血管

（二）毛细血管的分类

光镜下观察，各种毛细血管结构相似，但是在电镜下观察，可将毛细血管分为三类：

1. 连续毛细血管（continuous capillary）　连续毛细血管较为多见，分布于结缔组织、肌组织、肺、神经组织和皮肤中。主要特点是内皮细胞相互连续，细胞间有紧密连接，有完整的基膜，胞质内可见大量吞饮小泡，起到物质交换的作用。

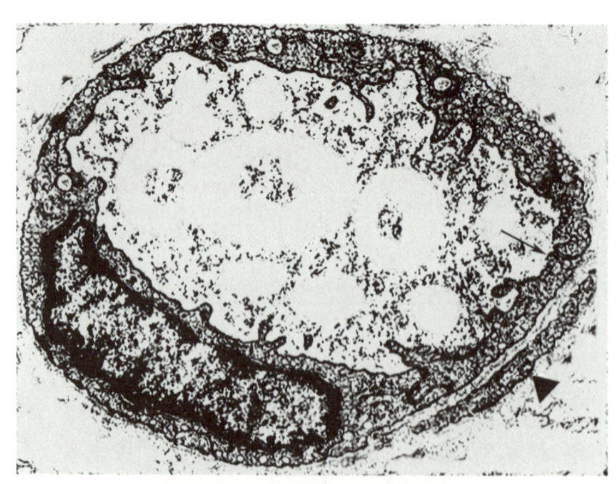

图3-6　连续毛细血管电镜像

2. 有孔毛细血管（fenestrated capillary）　有孔毛细血管主要分布在肾、胃肠和内分泌腺中。主要特点是内皮细胞不含胞核的部分极薄，有许多贯穿胞质的内皮窗孔，直径为60～100nm，内皮细胞含吞饮小泡很少，物质交换主要是通过内皮窗孔来完成的。

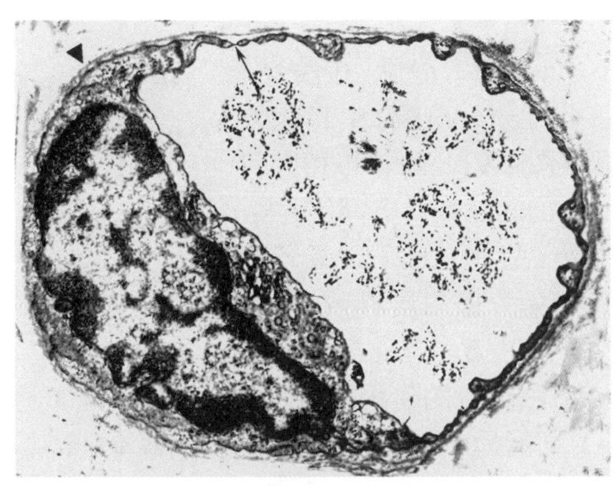

图 3-7 有孔毛细血管电镜像

3. 血窦（sinusoid） 血窦又称窦状毛细血管，主要分布在大分子物质交换旺盛的器官，如肝、脾、骨髓和某些内分泌器官内。主要特点是管腔较大，形状不规则，内皮细胞间隙大，有窗孔，基膜可以是连续的或不连续的，甚至没有。窦状毛细血管的物质交换是通过内皮细胞的窗孔及细胞间隙进行的。

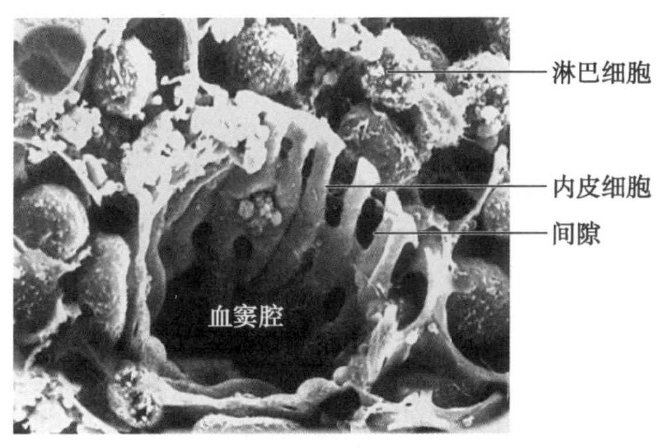

图 3-8 血窦

三种毛细血管的比较见表 3-1。

表 3-1 三种毛细血管的比较

名称	连续毛细血管	有孔毛细血管	血窦
管径	5～10μm	不定	30～40μm
管壁	较厚	薄	较薄，不规则
细胞连接	紧密连接或桥粒	较厚处有紧密连接	不明显
内皮细胞质	含许多吞饮小泡，直径为 60～70nm	吞饮小泡数量少	吞饮小泡少
内皮小孔	无	较多，孔上可有膜封闭，厚 4～6nm	有，较大
基膜	连续而完整	连续	常不完整或缺如
分布	肌组织，肺，中枢神经系统	肾血管球，胃肠黏膜，某些内分泌腺	肝，脾，红骨髓，某些内分泌腺
通透性	大	较大	最大

三、静脉

静脉根据管腔的大小，可分为大静脉、中静脉、小静脉和微静脉。静脉管壁可分为内膜、中膜和外膜三层，但三层界限不明显（图 3-9）。静脉与相应的动脉比较，有以下三个特点：①静脉数目多，管径大，管腔不规则，管壁薄，弹性小，故在光镜下常见管壁塌陷；②内、外弹性膜不发达，管壁三层界限不清，中膜薄，外膜厚；③静脉常有静脉瓣。静脉瓣由内膜向管腔突出而形成，有防止血液逆流的作用。

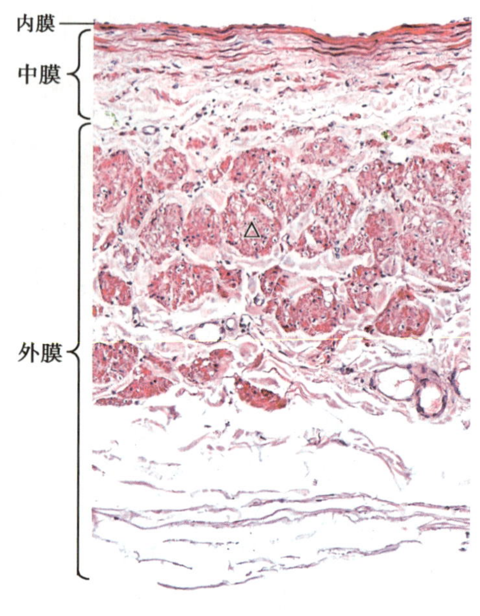

图 3-9 大静脉

1. 大静脉（large vein） 管径在 10mm 以上，如上腔静脉、下腔静脉和颈静脉等。内膜较薄，中膜不发达，为几层排列疏松的平滑肌纤维，外膜较厚，结缔组织内有较多的纵行的平滑肌束。

2. 中静脉（medium-sized vein） 管径 2～9mm，除大静脉以外，凡有解剖学命名的静脉，都属于中静脉。中静脉内膜薄，内弹性膜不发达；中膜比相伴行的中动脉薄，环形平滑肌分布稀疏；外膜一般比中膜厚，结构与大静脉相似。

3. 小静脉（small vein） 管径 200μm～2mm，内皮外有一层较完整的平滑肌，较大的小静脉中膜有一至数层平滑肌，外膜也逐渐变厚。微静脉（venule）管径 50～200μm。管腔不规则，内皮外的平滑肌或有或无，外膜薄。

四、微循环

微循环（microcirculation）是指由微动脉到微静脉之间的微细血管的血液循环。它是血液循环的基本功能单位，是血液与组织、细胞间进行物质交换的场所。人体各组织器官中微循环的组成各有特点，但一般都有以下几部分组成（图 3-10）：

1. 微动脉 管壁有环形平滑肌纤维，其收缩与舒张可控制微循环的血流量，是微循环的总闸门。

2. 中间微动脉（metarteriole） 管壁平滑肌稀疏分散，已不是完整一层。

3. 真毛细血管（true capillary） 中间微动脉分支形成的相互吻合的毛细血管网，即统称的毛细血管。在真毛细血管的起点，有少许环形平滑肌纤维组成的毛细血管前括约肌，是调节微循环的分闸门。

4. 直捷通路（thoroughfare channel） 是中间微动脉的延伸部分，它直接与微静脉相通，这条通路的管径略粗，路程较短，流速较快。

5. 动静脉吻合（arteriovenous anastomosis） 是微动脉发出的直接与微静脉相通的血管。此段血管的管壁较厚，有发达的纵形平滑肌层和丰富的血管运动神经末梢，动静脉吻合收缩时，大部分血液由微动脉流入毛细血管；动静脉吻合开放时，微动脉血液经此直接流入微静脉。动静脉吻合主要分布于指、趾、唇和鼻等处的皮肤及某些器官，是调节局部组织血流量的重要结构。

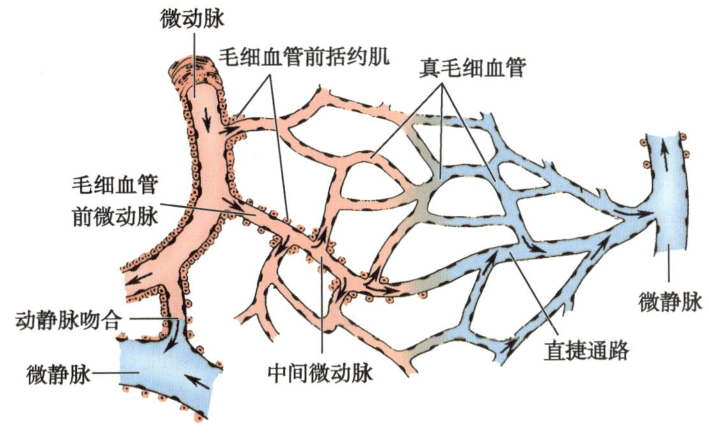

图 3-10 微循环模式图

6. 微静脉 是微循环的营养血管，结构类似毛细血管，也行使物质交换的功能。较大的微静脉管壁有平滑肌纤维，其舒缩状态可影响毛细血管血压，为毛细血管后阻力血管。

第三节 心 脏

心脏是循环系统的动力器官，推动血液在血管中环流不息。心脏的壁很厚，主要由心肌构成。心肌是不随意肌，心脏规律性的收缩，使血液在体内源源不断地进行循环。

一、心壁的结构特点

心壁由心内膜、心肌膜和心外膜三层构成（图 3-11）。

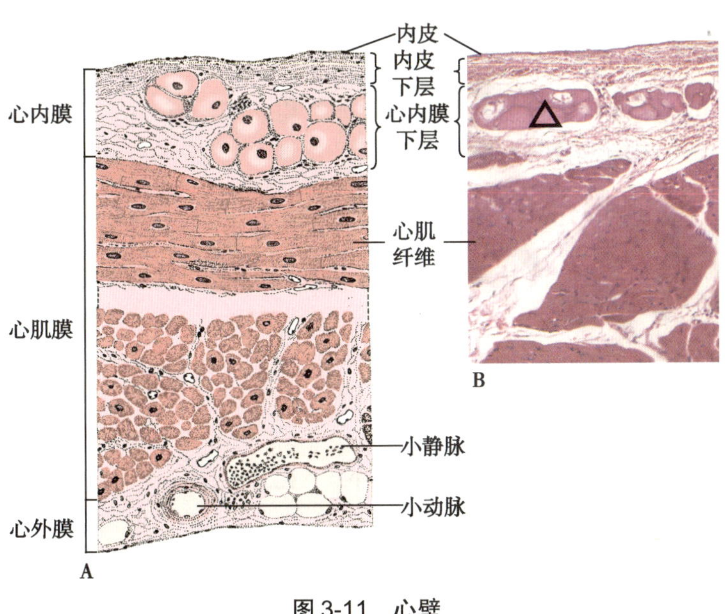

图 3-11 心壁

1. 心内膜(endocardium)　心内膜由内皮、内皮下层与心内膜下层组成。内皮为单层扁平上皮，表面比较光滑，利于血液流动。内皮细胞除核所在部位略隆起，其余部位较薄。内皮下层由结缔组织构成，有少量平滑肌纤维。心内膜下层，由疏松结缔组织组成，内含小血管和神经。在心室的心内膜下层中可见心脏传导系统的分支。

心瓣膜(cardiac valve)　心瓣膜是心内膜向心腔内凸起形成的薄片状结构。心瓣膜的表面为内皮，内部为致密结缔组织，并与纤维环相连。心瓣膜的功能是阻止心房和心室收缩时血液倒流。

2. 心肌膜(myocardium)　心肌膜即心肌层，由心肌构成，心肌纤维呈螺旋状排列，大致可分为内纵行、中环行和外斜行三层。心肌纤维多集合成束，肌束之间、心肌纤维之间有少量结缔组织和丰富的毛细血管。心肌膜在心室较心房厚，尤以左心室最厚。

3. 心外膜(epicardium)　心外膜是心包的脏层，被覆在心外面，其表面被覆一层间皮，深面为薄层疏松结缔组织，称为浆膜。心外膜中含有血管、神经和脂肪组织。

二、心脏的传导系统

心脏传导系统由特殊的心肌纤维构成，包括窦房结、房室结、房室束、左右房室束分支和Purkinje纤维(图3-12)。

窦房结位于右心房心外膜深处，是心脏的起搏点；其余部分大多分布在心内膜下层。组成这个系统的心肌纤维聚集成结或束，受交感、副交感和肽能神经纤维支配，内含丰富的毛细血管。组成心脏传导系统的细胞有三种：

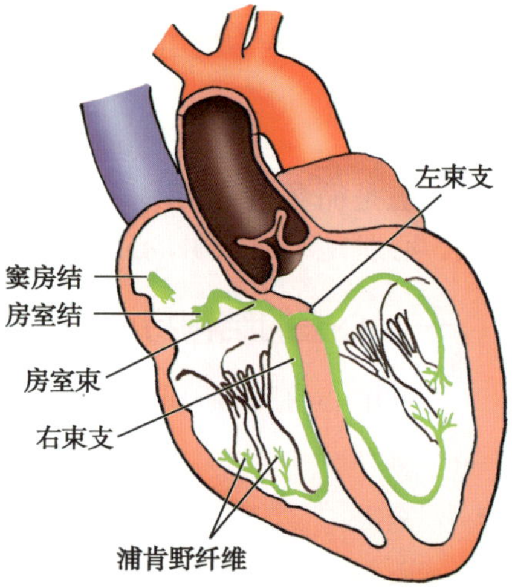

图3-12　心传导系统分布模式图

1. 起搏细胞(pacemaker cell)　又称P细胞，位于窦房结和房室结的中心部位，细胞较小，呈梭形或多边形，有分支并连接成密网，包埋在富有毛细血管的结缔组织中。起搏细胞无闰盘，胞质内细胞器较少，有少量肌原纤维，糖原较多。生理学研究证明，起搏细胞是心肌兴奋的起搏点，使心脏产生自动节律性收缩。

2. 移行细胞(transitional cell)　主要位于窦房结和房室结周边及房室束，细胞结构介于起搏细胞和心肌纤维之间，比心肌纤维细而短，胞质内含肌原纤维较起搏细胞略多，起传导冲动的作用。

3. 浦肯野纤维(Purkinje fiber)　组成房室束及其分支，位于心室的心内膜下层。浦肯野纤维短而粗，形状不规则，胞质内有丰富的线粒体和糖原，肌原纤维较少，细胞彼此间有较发达的连接。浦肯野纤维与心室肌纤维相连，快速传导冲动到心室心肌纤维，引发心室肌的同步收缩。

第四节　淋　巴　管

人体内除神经组织、软骨、骨、骨髓、胎盘等处没有淋巴管分布外，其余组织或器官内大多有淋巴管。

一、毛细淋巴管

毛细淋巴管（lymphatic capillary）是淋巴管系统的起始段，起端为盲端。毛细淋巴管位于组织中并相互连接成网，回收多余的组织液进入其中形成淋巴。与毛细血管相比，毛细淋巴管的特点是管腔大而不规则，管壁薄。仅有一层内皮细胞构成，无周细胞。电镜下，毛细淋巴管内皮细胞间隙较宽，基膜不连续。故通透性大，大分子物质易进入。

二、淋巴管和淋巴导管

淋巴管（lymphatic vessel）包括粗细不等的多级分支，结构与静脉相似，但壁更薄，三层结构更不明显。淋巴管较静脉有更多的瓣膜，有助于淋巴的回流。

淋巴导管（lymphatic duct）指胸导管和右淋巴导管。与大静脉相比，其特点是管壁薄，三层膜分界不明显，中膜平滑肌较发达，在内膜与中膜交界处，有类似内弹性膜的结构。

（全 莉）

思考题

1. 试述毛细血管的分类、结构及功能。
2. 试述中动脉管壁的组织结构特点。
3. 如何鉴别中等动脉和中等静脉？

自测题

实验指导

第四章 免疫系统

学习目标

1. 掌握：免疫系统的组成；免疫细胞的分类和功能。
2. 熟悉：淋巴组织的结构特点；淋巴结和脾脏的光镜结构和特点。
3. 了解：胸腺和扁桃体的结构特点。
4. 具备在光镜下识别免疫细胞的能力。
5. 能够结合免疫系统知识，了解艾滋病等免疫性疾病的发病机制。

免疫系统由免疫细胞、淋巴组织和淋巴器官组成。主要生理功能表现免疫应答和防御，识别和清除进入体内的抗原物质，包括病原体、异体大分子和异体细胞；识别和清除体内表面抗原发生变异的细胞，如肿瘤细胞和病毒感染的细胞；识别和清除体内衰老和死亡的细胞，维持体内内环境的稳定。免疫系统受神经 - 内分泌系统的调节。

第一节 免疫细胞

免疫细胞包括淋巴细胞、巨噬细胞、浆细胞、粒细胞、肥大细胞和抗原提呈细胞等。淋巴细胞是免疫系统中的核心成分，是参与特异免疫应答的主要细胞。巨噬细胞具有捕获抗原的能力，在免疫应答中起重要作用。

一、淋巴细胞

淋巴细胞（lymphocyte）在体内分布很广，普遍存在于血液、淋巴液、淋巴组织及免疫器官内。淋巴细胞是机体内种类繁多、功能各异的一个复杂的细胞群体。根据其发生来源、形态特点和免疫功能的不同，将淋巴细胞分为胸腺依赖淋巴细胞、骨髓依赖淋巴细胞和 NK 细胞三类（图 4-1）。

（一）胸腺依赖淋巴细胞

胸腺依赖淋巴细胞（thymus dependent lymphocyte）简称 T 细胞，T 细胞是淋巴细胞中数量最多，功能最复杂的细胞，占淋巴细胞总数的 75%。T 细胞来源于骨髓的淋巴干细胞，在胚胎时期到达胸腺，在胸腺微环境培育下增殖分化成具有免疫活性的小淋巴细胞，称胸腺依赖淋巴细胞。

T 细胞一般可分为三个亚群：

1. 辅助性 T 细胞（helper T cell） 简称 Th 细胞，占 T 细胞的 65%，形似小淋巴细胞，能够识别抗原，分泌多种细胞因子，辅助 B 细胞和 Tc 细胞产生免疫应答。

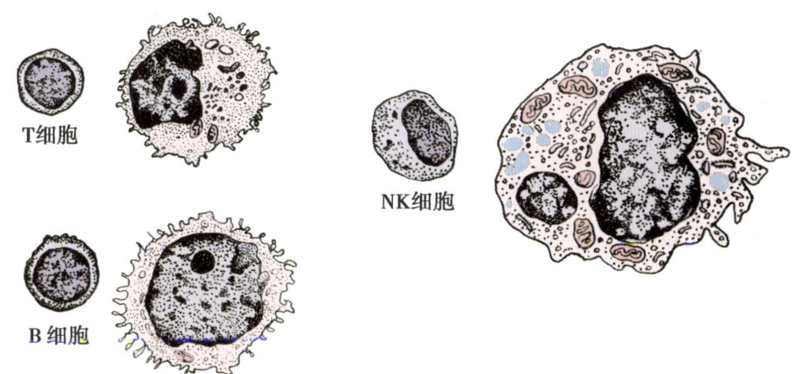

图 4-1 各类淋巴细胞光镜、电镜结构模式图

2. 抑制性 T 细胞（suppressor T cell） 简称 Ts 细胞，占 T 细胞的 10%，体积较大，数量较少，它能抑制免疫应答，与 Th 细胞共同调节免疫应答的强弱。

3. 细胞毒性 T 细胞（cytotoxic T cell） 简称 Tc 细胞，占 T 细胞的 20%～30%，能直接攻击、杀伤靶细胞，如肿瘤细胞、病毒感染细胞和异体细胞。Tc 细胞参与的免疫称为细胞免疫。

（二）骨髓依赖淋巴细胞

骨髓依赖淋巴细胞（bone marrow dependent lymphocyte）简称 B 细胞，在外周血中，B 细胞占淋巴细胞总数的 10%～15%，B 细胞较 T 细胞略大，由骨髓的淋巴干细胞增殖分化而成，故称骨髓依赖淋巴细胞。B 细胞受抗原刺激增殖分化形成浆细胞，分泌抗体即免疫球蛋白，从而清除相应的抗原，进行体液免疫。B 细胞寿命短，一般只存活数日至数周，其中少量 B 细胞受抗原刺激后转变为记忆性 B 细胞，长期保留抗原信息，当再次遇到相应抗原时，大量增殖并产生抗体引起免疫反应。

由于 B 细胞以分泌抗体这一可溶性蛋白分子进入体液而执行免疫功能，故 B 细胞介导的免疫反应称体液免疫。

（三）NK 细胞

NK 细胞（nature killer cell）称为自然杀伤性淋巴细胞，在循环系统中，NK 细胞占淋巴细胞总数的 2%～5%，NK 细胞不需要抗原的激活，也不依赖抗体，可直接杀伤病毒感染细胞和肿瘤细胞。

二、巨噬细胞和单核吞噬细胞系统

单核吞噬细胞系统（mononuclear phagocyte system）是指分散在人体各处具有活跃吞噬及防御能力的细胞系统。它们均来源于血液中的单核细胞。单核细胞循着血流进入各组织器官后，可进一步发育成不同形态和功能特点的巨噬细胞，如破骨细胞、小胶质细胞、肝巨噬细胞、肺巨噬细胞等。单核吞噬细胞系统具有捕捉、加工、抗原传递和分泌多种生物活性物质的功能，在免疫应答中起重要的辅助作用。

三、抗原提呈细胞

抗原提呈细胞（antigen presenting cell）是免疫应答起始阶段的重要辅助细胞，能吞噬处理抗原，提取抗原信息并传递给淋巴细胞引起免疫反应。它的种类很多，主要有树突状细胞、巨噬细胞等。

第二节　免疫组织

免疫组织在人体中分布广泛，又称为淋巴组织(lymphoid tissue)，是以网状组织为支架，网眼中含有大量的淋巴细胞和其他免疫细胞的结缔组织，是构成免疫系统的主要成分。一般将淋巴组织分为弥散淋巴组织和淋巴小结两种。

一、弥散淋巴组织

弥散淋巴组织(diffuse lymphoid tissue)与周围组织无明确的界限，淋巴细胞呈弥散性分布。弥散淋巴组织中除有一般的毛细血管和毛细淋巴管外，还常见毛细血管后微静脉，这种静脉的内皮为柱状，又称高内皮微静脉(high endothelial venule)，是淋巴细胞从血液进入淋巴组织的重要通道(图 4-2)。抗原刺激可使弥散淋巴组织扩大，并出现淋巴小结。

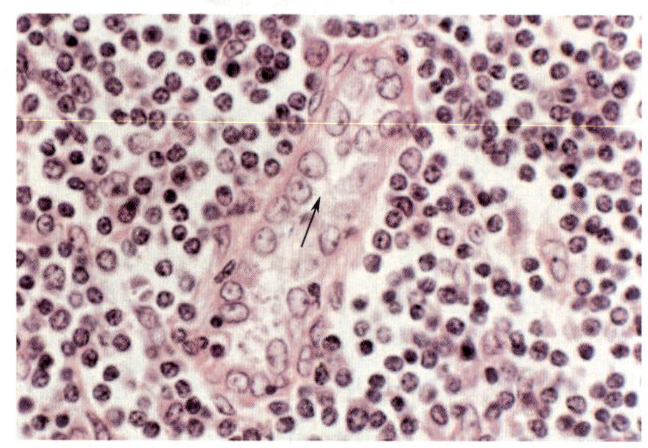

图 4-2　淋巴结副皮质区

二、淋巴小结

淋巴小结(lymphoid nodule)是具有一定形态结构的密集淋巴组织，呈圆形或卵圆形，有较明确的界限，含大量 B 细胞。淋巴小结受到抗原刺激后增大，并产生一染色较淡的生发中心，又称反应中心。在 HE 染色标本中，生发中心分为暗区和明区两部分。暗区主要由新转化的大淋巴细胞组成，胞质嗜碱性强，着色深。明区的淋巴细胞由暗区淋巴细胞分裂分化而成，大小中等，含有较多的网状细胞和巨噬细胞。生发中心顶部及周围有一层密集的小淋巴细胞，称为小结帽(图 4-3)。

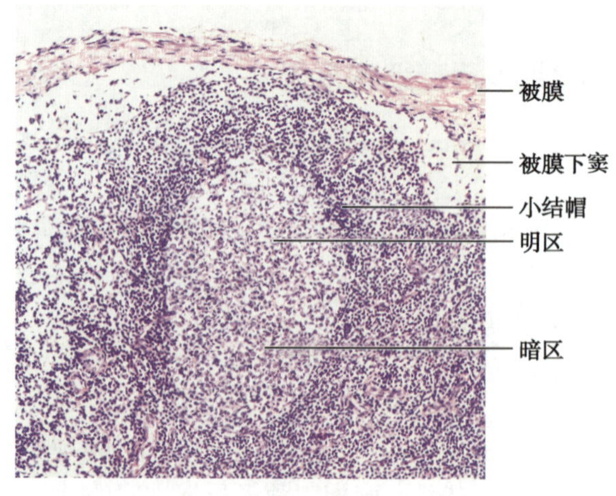

图 4-3　淋巴结

三、淋巴索

淋巴索（lymphatic line）是淋巴组织构成的长条索状结构，索内主要是B细胞。

第三节 淋巴器官

淋巴器官是以淋巴组织为主要成分构成的器官，又称为免疫器官。淋巴器官依其功能和结构的不同可分为中枢淋巴器官和周围淋巴器官。中枢淋巴器官包括胸腺和骨髓，周围淋巴器官包括淋巴结、脾脏、扁桃体。中枢淋巴器官中的造血干细胞增殖分化为T细胞和B细胞，具有识别抗原的能力。周围淋巴器官中的淋巴组织是出生数月后逐渐发育完善的，T细胞和B细胞在相应抗原刺激下，淋巴细胞增殖、分化，形成免疫应答，产生大量效应T细胞和浆细胞等。

一、胸腺

胸腺是中枢免疫器官，它的大小和结构随年龄有明显的变化。胸腺在胚胎期至两岁内发育最快，两岁至青春期继续增大，但速度减慢。青春期以后胸腺退变萎缩，发生脂肪性变。虽然成人胸腺退变，但仍然保持免疫潜能。

（一）胸腺的组织结构

胸腺分左右两叶，外包结缔组织被膜，结缔组织伸入胸腺内部形成小叶间隔，将实质分为许多不完全分离的胸腺小叶。每一小叶又可分为周边的皮质和中央的髓质。皮质内胸腺细胞密集，着色深；髓质内含较多上皮细胞，着色较浅。

1. 皮质　以胸腺上皮细胞为支架，间隙中含大量胸腺细胞和少量巨噬细胞。

（1）胸腺上皮细胞（thymic epithelial cell）：又称上皮性网状细胞，呈星形，有突起，相邻细胞的突起间以桥粒连接成网。胸腺上皮细胞能分泌胸腺素和胸腺生成素。

（2）胸腺细胞（thymocyte）：是胸腺内不同分化发育阶段的T细胞，密集于皮质内，占胸腺淋巴细胞总数的85%。靠近被膜和胸腺小叶间隔者为幼稚的大淋巴细胞，数量少；皮质深层者为较成熟的中、小淋巴细胞，数量多；近髓质区则出现退化的淋巴细胞，这些细胞可被巨噬细胞所吞噬，因此，只有大约5%左右的胸腺细胞发育成熟，称为初始T细胞，具有正常的免疫应答潜能。

2. 髓质　内含较多胸腺上皮细胞，少量初始T细胞和巨噬细胞等。髓质内常见胸腺小体（thymic corpuscle），是胸腺髓质的特征性结构，多呈圆形，大小不等，直径30～150μm，散在分布在髓质，由数层扁平的胸腺小体上皮细胞围成（图4-4、图4-5）。胸腺小体的功能不明，但是缺乏胸腺小体，胸腺不能培育成T细胞。

血液内的大分子物质不易进入胸腺皮质内，说明皮质的毛细血管及其周围结构具有屏障作用，称为血胸腺屏障（blood thymus barrier）（图4-6）。它由以下结构组成：①连续性毛细血管内皮；②完整的内皮基膜；③血管周隙，内含巨噬细胞、周细胞、组织液等；④上皮性网状细胞的基膜；⑤连续的上皮网状细胞。血液内一般抗原物质和药物不易通过此屏障，这对维持胸腺内环境的稳定，保证胸腺细胞的正常发育起着极其重要的作用。

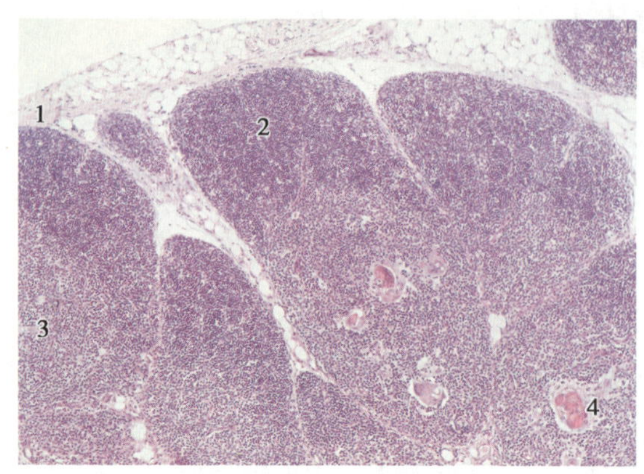

图 4-4　胸腺(低倍)

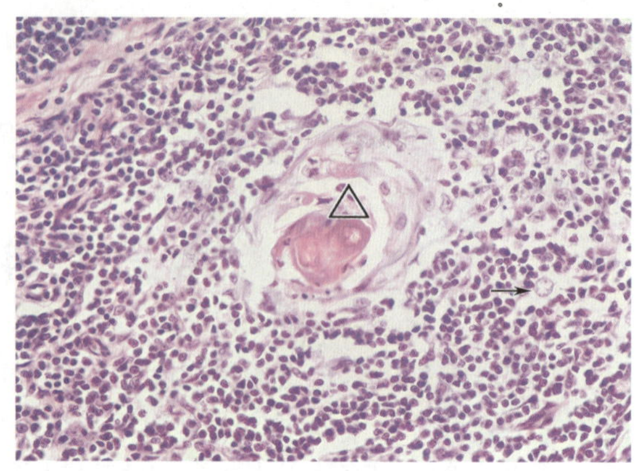
图 4-5　胸腺(高倍)

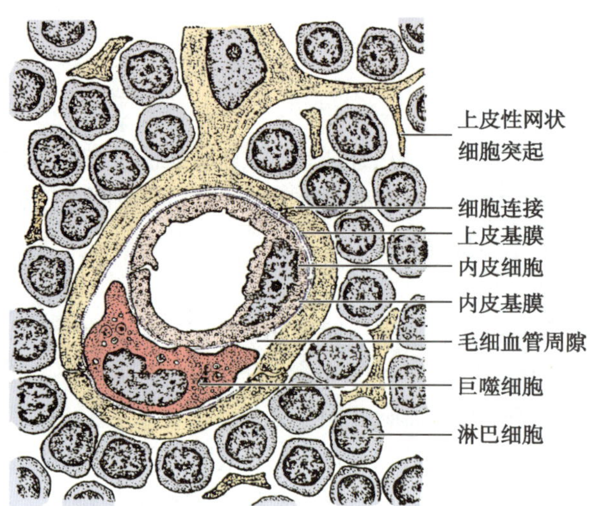

图 4-6　血液 - 胸腺屏障模式图

(二) 胸腺的功能

胸腺是形成初始 T 细胞的重要器官。胸腺的上皮性网状细胞能产生多种激素，对于 T 细胞增殖发育起重要的作用，胸腺是 T 细胞培育成熟的主要部位。

二、淋巴结

据统计，每个人有 300～500 个淋巴结。淋巴结(lymphoid node)呈豆状，成群分布于肠系膜、肺门、腹股沟及腋下等淋巴回流的通路上，其大小、结构与机体的免疫功能状态密切相关。

(一) 淋巴结的组织结构

淋巴结的被膜由致密结缔组织构成。被膜伸入实质形成小梁，构成淋巴结支架，在小梁之间为淋巴组织和淋巴窦。淋巴结的凸面有 15～20 条输入淋巴管进入淋巴结实质。凹面有 1～2 条输出淋巴管，伴随血管、神经进入淋巴结实质。

淋巴结的实质可分为皮质和髓质两部分，两者无明显的界限(图 4-7)。

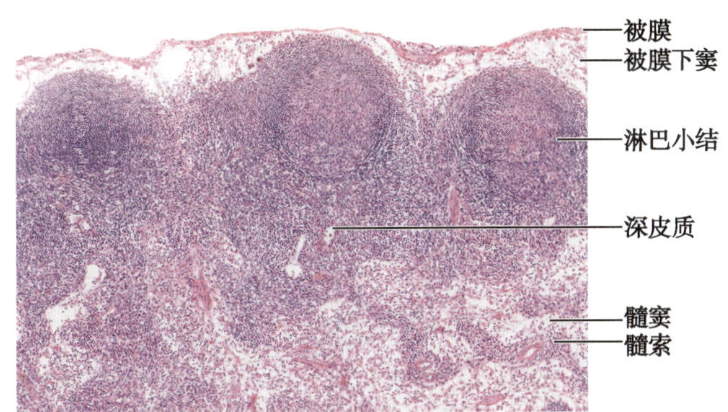

图 4-7 淋巴结

1. 皮质 位于被膜下方，由浅层皮质、副皮质区和皮质淋巴窦构成。

（1）浅层皮质：B 细胞密集区，由弥散淋巴组织和淋巴小结组成。

（2）副皮质区（paracortical area）：位于皮质深层，为较大片的弥散淋巴组织，其淋巴细胞主要是 T 细胞。副皮质区还有巨噬细胞和少量的 B 细胞等。在免疫应答时，此区域细胞分裂增多，区域迅速扩大。副皮质区内有许多毛细血管后微静脉，是血液内淋巴细胞进入淋巴组织的重要通道。

（3）皮质淋巴窦：位于被膜、小梁与淋巴小结之间。淋巴窦的管壁由内皮细胞围成，窦腔内有星状内皮细胞，其间附着大量巨噬细胞和少量淋巴细胞。淋巴液在淋巴窦内流动缓慢，有利于巨噬细胞行使清除、吞噬的功能。

2. 髓质 髓质位于淋巴窦深部，由髓索和髓窦组成（图 4-8）。髓索即淋巴索，由密集的淋巴组织构成。髓窦是髓索与小梁之间的空隙，与皮质淋巴窦的结构相同，但较宽大，腔内的巨噬细胞较多，有较强的滤过功能。

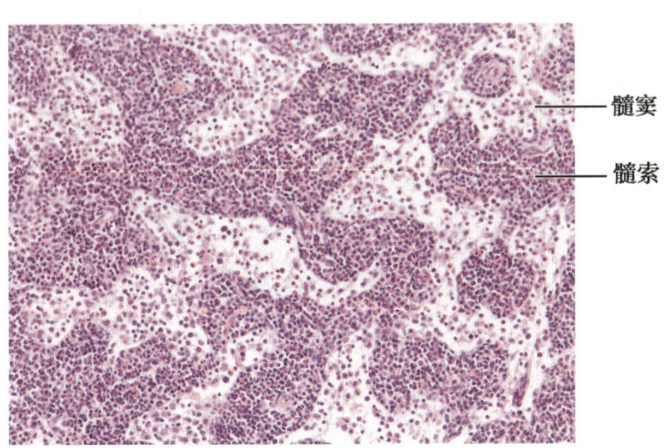

图 4-8 淋巴结髓质

（二）淋巴结的功能

1. 滤过淋巴液 含有细菌、病毒等抗原物质的淋巴液流经淋巴结的过程中，窦内的巨噬细胞可通过吞噬及时清除其中的异物，起到滤过淋巴液的作用。正常淋巴结对细菌的清除率可高达 99.5%。当淋巴内病原体较多时，淋巴结内的巨噬细胞大量增多，淋巴回流进一步减缓，以加强滤过的作用，并可引起淋巴结肿大。

2. 参与免疫应答 当细菌、病毒等抗原进入淋巴结，被巨噬细胞吞噬处理后的抗原物质附着在巨噬细胞的细胞膜上，可激活T细胞，使其分裂增生，形成效应性T细胞，行使细胞免疫功能。抗原也可激活B细胞，引发细胞免疫。淋巴结内细胞免疫应答和体液免疫应答常同时发生。

知识拓展

肿瘤的淋巴转移

恶性肿瘤最常见的转移途经之一是淋巴转移。由于毛细淋巴管壁通透性大，恶性肿瘤细胞易进入毛细淋巴管，随淋巴液经淋巴管道到达淋巴结，可使邻近淋巴结肿大；也可继续转移至其他淋巴结；也可经胸导管进入血液继发血液转移。肿瘤也可逆行转移或发生跳跃式转移，如临床上肺和胃肠道的原发性肿瘤，可转移至左锁骨上淋巴结。

三、脾

脾(spleen)是胚胎时期的造血器官，自骨髓开始造血后，脾演变成人体最大的淋巴器官。

(一)脾的结构

脾的被膜由一层较厚的致密结缔组织构成，其中含有弹性纤维和少量的平滑肌。被膜的结缔组织伸入实质构成脾的支架，称为脾小梁，连同神经、血管构成了脾的间质。脾的实质由含有大量血细胞的淋巴组织构成，分为白髓和红髓(图4-9)。

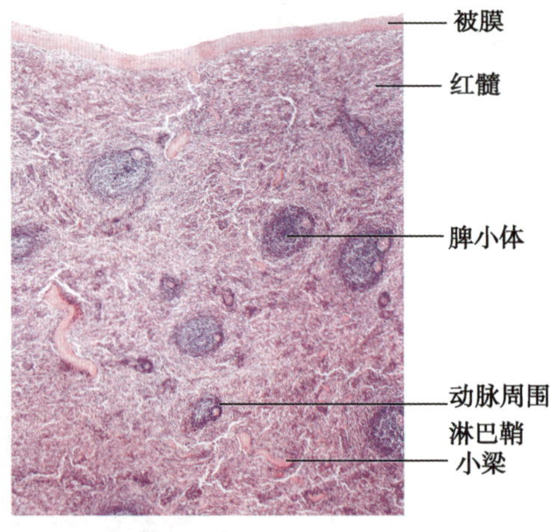

图4-9 脾

1. 白髓(white pulp) 由动脉周围淋巴鞘、淋巴小结和边缘区构成，相当于淋巴结的皮质。

(1)动脉周围淋巴鞘(periarterial lymphatic sheath)：有中央动脉穿行其中，鞘内网状组织中有大量小淋巴细胞，主要是T细胞，属脾的胸腺依赖区。

(2)淋巴小结：又称脾小体，位于动脉周围淋巴鞘的一侧，主要由大量B细胞构成，其中央有生发中心，可见明区与暗区，小结帽朝向红髓，在此产生的幼浆细胞多进入红髓的脾索。淋巴小结也有中央动脉分支穿行，常处于偏心位置。健康人脾内的淋巴小结很少，当抗原刺激引起体液免疫应答时，淋巴小结增多和增大。

(3)边缘区(marginal zone)：白髓与红髓交界的狭窄区域，其结构疏松，含有大量的巨噬细胞和淋巴细胞。中央动脉的侧支分支形成的毛细血管，其末端在白髓和边缘区之间膨大形成小的血窦称边缘窦(marginal sinus)，是血液内抗原及淋巴细胞进入白髓的通道。白髓内的淋巴细胞也可进入边缘窦，参与再循环。

2. 红髓(red pulp) 占脾实质的大部分，由脾索和脾窦组成，两者含有大量红细胞(图4-10)。脾索中的淋巴细胞主要是B细胞，脾索互相连接成网，与脾窦相间分布。脾窦为血窦，窦壁内皮细胞呈杆状，内皮细胞之间有裂隙，基膜不完整，这些结构都有利于血细胞自由地进出脾窦。

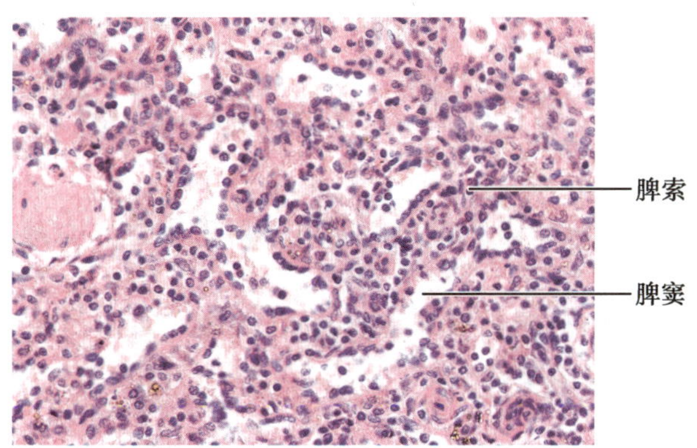

图 4-10 脾红髓(高倍)

(二)脾的功能

1. 滤血 脾索和边缘区含有大量的巨噬细胞，能吞噬清除血液中的病原体和衰老红细胞。

2. 造血 胚胎早期的脾具有造血功能，成年后，脾内仍有少量造血干细胞，当机体在某些病理状态下，脾可恢复造血功能。

3. 储血 正常人脾储存血量约 40ml，主要储存于血窦内，紧急情况下脾内平滑肌收缩可将储存的血排入血液循环，以应急需。

4. 免疫应答 血液中的病原体流经脾时，脾内可发生免疫应答，脾索内细胞增多，引起体液免疫，T 细胞引起细胞免疫应答时，动脉周围淋巴鞘显著增厚。

四、扁桃体

扁桃体包括腭扁桃体、咽扁桃体、舌扁桃体，它们与咽黏膜内多处分散的淋巴组织共同组成咽淋巴环，构成机体的重要防线。

腭扁桃体呈扁卵圆形，黏膜表面覆盖复层扁平上皮(图 4-11)。上皮向下陷入形成数十个隐窝，隐窝周围的固有层有大量淋巴小结及弥散淋巴组织，隐窝上皮内含有淋巴细胞、浆细胞、巨噬细胞、朗格汉斯细胞等。在上皮细胞之间，有许多间隙和通道，它们相互连通并开口于隐窝上皮表面的小凹陷，淋巴细胞就充塞于这些通道内。这样的上皮称淋巴上皮组织(lymphoepithelial)。

咽扁桃体和舌扁桃体较小，结构与腭扁桃体相似。咽扁桃体无隐窝，舌扁桃体也仅有一个隐窝，故较少引起炎症。成人的咽扁桃体和舌扁桃体多萎缩退化。

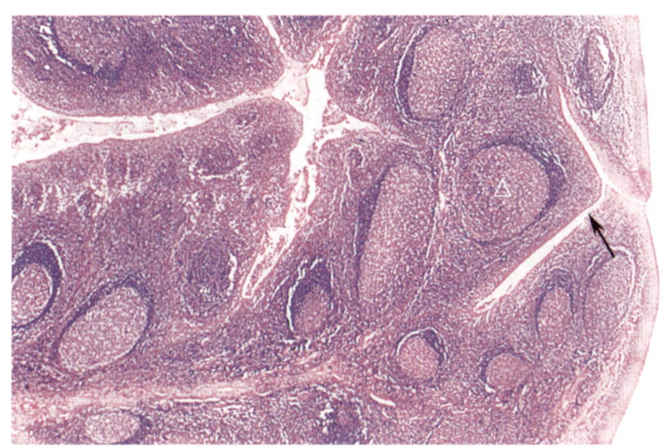

图 4-11 腭扁桃体

第四节　淋巴细胞再循环

外周淋巴器官和淋巴组织内的淋巴细胞可经淋巴管进入血液，循环于全身，它们又可通过弥散淋巴组织内的毛细血管后微静脉，再返回淋巴器官或淋巴组织，如此周而复始不断循环，使淋巴细胞从一个淋巴器官到另一个淋巴器官，从一处淋巴组织到另一处淋巴组织，这种现象称为淋巴细胞再循环（图 4-12）。

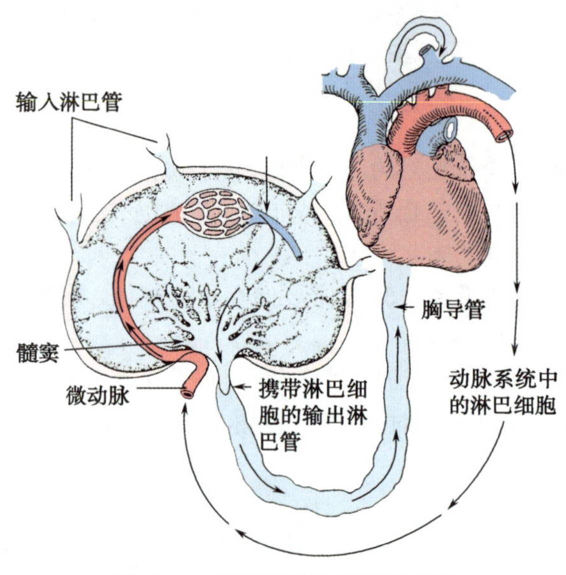

图 4-12　淋巴细胞再循环示意图

淋巴细胞再循环不仅有利于识别抗原，而且能沟通信息，促进免疫细胞间的协作，使分散于全身的免疫细胞成为一个功能整体，大大提高了免疫功能。

（全　莉）

思考题

1. 简述免疫系统的组成和功能。
2. 简述淋巴结皮质的组织结构、主要的细胞分布和功能。
3. 简述脾白髓和红髓的组织结构、主要的细胞分布和功能。

自测题

实验指导

第五章 内分泌系统

学习目标

1. 掌握：甲状腺滤泡上皮细胞和滤泡旁细胞的功能；肾上腺皮质球状带、束状带、网状带和肾上腺髓质嗜铬细胞的功能；腺垂体的功能、神经垂体的结构特点。
2. 熟悉：含氮激素细胞和类固醇激素细胞的结构特点。
3. 了解：甲状腺合成和分泌甲状腺素的过程；神经垂体的功能；甲状旁腺分泌的激素。
4. 具备能够准确认识内分泌腺分泌的激素对机体所起作用的能力。
5. 能够结合临床解释内分泌系统疾病出现的临床表现。

内分泌系统（endocrine system）是机体的调节系统，与神经系统相辅相成，由内分泌器官和分布于其他器官的内分泌细胞组成。内分泌器官是指结构上独立存在、肉眼可见的内分泌腺（endocrine gland），如甲状腺、甲状旁腺、肾上腺、垂体、松果体和胸腺等。内分泌腺的结构特点：腺细胞排列成索状、团状或围成滤泡状，其内毛细血管分布丰富，无导管。内分泌细胞散在分布于其他器官内的细胞团，如胰腺中的胰岛、睾丸中的间质细胞、卵巢中的卵泡和黄体等。

各种内分泌细胞所分泌的物质统称为激素（hormone），直接渗入血液、淋巴或组织液，通过血液循环，作用于特定的细胞或器官，这些细胞或器官称为这种激素的靶细胞（target cell）或靶器官（target organ）。少部分内分泌细胞的激素可直接作用于邻近的细胞，称旁分泌（paracrine）。每种内分泌腺一般只分泌一种或几种激素，靶细胞上具有与相应激素结合的受体（receptor），两者结合才能使靶细胞或靶器官发生生理功能的改变。

激素按其化学性质分为含氮激素（包括胺类、氨基酸衍生物、肽类和蛋白质类激素）和类固醇激素两大类。机体绝大部分内分泌细胞为含氮激素分泌细胞和类固醇激素分泌细胞。前者超微结构特点与蛋白质分泌细胞相似，即胞质内含有与合成含氮激素相关的粗面内质网和高尔基复合体，以及分泌颗粒；后者仅包括肾上腺皮质和性腺的内分泌细胞，其超微结构特点是，胞质内含有与合成类固醇激素相关的丰富滑面内质网；线粒体较多，其嵴多呈管状；含较多脂滴，为激素合成的原料；无分泌颗粒，类固醇激素具有脂溶性，通过胞膜直接扩散出细胞。

第一节 甲 状 腺

一、甲状腺的一般结构

甲状腺表面包有薄层结缔组织被膜，其伸入腺实质内，将实质分为许多大小不等的小叶，每个小叶内含有 20～40 个甲状腺滤泡。滤泡之间有少量的结缔组织、丰富的毛细血管和成群的滤泡旁细胞（图 5-1、图 5-2）。

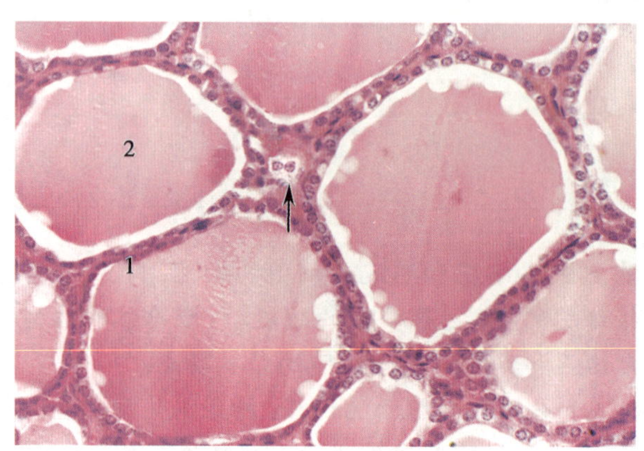

图 5-1 甲状腺光镜图

1. 滤泡上皮；2. 胶质；↑ 滤泡旁细胞

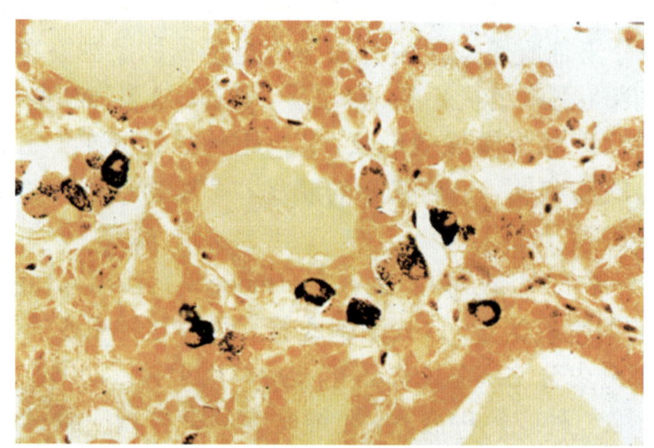

图 5-2 甲状腺光镜图

镀银染色示滤泡旁细胞

二、滤泡

甲状腺滤泡（thyroid follicle）大小不等，直径 0.02～0.9mm，呈圆形、卵圆形或不规则形，由单层立方的滤泡上皮细胞围成。当甲状腺功能旺盛时，细胞变高呈柱状，腔内胶质变少；反之，滤泡上皮细胞变矮呈扁平状，腔内胶质增多。滤泡腔内充满透明的胶质，胶质是滤泡上皮细胞产生的是一种糖蛋白，经碘化后形成碘化甲状腺球蛋白，在 HE 染色切片上呈均质状，嗜酸性。电镜下，滤泡上皮细胞胞质内有较丰富的粗面内质网和较多的线粒体，溶酶体散在于胞质内；近游离面的胞质内有高尔基复合体、分泌颗粒和含有基质的胶质小泡（图 5-3）。

滤泡上皮细胞合成和分泌甲状腺素。甲状腺素的形成要经过合成、储存、碘化、重吸收、分解和释放等过程。滤泡上皮细胞从血中摄取氨基酸，在粗面内质网内合成甲状腺球蛋白前体，继而在高尔基复合体加工并浓缩形成分泌颗粒，再以胞吐方式排放到滤泡腔内储存，滤泡上皮细胞同时从血液中摄取碘离子，使其活化后排入滤泡腔内，与甲状腺球蛋白前体结合成碘化甲状腺球蛋白。在垂体分泌的促甲状腺激素的作用下，滤泡上皮细胞重新吸收碘化甲状腺球蛋白入胞体，该物质被溶酶体的蛋白水解酶分解，形成大量的四碘甲状腺原氨酸(T_4)和少量的三碘甲状腺原氨酸(T_3)，两者合称甲状腺激素。甲状腺激素的主要功能是促进机体的新陈代谢，提高神经系统的兴奋性，促进机体的生长发育，尤其对婴幼儿的骨骼和中枢神经系统的发育有显著影响。

胎儿和婴幼儿甲状腺功能低下时，出现智力低下、长骨生长停止等现象，形成呆小症。成人甲状腺功能低下则引起新陈代谢率和中枢神经系统兴奋性降低，表现为精神呆滞、记忆力减退、毛发稀少和黏液性水肿等。甲状腺功能亢进时，出现明显的中枢神经系统兴奋增高的表现，同时引起心血管、消化等系统功能紊乱。

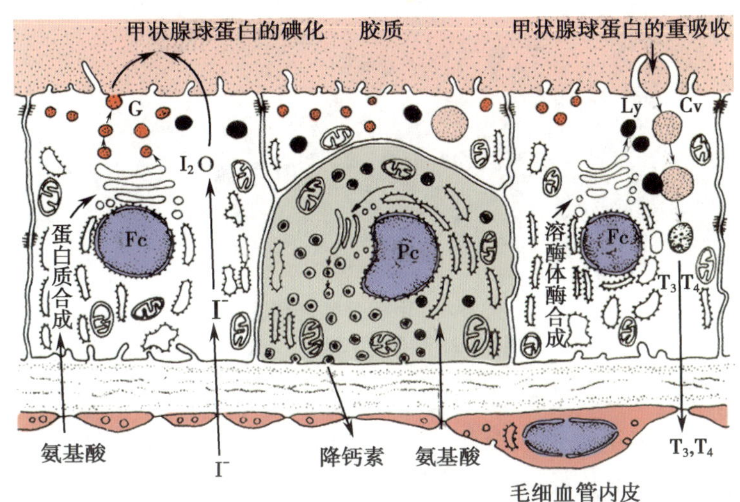

图 5-3　甲状腺滤泡上皮细胞(Fc)和滤泡旁细胞(Pc)超微结构及激素合成和分泌模式

G. 分泌颗粒；Cv. 胶质小泡；Ly. 溶酶体

三、滤泡旁细胞

滤泡旁细胞(parafollicular cell)又称降钙素细胞，位于甲状腺滤泡之间和滤泡上皮细胞之间。细胞稍大，在 HE 染色的切片中胞质着色较淡，于镀银染色切片可见胞质内有黑色的嗜银颗粒。电镜下，位于滤泡上皮中的滤泡旁细胞顶部被相邻的滤泡上皮细胞覆盖。滤泡旁细胞的分泌颗粒含有降钙素(calcitonin)，能抑制破骨细胞的溶骨作用，可促进成骨细胞的活动，使骨盐沉积，并抑制肾小管和胃肠道对钙的吸收，从而使血钙降低。

第二节　甲 状 旁 腺

一、甲状旁腺的一般结构

甲状旁腺主要由实质构成，其表面包有结缔组织被膜。

二、甲状旁腺实质

实质内腺细胞排列成团状或索状，其间含有少量的结缔组织和丰富的毛细血管。腺细胞主要有主细胞和嗜酸性细胞（图 5-4）。

1. 主细胞（chiel cell）　是腺实质的主要细胞成分，数量多，细胞较小，呈圆形或多边形，核圆居中，胞质 HE 染色较浅。电镜下，细胞内含有大量粗面内质网、高尔基复合体和膜包分泌颗粒，也可见糖原颗粒、脂滴、溶酶体和脂褐素等（图 5-4）。

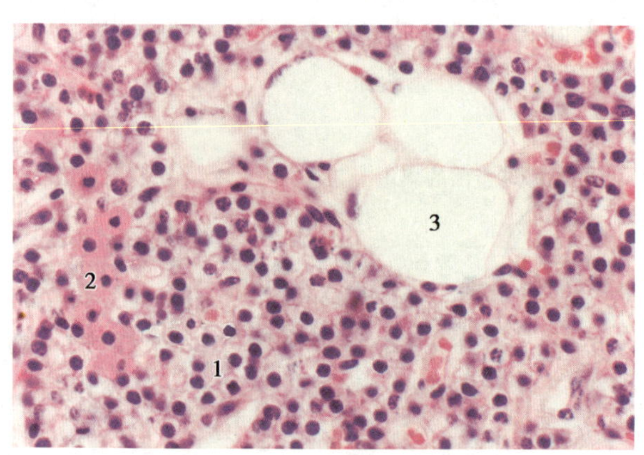

图 5-4　甲状旁腺光镜图

1. 主细胞；2. 嗜酸性细胞；3. 脂肪细胞

主细胞可合成和分泌甲状旁腺素（parathyroid hormone），该激素可增强破骨细胞的活性，使骨盐溶解，并能促进小肠及肾小管对钙的吸收，从而使血钙浓度升高。甲状旁腺素与降钙素共同调节和维持机体血钙的稳定。甲状腺手术时，若误切甲状旁腺，导致甲状腺素分泌不足，则出现血钙浓度降低，可引起肌肉抽搐，甚至死亡。

2. 嗜酸性细胞（oxyphil cell）　从青春期开始，甲状旁腺内出现嗜酸性细胞，并随年龄的增长而增多。细胞单个或成群分布主细胞之间，体积较大，核小而圆，染色深，充满嗜酸性颗粒。该细胞的功能目前尚不清楚。

第三节　肾　上　腺

一、肾上腺的一般结构

肾上腺表面包有结缔组织被膜，少量的结缔组织伴随神经、血管伸入腺实质。

二、肾上腺实质

肾上腺实质由周围的皮质和中央的髓质构成（图 5-5）。两者的结构、功能和胚胎发育上均为独立存在的两部分。皮质来源于中胚层，分泌类固醇激素；髓质来源于外胚层，分泌含氮激素。

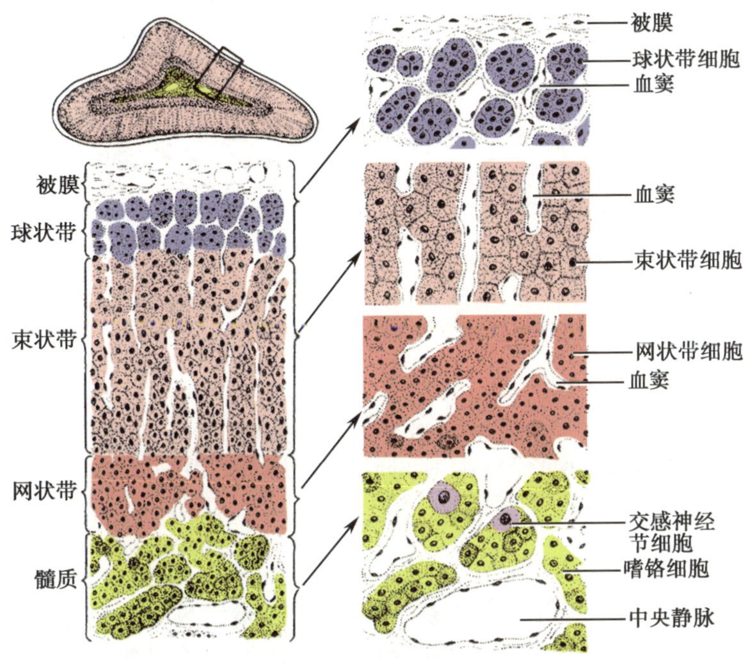

图 5-5　肾上腺仿真图

（一）肾上腺皮质

肾上腺皮质占肾上腺体积的 80%～90%，根据其细胞的形态结构和排列方式，由表向里分为球状带、束状带和网状带三部分（图 5-6、图 5-7）。

1. 球状带（zona glomerulosa）　较薄，紧贴被膜之下。球状带细胞较小，呈低柱状或多边形，胞质嗜酸性，核小，染色深。细胞排列成球团状。球状带的细胞分泌盐皮质激素，主要成分为醛固酮，其主要功能是促进肾远曲小管和集合小管重吸收 Na^+ 和排出 K^+，同时刺激胃黏膜吸收 Na^+，使血 Na^+ 浓度升高，K^+ 浓度降低，维持血中离子浓度正常水平。

2. 束状带（zona fasciculata）　最厚，位于球状带的深部。细胞排列成单行或双行纵行的细胞索，细胞较大，呈多边形，胞质空泡状，核圆，染色浅，居中。束状带的细胞分泌糖皮质激素，主要成分为皮质醇、皮质酮，可使蛋白质和脂肪分解并转变成糖，还有抑制免疫应答及抗炎症反应等作用。

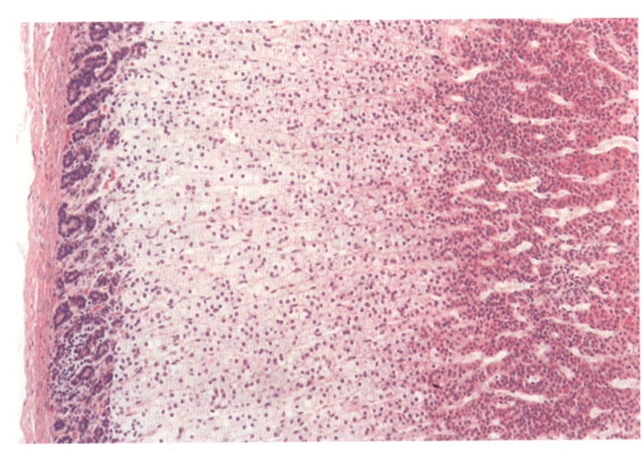

图 5-6　肾上腺皮质光镜图

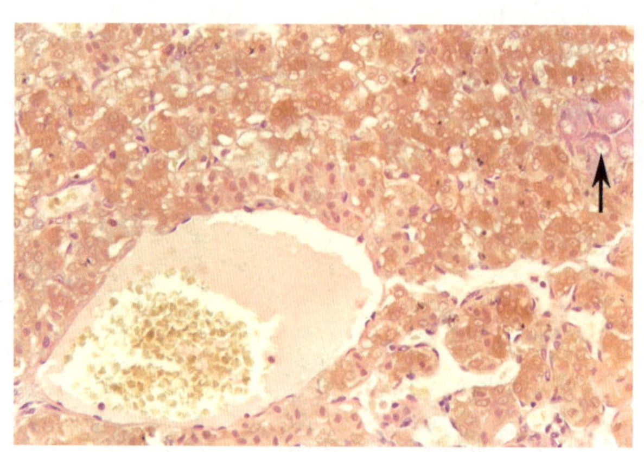

图 5-7　肾上腺髓质光镜图

↑交感神经节细胞；Helly 液（含铬盐）固定、HE 染色

3. 网状带（zona reticularis）　最薄，位于皮质的最内层。细胞呈多边形，胞质嗜酸性，核小，染色深。网状带的细胞主要分泌雄激素，同时分泌少量雌激素和糖皮质激素。

肾上腺皮质细胞分泌的激素都具有类固醇激素分泌细胞的超微结构特点，特别是束状带细胞尤为典型（图 5-8）。

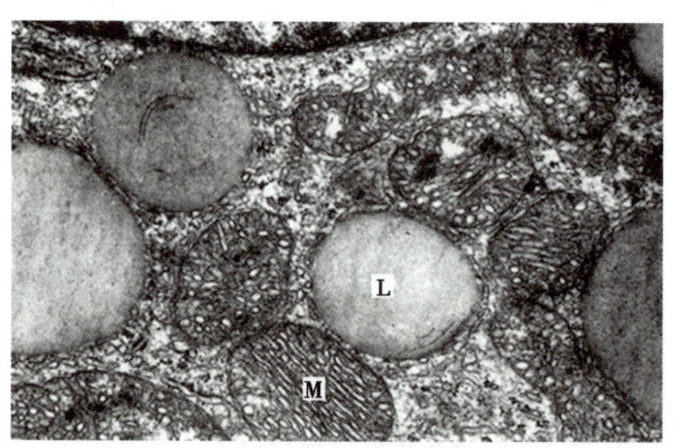

图 5-8　肾上腺皮质束状带细胞电镜图

L. 脂滴；M. 线粒体

（二）肾上腺髓质

肾上腺髓质位于肾上腺的中央部，占肾上腺体积的 10%～20%。主要由排列成索状或团状的髓质细胞组成，其间有血窦和少量结缔组织。髓质细胞体积较大，呈多边形，如用含铬盐的固定液固定标本，细胞质内有许多易被铬盐染成棕黄色的嗜铬颗粒，所以髓质细胞又称嗜铬细胞（chromaffin cell）。髓质内还有少量交感神经节细胞。

电镜下，嗜铬细胞最显著的特征，胞质有许多电子密度高的分泌颗粒。据颗粒所含物质的差别，嗜铬细胞分为两种。一种为肾上腺素细胞，分泌肾上腺素，可使心肌收缩力增强，心率加快，心和骨骼肌的血管扩张，皮肤的血管收缩；另一种为去甲肾上腺素细胞，分泌去甲肾上腺素，可使血压升高，心、脑和骨骼肌内的血流加速。

第四节 垂 体

垂体主要由腺垂体和神经垂体两部分组成，其表面被结缔组织包裹，内有丰富的毛细血管（图 5-9）。

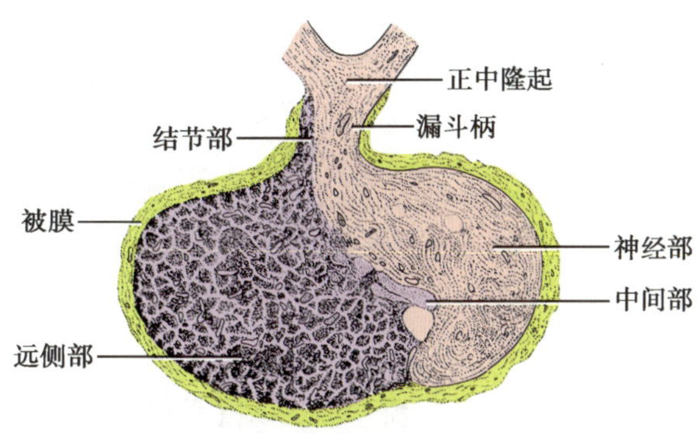

图 5-9 垂体模式图

一、腺垂体

（一）远侧部

远侧部是构成腺垂体的主要部分，腺垂体由腺上皮细胞构成。腺细胞排列成团索状，细胞间具有丰富的血窦和少量结缔组织。根据腺细胞的染色特性可将其分为嗜酸性细胞、嗜碱性细胞和嫌色细胞三种。

1. 嗜酸性细胞（acidophil） 数量较多，呈圆形或卵圆形，细胞质内含有许多粗大的嗜酸性颗粒。嗜酸性细胞能分泌两种激素。

生长激素（growth hormone，GH）可促进体内多种代谢过程，尤其是促进骨的增长。幼年时，分泌过多，可引起巨人症；分泌不足，可引起侏儒症；成年时分泌过多，则出现肢端肥大症。

催乳激素（prolactin，PRL）可促进乳腺发育和乳汁分泌。

2. 嗜碱性细胞（basophil） 数量较少，细胞质中含有嗜碱性颗粒。嗜碱性细胞分为三种：

（1）促甲状腺激素细胞：分泌促甲状腺激素（thyroid stimulating hormone，TSH），能促进甲状腺滤泡的增生和甲状腺激素的合成与释放。

（2）促肾上腺皮质激素细胞：分泌促肾上腺皮质激素（adrenocorticotropic hormone，ACTH），可促进肾上腺皮质束状带分泌糖皮质激素。

（3）促性腺激素细胞：分泌卵泡刺激素（follicle stimulating hormone，FSH）和黄体生成素（luteinizing hormone，LH）。卵泡刺激素促进女性卵泡的生长发育，在男性则促进精子的生长发育。黄体生成素在女性可促进排卵和黄体形成；在男性则刺激睾丸间质细胞分泌雄激素，所以又称为睾丸间质细胞刺激素（图 5-10）。

3. 嫌色细胞（chromophobe cell） 数量最多，体积小，呈圆形或多边形，细胞质少，着色较浅，细胞边界不清。电镜下，胞质内含有少量分泌颗粒，这些细胞可能是脱颗粒的嗜色细胞，或是形成嗜色细胞的幼稚阶段。

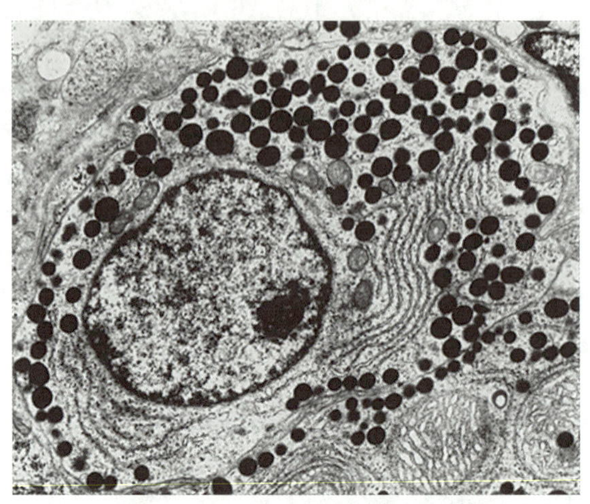

图 5-10 垂体促肾上腺皮质激素细胞电镜图

（二）中间部

中间部位于远侧部与神经部之间纵行狭窄部分，占垂体体积的 2%。中间部由滤泡和周围的嗜碱性细胞和嫌色细胞构成，滤泡内含有胶质呈嗜碱性或嗜酸性，功能不清。在低等脊椎动物，此部位嗜碱性细胞分泌促黑素细胞激素（melanocyte-stimulating hormone，MSH）；在人类，MSH 可作用于皮肤黑素细胞，促进黑色素的合成和分泌，使皮肤颜色变深。MSH 在哺乳类可能有类似的作用（图 5-11）。

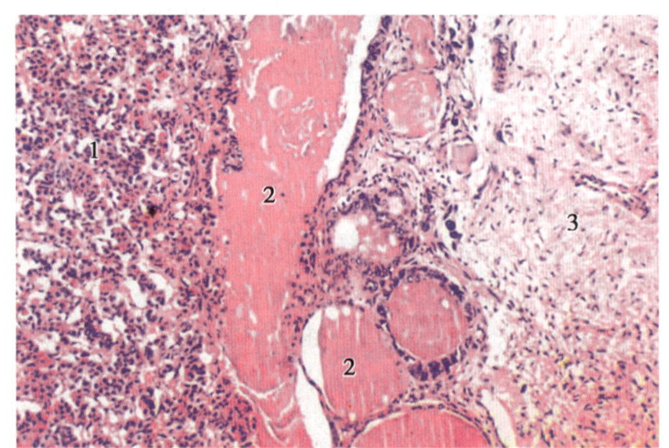

图 5-11 垂体中间部光镜图

1. 远侧部；2. 中间部滤泡；3. 神经部

（三）结节部

结节部呈薄层套状包围着神经垂体的漏斗，在漏斗的前方较厚，后方较薄。结节部有丰富的纵行毛细血管，腺细胞主要为嫌色细胞，也含有少量的嗜酸性细胞和嗜碱性细胞。

二、神经垂体

神经垂体属于神经组织，主要有大量的无髓神经纤维、神经胶质细胞和丰富的毛细血管组成。神经胶质细胞即垂体细胞（pituicyte），形态多样，胞体含褐色的色素颗粒。电镜下，垂体细胞包绕着含有分泌颗粒的无髓神经纤维，突起达毛细血管壁。垂体细胞对神经纤维支持营养作用。在 HE 切片染色可见嗜酸性团块，称赫林体（Herring body）（图 5-12）。

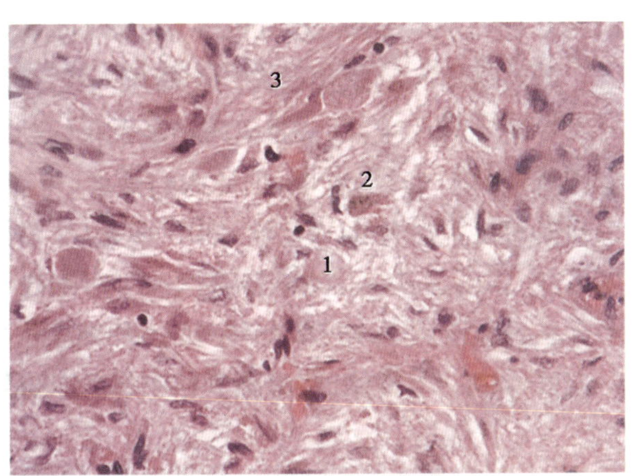

图 5-12　垂体神经部光镜图

1. 赫林体；2. 垂体细胞；3. 神经纤维

神经垂体无分泌功能，其贮存和释放的激素来自于下丘脑。下丘脑的视上核和室旁核含有神经内分泌细胞，能合成抗利尿激素和催产素。抗利尿激素一方面可促进肾远曲小管和集合小管对水的重吸收，使尿量减少，调节水的代谢。另一方面，大量抗利尿激素可使小动脉收缩，使血压升高，故又称血管升压素；催产素，该激素可促使妊娠子宫壁平滑肌收缩，加快分娩过程，还促使乳腺分泌。

三、下丘脑 - 垂体 - 靶器官的相互关系

下丘脑的视上核和室旁核产生的激素可经下丘脑垂体束运送到神经垂体内贮存，当神经冲动传到神经垂体时再将激素释放入血。

下丘脑与腺垂体之间通过垂体门脉系统发生联系。垂体门脉由正中隆起的初级毛细血管网发出，先汇成数条垂体门微静脉入腺垂体，然后再形成次级毛细血管网。下丘脑的部分神经元轴突与初级毛细血管网接触，并将神经细胞合成的调节性多肽释放入垂体门脉系统，以调节腺垂体的活动。反之，腺垂体产生的各种激素又可借助垂体血液循环途径到达下丘脑，反馈调节下丘脑的功能活动。

位于在第三脑室侧壁最下部，靠近漏斗处有下丘脑的漏斗核，又称弓状核，具有内分泌功能。这些细胞的轴突伸至神经垂体漏斗，构成下丘脑腺垂体束。细胞合成的多种激素在轴突末端释放，进入漏斗处的第一级毛细血管网，下行至结节部下端汇集成数条垂体门微静脉，到达腺垂体远侧部的第二级毛细血管网，分别调节远侧部各种腺细胞的分泌活动（图 5-13）。其中起促进作用的激素，称释放激素（releasing hormone，RH）；对腺细胞起抑制作用的激素，称释放抑制激素（release inhibiting hormone，RIH）。

释放激素有生长激素释放激素（GRH）、催乳激素释放激素（PRH）、促甲状腺激素释放激素（TRH）、促肾上腺皮质激素释放激素（CRH）、促性腺激素释放激素（GnRH）和促黑素细胞激素释放激素（MSRH）等。释放抑制激素有生长激素释放抑制激素（SOM）、催乳激素释放抑制激素（PIH）和促黑素细胞激素释放抑制激素（MSIH）。

下丘脑通过所产生的释放激素和释放抑制激素，调节腺垂体内各种细胞分泌活动；而腺垂体嗜碱性细胞产生的各种促激素又可以调节甲状腺、肾上腺和性腺分别分泌甲状腺激素、肾上腺激素和性腺激素，再作用于靶器官。神经系统和内分泌系统就统一起来，完成对机体的多种物质代谢及功能的调节。

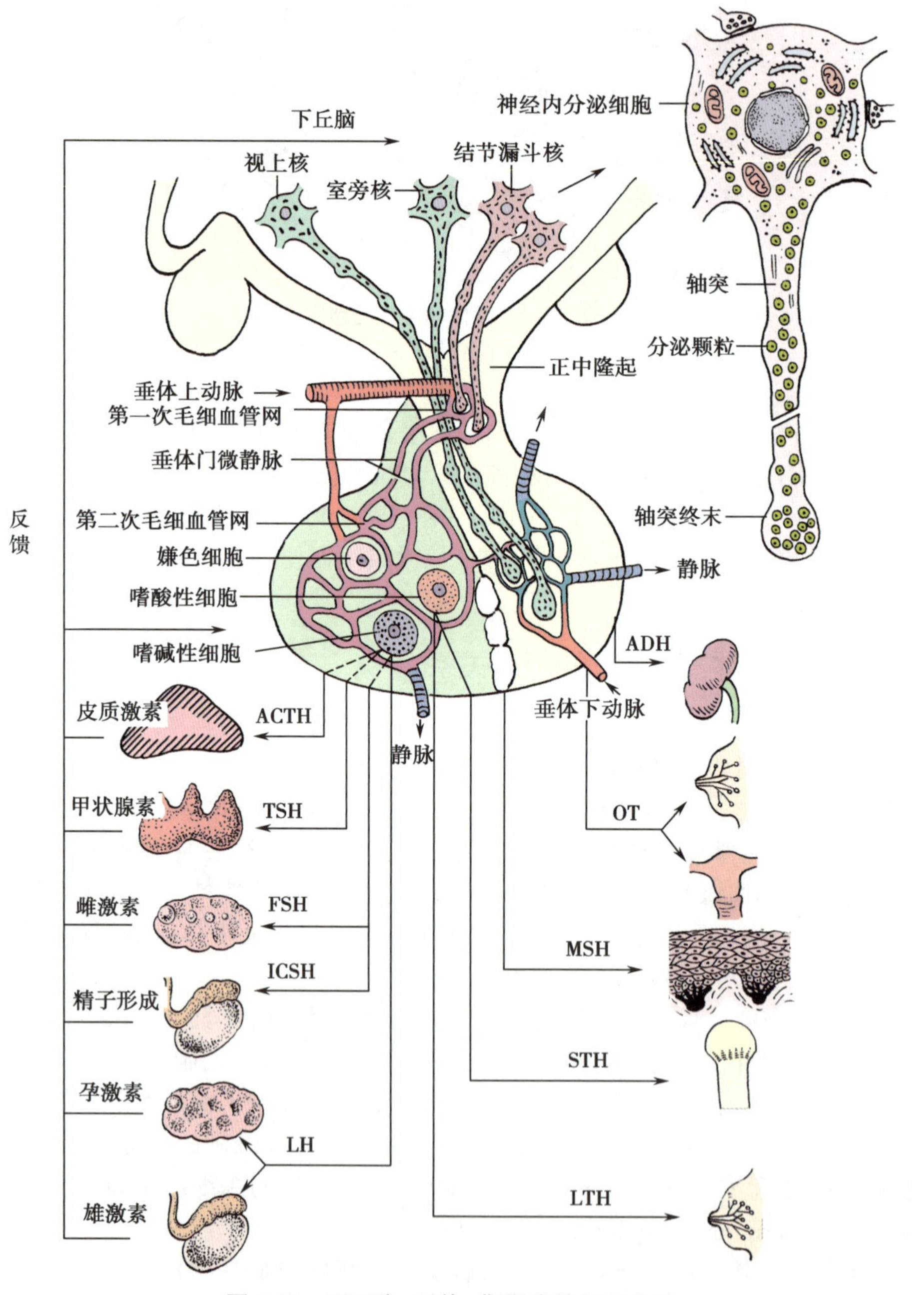

图 5-13　下丘脑 - 垂体 - 靶器官的相互关系

知识拓展

呆小症、侏儒症和巨人症

甲状腺激素主要影响脑与长骨的发育与生长，特别是对出生后4个月内的婴儿影响较大。若胎儿先天性甲状腺发育不全，则出生后数周至3～4个月后即可表现出长骨生长停滞、智力迟钝的现象，称呆小症。成年后身材矮小，智力低下。

生长激素具有促进骨骼生长发育的作用，人在幼年时期生长激素分泌不足可导致侏儒症，成年后表现为身材矮小，但智力正常，有别于呆小症。若在幼年时期生长激素分泌过多可导致巨人症，成年后表现为身材高大，身高往往达2m以上。

（颜绍雄）

思考题

1. 简述甲状腺和甲状旁腺的微细结构和功能。
2. 试述肾上腺皮质的结构和功能。
3. 试述下丘脑和神经垂体之间的关系。

自测题

实验指导

第六章
消 化 系 统

学习目标

1. 掌握：消化管的一般结构；胃和小肠的微细结构和功能；肝脏和胰腺的结构及功能；胆汁的产生部位及其排出途径。
2. 熟悉：食管和结肠的结构；肝门管区的结构；肝血液循环特点。
3. 了解：阑尾的结构特点；唾液腺的结构特点和功能。
4. 具备在显微镜下辨认食管、胃、小肠，肝小叶、门管区及胰腺内、外分泌部微细结构的能力。
5. 能够应用消化系统微细结构知识，分析消化系统常见疾病，锻炼临床综合分析能力。

第一节 消 化 管

一、消化管的一般结构

消化管壁一般从内向外分为黏膜、黏膜下层、肌层和外膜四层（图6-1）。

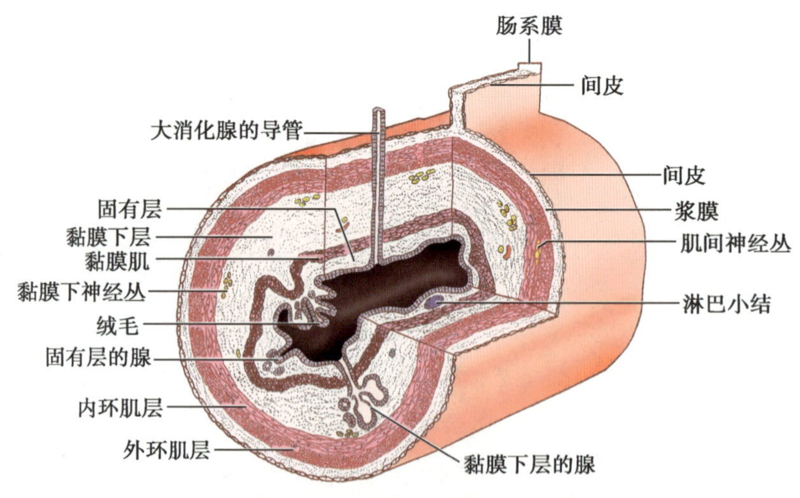

图6-1 消化管壁一般结构模式图

（一）黏膜

黏膜（mucosa）是消化管进行消化吸收活动最重要的部分，表面润滑，便于食物的运动和消化吸收。黏膜由上皮、固有层和黏膜肌层三部分组成。

1. 上皮　衬于消化管的腔面，上皮的类型因其所在位置而异。消化管两端（咽、食管与肛门）为复层扁平上皮，以保护作用为主；胃、肠为单层柱状上皮，除保护作用外，以消化吸收功能为主。上皮与管壁内的小消化腺（如食管腺、胃腺等）或管壁外大消化腺的导管相延续。

2. 固有层（lamina propria）　由疏松结缔组织组成，有丰富的毛细血管、淋巴管、神经、小消化腺以及散在的平滑肌。胃、肠的固有层含有丰富的淋巴组织，构成消化管的防御屏障。淋巴组织呈弥散型或淋巴小结形式，尤以咽、回肠、阑尾等处较多。胃肠道的上皮和腺体内有散在的内分泌细胞，其分泌的激素对胃肠道和其他器官的功能具有重要的调节作用。

3. 黏膜肌层（muscularis mucosa）　为薄层平滑肌。此层肌的收缩与舒张，可改变黏膜形状，有利于物质消化吸收、血液运行和腺体分泌物的排出。

（二）黏膜下层

黏膜下层（submucosa）又称黏膜下组织，为疏松结缔组织，含有较大的血管、淋巴管和神经。食管和十二指肠的黏膜下层分别有食管腺和十二指肠腺。黏膜下层内还有神经丛，称黏膜下神经丛。

黏膜和部分黏膜下层常共同形成纵行或环行皱褶，突入腔内，称皱襞，以扩大黏膜的表面积。

（三）肌层

肌层（muscularis）位于咽、食管上端和肛门的为骨骼肌，其余均由平滑肌组成。一般排列成两层，内层为环行，外层为纵行。环行肌于某些部位明显增厚形成括约肌，如贲门括约肌、幽门括约肌和肛门内括约肌。肌肉的收缩和舒张，形成消化管的蠕动，使消化液与消化管内的食物充分混合，并不断将食物向下推进。两层肌肉之间有肌间神经丛，其结构和性质与黏膜下神经丛相同。

（四）外膜

外膜（adventitia）为纤维膜或浆膜。纤维膜为结缔组织，将消化管与周围器官相互联系与固定。若外膜表面覆盖间皮，称浆膜，保持表面光滑，减少消化管蠕动时的摩擦。

二、口腔

口腔腔面覆以黏膜，由复层扁平上皮与固有层组成，无黏膜肌层。红唇和硬腭的复层扁平上皮浅部有角化层，其他部分的上皮无角化。口腔底部的上皮菲薄，通透性高，有利于某些药物的吸收，如硝酸甘油等。固有层为结缔组织，含有黏液性和浆液性的小唾液腺。固有层向上皮突起形成乳头，含有丰富的感觉神经末梢和毛细血管。固有层深部直接连于骨骼肌（唇、颊）或骨膜（硬腭）。

三、咽

1. 黏膜　有上皮和固有层组成。口咽表面覆以未角化的复层扁平上皮。鼻咽和喉咽为假复层纤毛柱状上皮。固有层由细密结缔组织组成，内有丰富的淋巴组织和黏液腺或混合腺。黏液腺有时伸入到肌层内。固有层下方的弹性纤维较多，形成弹性纤维膜，无黏膜肌层。

2. 肌层　为骨骼肌，即咽缩肌与咽提肌，肌纤维排列内纵行与外斜行或环行。

3. 外膜　即纤维膜，为富含神经纤维和血管的结缔组织。

四、食管

食管腔面有7～10条纵行皱襞，食物通过时皱襞消失（图6-2）。

（一）黏膜

1. 上皮 为较厚的未角化复层扁平上皮，耐摩擦，有保护作用。食管与胃贲门交界处，复层扁平上皮变成单层柱状，是食管癌的好发部位。

2. 固有层 为细密结缔组织，含有血管、淋巴管、神经和食管腺导管，淋巴组织常围绕于导管周围。食管下段近贲门处有食管贲门腺，为黏液腺，分泌黏液。

3. 黏膜肌层 较厚，由纵行平滑肌组成。

（二）黏膜下层

黏膜下层为疏松结缔组织，内含血管、淋巴管、神经和食管腺。食管腺为黏液腺，分泌的黏液经导管排至食管，有利于食物的通过。

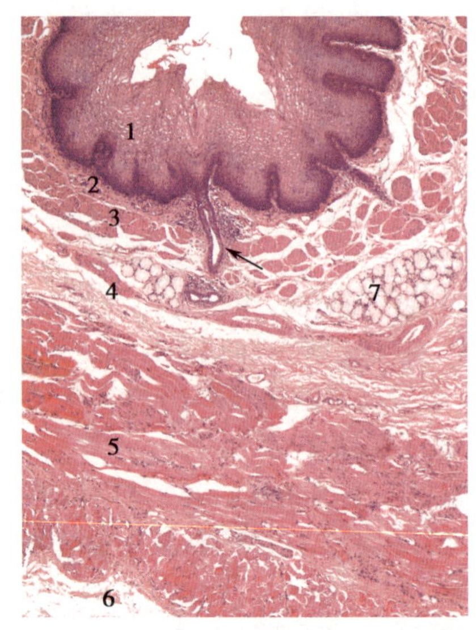

图 6-2 食管光镜像（重庆医科大学 汪维伟图）
1. 上皮 2. 固有层 3. 黏膜肌层 4. 黏膜下层 5. 肌层 6. 纤维膜 7. 食管腺 ↑食管腺导管

（三）肌层

肌纤维的排列为内环行和外纵行两层。食管上 1/3 段为骨骼肌，下 1/3 段为平滑肌，中段由骨骼肌与平滑肌混合组成。食管两端内环行肌稍厚，形成食管上、下括约肌。食管平滑肌随着年龄增长，逐渐萎缩和蠕动减慢，引起轻度下咽困难。

（四）外膜

外膜为纤维膜，含有较大的血管、淋巴管和神经。

五、胃

胃壁由黏膜、黏膜下层、肌层、外膜四层组成（图 6-3）。

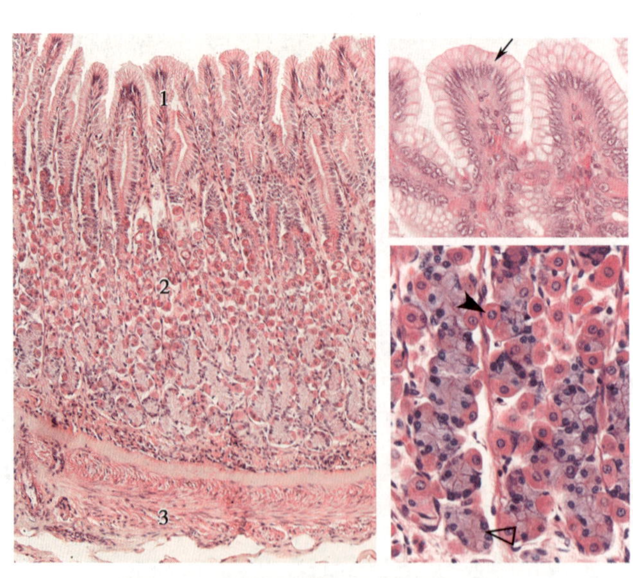

图 6-3 胃底部黏膜光镜像（郝立宏图）
1. 胃小凹 2. 胃底腺 3. 黏膜肌 ↑表面黏液细胞 ▶壁细胞 △主细胞

（一）黏膜

黏膜有许多皱襞，当胃充盈时皱襞变低或消失。黏膜表面有许多胃小凹，由上皮深陷而成，小凹的底部有3～5个胃腺开口。

1. 上皮 为单层柱状，主要由表面黏液细胞构成。表面黏液细胞（surface mucous cell）的细胞核位于基部，核仁明显，顶部胞质内充满黏原颗粒，HE染色不易着色而呈透明区。表面黏液细胞不断脱落，由胃小凹底部的干细胞增殖补充，更新周期为3～5d。胃上皮中若出现杯状细胞，称为胃的肠上皮化生，是胃癌的前期表现。表面黏液细胞分泌含高浓度的碳酸氢根的不可溶性黏液，覆盖其表面，形成胃黏液屏障，可缓冲胃酸，吸附胃蛋白酶并抑制其活性，防止酸与胃蛋白酶对黏膜自身的消化。乙醇、阿司匹林类药物或幽门螺杆菌感染等因素，可以引起胃酸产生过多或黏液分泌减少，胃黏液屏障受损，导致胃组织的自身消化，形成胃炎或胃溃疡。

2. 固有层 为结缔组织，有分散的平滑肌、淋巴细胞、浆细胞等。固有层内有大量腺体紧密排列，根据结构与分布部位的不同，胃腺分为贲门腺、胃底腺与幽门腺三种。

（1）贲门腺（cardiac gland）：分布于贲门附近的固有层内，为单管状腺或复管状腺。胃贲门腺与食管腺相似，细胞呈柱状，胞质色浅，分泌黏液与溶菌酶，形成黏膜表面的黏液层，贲门腺内可有少量壁细胞分布。

（2）胃底腺（fundic gland）：分布于胃底与胃体部的固有层内，为单管状腺或复管状腺，腺腔较小。胃底腺数量较多，功能最重要。每个腺体可分为三部分。上段颈部最短，与胃小凹底部相连；中段体部较长；下段底部靠近黏膜肌层，略有弯曲。胃底腺由壁细胞、主细胞、颈黏液细胞、干细胞和内分泌细胞等到组成（图6-4）。

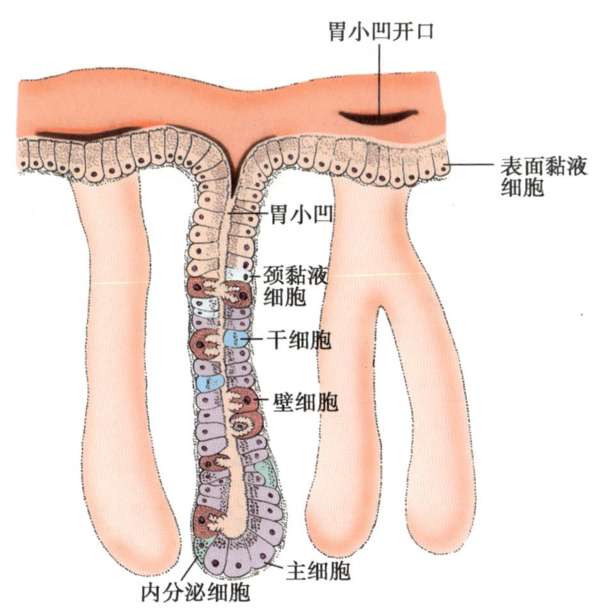

图6-4 胃上皮与胃底腺立体模式图

1）壁细胞（parietal cell）：又称泌酸细胞（oxyntic cell），分布在胃底腺各段，以颈部与体部较多。光镜下，细胞较大，多呈圆锥形，少数有双核，胞质呈嗜酸性。电镜观察，壁细胞游离面的胞膜向胞质内陷，形成迂曲分支的小管，称细胞内分泌小管（intracellular secretory canaliculus），管壁和细胞顶面质膜相连，都富有微绒毛。分泌小管周围有许多光滑的管泡状滑面内质网，称微管泡(tubulovesicle)。微管泡是分泌小管膜的储备形式。壁细胞的功能是合成和分泌盐酸。壁细胞功能静止期时，微管泡极发达，分泌小管多不与腺腔相同，微绒毛短而稀疏；分泌期时，微管泡数量骤减，分泌小管开发，微绒毛增多增长。分泌小管膜上有质子泵(H^+，K^+-ATP酶)和 Cl^- 通道，能将壁细胞内形成的 H^+ 和从血液中摄取的 Cl^- 结合成盐酸。壁细胞内有较多的线粒体、高尔基复合体、粗面内质网、微管与微丝等结构(图 6-5)。

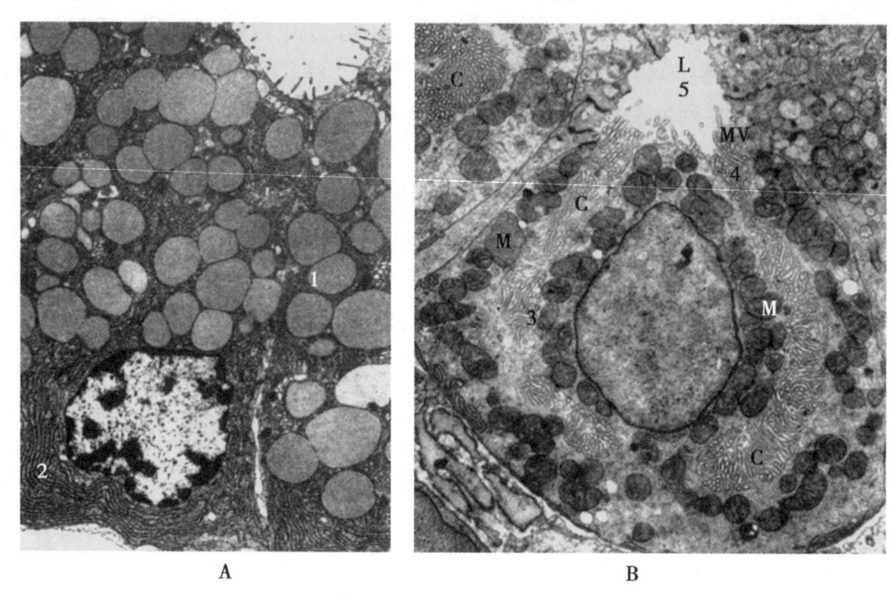

图 6-5　主细胞与壁细胞超微结构像

1. 主细胞内的酶原颗粒　2. 粗面内质网　3. 细胞内分泌小管　4. 微绒毛　5. 胃底腺腔

盐酸是胃液的重要组成部分，具有杀菌作用，并能激活胃蛋白酶原变成胃蛋白酶。胃蛋白酶可水解蛋白质和多肽。盐酸还能刺激胃肠内分泌细胞的分泌和促进胰液的分泌。人的壁细胞可分泌一种糖蛋白，称内因子，能与维生素 B_{12}(抗恶性贫血因子或外因子)结合成一种复合物，后者与回肠上皮细胞的特殊受体结合，促使回肠吸收 B_{12}。萎缩性胃炎时，由于壁细胞减少，内因子缺乏，维生素 B_{12} 的吸收障碍，红细胞生成受阻，出现恶性贫血。

2) 主细胞(chief cell)：又称胃酶细胞(zymogenic cell)，数量最多，多位于腺体的体部与底部。光镜下，细胞呈柱状，核圆，位于细胞的基部。胞质嗜碱性，细胞顶部胞质内含有酶原颗粒，机体死后颗粒迅速崩解。电镜下，核上方有许多圆形的酶原颗粒，细胞基部有发达的粗面内质网和高尔基复合体(图 6-5)。主细胞分泌胃蛋白酶原，经胃酸激活转变成有活性的胃蛋白酶，在酸性环境下参与蛋白质的分解。婴儿的主细胞还分泌凝乳酶，使乳汁凝固。

3) 颈黏液细胞(mucous neck cell)：位于胃底腺的颈部，数量较少，常夹在壁细胞之间。细胞呈柱形或烧瓶形，核扁圆，位于基底部。

4) 干细胞：位于腺体的颈部，颈黏液细胞的下方，细胞较小，也呈柱形，能分裂分化形成胃上皮细胞与胃腺的各种细胞。HE 染色不易辨认。

5) 内分泌细胞：分散在上皮间，HE 染色不易辨认。主要为肠嗜铬样细胞(ECL 细胞)和 D 细胞，分别产生组胺和生长抑素。组胺直接作用于壁细胞，促进分泌盐酸。生长抑素可直接抑制壁细胞，也可抑制ECL细胞间接作用于壁细胞。

（3）幽门腺（pyloric gland）：位于幽门部固有层内，为复管状腺，分支较多而弯曲，有少量壁细胞、内分泌细胞。幽门腺还有较多G细胞，产生促胃液素，可促进壁细胞泌酸，也可促进胃黏膜细胞增殖。幽门腺可分泌黏液、电解质、溶菌酶和微量的蛋白分解酶。

3．黏膜肌层　由薄层平滑肌组成，分内环行与外纵行两层。平滑肌的收缩有助于胃腺分泌物的排出。

（二）黏膜下层

黏膜下层为较致密的结缔组织，含血管、淋巴管和黏膜下神经丛。

（三）肌层

肌层较厚，可分内斜、中环和外纵三层平滑肌。内斜行肌很薄，与食管的环行肌相续。环行肌较发达，有幽门处增厚，形成幽门括约肌，贲门处也有环行肌，但不如幽门括约肌明显。外纵行肌是食管纵行肌的延续。

（四）外膜

外膜为浆膜，由间皮和纤维结缔组织构成。

六、小肠

小肠的管壁均由黏膜、黏膜下层、肌层和浆膜组成（图6-6）。

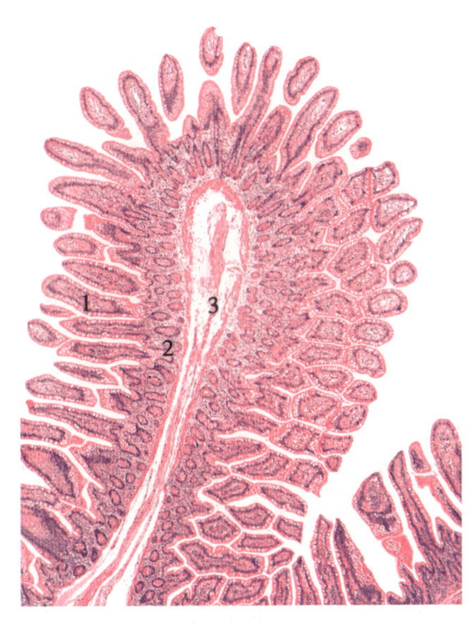

图6-6　小肠皱襞光镜像（重庆医科大学　汪维伟图）

1．小肠绒毛　2．小肠腺　3．黏膜下层

（一）黏膜

小肠黏膜有许多环形皱襞，是黏膜和部分黏膜下层向腔内突出而成，在十二指肠远端与空肠近端最明显。黏膜表面又有许多细小的指状突起，称绒毛，是由黏膜的上皮和固有层向肠腔内突出而成的。绒毛的中心为固有层，表面覆以上皮。小肠各部分的绒毛形状也不完全相同，十二指肠的绒毛较宽呈叶状，空肠绒毛呈舌状，回肠绒毛较细呈指状。环形皱襞、绒毛以及上皮细胞表面的微绒毛可使小肠的表面积扩大600倍左右，整个小肠的吸收面积达200～300m^2（图6-7）。

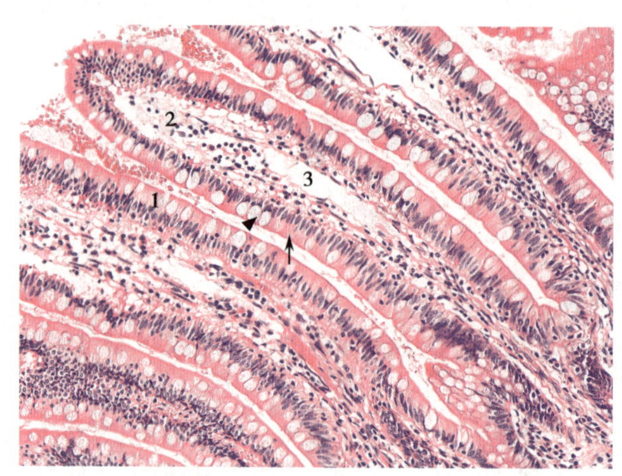

图 6-7　小肠绒毛光镜像（重庆医科大学　汪维伟图）
1. 上皮　2. 固有层　3. 中央乳糜管　↑吸收细胞　▲杯状细胞

相邻绒毛基部的上皮下陷至固有层内，形成管状的肠隐窝又称肠腺，开口于相邻绒毛之间。绒毛和肠腺的上皮相连续。

1. 上皮　由柱状细胞和杯状细胞组成，小肠腺上皮还有干细胞、帕内特细胞与内分泌细胞。

（1）柱状细胞：又称吸收细胞，数量最多。细胞呈高柱状，核椭圆形，位于细胞基部。细胞游离面有明显的纹状缘，纹状缘由许多排列整齐而紧密的微绒毛组成，每个细胞约有 3000 根微绒毛。微绒毛表面附有一层糖蛋白组成的糖衣，除有保护作用外，还具有分子筛的作用。

（2）杯状细胞：分散于绒毛及肠腺上皮柱状细胞之间，十二指肠较少，回肠较多。杯状细胞不断分泌黏液，附于上皮表面，有润滑与保护作用。

（3）帕内特细胞：细胞呈锥体形，位于肠腺基底部。细胞顶部有粗大的嗜酸性分泌颗粒。

（4）干细胞：靠近肠腺基底部。细胞较小，呈柱状，夹在其他细胞之间，胞质内核糖体较多，其他细胞器较少。细胞可增殖分裂，从肠腺基部向上迁移，分化形成柱状细胞或杯状细胞等。

（5）内分泌细胞：分布在绒毛、肠腺、十二指肠腺的上皮细胞之间，有多种类型。

2. 固有层　由结缔组织组成。绒毛中轴的固有层内有 1～2 条纵行毛细淋巴管，称中央乳糜管，顶端为盲管，下端穿过黏膜肌层，形成淋巴管丛。中央乳糜管的管壁由一层内皮细胞组成，细胞间隙较大，无基膜，通透性较大，乳糜微粒易于进入管内。中央乳糜管周围有丰富的毛细血管网，血管的内皮有孔，利于物质的通透。绒毛内有散在的平滑肌，它的收缩可使绒毛缩短，以推动淋巴与血液的运行。

固有层富有淋巴小结与弥散淋巴组织。空肠的淋巴小结较少，回肠的淋巴小结发达，多为集合淋巴小结，分布在肠系膜附着缘对侧肠壁的固有层及黏膜下层内，该部的绒毛短而少。

3. 黏膜肌层　由内环、外纵两层平滑肌组成。

（二）黏膜下层

黏膜下层由疏松结缔组织组成，内含较大的血管、淋巴管和神经。十二指肠黏膜下层内有十二指肠腺，为复管泡状腺，其导管穿过黏膜肌层开口于肠腺的底部（图 6-8），十二指肠腺为黏液腺，分泌黏液、溶菌酶与碳酸氢盐，分泌物呈碱性，可保护十二指肠免受胃液的侵蚀。

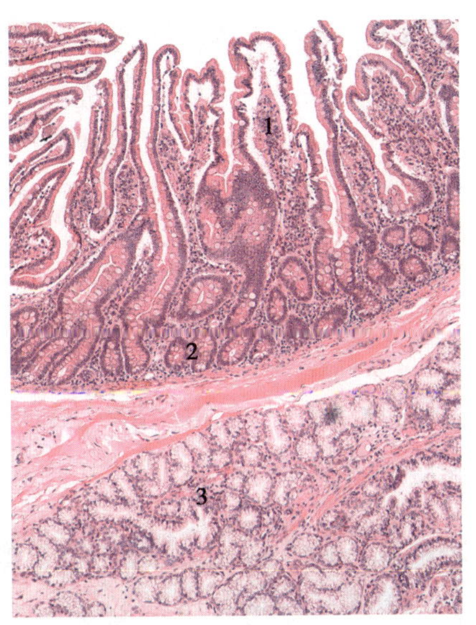

图 6-8 十二指肠光镜像（重庆医科大学 汪维伟图）

1. 小肠绒毛 2. 小肠腺 3. 十二指肠腺

（三）肌层

肌层由内环、外纵两层平滑肌组成。

（四）浆膜

除部分十二指肠壁为纤维膜，其余的小肠外膜是浆膜。

七、大肠

大肠肠壁由黏膜、黏膜下层、肌层和浆膜组成。

（一）盲肠、结肠、直肠

盲肠、结肠和直肠组织结构基本相似（图 6-9）。

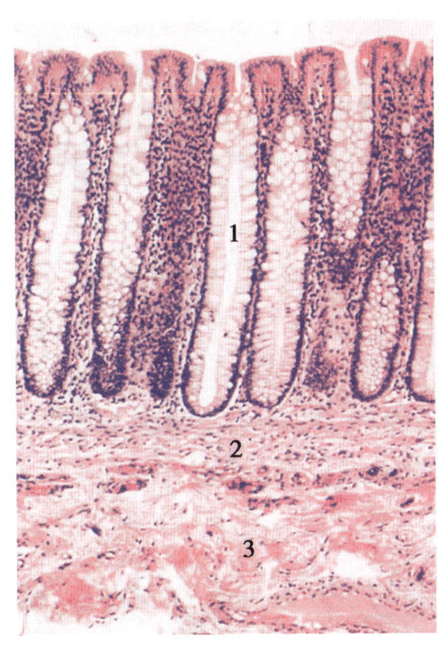

图 6-9 结肠黏膜与黏膜下层光镜像

1. 大肠腺 2. 黏膜肌 3. 黏膜下层

1. 黏膜 有半环形皱襞，无绒毛。上皮为单层柱状，杯状细胞较多，分泌黏液，润滑黏膜。固有层内有大量肠腺，为单管状腺，较小肠腺长1～2倍。腺上皮有柱状细胞和杯状细胞，及少量干细胞和内分泌细胞。干细胞靠近大肠腺的基底部，可增生分化形成肠上皮细胞，补充脱落细胞。固有层内有较多的孤立淋巴小结，常突入黏膜下层。黏膜肌层由内环和外纵行平滑肌组成。

2. 黏膜下层 为疏松结缔组织，内有较大的血管、淋巴管、神经和较多的脂肪细胞。

3. 肌层 为内环、外纵两层平滑肌，内环肌较厚，外纵肌集中形成三条结肠带，各带之间的纵行肌较薄。

4. 浆膜 盲肠为浆膜；结肠中除了升结肠和降结肠的后壁为纤维膜，其余均为浆膜，结肠带外面的浆膜中脂肪细胞较多；直肠上1/3段大部分、中1/3段前壁为浆膜，其余为纤维膜。

（二）阑尾

管壁结构与结肠相似，肠腔狭窄。黏膜上皮内杯状细胞很多，固有层内肠腺短而少，有丰富的淋巴小结与弥散淋巴组织，与黏膜下层的淋巴组织连成一片，以致黏膜肌层不完整。肌层较薄，分内环、外纵两层。最外层为浆膜（图6-10）。

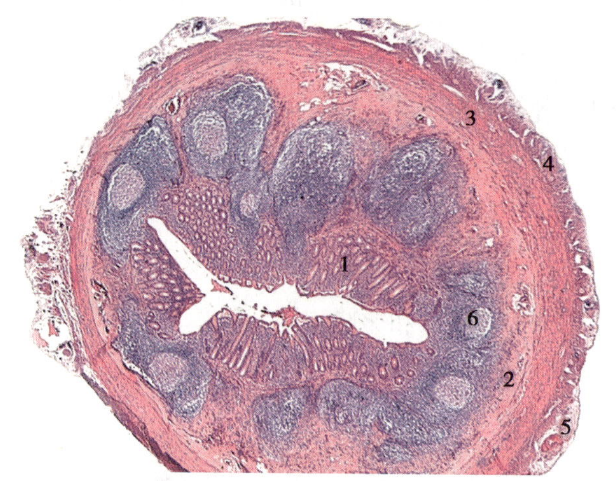

图6-10 阑尾光镜像（郝立宏图）

1. 黏膜层 2. 黏膜下层 3. 环行肌
4. 纵行肌 5. 浆膜 6. 淋巴小结

（三）肛管

肛管黏膜齿状线以上与直肠相似。在齿状线处，单层柱状转变成未角化的复层扁平上皮，痔环以下为角化的复层扁平上皮。固有层内有很多肠腺，齿状线以下肠腺消失，近肛门处有环肛腺（顶泌汗腺）和孤立淋巴小结。肛管下部有丰富的静脉丛，容易发生淤血形成痔。齿状线附近黏膜肌层消失。肌层为内环、外纵两层平滑肌。内环肌在肛管处形成内括约肌；近肛门处，外纵肌的外周有骨骼肌形成的外括约肌。

第二节 消 化 腺

消化腺包括消化管壁内的小消化腺和大消化腺。后者有唾液腺、胰腺和肝。

一、唾液腺

唾液腺分小、大两种。小唾液腺包括口腔黏膜内的唇腺、颊腺、腭腺等。大唾液腺有腮腺、颌下腺与舌下腺三对，它们以导管开口于口腔。唾液可润滑口腔，其中的淀粉酶能分解食物中的淀粉。唾液中也含有溶菌酶。腺间质内有淋巴细胞和浆细胞，浆细胞分泌的 IgA 与腺细胞分泌的分泌片结合形成分泌性 IgA，排入口腔，具有免疫作用。

唾液腺为复管状腺，由反复分支的导管和末端的腺泡组成腺实质。腺体表面被覆薄层结缔组织被膜，伸入腺内将实质分成许多小叶，血管、淋巴管也随之进入腺内构成间质。

1. 腮腺（parotid gland）　为纯浆液性腺，只有浆液性细胞，闰管长，管径较细，管壁为单层立方上皮或单层扁平上皮，直接与腺泡相连。纹状管较短，管径较粗，与闰管相连，管壁为单层柱状上皮。腺间质内有较多的脂肪细胞。分泌物含唾液淀粉酶。

2. 下颌下腺（submandibular gland）　为混合性腺，浆液性腺泡多，黏液性和混合性腺泡少，闰管短，纹状管发达（图 6-11）。分泌物含唾液淀粉酶较少，黏液较多。

3. 舌下腺（sublingual gland）　为混合性腺，以黏液性为主，浆半月较多，无闰管，纹状管也较短。分泌物以黏液为主。

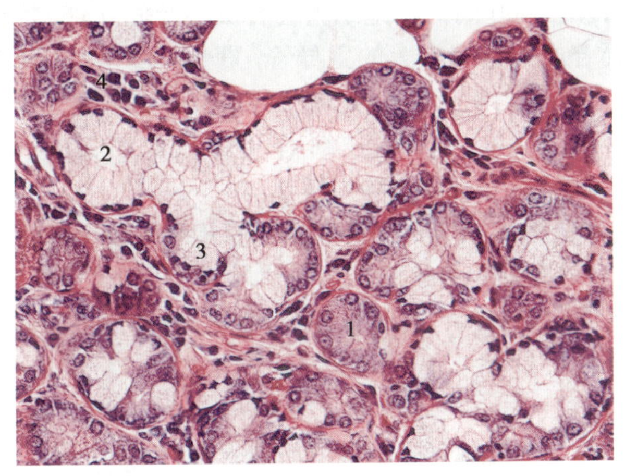

图 6-11　下颌下腺光镜像（郝立宏图）

1. 浆液性腺泡　2. 黏液腺腺泡　3. 混合型腺泡　4. 导管

二、胰腺

胰腺由外分泌部和内分泌部两部分组成（图 6-12）。外分泌部分泌胰液，含有胰蛋白酶、胰脂肪酶、胰淀粉酶和核糖核酸酶等多种消化酶，对消化食物起重要作用。内分泌部是散在于外分泌部之间的细胞团，称胰岛，分泌激素，进入血液或淋巴，主要参与糖代谢的调节。胰腺表面覆以薄层结缔组织，结缔组织伸入腺内，将实质分隔成许多小叶，但人胰腺小叶分界不明显。为浆液性的复管泡状腺。小叶间结缔组织内有导管、血管、淋巴管和神经。

（一）外分泌部

1. 腺泡　为浆液性腺泡，浆液性腺泡细胞具有酶原颗粒，其数量因细胞功能状态而异（如饥饿时增多，进食后减少），可分泌多种消化酶，如胰淀粉酶、胰脂肪酶、胰蛋白酶原和糜蛋白酶原等。细胞的腔面有一些扁平或立方细胞，称泡心细胞，细胞较小，胞质染色浅，核圆形，是闰管上皮细胞延伸入腺泡腔内所成。

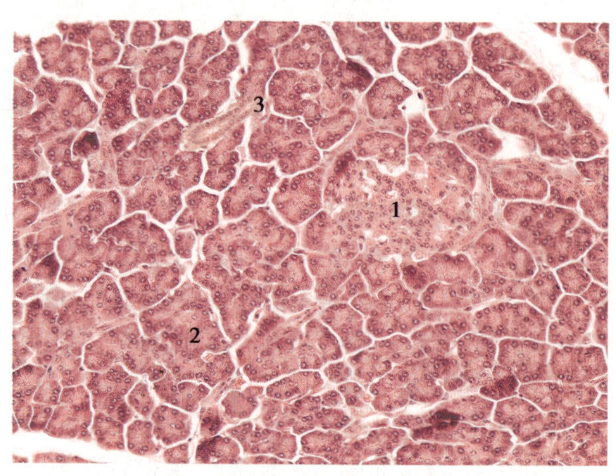

图 6-12　胰岛光镜像（重庆医科大学　汪维伟图）
1. 胰岛　2. 腺泡　3. 小叶内导管

2. 导管　闰管较长，无纹状管。闰管直接会合成小叶内导管，后者管径较粗，管壁为单层立方上皮。小叶内导管在小叶间结缔组织内会合成小叶间导管，管径较粗，管壁为单层柱状上皮。小叶间导管会合成一条较粗大的主导管，贯穿胰腺全长，开口于十二指肠大乳头。主导管为单层柱状上皮，有杯状细胞，还可见单个或成群存在的内分泌细胞（主要是 PP 细胞）分布于导管上皮内或上皮的下方，导管上皮细胞（包括泡心细胞）具有分泌水和电解质的功能，如胰液中的钠、钾、重碳酸盐、磷酸盐等电解质。

胰液的分泌受神经和激素的调节。交感和副交感神经纤维随血管进入胰腺，其末梢分布于腺泡，副交感神经有促进腺细胞分泌的作用。胃肠道激素中，促胰酶素可刺激腺细胞释放分泌物；肠促胰液素则刺激胰腺导管上皮分泌水和重碳酸盐等。促胃液素也有促腺泡分泌的作用。

（二）胰岛

胰岛（pancreatic islet）是由内分泌细胞组成的细胞团，分布于腺泡之间。胰尾部的胰岛较多。胰岛大小不等，小者由十数个细胞组成，大者有数百个细胞，偶见单个细胞（多为 B 细胞）散在于腺泡之间。胰岛内有丰富的有孔型毛细血管，细胞分泌的激素直接入血。胰岛内分泌细胞有多种类型，但在 HE 染色标本中不易区分，应用特殊染色法可显示胰岛内分泌细胞（图 6-13）。

1. A 细胞　约占胰岛细胞总数的 20%，多分布于胰岛外周部，细胞较大。A 细胞分泌胰高血糖素，它的作用是促进糖原分解为葡萄糖并抑制糖原合成，导致血糖升高。

2. B 细胞　数量较多，约占胰岛细胞总数的 70%，多位于胰岛中央部，细胞较小。B 细胞分泌胰岛素。胰岛素的作用与高血糖素相反，可促进糖原合成和葡萄糖分解，使血糖浓度降低。胰岛素与胰高血糖素的协同作用，维持血糖浓度的相对恒定。若胰岛素分泌不足或胰高血糖素过多，影响糖原合成，从而血糖浓度升高，并从尿中排出，称为糖尿病。

3. D 细胞　数量较少，约占胰岛细胞总数的 5%，散在分布，分泌生长抑素，抑制 A 细胞、B 细胞、PP 细胞的分泌功能。

4. PP 细胞　数量很少，主要分布胰岛周边，分泌的胰多肽有抑制胃肠运动、胰液分泌、减弱胆囊收缩以及增强胆总管括约肌收缩等作用。

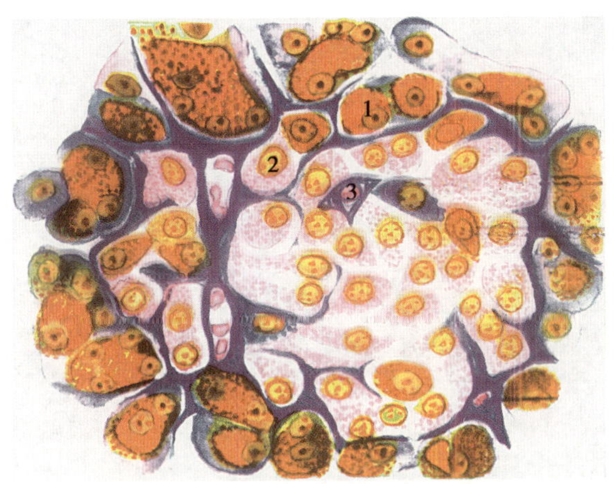

图 6-13 胰岛三种细胞模式图

1. A 细胞 2. B 细胞 3. D 细胞

三、肝（含胆囊）

肝是人体最大的消化腺，肝细胞分泌胆汁，有助于脂肪的消化和吸收。肝重要的功能是参与物质代谢，能合成多种蛋白质和脂类，并参与多种物质的贮存、转化和分解。肝内还有大量巨噬细胞，是清除有害物质的重要场所。胚胎时期肝曾是造血器官。

肝表面被覆致密结缔组织的被膜，并富有弹性纤维，被膜表面大部分有浆膜覆盖。肝门处的结缔组织随门静脉、肝固有动脉、肝管的分支伸入肝实质，将实质分成许多肝小叶（图 6-14）。

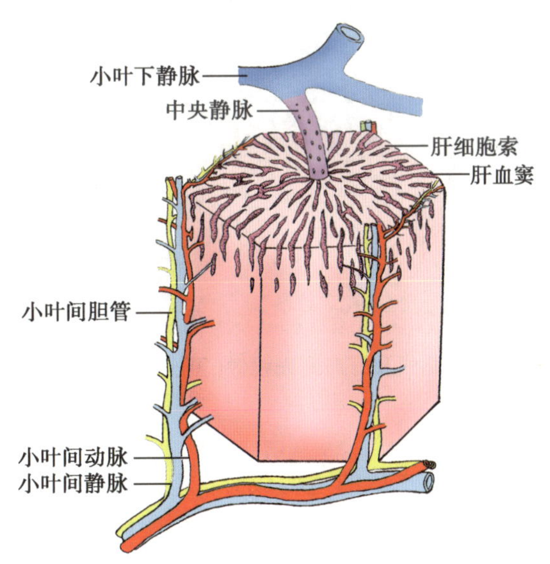

图 6-14 肝小叶立体模式图

（一）肝小叶

肝小叶（hepatic lobule）是肝的基本结构和功能单位，为多面棱柱体，高约 2mm，宽约 1mm。成人约有 50 万～100 万个肝小叶，人肝小叶间的结缔组织相比猪较少，小叶分界不明显（图 6-15）。每个肝小叶中央有一条中央静脉，肝板、肝血窦、窦周间隙及胆小管以中央静脉为中轴，放射状排列，共同组成肝小叶的复杂立体构型（图 6-15）。

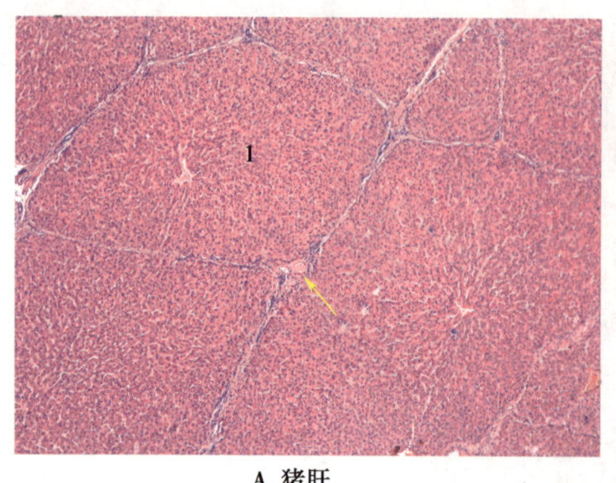

A. 猪肝

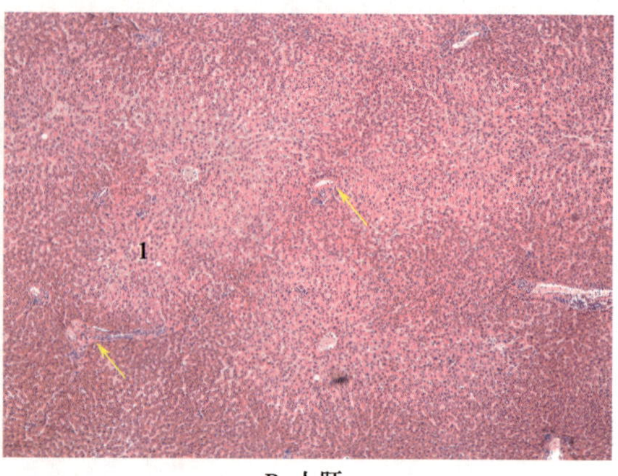

B. 人肝

图 6-15　肝光镜像（郝立宏图）

1. 肝小叶　↑门管区

1. 中央静脉　中央静脉位于肝小叶中央，是许多肝血窦在肝小叶中轴汇成的一条静脉，故管壁不完整。其管壁由内皮和少量结缔组织围成。

2. 肝板　肝细胞单行排列，形成有孔的板状结构，称肝板。肝板以中央静脉为中轴，呈放射状排列，相邻肝板吻合连成网状。在肝切面中，肝板呈索状，又称肝细胞索（图 6-16）。

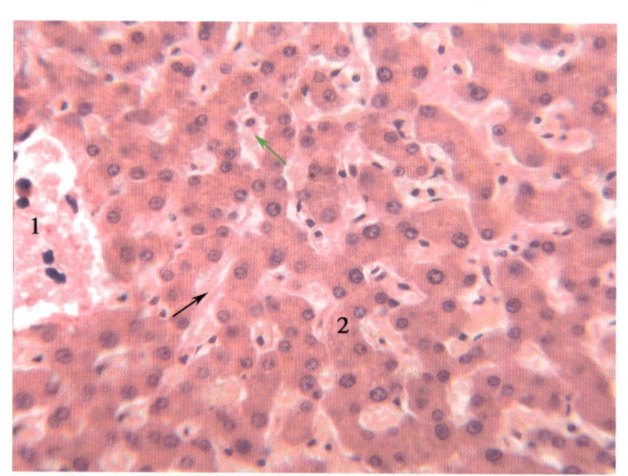

图 6-16　肝细胞索及肝血窦光镜像（重庆医科大学　汪维伟）

1. 中央静脉　2. 肝细胞索　↑肝血窦　↑肝巨噬细胞

肝细胞（hepatocyte）是构成肝实质的主要成分，是实现肝功能的结构基础。肝细胞体积较大，直径约 20～30μm，为多面体形。肝细胞核圆，位于细胞中央，染色质稀疏，着色较浅，核膜清楚，有 1～2 个核仁（图 6-17）。部分肝细胞有双核，其功能比较活跃。肝细胞胞质呈嗜酸性，当蛋白质合成旺盛时，胞质出现散在的嗜碱性物质，肝细胞质内细胞器及内含物的含量与分布随细胞的功能状况或饮食变化而变动。肝细胞几种主要细胞器的结构和功能如下：

（1）线粒体：数量很多，遍布于细胞质内，常移向需能较多的部位。为细胞的各种功能活动提供能量。

（2）粗面内质网和游离核糖体：成群分布于细胞核与线粒体周围，能合成多种血浆蛋白质，如纤维蛋白原、白蛋白和凝血酶原等。肝细胞合成的血浆蛋白直接释放至血窦内。

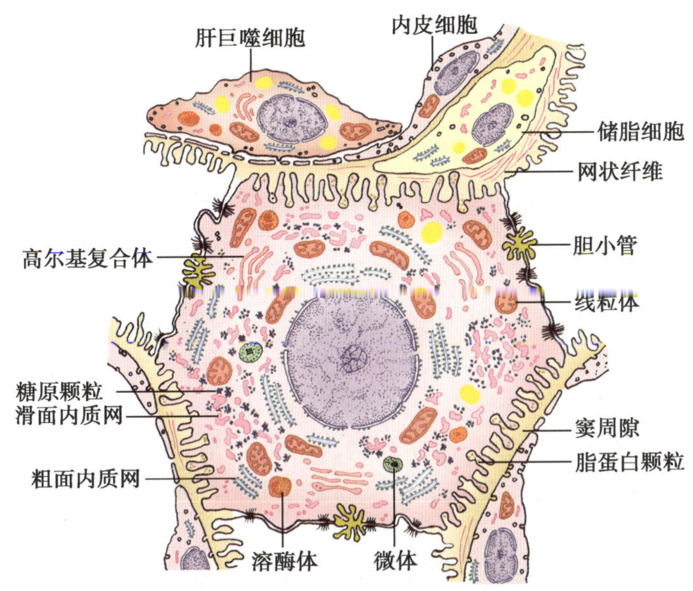

图 6-17 肝细胞、肝血窦、窦周隙和胆小管超微结构模式图

(3) 滑面内质网：数量多，广泛分布于细胞质内。滑面内质网的膜上含有氧化还原酶、水解酶、转移酶及合成酶等多种酶系，与肝细胞合成胆汁、脂类、糖、激素代谢及解毒等功能密切相关。

(4) 高尔基复合体：发达，分布于细胞核附近及胆小管周围。它与肝细胞的分泌活动有密切关系。内质网合成的蛋白质和脂蛋白，将转移到高尔基复合体内贮存、加工，再释放入窦周间隙。高尔基复合体还参与胆汁的形成的分泌过程。

(5) 溶酶体：数量较多，分布于胆小管和高尔基复合体附近，参与肝细胞的细胞内消化，与胆红素的转运和铁的贮存。因此，溶酶体对保持肝细胞的正常功能和结构的不断自我更新十分重要。

(6) 微体：较多，微体内的酶能将细胞在代谢过程中产生的过氧化氢还原成水，以消除对细胞的毒害作用。

3. 肝血窦　是位于肝板之间的不规则腔隙，通过肝板孔互相通连成网状管道。血液从肝小叶周边经血窦流向中央，汇入中央静脉（见图 6-16～图 16-18）。窦壁上主要有内皮细胞，血窦内有肝巨噬细胞。

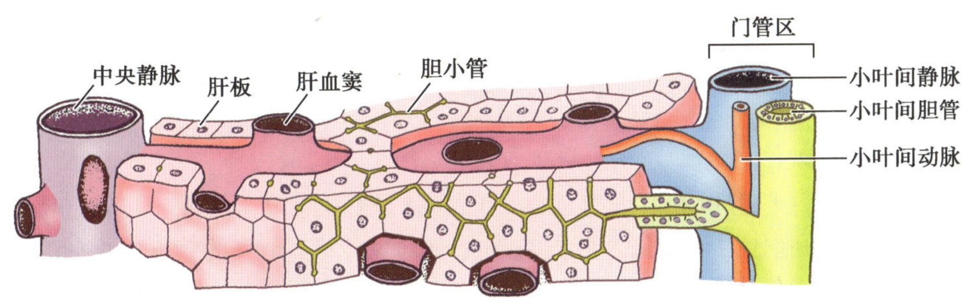

图 6-18 肝板、肝血窦与胆小管关系模式图

（1）内皮细胞：胞体具有许多大小不等的窗孔，孔上无隔膜。细胞之间有较大的间隙，胞质内有较多的吞饮小泡。内皮外无基膜，但有少量网状纤维。上述结构均有利于肝细胞和血液间的物质交换。

（2）肝巨噬细胞：又称 Kupffer 细胞。细胞体积较大，形状不规则。细胞位于血窦腔内，常以突起附于内皮细胞上，或者穿过内皮间隙或窗孔伸至窦周隙。肝巨噬细胞既可清除由胃肠道进入门静脉血内的病毒、细菌和异物，也可吞噬衰老的红细胞，还能处理抗原，参与免疫应答。

4. 窦周隙　又称 Disse 隙。它是血窦内皮细胞与肝细胞之间的狭小间隙。光镜下难以辨认。电镜下窦周隙明显，宽约 0.4μm。其内充满血浆，肝细胞的微绒毛伸入窦周隙，浸于血浆之中，有利于肝细胞与血液之间进行物质交换（见图 6-17）。

窦周隙内还有散在的网状纤维和贮脂细胞。贮脂细胞形状不规则，胞质内有大小不等的脂滴，其主要功能是贮存脂肪和维生素 A，产生网状纤维和基质。慢性肝疾病时，窦周隙内网状纤维和贮脂细胞增多。

5. 胆小管　相邻肝细胞之间局部凹陷形成的细管。胆小管位于肝板内，并互相通连成网，从肝小叶中央向周边部行走。胆小管周围的相邻肝细胞膜形成紧密连接，封闭胆小管腔（见图 6-17、图 6-18），防止胆汁外溢入窦周隙。

（二）肝门管区

相邻肝小叶之间的区域为肝门管区，结缔组织较多，含有小叶间动脉、小叶间静脉、小叶间胆管、淋巴管和神经（图 6-19）。小叶间动脉是肝固有动脉的分支，管腔较小而规则，管壁较厚，内皮外有几层环行平滑肌。小叶间静脉是门静脉的分支，管腔较大而不规则，管壁薄，内皮外仅有少量散在的平滑肌。小叶间胆管由胆小管汇集而成，管腔狭小，管壁由单层立方或低柱状上皮构成。

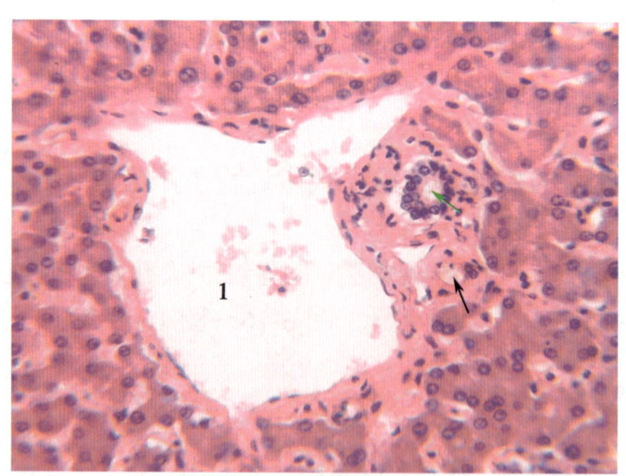

图 6-19　门管区光镜像（重庆医科大学　汪维伟图）

↑小叶间动脉　1. 小叶间静脉　↑小叶间胆管

（三）肝血液循环

入肝有两套血管：门静脉和肝固有动脉。门静脉是肝的功能性血管，将胃肠吸收的营养物质送入肝内供肝细胞代谢和转化。肝固有动脉血含氧量高，是肝的营养性血管。门静脉入肝后，在小叶间结缔组织内形成小叶间静脉，其终末分支为终末门微静脉，经小叶周边将血液输入肝血窦；肝固有动脉的分支为小叶间动脉，与门静脉的分支伴行，其终末分支为终末肝微动脉，将血导入血窦。肝血窦中的血液从小叶周边流向中央静脉，出中央静脉再会合成小叶下静脉，小叶下静脉单独行走于小叶间结缔组织内，最后汇集成肝静脉出肝，汇入下腔静脉。

知识拓展

黄疸

患有黄疸性肝炎或胆道阻塞时，肝细胞出现变性坏死或胆道阻力增高，胆小管的正常结构发生破坏，胆汁溢出，经窦周隙进入血窦，通过血液循环达全身，血中的胆红素浓度过高，可致皮肤、巩膜发生黄染，形成黄疸。足月新生儿由于其胆红素生成量大于排泄量，易出现生理性黄疸，可行光照疗法。

光照疗法（视频）

（四）肝内胆汁的排出途径

肝细胞分泌的胆汁经胆小管从肝小叶的中央流向周边，出肝小叶入小叶间胆管，行向肝门，形成左、右肝管出肝，会合成肝总管，再与胆囊管会合形成胆总管，开口于十二指肠大乳头。

（五）胆囊

胆囊能贮存和浓缩胆汁。小肠 I 细胞分泌的缩胆囊素 - 促胰酶素可刺激胆囊收缩，促进胆汁排出。胆囊壁分三层（图 6-20）。

1. 黏膜　黏膜形成许多高而有分支的皱襞。上皮为单层柱状，固有层为薄层结缔组织，无腺体。

2. 肌层　较薄，大致为内纵行和外环形平滑肌。

3. 外膜　较厚，在与肝相贴面为纤维膜，其余表面被覆浆膜。

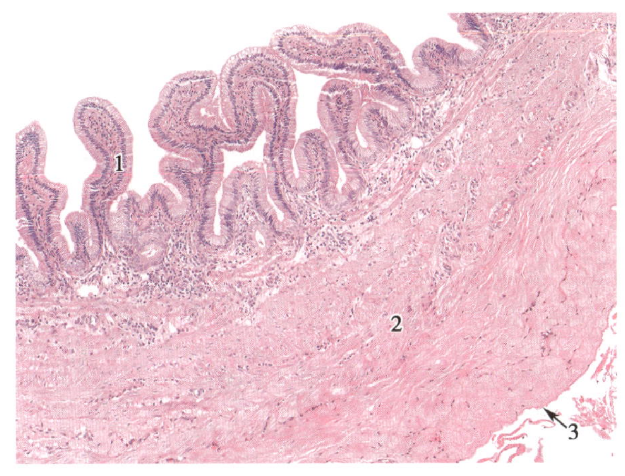

图 6-20　胆囊光镜像

1. 黏膜；2. 肌层；3. 外膜

（解亚男）

思考题

1. 简述消化管壁的一般结构特点。
2. 描述胃底腺结构。
3. 描述肝小叶结构。
4. 试述胆汁的排出途径。

自测题

实验指导

第七章 呼吸系统

学习目标

1. 掌握：肺的微细结构；肺泡的结构和功能；气-血屏障的结构。
2. 熟悉：气管与支气管的结构和功能。
3. 了解：鼻黏膜的结构和功能。
4. 具备在显微镜下辨认气管、肺以及气-血屏障结构的能力。
5. 能够利用呼吸系统的微观结构，分析呼吸道和肺部疾病的结构改变，为临床诊断治疗工作储备牢固的基础知识，完善临床思维。

呼吸系统由呼吸道和肺组成。呼吸道包括鼻、咽、喉、气管和支气管等。肺实质按其功能分为导气部和呼吸部。前者包括肺内各级支气管的分支，直至终末细气管；后者为终末细支气管以下的分支（图7-1）。

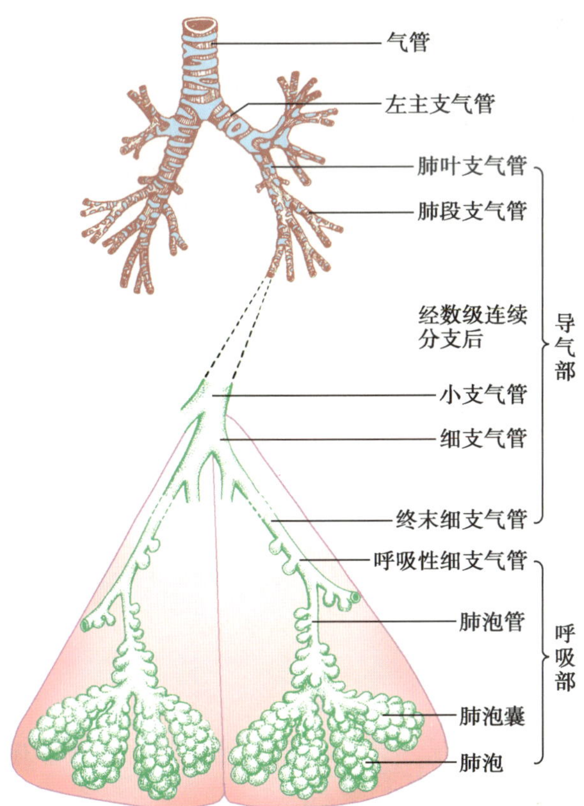

图7-1 肺实质示意图

第一节　呼　吸　道

一、呼吸道的一般结构

呼吸道管壁一般分为黏膜、黏膜下层和外膜三层结构，各层无截然分界。管壁的结构特点是有骨或软骨作支架，以保证管腔通畅；管径随分支越变越小，管壁也相应变薄。

（一）黏膜

1. 上皮　大部分是假复层纤毛柱状上皮。细胞主要有纤毛柱状细胞、杯状细胞、基细胞、刷细胞和小颗粒细胞。

2. 固有层　位于上皮深面，两者有基膜相隔。固有层由细密结缔组织构成，含有较多的弹性纤维和淋巴组织，分别能增加管壁的弹性和局部免疫功能。

（二）黏膜下层

黏膜下层由疏松结缔组织构成，含血管、淋巴管、神经和混合腺。腺体分泌物经导管排入管腔。腺细胞分泌黏液、溶菌酶和分泌片。浆细胞分泌的 IgA 与分泌片结合，形成分泌性免疫球蛋白（SIgA），附着在管腔黏膜表面，抑制外来病原菌。如缺乏 SIgA，则易发生呼吸道感染。

（三）外膜

外膜由疏松结缔组织构成，含有软骨或骨，构成管壁支架，保持气道畅通。

二、鼻黏膜的结构特点

鼻黏膜由上皮和固有层组成。黏膜下方与软骨膜、骨膜或骨骼肌相连。根据结构和功能的不同，分为前庭部、呼吸部和嗅部。

1. 前庭部　黏膜上皮为非角化的复层扁平上皮。固有层结缔组织较致密，内有毛囊、皮脂腺和汗腺。此处的鼻毛可阻挡吸入空气中较大的尘粒与异物。

2. 呼吸部　占鼻黏膜的大部分，呈淡红色，表面覆以假复层纤毛柱状上皮，杯状细胞较多，固有层中有混合腺及丰富的静脉丛，可湿润和加温吸入的空气。鼻炎时静脉丛异常充血，黏膜肿胀，分泌物增多，鼻道变窄，影响通气。鼻旁窦黏膜与呼吸部黏膜相延续，鼻黏膜慢性炎症时，可影响鼻旁窦黏膜。

3. 嗅部　黏膜面积较小，位于鼻腔顶部、鼻中隔上份和上鼻甲表面，呈淡黄色。上皮为嗅上皮，由嗅细胞、支持细胞和基细胞组成，无杯状细胞（图 7-2、图 7-3）。

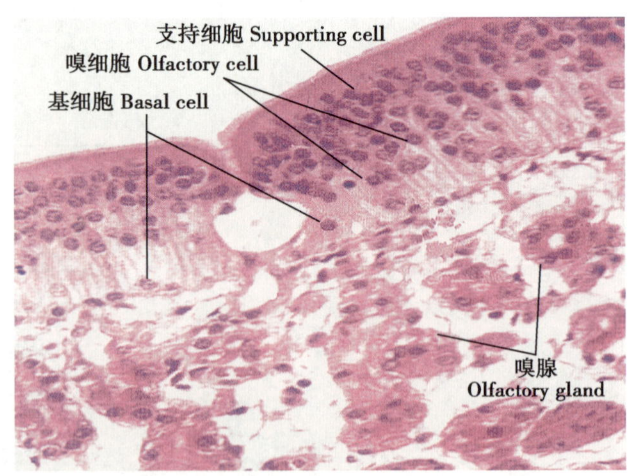

图 7-2　嗅黏膜光镜像　HE 染色　高倍

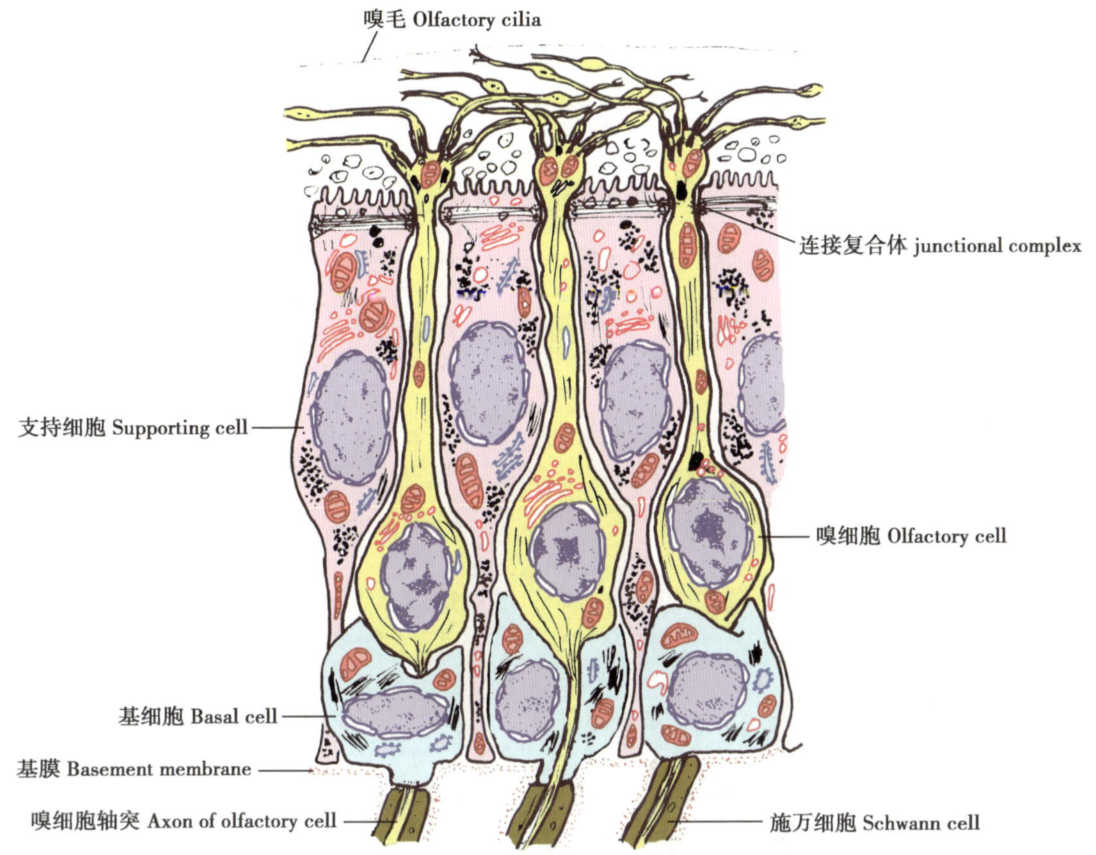

图 7-3 嗅上皮超微结构模式图

三、气管和支气管的结构特点

气管和支气管腔面有一黏液层，其中含有溶菌酶和 SIgA 等。管壁由黏膜、黏膜下层和外膜三层构成（图 7-4）。

（一）黏膜

1. 上皮 为假复层纤毛柱状，主要由纤毛细胞、杯状细胞、刷细胞、小颗粒细胞和基细胞等组成（图 7-5）。杯状细胞较多，基膜较厚。

（1）纤毛细胞（ciliated cell）：数量最多，呈柱状，游离面有密集的纤毛。纤毛向咽部摆动，将黏附了尘埃和细菌等的黏液运送到喉部，以痰的形式咳出。吸入有害气体可使纤毛减少、变性或消失。

（2）杯状细胞（goblet cell）：夹杂于纤毛细胞之间，分泌的黏液与气管腺的分泌物共同构成黏液屏障，能黏附异物和细菌等有害物质。

（3）刷细胞（brush cell）：呈柱状，游离面有排列整齐的微绒毛。刷细胞基部可见感觉神经末梢的突触，可能有感受刺激的功能。

（4）小颗粒细胞：是弥散神经内分泌细胞的一种。数量少，单个或成团分布在上皮深部能分泌 5- 羟色胺、降钙素和脑啡肽等物质，可调节呼吸道平滑肌的收缩和腺体分泌。

（5）基细胞：位于上皮深部，为干细胞，可增殖分化为纤毛细胞和杯状细胞。

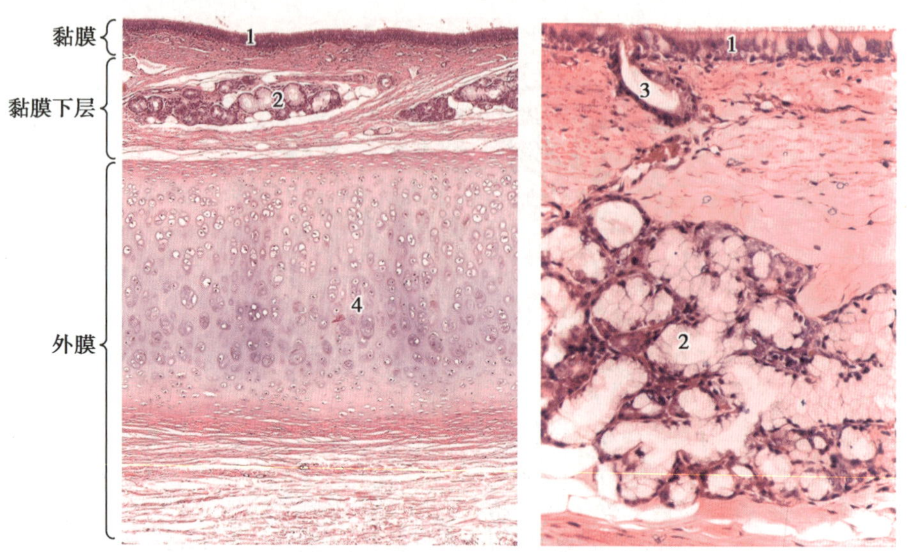

图 7-4 气管光镜像

A. 低倍(郝立宏图);B. 高倍(新乡医学院 高福莲图)

1. 上皮 2. 气管腺分泌部 3. 气管导管 4. 透明软骨

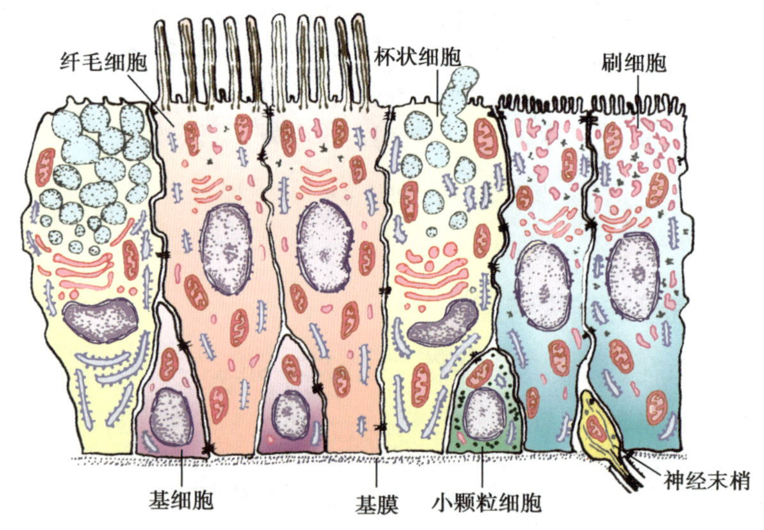

图 7-5 气管上皮超微结构模式图

2. 固有层 位于上皮深部,由富含弹性纤维的结缔组织构成,内有小血管、腺导管和淋巴细胞。浆细胞与上皮细胞联合分泌 IgA 到管腔,可抑制细菌的繁殖和病毒的复制。

(二)黏膜下层

黏膜下层由疏松结缔组织构成,内含小血管、淋巴管和混合腺(气管腺分泌部)。气管腺的浆液性细胞分泌的较稀薄液体,有利于纤毛正常摆动。

(三)外膜

外膜中有 C 形透明软骨环,软骨环之间有韧带相连接,软骨缺口朝向背侧,缺口由结缔组织封闭,内有混合腺和平滑肌束。从支气管下端起,软骨环逐渐变成间断不规则的骨片。平滑肌束逐渐增多,肌肉收缩有利于分泌物的排出。

知识拓展

慢性支气管炎

慢性支气管炎主要以气管、支气管黏膜及周围组织的慢性非特异性炎症。支气管壁上皮细胞变性坏死，出现鳞状上皮化生，纤毛变短倒伏与脱失。黏膜和黏膜下充血水肿，杯状细胞和黏液腺肥大增生，分泌大量黏液。浆细胞、淋巴细胞浸润及周围纤维组织增生。因而临床以咳嗽咳痰为主要症状，治疗以戒烟、抗感染、镇咳祛痰平喘为主，监测肺功能变化，控制病情发展，避免出现肺泡过度膨胀，弹性降低、气流受限等肺气肿现象，发展成阻塞性肺疾病，甚至肺心病、肺性脑病。

肺功能检查（视频）

第二节 肺

肺组织由肺实质和肺间质组成。肺间质包括肺内结缔组织、血管、淋巴管和神经等。肺实质由肺内支气管的各级分支及所连属的肺泡组成，根据功能不同分为导气部和呼吸部（见图 7-1）。导气部包括肺叶支气管、肺段支气管、小支气管、细支气管、终末细支气管；呼吸部包括呼吸性细支气管、肺泡管、肺泡囊和肺泡。主支气管分支进入每个肺叶，称肺叶支气管。肺叶支气管分支出数个肺段支气管，每个肺段支气管及其分支和所属的肺组织构成一个支气管肺段（bronchopulmonary segment），简称肺段（segment）。肺段支气管以下的多次分支，统称小支气管，管径在 1mm 以下时称细支气管。细支气管继续分支至直径 0.5mm 时称终末细支气管。每个细支气管及其各级分支和所属肺泡构成一个肺小叶（图 7-6）。

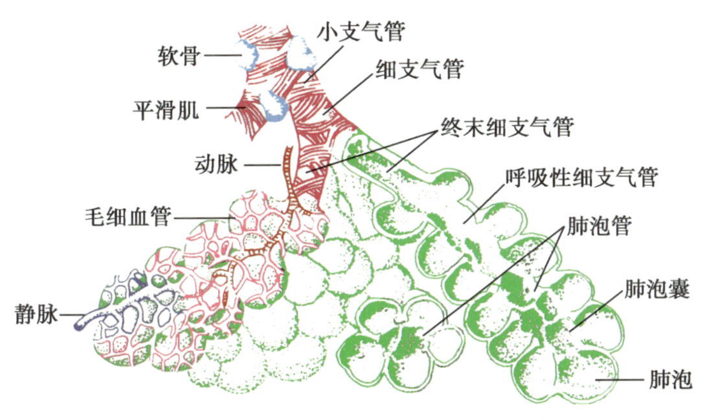

图 7-6 肺小叶立体模式图

一、导气部

肺导气部主要输送气体，随着支气管的反复分支，其管径逐渐由大变小，管壁逐渐由厚变薄，结构渐趋简单（图 7-7A）。

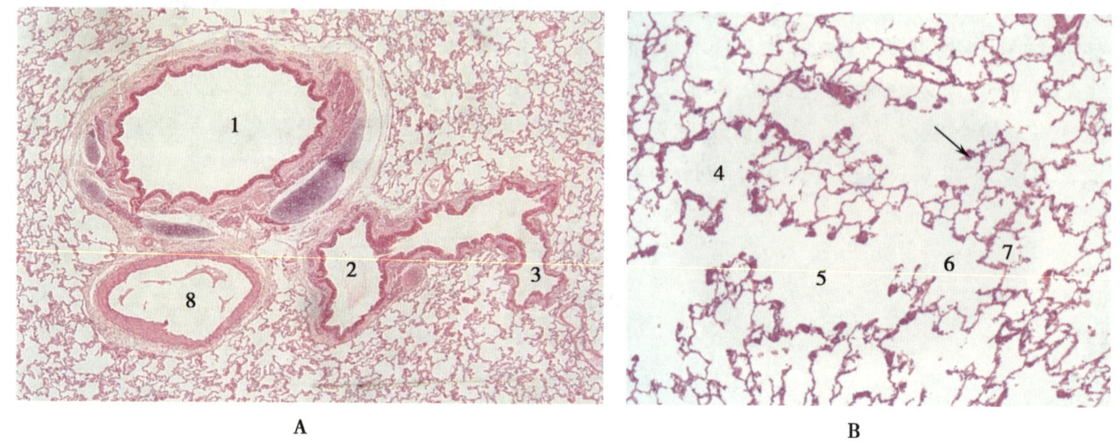

图 7-7　肺光镜像

A. 低倍（郝立宏图）；B. 高倍（新乡医学院　高福莲图）

1. 小支气管　2. 细支气管　3. 终末细支气管　4. 呼吸性细支气管　5. 肺泡管　6. 肺泡囊　7. 肺泡　8. 肺动脉分支　↑结节状膨大

1. 叶支气管至小支气管　管壁结构的变化是：①上皮均为假复层纤毛柱状上皮，逐渐变薄，杯状细胞也逐渐减少；②腺体逐渐减少；③软骨呈片状，并逐渐减少；④平滑肌逐渐增多，形成环行肌束围绕管壁。

2. 细支气管　起始段与小支气管相似，但分层不明显，黏膜可见皱襞，变为单层纤毛柱状上皮，杯状细胞、腺体和软骨更少乃至消失，环形平滑肌则相对增多。

3. 终末细支气管　为细支气管的末端分支。管壁薄，分层更不明显，黏膜皱襞明显，上皮为单层纤毛柱状上皮，无杯状细胞、腺体和软骨，平滑肌增多形成完整的环行肌层。

电镜下，可见细支气管和终末细支气管的上皮内，有一种分泌细胞，称 Clara 细胞，呈高柱状，顶部凸向管腔，胞核卵圆形，位于细胞中部，顶部胞质中含有许多分泌颗粒（图 7-8），其分泌物中含有蛋白酶和黏液溶解酶等，可分解管腔内的细胞碎片和黏液，保持气道畅通。上皮再生时，Clara 细胞可转变为纤毛柱状细胞和刷细胞。

由于细支气管和终末细支气管失去软骨支撑，故管壁环行平滑肌的收缩或舒张可改变管径，以调节肺泡内的空气流量。支气管哮喘时，终末细支气管平滑肌发生痉挛性收缩，使出入肺泡的气流量减少，引起呼吸困难。

二、呼吸部

呼吸部为呼吸性细支气管至肺泡的各级分支，进行气体交换（见图 7-7B）。

1. 呼吸性细支气管（respiratory bronchiole）　是终末细支气管的分支。管壁上皮由单层柱状移行为单层立方，上皮内也可见 Clara 细胞，上皮下的结缔组织内有少量平滑肌，管上有肺泡开口，具有气体交换功能。

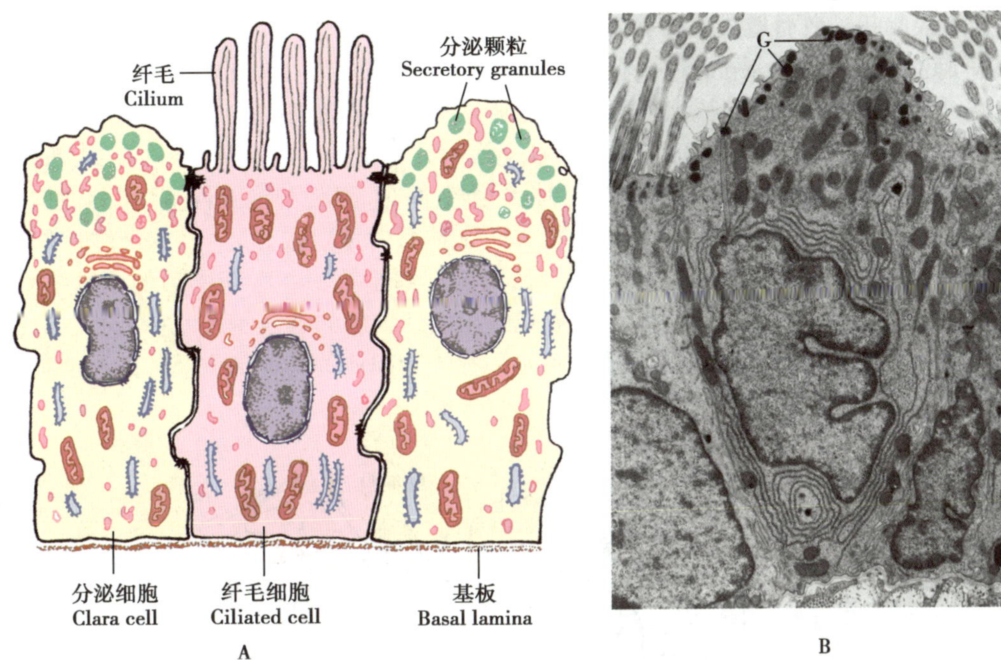

图 7-8 终末细支气管黏膜上皮

A. 纤毛细胞及分泌细胞超微结构模式图；B. 分泌细胞透射电镜像；C. 分泌颗粒

2. 肺泡管（alveolar duct） 是呼吸性细支气管的分支，管壁上有许多肺泡和肺泡囊的开口，在相邻肺泡开口之间，表面为单层立方或扁平上皮，上皮下有薄层结缔组织和少量环形平滑肌，故肺泡管断面上，肺泡隔末端呈结节状膨大。

3. 肺泡囊（alveolar sac） 与肺泡管相连续，为数个肺泡共同开口的管腔。在相邻肺泡开口处的壁中无平滑肌，故无结节状膨大。

4. 肺泡（pulmonary alveolus） 是多面形薄壁囊泡，开口于肺泡囊、肺泡管或呼吸性细支气管，是气体交换的场所。成人肺内约有肺泡 3 亿～4 亿个，总面积可达 70～80m^2。肺泡内表面覆以肺泡上皮及其基膜，相邻肺泡间为肺泡隔成分。肺泡上皮由Ⅰ型和Ⅱ型肺泡细胞组成（图 7-9）。

（1）Ⅰ型肺泡细胞（type Ⅰ alveolar cell）：肺泡表面大部分由Ⅰ型细胞覆盖，细胞扁平，胞核扁圆形，细胞含核部分略厚，其余部分很薄，仅 0.2μm，细胞质内可见少量细胞器及大量吞饮小泡，相邻细胞之间有紧密连接。Ⅰ型细胞是气体交换的部位。

（2）Ⅱ型肺泡细胞（type Ⅱ alveolar cell）：较少，细胞呈圆形或立方形，位于Ⅰ型细胞之间，凸向肺泡腔，胞核圆形，胞质着色浅，呈泡沫状。电镜下，可见胞质内有高电子密度的圆形板层结构，其表面有膜包被，称嗜锇性板层小体（图 7-10），主要含有二棕榈酰卵磷脂。细胞以胞吐方式将其排至肺泡表面，形成一层薄膜，称表面活性物质，能降低肺泡表面张力，防止肺泡塌陷及肺泡过度扩张，起到稳定肺泡直径的作用。创伤、休克、中毒或感染时，肺泡表面活性物质的合成与分泌受到抑制或破坏，可引起肺泡塌陷，影响肺泡的气体交换功能。Ⅱ型肺泡细胞还有增殖分化能力，可修复受损的Ⅰ型肺泡细胞。

5. 肺泡孔（alveolar pore） 为相邻肺泡之间相通的小孔（图 7-9），是肺泡间气体通路。当细支气管阻塞时，可通过肺泡孔与邻近肺泡建立侧支通气，有利于气体交换，而肺部发炎时，病菌也可经此孔扩散而造成感染蔓延。

6. 肺泡隔（alveolar septum）　是相邻肺泡之间的间质，其内含有丰富的毛细血管网、大量的弹性纤维及成纤维细胞、肺泡细胞和肥大细胞等多种细胞（图 7-9）。肺泡隔中的毛细血管网紧贴肺泡上皮，两者在血液与肺泡内气体交换中具有重要作用。肺泡隔内的大量弹性纤维与吸气后肺泡的弹性回缩有关。当肺泡弹性纤维变性时，可使肺泡弹性减弱，肺泡扩大，导致肺气肿。肺泡隔内的肺巨噬细胞是构成机体防御体系的重要成分之一，该细胞体积较大，形状不一，能吞噬吸入的灰尘、细菌、异物及渗出的红细胞等。吞噬灰尘后的巨噬细胞又称尘细胞（dust cell）。心衰患者出现肺淤血，吞噬逸出的红细胞的肺巨噬细胞称为心衰细胞（heart failure cell）。肺巨噬细胞除位于肺泡隔，也可积存于肺间质的其他部位及肺门淋巴结内，还可进入肺泡腔，随呼吸道分泌物排出。

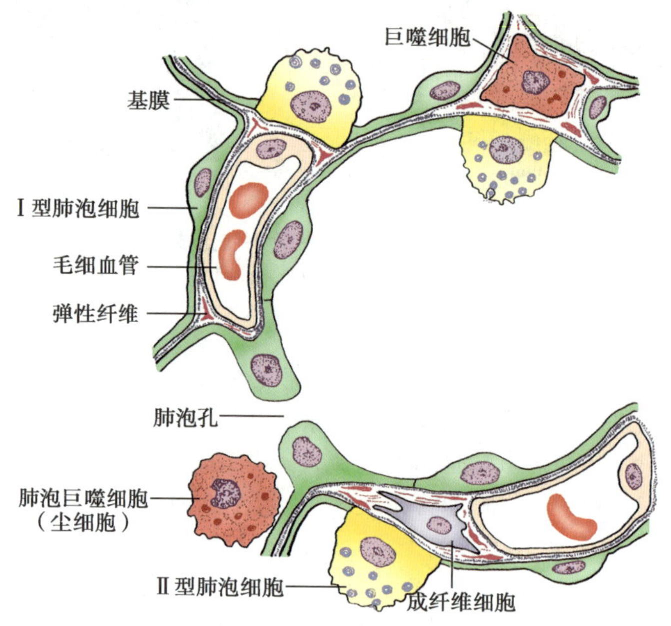

图 7-9　肺泡及肺泡孔模式图

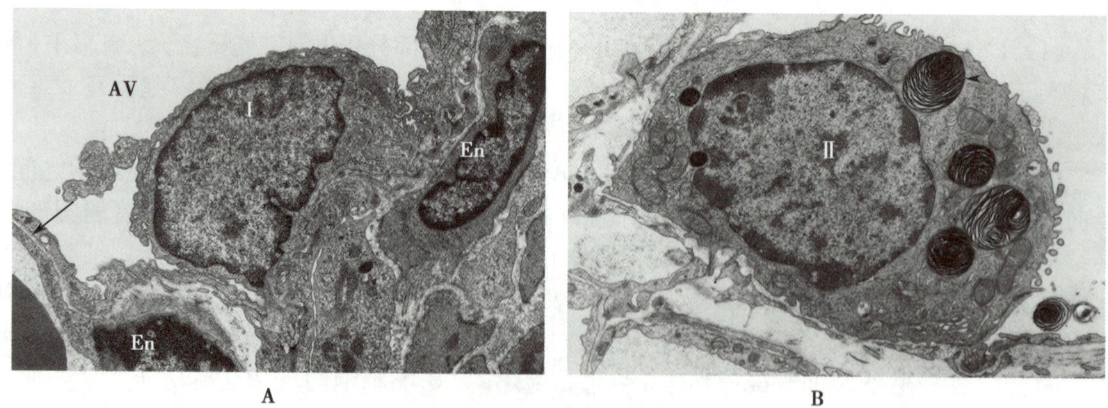

图 7-10　肺泡细胞电镜图

A. Ⅰ型肺泡细胞；B. Ⅱ型肺泡细胞；Ⅰ. Ⅰ型肺泡细胞核；Ⅱ. Ⅱ型肺泡细胞核；AV. 肺泡；En. 内皮细胞；长箭头示基膜；短箭头示嗜锇性板层小体

7. 气 - 血屏障（blood-air barrier） 是肺泡与血液间气体交换所通过的结构，包括肺泡表面液体层、Ⅰ型肺泡细胞及其基膜、连续型毛细血管的基膜及内皮。在两层基膜之间有些部位存在薄层结缔组织，但大部分区域两层基膜直接相贴而融合在一起。气 - 血屏障很薄，其厚度仅 0.2～0.5μm（图 7-11）。屏障中任何部分发生病理改变，均会影响气体交换。

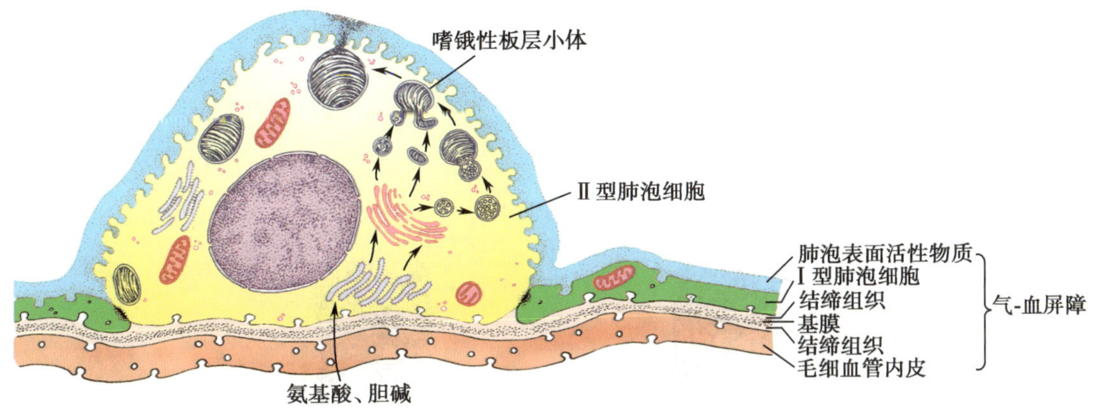

图 7-11 Ⅱ型肺泡细胞超微结构和气 - 血屏障模式图

知识拓展

呼吸窘迫综合征

呼吸窘迫综合征（respiratory distress syndrome，RDS）是肺泡表面活性物质（pulmonary surfactant，PS）缺乏所致，多见于早产儿，由于有肺透明膜形成，又称为肺透明膜病。PS 是Ⅱ型肺泡细胞分泌，含磷脂、蛋白质、中性脂类和糖，主要是降低肺泡表面张力，维持肺顺应性，稳定肺泡内压和减少液体自毛细血管向肺泡渗出。早产儿 PS 分泌不足，表面张力增加，肺泡萎陷，缺氧和酸中毒导致毛细血管通透性增高，液体渗出，肺水肿和纤维蛋白附着于肺泡表面形成嗜伊红透明膜，进一步加重气体弥散障碍、缺氧和酸中毒，抑制 PS 合成，形成恶性循环。

PS 与 RDS（视频）

肺有两套血管：①肺动脉与肺静脉，肺动脉是肺的功能性血管，入肺后不断分支与各级支气管伴行，直至肺泡，在肺泡隔内形成密集的毛细血管网，然后毛细血管再逐渐汇集成肺静脉；②支气管动脉与支气管静脉，支气管动脉是肺的营养性血管，与支气管伴行入肺，其终末支至呼吸性细支气管时，一部分毛细血管网与肺动脉的毛细血管网吻合，汇入肺静脉；另一部分汇成支气管静脉，与支气管伴行，经肺门出肺。

肺不仅是气体交换器官，还参与体内物质的代谢。肺血管内皮细胞含有多种酶，参与 5-羟色胺、前列腺素的生成与灭活，去甲肾上腺素和缓激肽等的灭活及血管紧张素的转化等。

肺在生成与灭活上述生物活性物质时不仅维持肺的正常生理活动，而且还调节血流中这些物质的水平，从而参与全身的生理动态平衡。此外，肺导气部上皮内有内分泌细胞，分泌5-羟色胺和肽类物质。

（解亚男）

思考题

1. 叙述肺导气部和呼吸部的组成。
2. 试述肺导气部管壁结构的变化规律。
3. 空气中的氧气进入血液要经过哪些结构？

自测题

实验指导

第八章 泌尿系统

学习目标

1. 掌握：肾的一般结构；球旁复合体的结构和功能。
2. 熟悉：肾单位和集合管的微细结构。
3. 了解：排尿管道结构特点。
4. 具备在显微镜下观察肾、膀胱的微细结构，以及描述尿液产生和排出途径的能力。
5. 能够结合泌尿系统微细结构，阐释泌尿系统相关疾病的原因。

第一节 肾 脏

一、肾的一般结构

在新鲜肾的冠状切面上，外周暗红色部分为肾的皮质，深部浅色部分为肾的髓质（第一篇第四章图 4-6）。髓质由肾锥体组成，肾锥体的底与皮质相连接，从肾锥体底呈辐射状伸入皮质的条纹，称髓放线（medullary ray）。位于髓放线之间的肾皮质，称皮质迷路（cortical labyrinth）。每条髓放线及周围的皮质迷路组成一个肾小叶，小叶之间有血管走行（图 8-1）。一个肾锥体与相连的皮质组成一个肾叶。肾锥体之间的皮质，称肾柱。

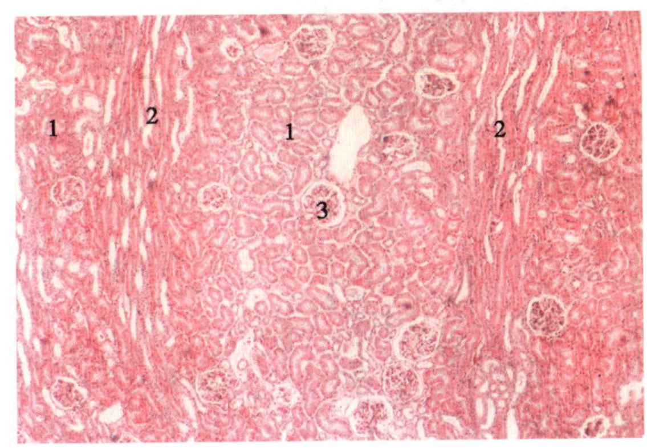

图 8-1 肾皮质光镜图

1. 皮质迷路 2. 髓放线 3. 肾小体

二、肾实质

肾实质由大量肾单位和集合管组成，其间有少量的结缔组织、血管、淋巴管和神经等构成肾间质。肾单位由肾小体和肾小管构成，是尿液形成及重吸收的结构和功能单位。集合管是收集、浓缩和运输尿液的管道。肾小管和集合小管都是单层上皮构成的管道，合称泌尿小管（表8-1、图8-2）。

表8-1 肾实质的组成和各段的位置

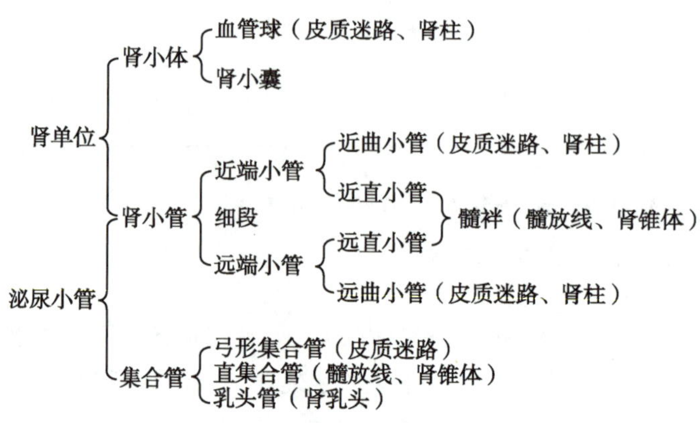

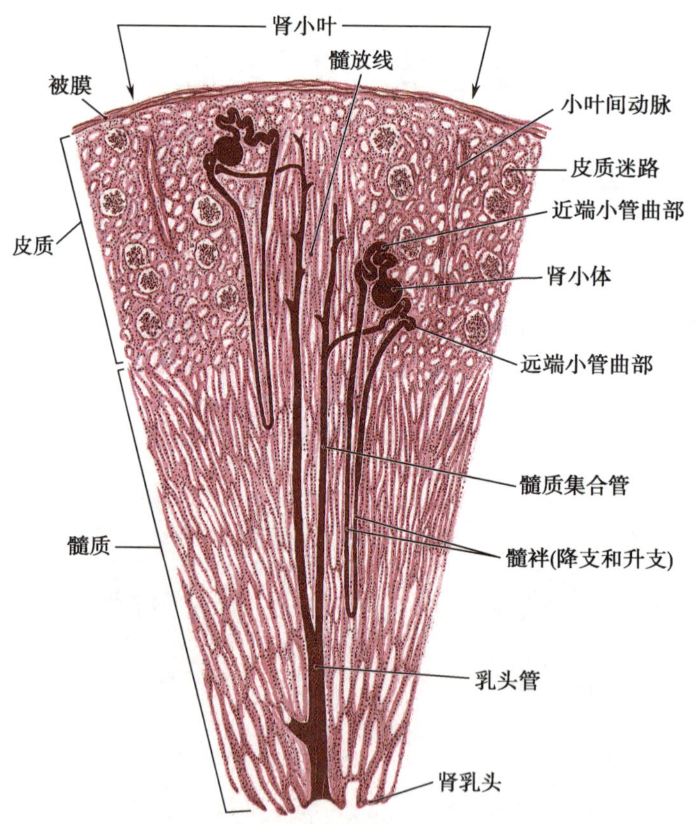

图8-2 肾单位和集合管在肾内分布模式图

（一）肾单位

肾单位（nephron）由球形的肾小体和细长而弯曲的肾小管组成，是肾的结构和功能的基本单位，每个肾有100万～150万个肾单位。根据肾小体在皮质中的深浅位置不同，将肾单位分为浅表肾单位和髓旁肾单位。浅表肾单位位于皮质浅部，发生较早，体积较小，髓袢较短，约占肾单位总数的85%，在尿液的形成过程中起重要作用；髓旁肾单位位于皮质深部，靠近髓质，发生较晚，体积较大，髓袢较长，约占肾单位总数的15%，对尿液的浓缩起重要作用（图8-3）。

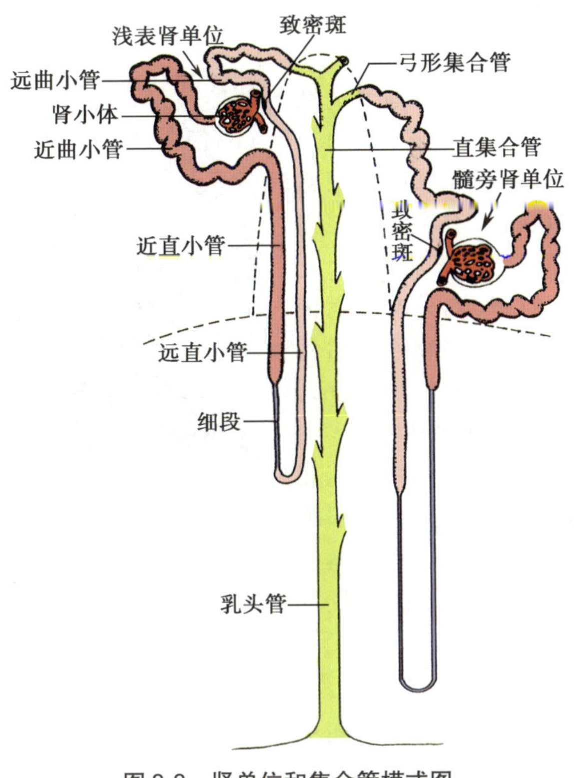

图8-3　肾单位和集合管模式图

1. 肾小体（renal corpuscle）　呈圆形或卵圆形，位于肾皮质内，称肾小球，由血管球与肾小囊两部分组成，主要作用是过滤血浆形成原尿。入球小动脉和出球小动脉出入的部位，称血管极，与近端小管曲部相连接的一端，称尿极（图8-4、图8-5）。

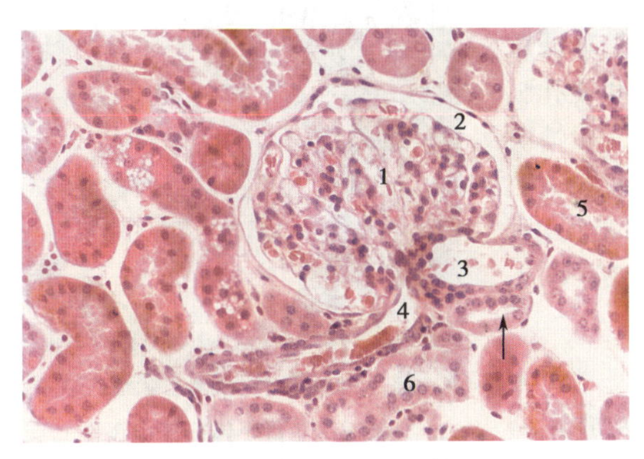

图8-4　肾皮质迷路光镜图

1. 血管球；2. 肾小囊腔；3. 入球微动脉；4. 出球微动脉；5. 近曲小管；6. 远曲小管；↑致密斑

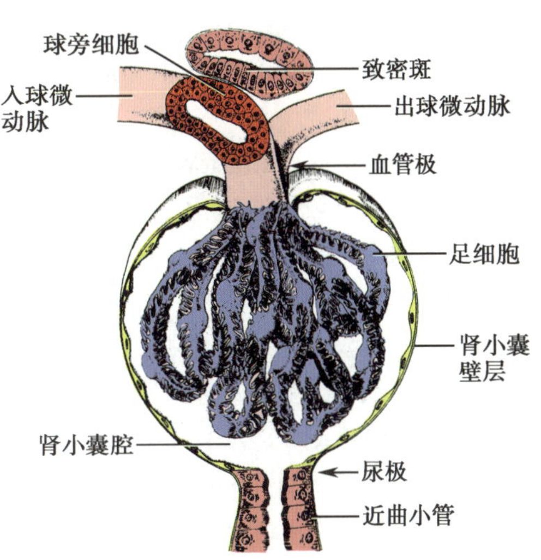

图8-5　肾小体与球旁复合体立体模式图

（1）血管球（glomerulus）：是肾小体内入球小动脉和出球小动脉之间的一团盘曲成球状的毛细血管，并被肾小囊包裹。入球微动脉从血管极进入，分 4 支或 5 支，每一支再分出袢状毛细血管，互相吻合成网，而后会合形成出球微动脉，再次经血管极一侧离开。一般入球微动脉粗而短，出球微动脉细而长，这样一来两者之间的毛细血管内压力差较高，有利于血浆的滤过。电镜下，血管球为有孔毛细血管，仅由一层内皮细胞及其外面的基膜构成。内皮细胞有很多小孔，直径 50～100nm，有利于血浆中的小分子物质滤出。毛细血管的基膜较厚，电镜下分为三层，中层厚而致密，内外层薄而稀疏，主要成分为Ⅳ型胶原蛋白，层黏连蛋白和蛋白多糖，他们是形成分子筛的结构（图 8-6）。

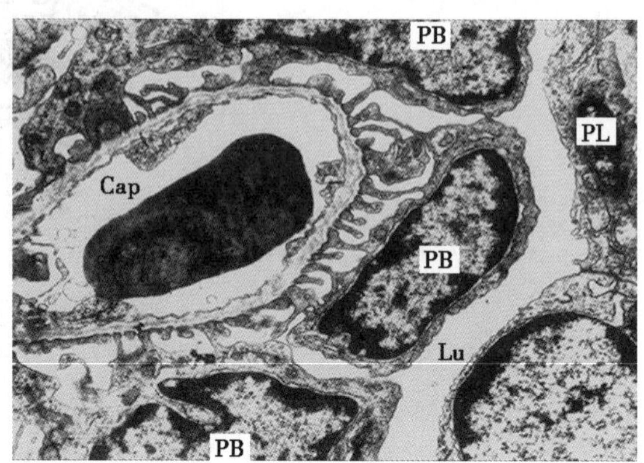

图 8-6　肾小体电镜图

PB. 足细胞体；PL. 肾小囊壁层；Lu. 肾小囊腔；Cap. 毛细血管

血管系膜（mesangium）又称球内系膜，由球内系膜细胞和系膜基质构成，血管系膜连接于血管球毛细血管之间。目前认为系膜细胞为特化的平滑肌细胞，能合成基膜和系膜基质成分。可吞噬和降解沉积在基膜上的免疫复合物，维持基膜的通透性，并参与基膜的更新和修复。有些类型的肾小球肾炎，系膜细胞弥漫性增生，系膜基质增多，血管系膜出现免疫复合物沉积，而影响滤过功能。

（2）肾小囊（renal capsule）：是肾小管起始部膨大并凹陷而成的杯状双层囊，分为脏层和壁层。壁层为单层扁平上皮，在尿极处与近端小管曲部上皮相连续，在血管极处返折形成脏层。脏、壁层之间的空隙为肾小球囊腔，与近端小管曲部相通。脏层的上皮细胞贴附在毛细血管基膜外面，称足细胞。电镜下，足细胞的胞体较大，从胞体伸出几个较大的初级突起，初级突起再伸出许多指状的次级突起，相邻的次级突起相互镶嵌，形成栅栏状紧包在毛细血管外面。镶嵌的次级突起间有宽约 25nm 的裂隙，称裂孔。孔上覆以 4～6nm 厚的薄膜称裂孔膜（slit membrane）。

（3）滤过屏障（filtration membrane）：是血管球滤过血浆形成原尿，必须通过毛细血管内皮、基膜和裂孔膜的三层结构，亦称滤过膜（filtration barrier）。一般情况下，相对分子量小于 70kDa，直径小于 4nm，带正电荷的物质容易通过滤过膜，形成原尿。若滤过屏障受损，则大分子蛋白质，甚至血细胞都可以漏入肾小囊腔内，出现蛋白尿或血尿（图 8-7、图 8-8）。

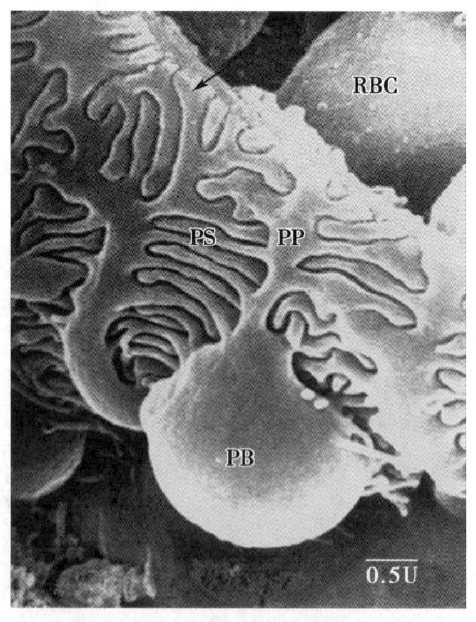

图 8-7　肾小体扫描电镜图

PB. 足细胞；PP. 初级突起；PS. 次级突起；RBC. 红细胞

2. 肾小管（renal tubule）　是一条细长而弯曲的单层上皮性管道，与肾小囊壁层相续。根据肾小管各段的形态、结构和功能，由近端向远端依次分为近端小管、细段和远端小管三部。具有重吸收原尿和排泄等作用（图 8-9）。

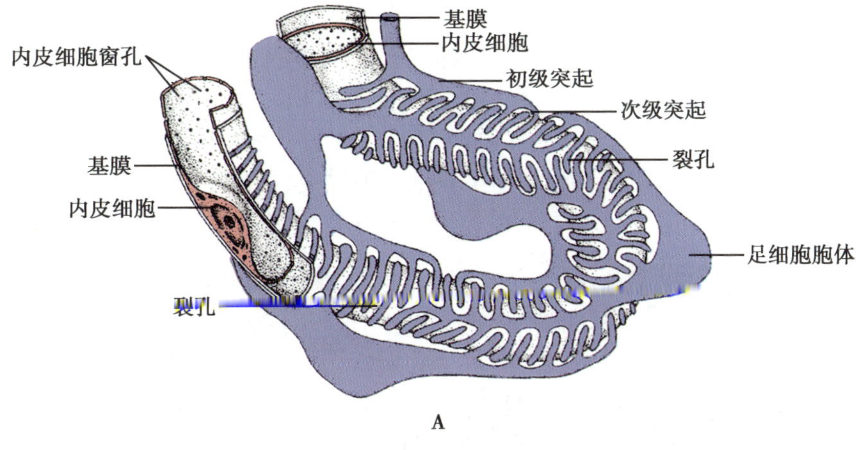

A

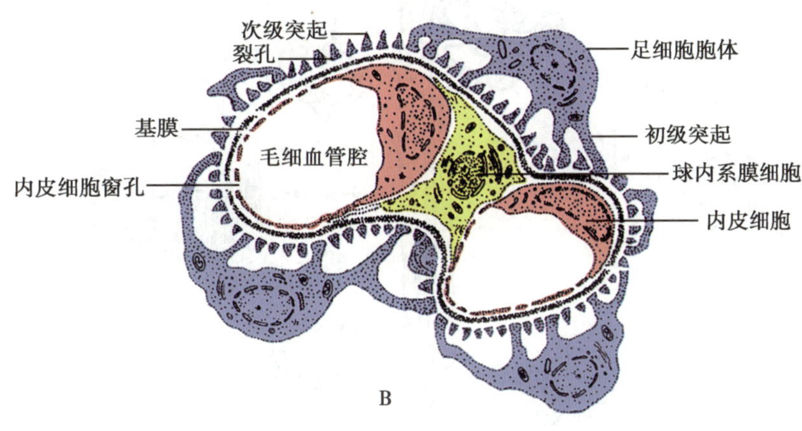

B

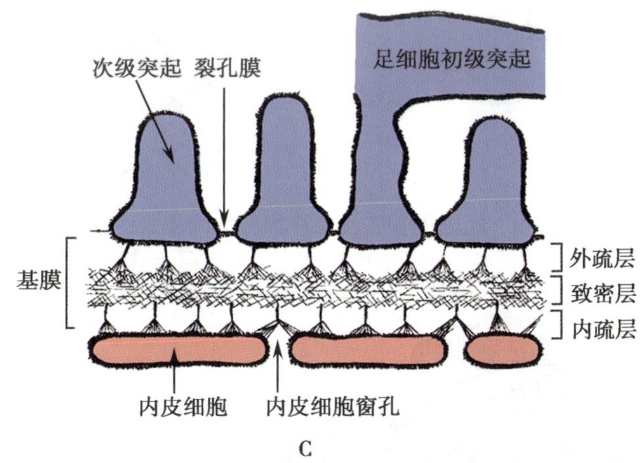

C

图 8-8 滤过屏障超微结构模式图

A. 立体图；B. 切面图；C. 滤过屏障示意图

(1) 近端小管：是肾小管的起始部分，与肾小囊腔相连。也是最粗、最长的一段。其行程和结构分为曲部和直部。

1) 近端小管曲部(近曲小管)：是肾小管的起始部，与肾小囊腔相连，管腔较小而不规则。光镜下，管壁厚，管腔小而不规则。管壁由单层立方形或锥体状细胞构成，细胞界限不清晰，其游离面有刷状缘。电镜下，刷状缘由大量微绒毛整齐排列而成，相邻细胞侧面有许多侧突相互嵌合，故光镜下细胞分界不清。细胞基部有发达的质膜内褶，形成光镜下的纵纹。上皮细胞的侧突、微绒毛和质膜内褶，扩大了上皮细胞的表面积，有利于物质的交换（图 8-10）。

2）近端小管直部（近直小管）：位于髓放线和锥体内。近侧端与曲部相续，远侧端管径突然变细移行为细段。其结构与曲部相似，但上皮细胞的侧突、微绒毛和质膜内褶不如曲部发达。

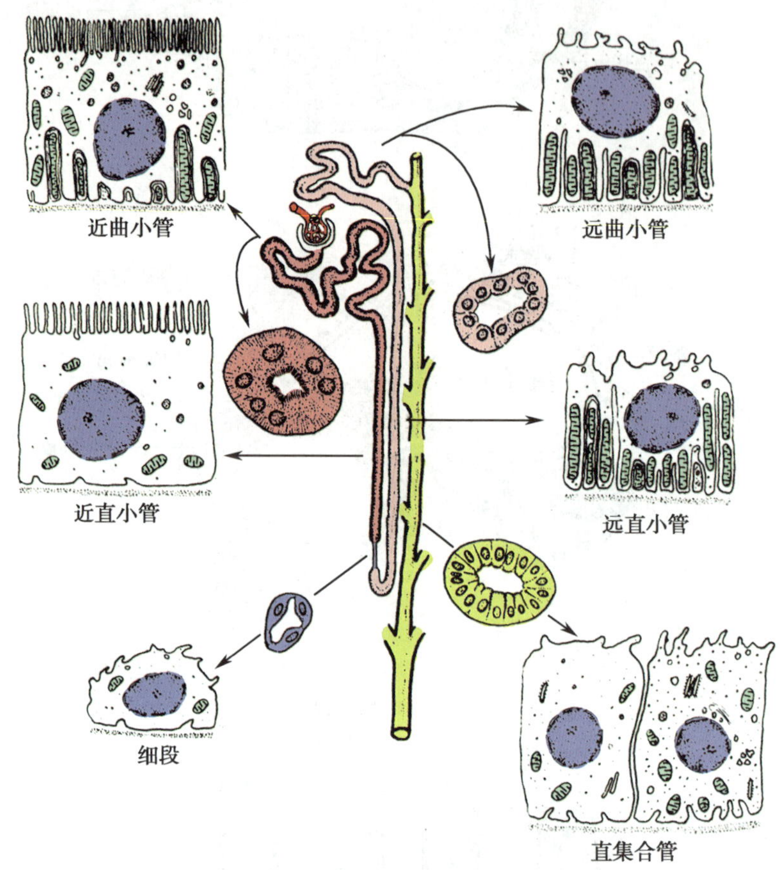

图 8-9　泌尿小管各段上皮细胞结构模式图

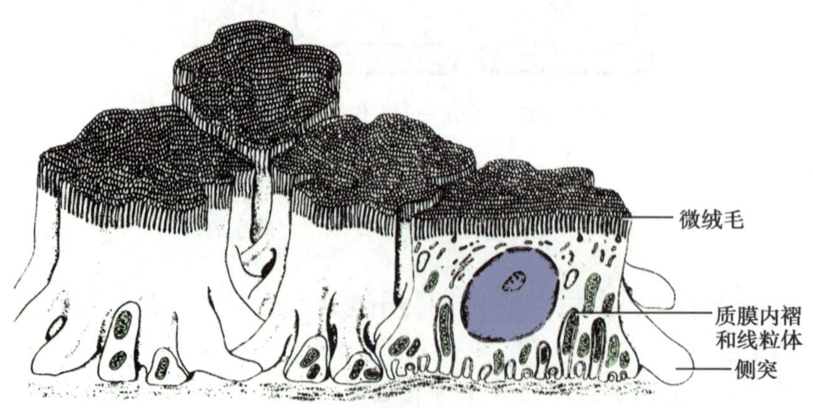

图 8-10　近曲小管上皮细胞超微结构立体模式图

近端小管是原尿重吸收的重要场所，成人一昼夜双肾产生的原尿约为 180L，其中 85% 水、几乎所有的葡萄糖和氨基酸以及 65% 的钠离子、50% 的尿素等都在此处被重吸收，除此以外，近端小管还能分泌氢离子、氨、肌酐和马尿酸等代谢产物。因此，近端小管是重吸收原尿中大量的有用物质，分泌、排泄某些代谢产物的重要部位。

（2）细段：位于髓放线和锥体内，呈 U 形。由近端小管直部、细段和远端小管直部共同构成的 U 形结构称肾单位袢（髓袢）。细段管径是肾小管三部中最小的部分，由单层扁平上皮围成。有利于水和离子通过（图 8-11、图 8-12）。

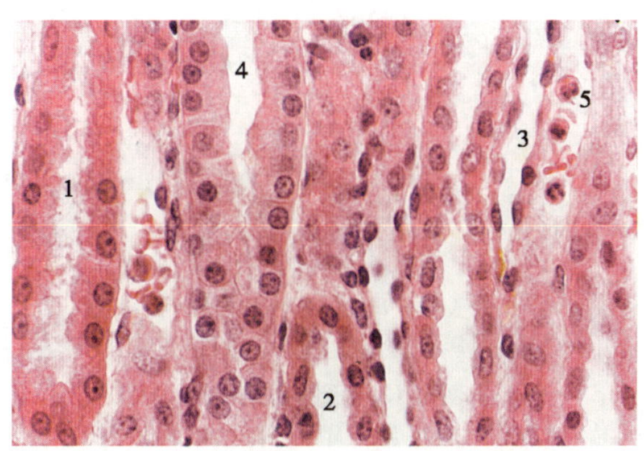

图 8-11 肾髓质浅部纵切面光镜图

1. 近直小管；2. 远直小管；3. 细段；4. 直集合管；5. 毛细血管

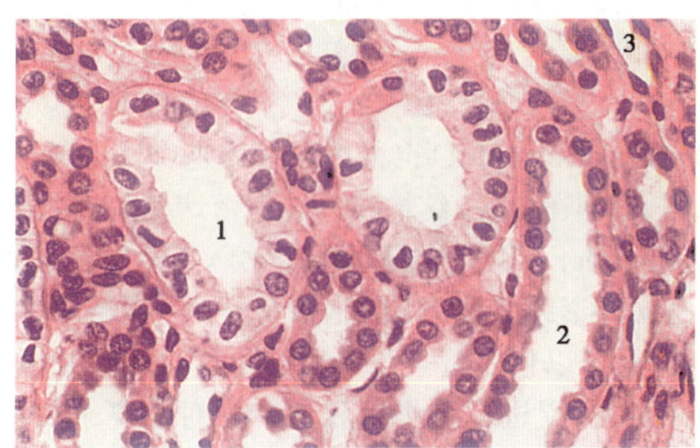

图 8-12 肾髓质深部横切面光镜图

1. 直集合管；2. 远直小管；3. 细段

（3）远端小管：位于髓质内，并经髓放线返回皮质，移行为远端小管直部。远端小管连接于细段和集合管之间，按其行程可分为直部和曲部，两者都由单层立方上皮细胞构成。

1）远端小管直部（远直小管）：近侧端与细段相续，远侧端与曲部相连，其管壁上皮的结构与近端小管直部相似。细胞呈立方形，着色浅，微绒毛短而少，细胞分界清楚。

2）远端小管曲部（远曲小管）：远端小管的曲部比近端小管的曲部短，盘曲于肾小体的附近，结构基本与远端小管直部相似。

远端小管的功能是继续重吸收水和钠离子，并向管腔分泌钾离子、氢离子和氨。对维持血液的酸碱平衡具有重要意义。肾上腺皮质分泌的醛固酮和垂体后叶分泌的抗利尿激素对此段具有调节作用。

（二）集合管

集合管由弓形集合管、直集合管和乳头管构成（图 8-3），全长 20～38mm。集合管续接远端小管曲部，自肾皮质行向肾髓质，当到达髓质深部后，先后与其他集合管会合，最后形成管径较粗的乳头管，于肾乳头开口于肾小盏。其管壁的上皮细胞由单层立方上皮逐渐变为单层柱状上皮（图 8-13）。集合管具有进一步吸收原尿中的水和无机盐的功能。

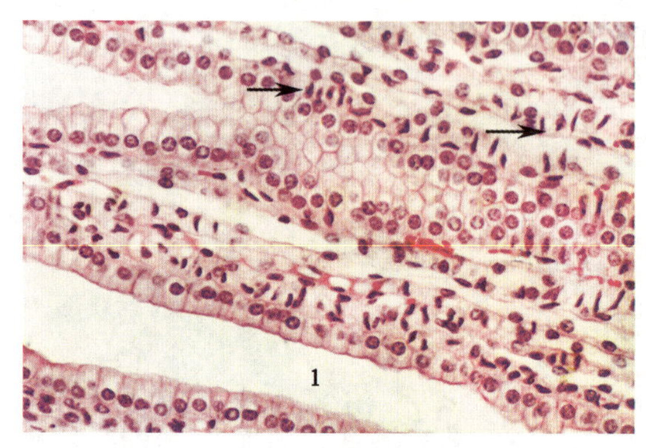

图 8-13　肾髓质光镜图

1. 直集合小管　→间质细胞

原尿经过肾小管和集合管的重吸收后，绝大部分水、营养物质和无机盐离子被重吸收，部分离子进行了交换，排出了代谢产物，最后形成的尿液，称为终尿。成年人每天排出的终尿为 1～2L，仅占原尿的 1% 左右。

（三）球旁复合体

球旁复合体（juxtaglomerular complex）也称近血管球复合体或肾小球旁器，由球旁细胞、致密斑和球外系膜细胞组成。它们在位置、结构和功能上密切相关，故合为一体（图 8-4、图 8-5）。

1. 球旁细胞（juxtaglomerular cell）　它是入球微动脉接近血管球处，由入球微动脉管壁的平滑肌变形而成。细胞呈立方形或多边形，细胞核呈圆形，胞质中含有分泌颗粒，内含肾素。球旁细胞能分泌的肾素，肾素可以使血管紧张素原转化称血管紧张素，使血管平滑肌收缩，还可刺激肾上腺皮质分泌醛固酮，促进远端小管和集合管对钠离子和水的重吸收，导致血容量增大，血压升高。某些肾病伴高血压，就与肾素分泌相关。

2. 致密斑（macula densa）　位于远曲小管靠近肾小体侧的管壁上皮细胞变高变窄所形成的细胞密集区。致密斑是一种离子感受器，能感受远端小管中钠离子的浓度变化，当钠离子浓度降低时，将信息传递给球旁细胞，并促进其分泌肾素。

3. 球外系膜细胞（extraglomerular mesangial cell）　又称极垫细胞（polar cushion cell），位于致密斑、入球和出球小动脉之间的三角形区域内，形态结构与球内系膜细胞相似，与球旁细胞和球内系膜之间存在缝隙连接，它在球旁复合体功能活动中，起信息传递的作用。

（四）肾间质

肾间质为肾单位和集合管之外由肾内的结缔组织、血管、神经组成。皮质内不明显，但髓质尤其是乳头处明显（图 8-13）。髓质的成纤维细胞特殊分化，称间质细胞（interstitial cell），间质细胞内除有较多细胞器外，还有脂滴；能合成间质内基质和纤维功能，并分泌前列腺素。前列腺素可舒张血管，促进周围血管内的血液流动，加快重吸收的水分的转运，从而使尿液的浓缩。肾小管周围的血管内皮细胞能产生红细胞生成素，刺激骨髓生成红细胞。肾病晚期，因此处的血管内皮细胞受损，合成红细胞生成素减少，常出现贫血。

三、肾的血液循环

肾动脉在近肾门处分支形成肾段动脉，继而分支形成叶间动脉，叶间动脉在肾柱内走行，分支呈弓形，走行于皮质和髓质交界处，称弓形动脉。弓形动脉分出若干小叶间动脉，呈放射状走行于皮质迷路内，其末端达被膜下形成被膜毛细血管网。小叶间动脉沿途分出许多入球微动脉，进入肾小体，形成毛细血管球，继而会合成出球微动脉。浅表肾单位的出球微动脉离开肾小体后，又分支形成球后毛细血管网，分布在肾小管周围。球后毛细血管网依次会合小叶间静脉、弓形静脉和叶间静脉，与相应动脉伴行，最后形成肾静脉出肾。髓旁肾单位的出球微动脉不仅形成球后毛细血管网，而且还发出若干直小动脉，进入髓质，而后折返直行，称直小静脉，构成 U 形的直血管袢，与髓袢伴行，直小静脉汇入小叶间静脉或弓形静脉（图 8-14、表 8-2）。

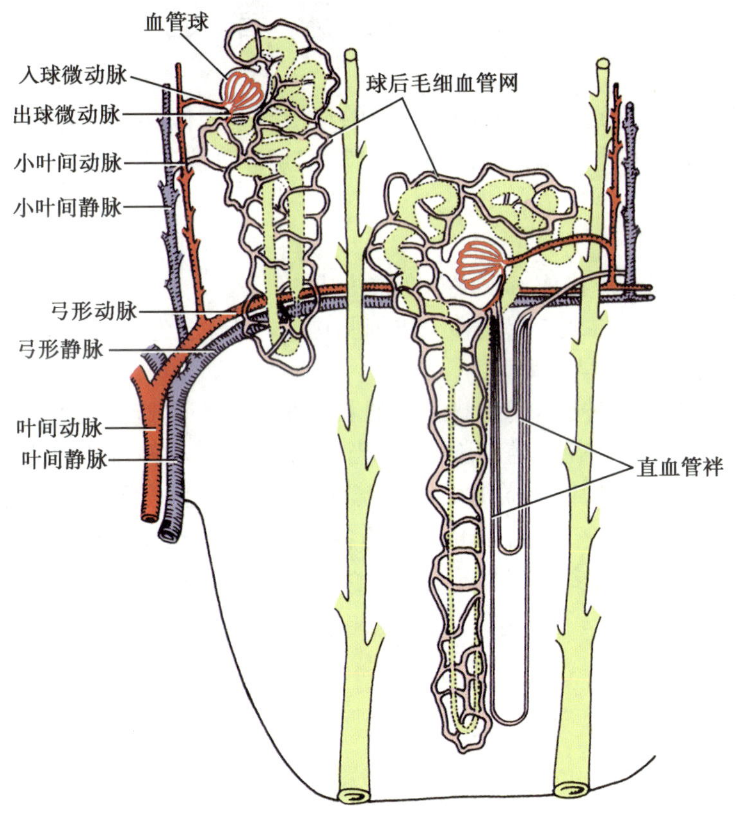

图 8-14　肾血液循环模式图

肾血液循环与肾功能密切相关，其特点：①肾动脉直接来源于腹主动脉，流速快，流量大；②入球微动脉粗短，出球微动脉细长，有利于滤过；③两次形成毛细血管网，即入球微动脉分支形成血管球，有利于滤过；出球微动脉分布于肾小管周围形成球后毛细血管网，血液出大量水分，胶体渗透压增高，有利于水的重吸收；④髓质的直小动脉和直小静脉形成袢状，与肾单位的髓袢相伴行，有利于肾小管和集合管重吸收水和尿液的浓缩。

表 8-2 肾的血液循环

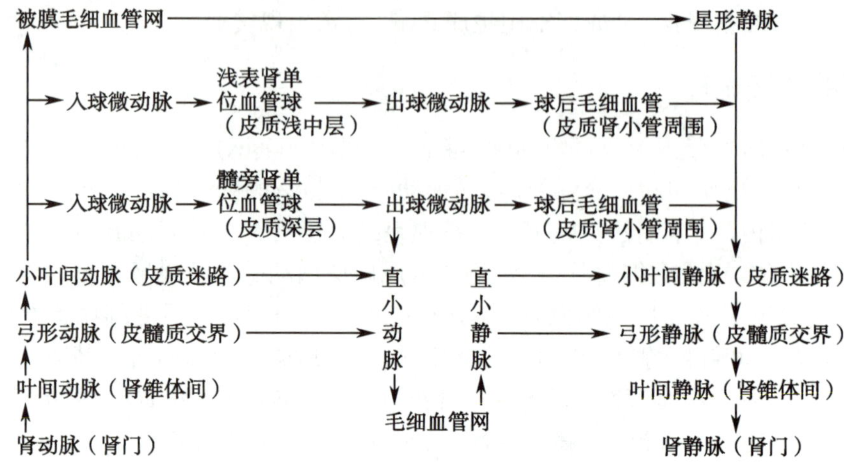

第二节 排 尿 管 道

排尿管道包括输尿管、膀胱和尿道。它们的结构基本相似，其功能是将肾内形成的终尿排出体外。排尿管道的基本结构由内向外由黏膜、肌层和外膜三层组成。

一、黏膜

黏膜由上皮层和固有层构成。上皮为变移上皮。

输尿管黏膜上皮由 4 层或 5 层变移上皮细胞构成，固有层为细密结缔组织。黏膜层形成许多纵行皱襞，横断面管腔呈星形。

膀胱黏膜层形成许多皱襞，仅膀胱三角的黏膜平滑。在膀胱充盈时，皱襞减少或消失。上皮变薄，仅为 3 层或 4 层细胞，盖细胞变扁；当膀胱空虚时，上皮细胞厚为 8～10 层，表层盖细胞大，呈矩形。电镜下，盖细胞游离面细胞膜有内褶和囊泡，充盈时内褶拉平展开，防止尿液浸蚀；细胞间有发达的紧密连接，防止尿液的各种离子进入组织，同时也防止组织内的水分进入尿液。固有层内含有较多的胶原纤维和弹性纤维（图 8-15）。

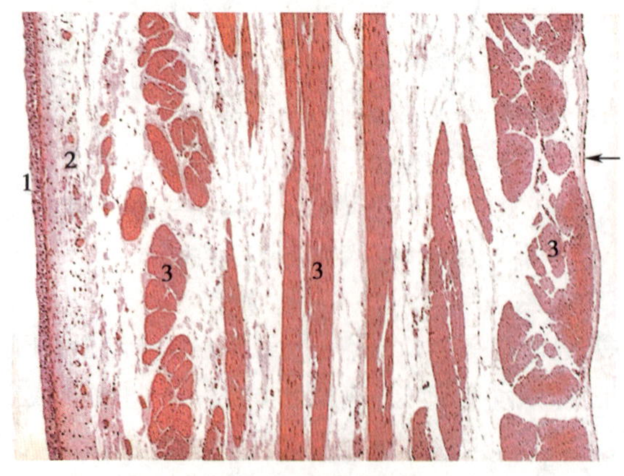

图 8-15 膀胱光镜图

1. 变移上皮；2. 固有结缔组织；3. 平滑肌；←外膜间皮

二、肌层

输尿管肌层上 2/3 段为内纵、外环两层平滑肌；下 1/3 段肌层增厚为内纵、中环和外纵三层。

膀胱肌层由内纵、中环和外纵三层平滑肌组成，各层肌纤维相互交错，分界不清。中层平滑肌在尿道内口处增厚为尿道括约肌。

三、外膜

外膜为疏松结缔组织，与周围组织移行，外膜大多为纤维膜，仅膀胱尖和部分膀胱体为浆膜。

知识拓展

肾小球肾炎

链球菌感染引起的急性肾小球肾炎，是以蛋白尿、血尿、少尿、高血压、水肿为主要临床症状的一组疾病。溶血性链球菌引起扁桃体炎后，其抗体与人体内的免疫球蛋白结合，形成抗原抗体复合物，沉积在肾小球毛细血管基膜上，使滤过膜受损，通透性增高，肾小体毛细血管球内的大分子蛋白质乃至血细胞可通过受损的滤过膜进入肾小囊腔，通过肾小管排出体外，引起蛋白尿和血尿等临床表现。

（颜绍雄）

思考题

1. 何为球旁复合体？其形态结构与功能有何特点？
2. 试述肾小管各段结构特点及其功能。
3. 简述与原尿形成相关的组织结构。

自测题

实验指导

第九章 生殖系统

学习目标

1. 掌握：生精小管与间质细胞结构和功能；各级卵泡的结构特点；黄体的生成、结构与功能；子宫内膜的周期性变化。
2. 熟悉：子宫内膜各期的结构特点及与卵巢功能的关系。
3. 了解：附睾的结构特点；输卵管的结构特点。
4. 具备在显微镜下观察生殖系统组织结构的能力。
5. 能够利用生殖系统微细结构的知识，分析生殖系统常见病变。

第一节 男性生殖系统

一、睾丸

睾丸的微细结构主要包括生精小管和睾丸间质。

（一）生精小管

生精小管是产生精子的场所，管壁主要由生精上皮构成，生精上皮由生精细胞和支持细胞组成（图 9-1）。上皮外的结构有基膜和界膜，界膜主要由肌样细胞及成纤维细胞组成。

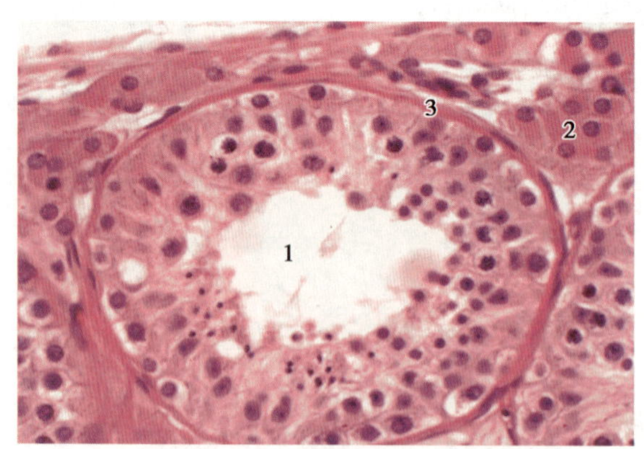

图 9-1 生精小管及睾丸间质

1. 生精小管 2. 睾丸间质细胞 3. 基膜

生精小管（精曲小管）10倍（图片）

1. 生精细胞（spermatogenic cell） 从青春期开始，生精细胞不断发育形成精子，生精细胞发育包括精原细胞、初级精母细胞、次级精母细胞、精子细胞和精子五个阶段。并依次从基膜逐渐移向腔面。从精原细胞到形成精子的过程，称为精子发生，人的精子发生需 64～70d。精子（spermatozoon）由精子细胞经过复杂的形态变化而成，该过程称为精子形成。精子形似蝌蚪，分头和尾两部分。精子头主要为浓缩的细胞核，头的前部有顶体覆盖，精子尾部细长，称鞭毛，是精子的运动装置，可使精子向前快速运动。精子细胞在变形为精子的过程中，常会出现形态异常的畸形精子，一次射精畸形精子如果超过 20%，可能出现男性不育。

生精细胞 40 倍（图片）

2. 支持细胞（sustentacular cell）　呈不规则的高锥体形，体积较大，细胞基部附着在基膜上，顶部伸至管腔面。光镜下支持细胞轮廓不清，细胞核呈椭圆形、三角形或不规则形（图 9-2）。支持细胞具有支持、保护和营养各级生精细胞的作用，还能吞噬和消化精子细胞变形脱落的残余物及分泌雄激素结合蛋白等。

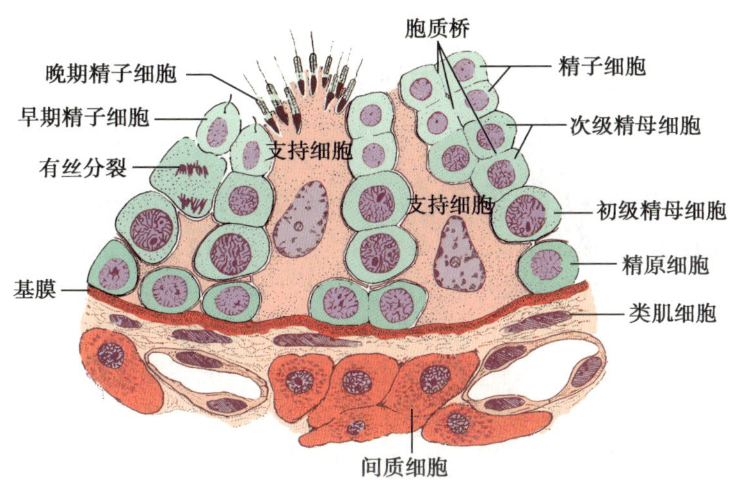

图 9-2　支持细胞和生精细胞关系模式图

知识拓展

隐睾与男性不育

正常情况下，阴囊温度低于体温 2～3℃，这种温度差异乃是确保精子发生的重要条件之一。而双侧隐睾病人由于睾丸不在阴囊内，其与体温的温度差异也随之消失，而温度的升高可使睾丸上皮萎缩，从而阻碍精子发生，产生不育。单侧隐睾从婴儿出生后第 2 年起，对于对侧正常位置的睾丸也有损害，故不及时治疗，也可能影响生育。

（二）睾丸间质

睾丸间质位于生精小管之间，为疏松结缔组织，有睾丸间质细胞、丰富的血管、淋巴管。睾丸间质细胞成群分布在生精小管之间，HE 染色的切片上，胞体呈圆形、椭圆形或不规则形，胞体较大，细胞质呈嗜酸性，细胞核呈圆形或卵圆形，常位于中央，染色较淡。睾丸间质细胞具有分泌雄激素的功能。

睾丸间质 10 倍及 40 倍组图

知识拓展

精液及吸烟对精液质和量的影响

精液由精子和精浆组成。精浆除了含水、果糖、蛋白质和脂肪外，还含有多种酶和无机盐。正常男性一次射精量为3～5ml，呈乳白色或淡黄色，精液中的精子在3亿～5亿个。

众所周知，人类的精子数量和质量正在不断下降之中，不孕不育的发生率也在不断提高，研究表明长期、大量及过度吸烟可直接杀伤精子细胞；还可抑制性激素分泌；降低精子获能，使精子运动能力降低；使精子畸形的数量增多。

二、排精管道

睾丸产生的精子先储存于附睾内，当射精时经输精管、射精管和尿道排出体外。

精子产生及排出体外的途径（动画）

（一）附睾

附睾（epididymis）位于睾丸的后上方，分头、体和尾。头部主要由输出小管（efferent duct）组成，输出小管是与睾丸网连接的8～12条弯曲的小管。输出小管管壁上皮由高柱状纤毛细胞和低柱状细胞相间排列构成，管腔不规则；高柱状细胞游离面的纤毛摆动可促进精子向附睾管移动。体部和尾部由附睾管（epididymal duct）组成。附睾管由输出小管会合成一条高度盘曲的管道，长4～6m。附睾尾向上移行为输精管。附睾管管壁由假复层柱状上皮构成，管腔规整，上皮游离面有静纤毛（图9-3）。附睾管的细胞有分泌功能，其分泌物有促进于精子的结构与功能的进一步成熟，故附睾的功能异常会影响精子的成熟，导致不育。

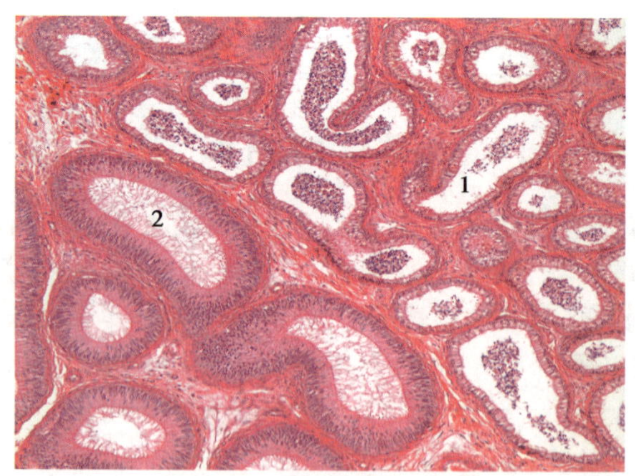

图9-3 附睾的组织结构

1. 输出小管 2. 附睾管

（二）输精管

输精管（ductus deferens）为厚壁腔小的肌性管道。管壁分黏膜、肌层和外膜三层。黏膜表面为较薄的假复层柱状上皮，固有层结缔组织含弹性纤维较多。肌层厚，由内纵、中环、外纵平滑肌纤维组成。射精时肌层强力收缩，将精子快速排出。外膜为疏松结缔组织，富含血管、淋巴管和神经。

（三）男性尿道

男性尿道位于其阴茎的尿道海绵体内。阴茎主要由两个阴茎海绵体和一个尿道海绵体构成。阴茎外表被覆以活动度较大的皮肤。海绵体主要由小梁和血窦构成，阴茎深动脉的分支螺旋动脉穿行于小梁中，与血窦通连。静脉多位于海绵体周边部白膜下方，白膜为坚韧的致密结缔组织。一般情况下，流入血窦的血液很少，血窦呈裂隙状，海绵体柔软。当大量血液流入血窦时，血窦充血而胀大。白膜下静脉受压，血液回流受阻，海绵体变硬，阴茎勃起。

三、附属腺

附属腺包括精囊、前列腺和尿道球腺。附属腺和生殖管道的分泌物以及精子共同组成精液（semen）。精液呈乳白色，pH 为 7.2～7.4。每次射精量 3～5ml，每毫升中含 1 亿～2 亿个精子。若每毫升精液中精子数低于 400 万个、精子形态异常及精浆成分改变，则常可导致不育。

1．精囊（seminal vesicle） 为一对盘曲的囊状器官。黏膜向腔内突出形成高而薄的皱襞，上皮为假复层柱状上皮。精囊在雄激素刺激下，分泌淡黄色液体，其中果糖和前列腺素含量较高。果糖为精子运动提供能量；前列腺素有免疫抑制作用，保护精子免受免疫系统的攻击。另外，分泌物中含少量淡黄色色素，可使精液中紫外光下发出强烈的荧光。这在法医学上被用作鉴定精液痕迹的有效方法。

2．前列腺（prostate gland） 实质由 30～50 个复管泡状腺组成，有 15～30 条导管分别开口于尿道精阜的两侧。腺实质可分三个带。尿道周带，又称黏膜腺，最短小，位于尿道黏膜内；内带，又称黏膜下腺，位于黏膜下层；外带，又称主腺，构成前列腺大部。腺泡由单层立方、单层柱状或假复层柱状上皮构成，故腺腔不规则。腺腔中分泌物常浓缩形成圆形的嗜酸性环层小体，称前列腺凝固体（prostatic concretion），它随年龄增长而增多，并可钙化形成结石。腺泡间有丰富的结缔组织和平滑肌。前列腺分泌物为稀薄的乳白色液体，其中富含酸性磷酸酶和纤维蛋白溶酶等，还有柠檬酸和锌等物质。老年人前列腺增生肥大，多发生在黏膜腺和黏膜下腺，压迫尿道，造成排尿困难。慢性前列腺炎时，纤维蛋白溶酶异常，可引起精液不液化，影响精子的运动及受精能力。前列腺癌主要发生在腺的外带。

3．尿道球腺（bulbourethral gland） 位于尿道两侧，为一对豌豆状的复管泡状腺，上皮形态为单层立方或单层柱状。腺体分泌黏液，于射精前排出，以润滑尿道。

第二节 女性生殖系统

一、卵巢

卵巢为女性生殖腺，成对，产生卵子和分泌雌激素。其表面覆有一层扁平或立方上皮，上皮下方为白膜。卵巢的实质包括位于外周部的皮质和中央部的髓质。其中皮质较厚，由不同发育阶段的卵泡、黄体、白体、闭锁卵泡以及结缔组织构成；髓质范围较小，由结缔组织构成，含有较多的血管和淋巴管等（图 9-4）。

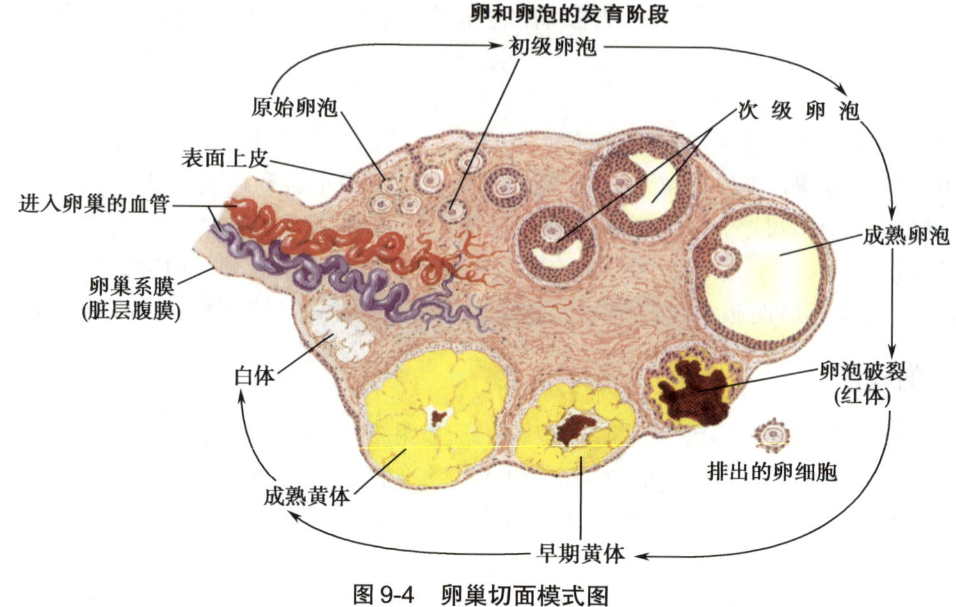

图 9-4 卵巢切面模式图

(一) 卵泡的发育

卵泡是由中央的一个初级卵母细胞及其周围众多卵泡细胞组成的球泡状结构，卵泡的发育与成熟是一个连续的生长过程，一般可分为原始卵泡、初级卵泡、次级卵泡和成熟卵泡四个阶段，初级卵泡和次级卵泡合称为生长卵泡（图 9-5）。

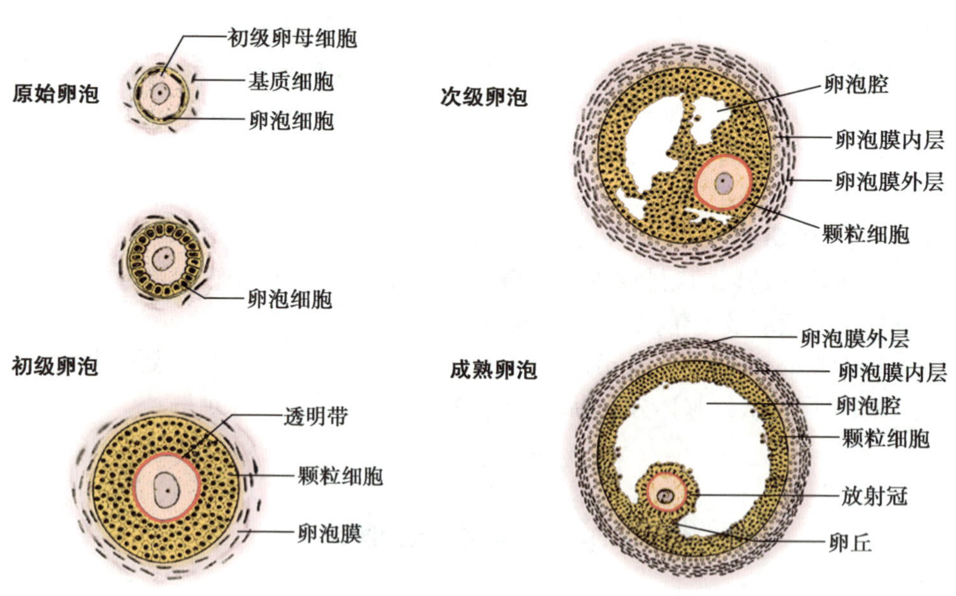

图 9-5 卵巢发育

1. 原始卵泡（primodial follicle） 位于卵巢皮质的浅部，体积小，数量多，是处于静止状态的卵泡。原始卵泡由一个初级卵母细胞及外周单层扁平的卵泡细胞构成。

2. 生长卵泡（growing follicle） 青春期开始后，部分原始卵泡生长发育，称生长卵泡。生长卵泡包括初级卵泡和次级卵泡两个阶段。

（1）初级卵泡（primary follicle）：初级卵母细胞增大，卵泡细胞增生并由最初的单层扁平细胞转变为立方或柱状，随后细胞增生为多层形成复层上皮；卵母细胞及卵泡细胞间出现透明带，卵泡膜开始分化。

原始卵泡和初级卵泡（图片）

（2）次级卵泡（secondary follicle）：初级卵泡继续生长增大和分化，卵泡细胞间出现卵泡腔。紧贴透明带的一层柱状颗粒细胞呈放射状排列，称放射冠（corona radiata）。次级卵泡接近成熟时卵泡腔合并变大，卵丘逐渐形成。

次级卵泡 10 及 40 倍组图

3. 成熟卵泡（mature follicle）　是卵泡发育的最后阶段，体积最大，并向卵巢表面突出，其内的初级卵母细胞在排卵前 36～48h 完成第一次成熟分裂（减数分裂），产生一个次级卵母细胞（secondary oocyte）和一个第一极体。次级卵母细胞很快进入第二次成熟分裂，并停止于分裂中期。

在每个月经周期中，同时有数十个原始卵泡生长发育，但通常只有一个卵泡发育成熟并排卵，其他在不同发育阶段逐渐退化，称闭锁卵泡。次级卵泡和成熟卵泡闭锁后，形似黄体结构，成为间质腺（interstitial gland），能分泌少量雌激素。

（二）排卵

成熟卵泡破裂，次级卵母细胞和透明带及放射冠随卵泡液自卵巢排出的过程称排卵。正常情况下，青春期开始至绝经前，卵巢每 28d 排卵一次；排卵时间约在每个月经周期的第 14d。通常是左右卵巢交替排卵，每次排 1 个卵，偶尔也可同时排 2 个或以上。女性一生中约排出 400～500 个卵（图 9-6）。

卵排出后，若在 24h 内受精，次级卵母细胞在精子穿入的刺激下完成第二次成熟分裂，产生 1 个成熟的卵细胞和 1 个第二极体；若未受精，次级卵母细胞 24h 左右退化消失。

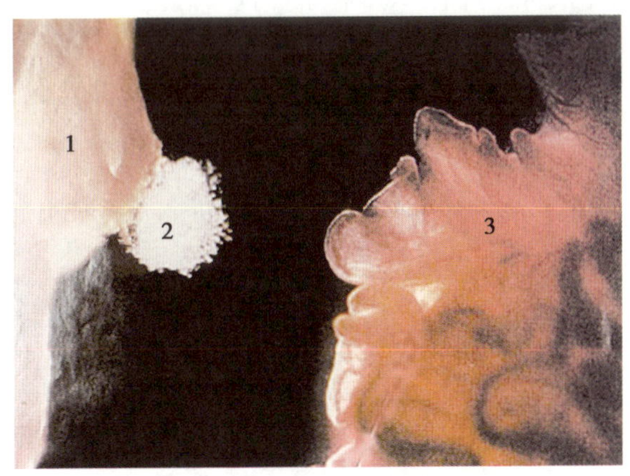

图 9-6　卵巢排卵（腹腔内摄影）

1. 卵巢　2. 卵母细胞和放射冠　3. 输卵管漏斗

（三）黄体

卵巢排卵后，在黄体生成素的作用下，卵泡壁的细胞体积增大，并分化成富含血管的内分泌细胞团，肉眼观之呈黄色，称黄体。黄体内颗粒黄体细胞分泌孕激素，膜黄体细胞与颗粒黄体细胞协同作用分泌雌激素（图 9-7）。

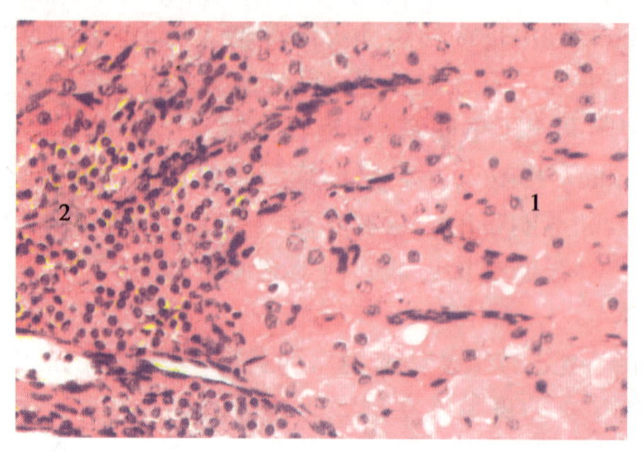

图 9-7　黄体

1. 颗粒黄体细胞　2. 膜黄体细胞

黄体 10 及 40 倍组图（图片）

黄体发育因卵细胞是否受精差别甚大。若未受精，黄体小而持续时间短（仅维持 2 周），称月经黄体。若受精并妊娠，黄体继续发育增大，直径可达 5cm，并可维持达 5～6 个月，称妊娠黄体。无论何种黄体，最终均退化而被结缔组织取代，形成白体。

二、生殖管道

女性的生殖管道包括输卵管、子宫和阴道，具有排出月经、导入精液及分娩胎儿的作用。

（一）输卵管

输卵管管壁由内向外依次为黏膜、肌层和浆膜（图 9-8）。黏膜由单层柱状上皮和固有层构成。黏膜向管腔突出，形成许多纵行有分支的皱襞。皱襞于壶腹最发达，高而多分支。上皮由分泌细胞和纤毛细胞组成。分泌细胞的分泌物组成输卵管液，对卵起到营养和辅助运行的作用。纤毛细胞的纤毛向子宫方向摆动，利于卵向子宫方向运行。输卵管上皮随月经周期而出现周期性变化。固有层为薄层结缔组织，含丰富的毛细血管和散在平滑肌纤维。肌层由内环行和外纵行的两层平滑肌构成，峡最厚，壶腹较薄。

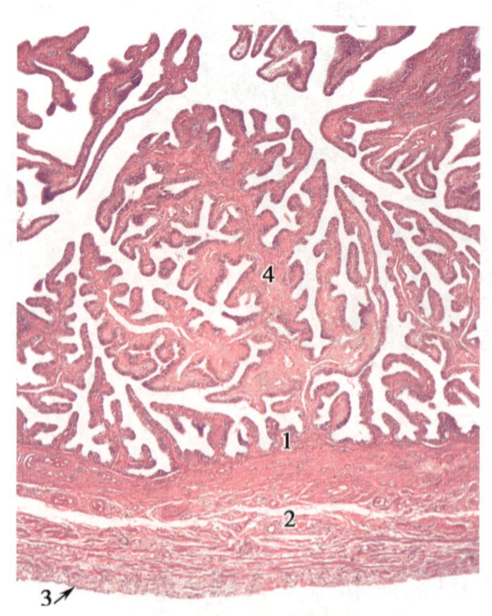

图 9-8　输卵管壶腹部

1. 黏膜层　2. 肌层　3. 浆膜　4. 皱襞

（二）子宫

子宫壁分为三层，由外向内分别是：外膜、肌层和内膜（图 9-9）。

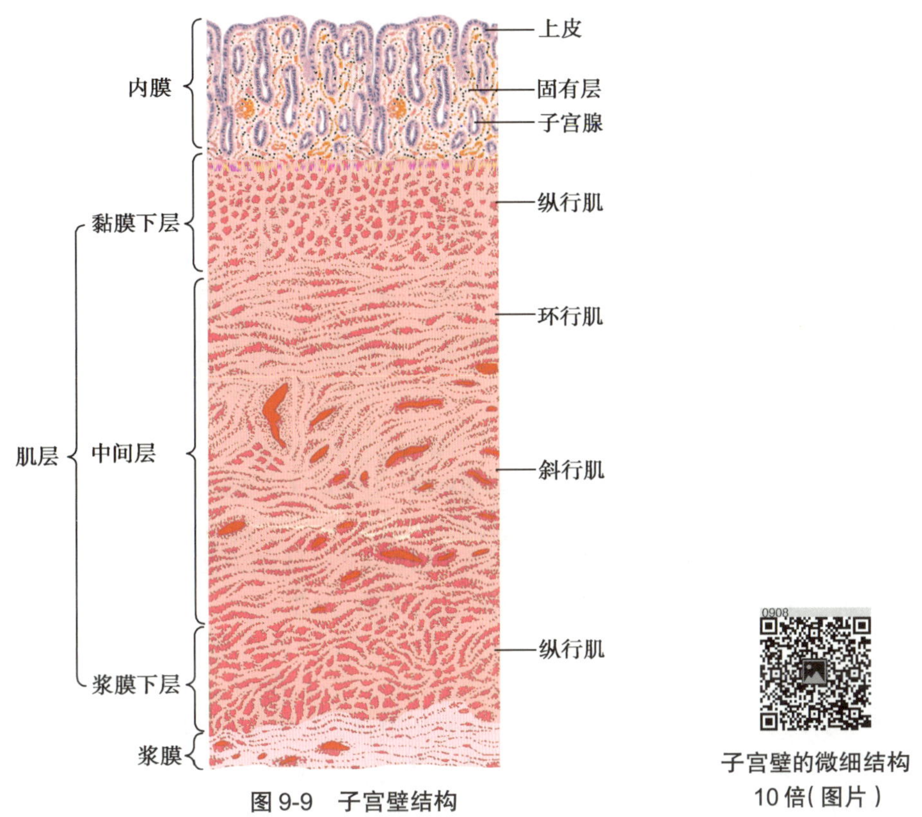

图 9-9　子宫壁结构

子宫壁的微细结构 10 倍（图片）

1. 外膜　除宫颈部分为纤维膜外，子宫大部均为浆膜。

2. 肌层　子宫肌层很厚，由平滑肌和结缔组织构成，肌纤维束交错走行，分层不明显。结缔组织中含有丰富的未分化间充质细胞。

3. 内膜　子宫内膜由单层柱状上皮和固有层组成（图 9-10）。上皮由少量纤毛细胞和大量分泌细胞组成。固有层由疏松结缔组织构成，较厚，内含有丰富的子宫腺、螺旋动脉和大量分化程度较低的基质细胞，其细胞呈梭形或星形，核大而圆，细胞质较少，可合成和分泌胶原蛋白，并随妊娠及月经周期变化而增生与分化。

子宫内膜分为功能层和基底层两部分。位于浅表的称功能层，约占内膜厚度的 4/5，随月经周期发生周期性脱落；妊娠时，胚泡植入该层并在此生长发育为胎儿。位于深部的称基底层，较薄，约占内膜厚度的 1/5，不随月经周期发生周期性剥脱并有较强的增生和修复能力，可以产生新的功能层。

4. 子宫内膜的周期性变化　自青春期开始，子宫内膜在卵巢分泌的雌、孕激素的作用下，出现周期性变化。子宫内膜的周期性变化，称月经周期。一般将子宫内膜的周期性变化分为月经期、增生期和分泌期三个时期。

（1）月经期：在月经周期的第 1～4d，即从月经开始到出血停止为止。此期子宫内膜功能性缺血坏死和脱落，脱落的子宫内膜随血液一起经阴道排出，形成月经。

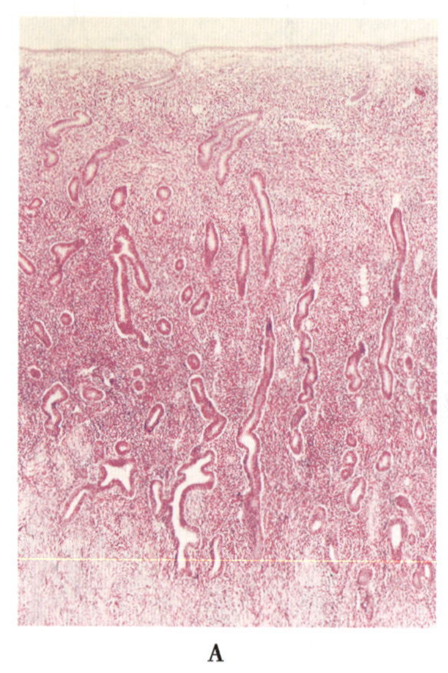
A

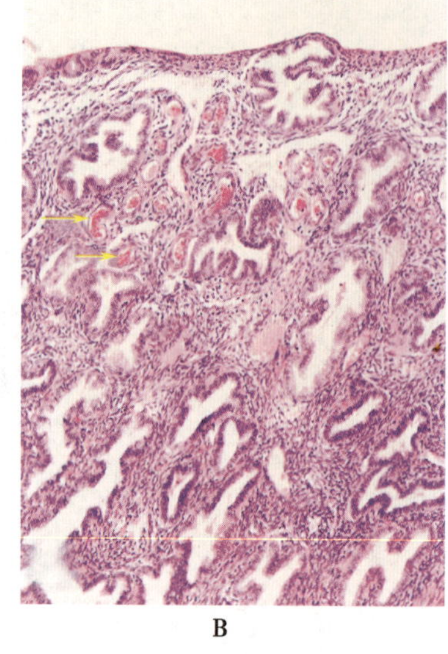
B

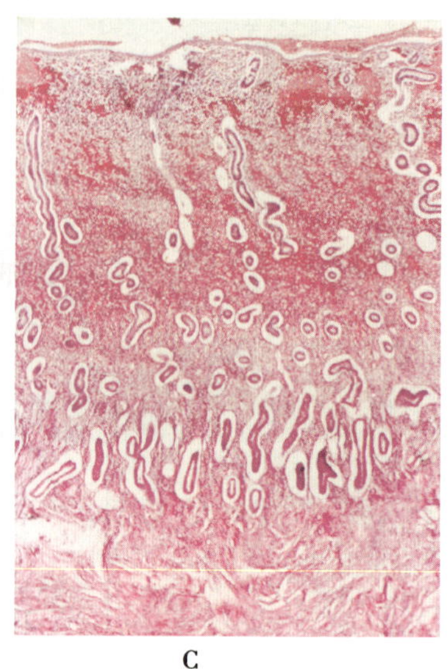
C

图 9-10　子宫内膜
A. 增生期；B. 分泌期；C. 月经早期

（2）增生期：在月经周期的第 5～14d，即从月经结束至排卵为止。子宫内膜增生修复形成新的功能层。月经周期的第 14d 卵泡壁破裂，发生排卵。

（3）分泌期：在月经周期的第 15～28d，卵巢排卵后形成黄体，故又称黄体期。子宫内膜进一步增厚，子宫腺迂曲，腺细胞分泌活动旺盛。如受精，此时子宫内膜适宜于胚泡的着床和发育；如未受精，黄体于形成后第 14d 开始退化，子宫内膜开始脱落，进入下一个月经周期。

5. 卵巢和子宫内膜周期性变化的神经内分泌调节　“下丘脑 - 垂体 - 卵巢”轴可调节子宫内膜的周期性变化。下丘脑神经内分泌细胞产生促性腺激素释放激素（GnRH）使腺垂体分泌卵泡刺激素（FSH）和黄体生成素（LH）。FSH 可促进卵泡生长、成熟并分泌大量雌激素。此时子宫内膜转入增生期。当血中雌激素达到一定浓度时，反馈作用于下丘脑和垂体，抑制腺垂体 FSH、促进 LH 的分泌。当 FSH/LH 水平达到一定比例时，卵巢排卵并形成黄体，产生孕激素和雌激素，使子宫进入分泌期。当血中孕激素增加到一定浓度时，又反馈作用于下丘脑和垂体，抑制 LH 的释放，于是黄体退化，血中孕激素和雌激素水平减少，于是子宫内膜进入月经期。

三、乳腺

女性乳腺的结构随年龄及生理状况不同而异。青春期开始发育；妊娠期和哺乳期，乳腺充分发育，可分泌乳汁，称活动期乳腺；无分泌功能的乳腺称静止期乳腺。

乳腺的微细结构 10 倍（图片）

（一）乳腺的一般结构

乳腺的实质被结缔组织分隔成 15～25 叶，每叶又分为若干小叶，每个小叶为一个副管泡状腺。腺泡由单层立方或柱状上皮组成，上皮和基膜之间有肌上皮细胞，其收缩有利于腺泡分泌。导管包括小叶内导管、小叶间导管和总导管（又称输乳管），其上皮分别为单层柱状上皮、复层柱状上皮和复层扁平上皮。总导管开口于乳头，与乳头表皮相延续。

（二）静止期乳腺和活动期乳腺

静止期乳腺腺泡稀少，导管不发达，脂肪组织和结缔组织丰富。静止期乳腺在月经周期略有变化：月经来潮前，腺泡和导管略有增生，乳腺稍微胀大；月经停止后这一现象消失。

妊娠期乳腺在雌激素和孕激素的作用下腺泡和导管迅速增生，腺泡增大，结缔组织和脂肪组织相对减少，妊娠后期，在催乳素的作用下，腺细胞开始分泌，分泌物称初乳。哺乳期乳腺与妊娠期乳腺结构相似，但腺体更发达，腺泡腔扩大，腺泡处于不同分泌时期，脂肪组织和结缔组织更少。

（王媛媛）

思考题

1. 简述睾丸间质细胞的光镜、电镜结构特征及功能。
2. 简述精子在睾丸中的产生过程。
3. 简述卵泡的生长发育过程。
4. 简述子宫内膜的周期性变化及其内分泌调节。

自测题

实验指导

第十章
皮　　肤

学习目标

1. 掌握：表皮的结构；非角质形成细胞的类型及功能。
2. 熟悉：皮肤的附属结构。
3. 了解：真皮的结构。
4. 具备正确区分皮内注射和皮下注射的能力。
5. 能够应用皮肤结构知识，分析皮肤病变可能对机体的影响。

第一节　皮肤的结构

皮肤（skin）是人体面积最大的器官，约占体重的 16%，由表皮和真皮组成，借皮下组织与深层组织相互连接（图 10-1）。

皮肤与外环境直接接触，能阻挡异物和病原体的入侵，防止体液的丢失，对人体有重要的保护作用。同时皮肤内有丰富的感觉神经末梢，能感受外界多种刺激。此外，皮肤还有调节体温、排出代谢产物等作用。

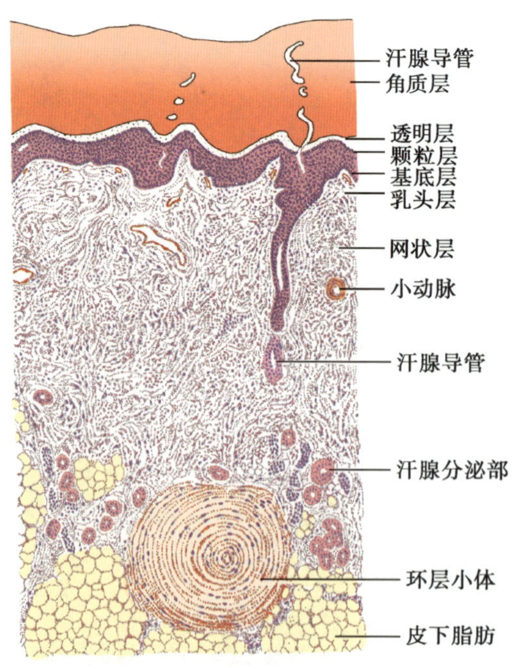

图 10-1　手指皮肤模式图

一、表皮

表皮(epidermis)是皮肤的浅层，由角化的复层扁平上皮构成。表皮细胞分为两大类：一类是角质形成细胞(keratinocyte)，是表皮的主要成分；另一类是非角质形成细胞，散在于角质形成细胞之间。

(一)表皮的分层和角化

手掌和足底的表皮结构，从基底到表层可以分为五层(图10-1、图10-3)。

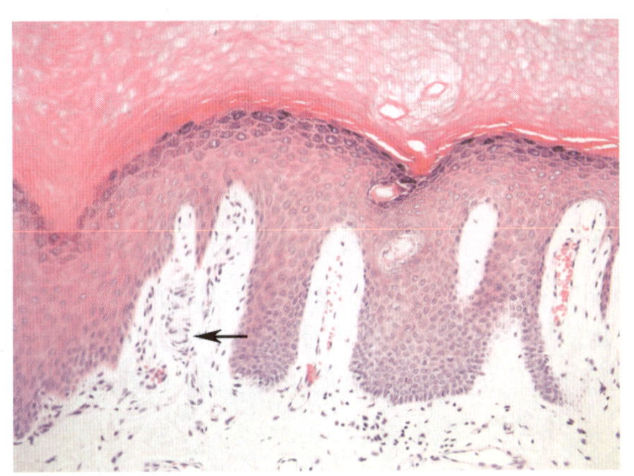

图10-2　手指掌侧皮肤光镜像
↑指触觉小体

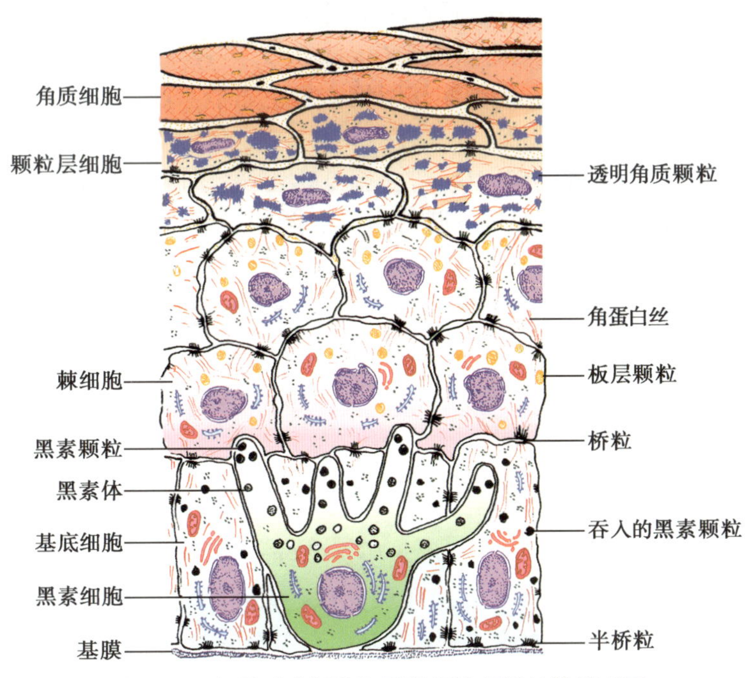

图10-3　角质形成细胞和黑素细胞超微结构模式图

1. 基底层(stratum basale)　附着于基膜上，由一层立方形或矮柱状基底细胞(basal cell)组成。细胞核较大，卵圆形，染色浅。细胞质含大量游离核糖体而呈强嗜碱性，有散在或成束的角蛋白丝。基底细胞与相邻细胞以桥粒相连。基底细胞有活跃的分裂能力，分裂增殖的细胞进入棘层。在皮肤损伤愈合过程中有再生修复作用。

2. 棘层（stratum spinosum）　由4～10层多边形、细胞表面有许多短小棘状突起的棘细胞组成。棘细胞核圆形，位于细胞中央；胞质弱嗜碱性，内可形成一种含糖脂的膜被颗粒，在电镜下呈现板层状，称板层颗粒（lamellar granule）。以胞吐的方式把糖脂释放到细胞的间隙，形成膜状物，可阻止外界物质，尤其是水透过表皮，还能防止组织液外渗。

3. 颗粒层（stratum granulosum）　由3～5层梭形细胞组成，细胞核和细胞器已退化，细胞质内除板层颗粒增多外，还出现许多强嗜碱性的透明角质颗粒，主要成分是富有组氨酸的蛋白质。

4. 透明层（stratum lucidum）　由2～3层扁平细胞组成，细胞核和细胞器已经消失，细胞质呈嗜酸性，均质透明状，折光性强。

5. 角质层（stratum corneum）　由多层扁平的角质细胞（horny cell）构成。细胞已完全角化，光镜下呈嗜酸性均质状。电镜下，细胞内充满粗大的角蛋白丝束。细胞膜增厚坚固，细胞间隙充满由糖脂构成的膜状物。细胞彼此间连接松散而逐渐脱落，形成皮屑。

表皮从基底层到角质层的结构变化，是角质形成细胞经过增殖分化、迁移和脱落的过程，同时也是角蛋白逐渐形成和角化的过程。角质形成细胞不断地脱落和更新，使表皮各层得以保持正常的结构和厚度，其周期为3～4周。

（二）非角质形成细胞

1. 黑素细胞（melanocyte）　细胞体多分散在基底细胞之间（图10-3），有多个较长分支突起伸入基底细胞和棘细胞之间。在HE染色切片上细胞体呈圆形，细胞核深染而胞质透明，突起不易辨认。在电镜中，胞质内有特征性小泡状黑素体（melanosome），由高尔基复合体形成，内含酪氨酸酶，能将酪氨酸转化为黑色素（melanin）。黑素体充满色素后转变为黑素颗粒，被转移至邻近的角质细胞内，定位于细胞核附近。黑色素能吸收紫外线，防止对角质细胞形成细胞核中DNA的辐射损伤。

2. 朗格汉斯细胞（Langerhans cell）　散在于棘层浅部，细胞多突起，是一种抗原提呈细胞，将抗原提呈给T淋巴细胞，在对抗皮肤的病原生物、监视表皮癌变细胞和排斥移植的异体组织中起重要作用。

3. 梅克尔细胞（Merkel cell）　分布于基底层，细胞有短指状突起。该细胞被认为可能是一种感受触觉刺激的感觉上皮细胞。

二、真皮

真皮（dermis）位于表皮深部，由不规则致密结缔组织构成，分为乳头层和网织层。二者之间无明显界限（图10-1）。

1. 乳头层（papillary layer）　位于真皮浅层。结缔组织向表皮基底部突出形成乳头状的凸起，称真皮乳头。扩大了表皮与真皮的接触面积，有利于表皮从真皮的血管中获得营养。手指掌侧的真皮乳头内含有较多触觉小体（图10-2）。

2. 网织层（reticular layer）　位于乳头层下方较厚的致密结缔组织，粗大的胶原纤维交织成网，弹性纤维夹杂其间，赋予皮肤较强的弹性和韧性。网织层内含有血管、淋巴管、神经，深部常见环层小体等。

皮肤借皮下组织与深部组织相连。皮下组织即浅筋膜，不属于皮肤的结构，由疏松结缔组织和脂肪组织构成，将皮肤与深部组织相连，使皮肤具有一定的活动性。皮下组织还有缓冲、保温、贮存能量等作用。

知识拓展

皮内注射和皮下注射

做青霉素过敏试验时，将药物注射于表皮与真皮之间（真皮乳头层）的操作，称为皮内注射。由于这个部位神经末梢丰富，皮内注射会产生疼痛。如果这里的肥大细胞对青霉素处于致敏状态，那么很快就会脱颗粒，在局部形成类似荨麻疹的红肿块。临床上多用于各种药物过敏试验（皮试）、预防接种等。

胰岛素的注射时将药物注入于皮下组织内，称为皮下注射。患者需用拇指、示指和中指提起注射部位皮肤，使皮下组织充分脱离肌肉组织，将针头以 45°～90° 角快速刺入注射部位，推注药液，然后放松提起的皮肤。确保药物注射入皮下组织，因为药物注射入肌组织导致胰岛素吸收过快而发生低血糖，这会危及患者的生命。皮下注射临床上多用于需要在一定时间内产生药效，又不能或不宜口服给药的情况。

第二节 皮肤的附属器

皮肤的附属器由表皮衍生而来，包括毛、皮脂腺、汗腺和指（趾）甲（图 10-4）。

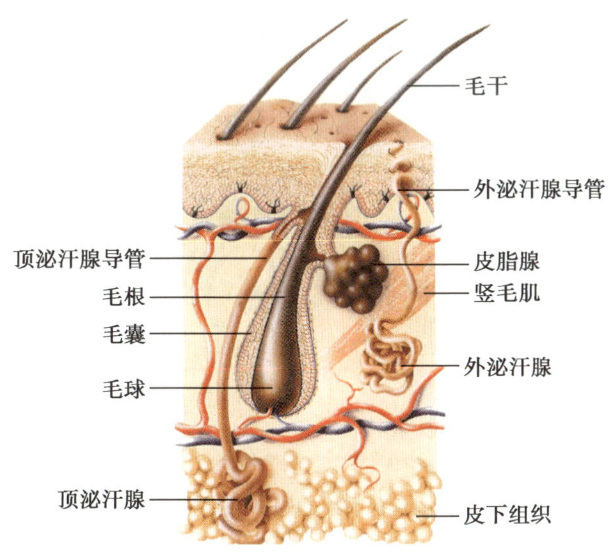

图 10-4 皮肤附属器模式图

一、毛发

毛（hair）分毛干、毛根和毛球三部分（图 10-4）。露在皮肤表面的部分称毛干，埋入皮肤内的部分称毛根，毛根包在由上皮和结缔组织形成的毛囊内。毛囊和毛根下端融合并膨大，形成毛球，毛球的上皮细胞能够不断增殖和分化，是毛的生长点。毛球基部有一深凹，结缔组织伸入其内形成毛乳头，对毛的生长起诱导和营养作用。毛和毛囊斜长在皮肤内，在毛根与皮肤成钝角的一侧有一束斜行的平滑肌，连于毛囊和真皮，称立毛肌。立毛肌遇冷或感情冲动时收缩，使毛发竖立。

二、皮脂腺

皮脂腺多位于毛囊与立毛肌之间，为泡状腺，由2～5个不等的腺泡和一个共同的短导管构成，导管多开口于毛囊上端。皮脂腺分泌皮脂，能润泽皮肤和毛发。皮脂腺在青春期受性激素影响分泌旺盛，过度分泌导致排出不畅，引起痤疮。

三、汗腺

汗腺为单曲管状腺，由分泌部和导管两部分组成。可分为外泌汗腺和顶泌汗腺。外泌汗腺又称小汗腺，遍布于全身皮肤内，以手掌和足掌最多。分泌部盘曲成团，位于真皮深层和皮下组织中。腺上皮由1～2层淡染的立方形或锥体形细胞组成，外侧有肌上皮细胞，肌上皮细胞收缩有助于分泌物的排出。导管部由两层较小的立方形细胞围成，穿过真皮，开口于皮肤表面。汗腺分泌物为汗液，内含大量水、离子、含氯化合物、乳酸及尿素等。汗腺分泌是机体散热的主要方式，有调节体温、湿润皮肤、排泄机体代谢产物等功能。顶泌汗腺又称为大汗腺，其分泌部较大，盘曲成团，导管开口于毛囊上端。主要分布于腋窝、会阴和乳晕等处。其分泌物黏稠，含蛋白质及脂类，经细菌分解后可产生特殊的气味，即腋臭。

四、指(趾)甲

由表皮角化增厚而成。露出于体表称甲体，埋于皮肤内，称甲根。甲体深面的皮肤为甲床。甲根附着处的甲床上皮称为甲母质，为甲的生长区。甲体两侧和甲根浅面的皮肤，称甲襞。甲襞与甲体之间的浅沟，称甲沟。

（李　华）

思考题

1. 试述表皮的结构。
2. 非角质形成细胞的类型和功能是什么？

自测题

实验指导

第十一章 胚胎学

学习目标

1. 掌握：受精的概念、过程、部位和意义；胚泡的结构及植入的概念、时间、过程及部位；胎盘的组成、结构及功能。

2. 熟悉：卵裂与胚泡的形成；三胚层的形成与主要早期分化。

3. 了解：生殖细胞的发育过程；胚期及胎期的外形特征；胎期的发育和胚胎龄推算；胚胎发育过程出现的畸形；多胎、双胎和联胎。

4. 具备运用胚胎学知识阐述宫外孕、前置胎盘等常见疾病成因的能力。

5. 能够利用所学开展科学宣教和优生优育指导。

人体胚胎学（human embryology）是研究人体从受精卵发育成为新生个体的过程及其发生机制与规律的科学。受精卵（fertilized ovum）经增殖、分裂和分化等一系列复杂的过程，最终发育为成熟的胎儿，这一发生过程称个体发生（ontogenesis）。

人胚胎在母体子宫中的发育经历 38 周左右（约 266d），分两个时期：①从受精到第 8 周末为胚期（embryonic period），此期受精卵分裂、分化，历经胚（embryo）的不同阶段；至此期末，各器官、系统与外形初具人体雏形。②从第 9 周至出生为胎期（fetal period），此期内胎儿（fetus）逐渐长大，各器官、系统继续发育完善，并出现不同程度的功能活动。

一、生殖细胞

生殖细胞（germ cell）包括精子和卵子。两性生殖细胞在其发生过程中经过两次成熟分裂，染色体数目减少一半，为单倍体细胞，即仅有 23 条染色体，其中 22 条常染色体，1 条性染色体。

精子由睾丸生精小管的生精细胞发育而成，在附睾内进一步发育成熟并获得运动能力。但头部被一层来源于精液的糖蛋白包裹，阻止了顶体酶的释放，而无受精能力。当精子进入女性生殖管道后，该糖蛋白被子宫和输卵管分泌的酶降解，精子获得受精的能力，称获能（capacitation）。

卵子由卵巢内的卵泡产生。成熟卵泡破裂后，排出的次级卵母细胞处于第二次成熟分裂的中期，经输卵管腹腔口进入输卵管，到达输卵管壶腹部，若在此与精子相遇，在精子的激发下才能完成第二次减数分裂，发育成熟，并与精子结合受精。若未受精，则于排卵后 24h 内退化。

二、受精

受精（fertilization）是成熟获能的精子与卵子结合形成受精卵的过程。

1. 受精的条件　精子与卵子要完成受精，需满足以下条件：①男、女性生殖管道通畅；

②有足够数量的精子，每毫升精液内的精子数不低于 500 万个；③精子的形态正常并获能，畸形精子（小头、双头、双尾等）的数量不能超过 40%，且有活跃的运动能力；④次级卵母细胞在排卵前处于第二次成熟分裂的中期；⑤精子和卵子在限定时间内相遇：精子进入女性生殖管道后，需在 24h 内与卵子结合，若错过此期，即使两者相遇也不能结合；⑥雌激素、孕激素水平正常。

2. 受精的过程　当获能精子接触卵子周围的放射冠时，顶体开始释放顶体酶，溶解放射冠与透明带，使部分精子可穿越放射冠，直接接触到透明带，此过程称为顶体反应（acrosome reaction）。接触到透明带的精子与透明带蛋白 -3（ZP-3），即精子受体结合后，释放顶体酶，打开一条只允许一个精子进入次级卵母细胞的通道，精子穿越透明带与卵细胞膜接触并融合（图 11-1）。精 - 卵接触和融合时，次级卵母细胞活化，释放卵皮质颗粒，水解透明带的精子受体，使透明带的结构和化学成分发生变化，不能再与精子结合，阻止了其他精子穿越，从而保证了单精受精。精子的穿越激发了次级卵母细胞启动并迅速完成第二次成熟分裂。此时精子的胞核和卵细胞的胞核逐渐膨大，分别称为雄原核和雌原核。两个原核相互靠近，核膜消失，染色体混合，形成含有 46 条染色体的二倍体受精卵，又称合子。

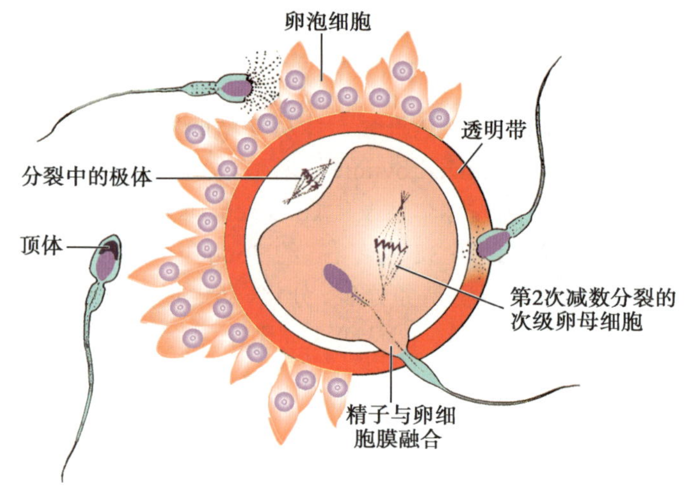

图 11-1　受精过程示意图

3. 受精的意义　精子进入卵子后，激活了卵细胞的代谢过程，受精卵不断分裂和分化，最终形成一个新个体。受精卵恢复了染色体数目，染色体半数来自精子，半数来自卵子，使新个体既有双亲的遗传特征，又有不同于亲代的新性状。受精决定了新个体的遗传性别，受精卵核型为 46，XX 时，新个体的遗传性别为女性；若为 46，XY 时，将发育为男性。

三、卵裂和胚泡

（一）卵裂

受精卵一旦形成，向子宫方向移动的同时持续进行细胞分裂。受精卵的胞质在分裂过程中被不断分割到子细胞中，随着细胞数目的增加，细胞体积逐渐变小。受精卵这种特殊的有丝分裂，称卵裂（cleavage）。卵裂产生的子细胞，称卵裂球（blastomere）。到受精后第 3d，形成一个由 12～16 个卵裂球构成的实心细胞团，外观形似桑葚，称桑葚胚（morula）。卵裂中的受精卵继续向子宫方向推进，最终桑葚胚于受精后第 4d 进入子宫腔内（图 11-2、图 11-3）。

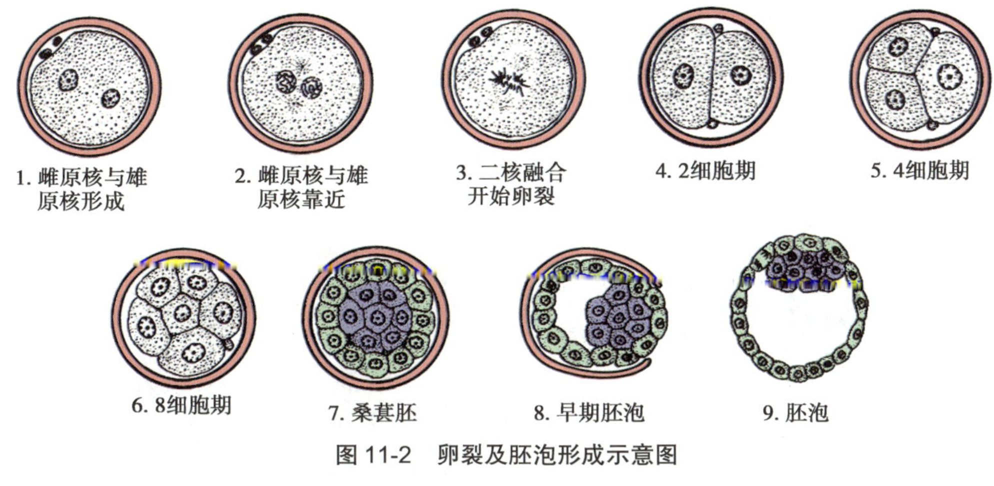

图 11-2 卵裂及胚泡形成示意图

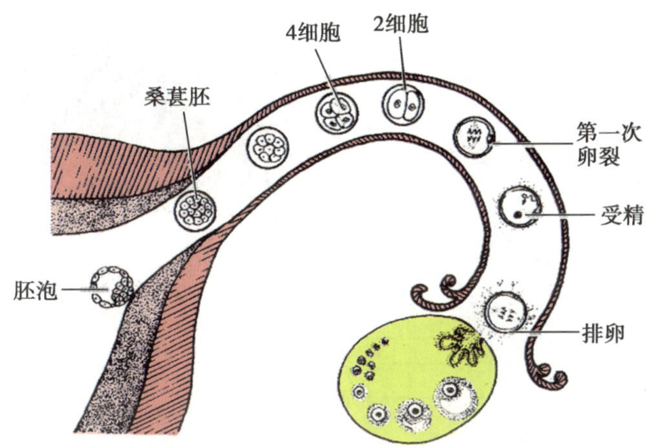

图 11-3 排卵、受精及卵裂过程示意图

（二）胚泡

桑葚胚在进入宫腔的同时细胞继续分裂，当卵裂球数增至 100 个左右时，细胞间开始出现小的腔隙，最后融合成一个大腔，称胚泡腔（blastocyst cavity），腔内充满胚泡液。此时透明带溶解，整个胚呈囊泡状，称胚泡（blastocyst）（见图 11-2）。胚泡壁由单层扁平细胞围成，与吸收营养有关，称滋养层（trophoblast）；腔内的一侧有一细胞团，称内细胞群（inner cell mass），具有多种分化潜能。覆盖在内细胞群之外的滋养层又称为极端滋养层。

四、植入和蜕膜

（一）植入

胚泡逐渐埋入子宫内膜的过程，称植入（implantation），又称着床（imbed）。植入约在受精后第 5～6d 开始，第 11～12d 完成。

1. 植入的过程　透明带于受精后第 5d 末开始溶解、消失，覆盖在胚泡内细胞群一侧的滋养层与子宫内膜接触，并分泌蛋白酶消化与其接触的子宫内膜，胚泡沿着被溶蚀的缺口逐渐侵入子宫内膜功能层。待胚泡全部植入子宫内膜功能层后，缺口由邻近上皮增生修复，植入完成（图 11-4）。植入时，滋养层细胞迅速增殖，并分化为外面细胞分界不清的合体滋养层和内面细胞分界清楚的细胞滋养层。合体滋养层内出现一些小的腔隙，称滋养层陷窝，与蜕膜的小血管相通，其内充满母体血液，有利于物质交换。

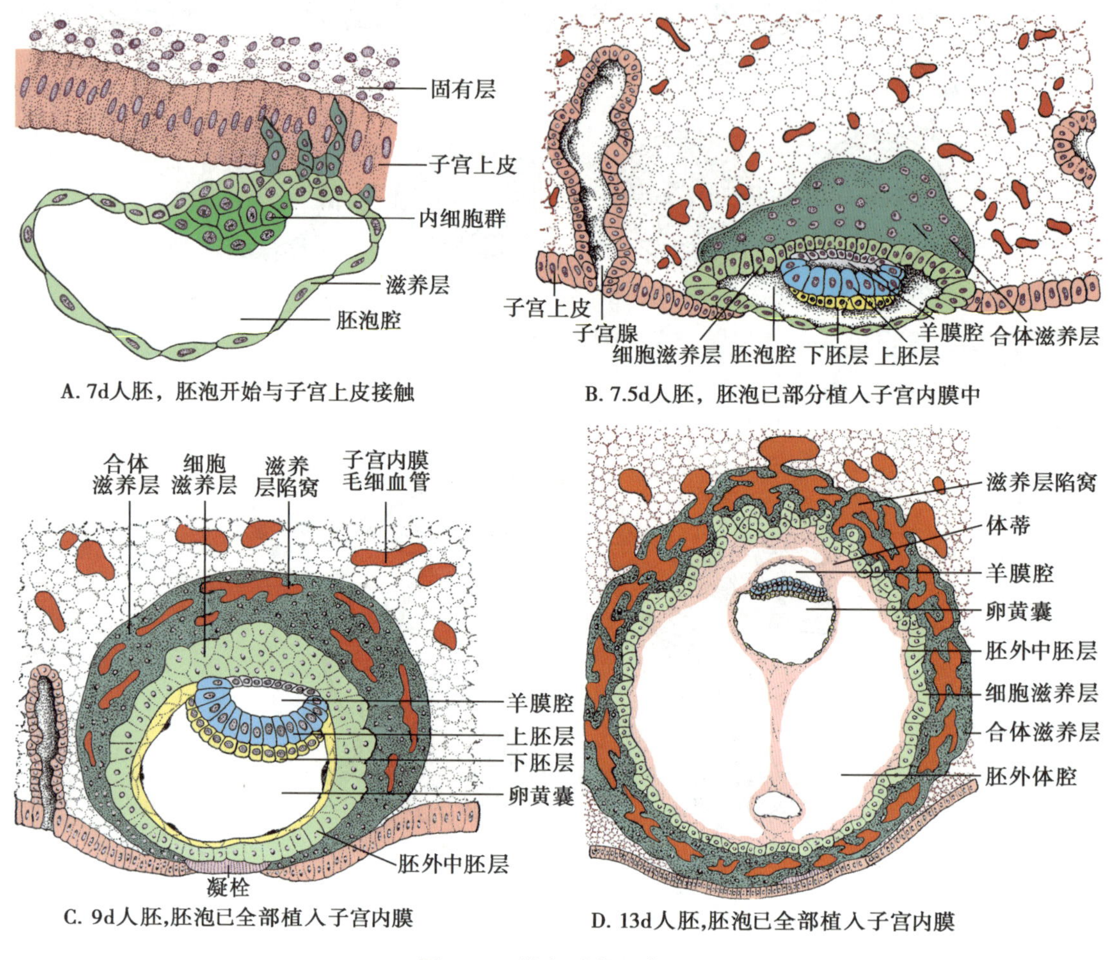

图 11-4　植入过程示意图

2. 植入的部位　植入通常在子宫体部和底部。若植入近子宫颈处并形成胎盘，称前置胎盘(placenta previa)。前置胎盘于妊娠晚期易发生胎盘早剥而导致大出血，或分娩时可阻塞产道，导致胎儿娩出困难，需行剖宫产。若植入子宫以外的部位，称宫外孕(ectopic pregnancy)，常见于输卵管，也可发生于肠系膜、大网膜和卵巢等处(图 11-5)。宫外孕的胚胎多因营养供应不足早期死亡，少数植入输卵管的胚胎发育到较大后，引起输卵管破裂，导致母体大出血。

3. 植入的条件　正常植入需具备以下条件：①子宫内环境适宜；②胚泡按时进入子宫腔，透明带消失；③母体雌、孕激素分泌正常；④子宫内膜处于分泌期与胚泡发育同步。口服避孕药或者宫内放置节育器等，通过改变植入条件，干扰植入过程，达到避孕目的。

(二) 蜕膜

植入后，分泌期子宫内膜在雌、孕激素的作用下进一步增厚，血液供应更加丰富，腺体分泌更加旺盛，基质细胞变肥大并含丰富的糖原颗粒和脂滴，此时的子宫内膜称蜕膜(decidua)，蜕膜中的基质细胞改称蜕膜细胞。

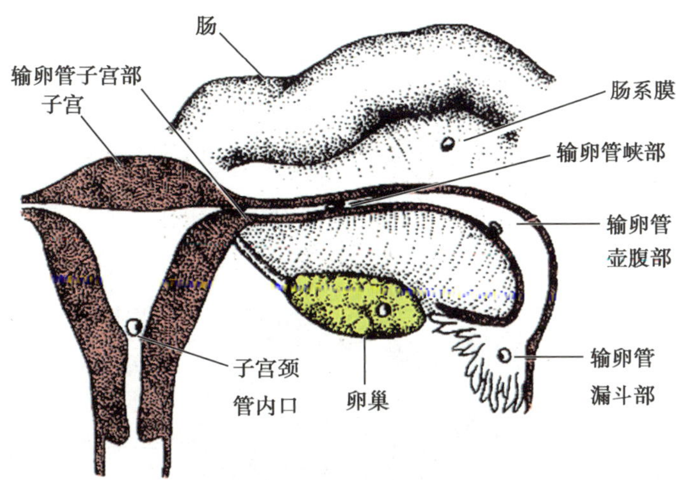

图 11-5 异位植入示意图

植入后，根据蜕膜与胚的关系，将蜕膜分为三部分：①基蜕膜，位于胚深部的蜕膜；②包蜕膜，覆盖在胚宫腔侧的蜕膜；③壁蜕膜，子宫其余部分的蜕膜。壁蜕膜与包蜕膜之间为子宫腔（图 11-6）。

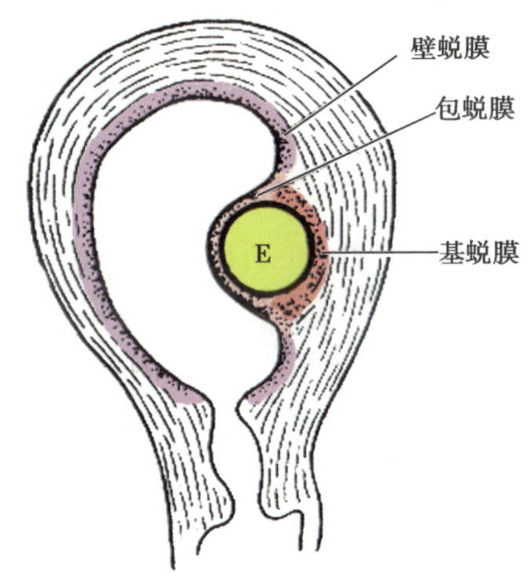

图 11-6 胚胎与子宫内膜关系示意图（E 为胚胎）

五、三胚层的形成和分化

（一）二胚层胚盘及相关结构的形成

在第 2 周胚泡植入同时，内细胞群细胞增殖、分化为两层。邻近滋养层的一层柱状细胞，称上胚层（epiblast）；靠近胚泡腔一侧的一层立方形细胞，称下胚层（hypoblast）。上胚层和下胚层紧密相贴，逐渐形成一个圆盘状的结构，称胚盘（embryonic disc），又称二胚层胚盘（图 11-4）。胚盘是人体发生的原基。随着上胚层细胞增殖，细胞与滋养层之间出现一个充满液体的腔隙，称羊膜腔（amniotic cavity），腔内液体即为羊水。紧贴细胞滋养层的一层上胚层细胞形状扁平，称成羊膜细胞，与上胚层的其余部分共同围成羊膜囊（amniotic sac）。下胚层周边的细胞向腹侧生长、延伸，围成卵黄囊（yolk sac）。羊膜囊和卵黄囊对胚盘起营养和保护作用。

在卵黄囊及羊膜腔形成的同时，胚泡腔内出现一些疏松排列的星状细胞和细胞外基质，形成胚外中胚层。继之，在胚外中胚层细胞间也出现了一些小的腔隙，小腔隙逐渐融合成一个大腔，称胚外体腔（extraembryonic coelom）（图 11-7）。随着胚外体腔的扩大，在羊膜腔和滋养层之间，靠近胚盘尾侧的胚外中胚层形成体蒂（body stalk），将来参与脐带构成。

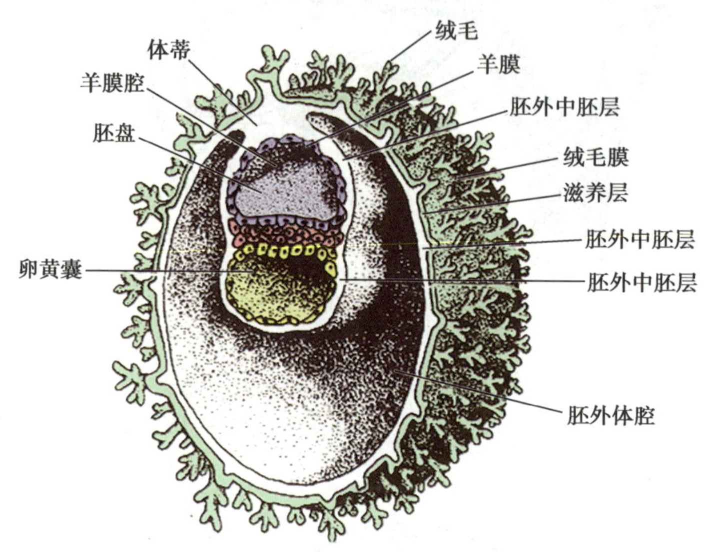

图 11-7 人胚结构示意图（第 3 周）

（二）三胚层胚盘及相关结构的形成

第 3 周初，上胚层部分细胞迅速增殖，在胚盘一端中轴汇聚，形成一条细胞索，称原条（primitive streak）。它的形成决定了胚盘的头尾方向，即原条出现的一端为胚盘尾端。原条头端略膨大，称原结（primitive node）（图 11-8）。原条的细胞继续增殖，中央凹陷成沟称原沟。原沟底的细胞在上、下胚层间向周边扩展迁移，形成中胚层（mesoderm）；中胚层在胚盘边缘与胚外中胚层衔接；部分细胞迁入下胚层，逐渐替换下胚层细胞，形成一新的细胞层，称内胚层（endoderm）；当内胚层和中胚层形成之后，上胚层改称外胚层（ectoderm）。第 3 周末，胚盘呈椭圆形，头端大尾端小，称三胚层胚盘（图 11-8、图 11-9），成为人体发生的原基。

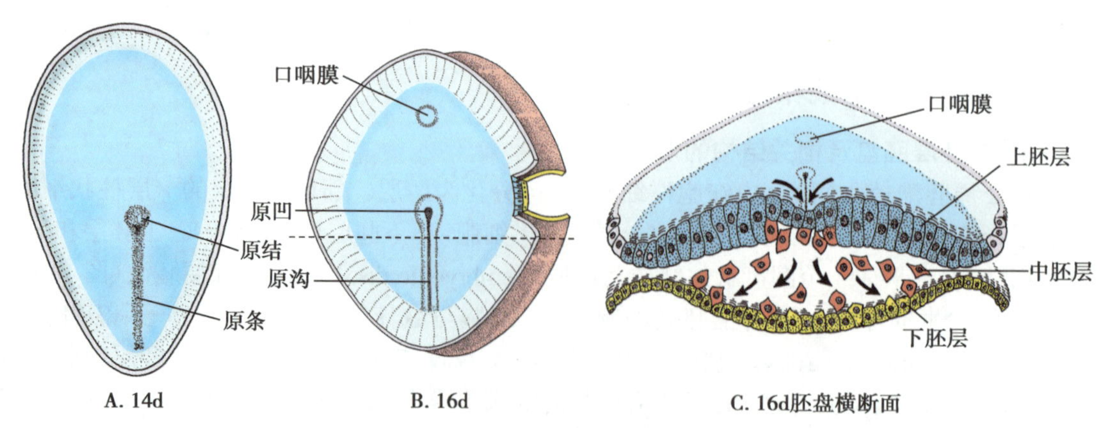

图 11-8 胚盘 示原条、中胚层形成

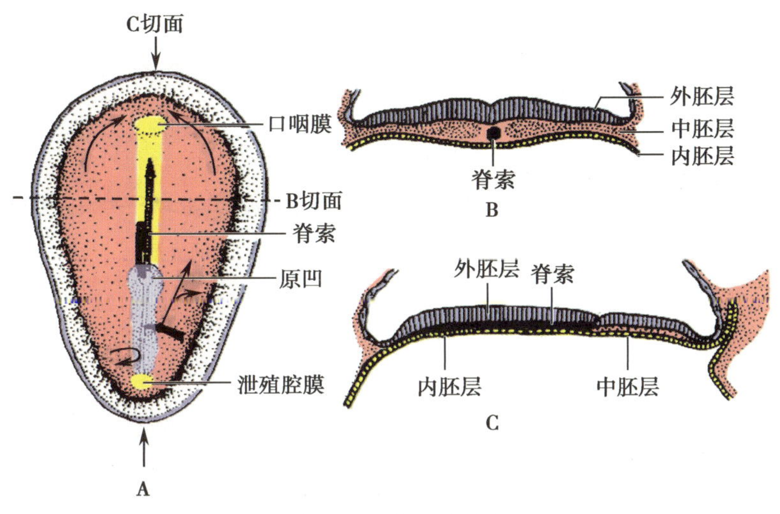

图 11-9 第 18d 胚盘

A. 胚盘背面观；B. 胚盘正中横切面；C. 胚盘正中纵切面

原结细胞增殖、下陷形成原凹。原凹的上胚层细胞向头端迁移，在内、外胚层之间形成一条单独的细胞索，称脊索（notochord）。脊索对早期胚胎起支持作用，以后逐渐退化，形成椎间盘的髓核。在脊索的头端和原条尾端各有一个无中胚层小区，分别称口咽膜和泄殖腔膜（图 11-8、图 11-9）。

随着胚体发育，脊索向胚盘头端增长迅速，原条生长缓慢相对缩短，最终消失。若原条细胞残留，胎儿出生后常在骶尾部形成源于三个胚层组织的肿瘤，称畸胎瘤。

（三）三胚层的分化

胚胎发育的第 4～8 周，三胚层的逐步分化，形成各组织和器官的原基，初建人体雏形。

1. 外胚层的分化　在脊索的诱导下，沿着脊索背侧的外胚层细胞增厚，形成头端宽大、尾端狭小的神经板（neural plate）。神经板沿胚体长轴生长并下陷形成神经沟（neural groove）。神经沟两侧边缘隆起，称神经褶（neural fold）。第 3 周末，神经沟加深，神经褶向中央靠拢并融合，融合向头尾两端延伸，最后在头、尾两端各留有一个开口分别称前神经孔及后神经孔，约第 4 周末，前后神经孔闭合形成神经管（neural tube）（图 11-10、图 11-11）。神经管是中枢神经系统的原基，将分化形成脑和脊髓以及神经垂体、松果体和视网膜等。在胚胎发育过程中，若前神经孔不闭合，将形成无脑畸形；若后神经孔不闭合，将形成脊髓脊柱裂。

神经管形成过程中，未参与封闭神经管的神经褶细胞，在神经管的背外侧形成头、尾走行的 2 条纵行细胞索，称神经嵴（neural crest），是周围神经系统的原基，将分化形成脑神经节、脊神经节、自主神经节与周围神经。贴覆于胚体的表面外胚层，将分化为表皮及其附属器、角膜上皮、晶状体、釉质、内耳迷路和味觉上皮等。

2. 中胚层的分化　第 3 周初，中胚层呈均匀的一层，位于脊索的两侧。中胚层从内向外依次分化为轴旁中胚层、间介中胚层和侧中胚层（图 11-10）。

（1）轴旁中胚层：靠近胚体中轴的中胚层细胞增生，在脊索两侧形成一对增厚的细胞带，称轴旁中胚层。轴旁中胚层的细胞迅速增殖，随即横裂为块状细胞团，称体节（somite）。体节左右成对，从胚的头侧向尾侧依次形成，每天约生成 3 对，至第 5 周末体节全部形成，共 42～

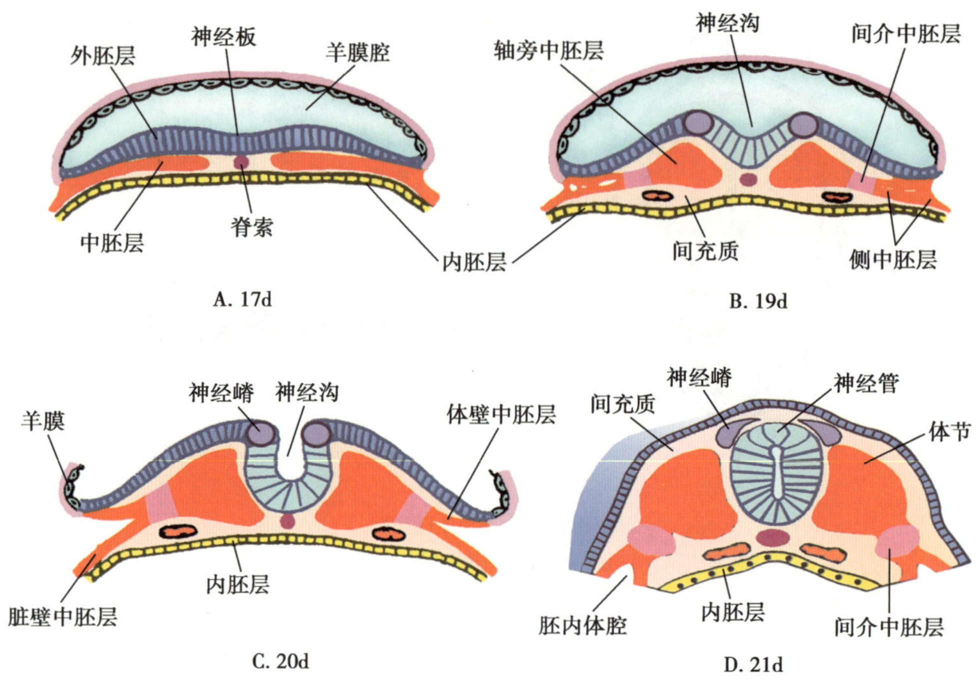

图 11-10 中胚层早期分化和神经管形成示意图

44 对。它是胚胎早期推测胚胎龄的重要标志之一。随着发育，体节将分化为中轴骨骼、背侧皮肤的真皮和骨骼肌。

(2) 间介中胚层：为体节外侧的纵行细胞索，分化为泌尿系统和生殖系统的主要器官。

(3) 侧中胚层：为中胚层最外侧部分。开始为一薄层，很快出现腔隙，称胚内体腔(intraembryonic coelomic cavity)，将侧中胚层分隔为两层：与外胚层相贴者，称体壁中胚层，分化为腹膜壁层以及胸腹部和四肢的真皮、骨骼肌、骨和血管等；与内胚层相贴者，称脏壁中胚层，脏壁中胚层包于原始消化管的外侧，分化为腹膜脏层以及消化、呼吸管壁的肌组织、血管和结缔组织等。胚内体腔依次分隔形成心包腔、胸膜腔及腹膜腔。

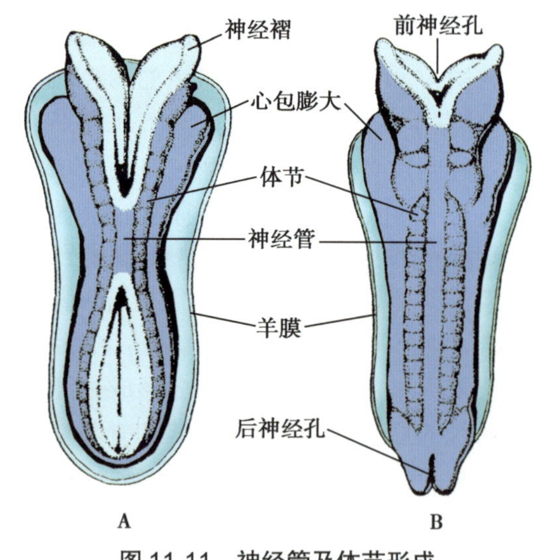

图 11-11 神经管及体节形成

A. 约 22d；B. 约 23d

在分化过程中，其余散在的中胚层细胞形成间充质。这些细胞具有向不同方向分化的潜能，可分化成结缔组织、肌组织和心血管系统等。

3. 内胚层的分化 胚体形成的同时，内胚层逐渐卷入胚体内，形成管状的原始消化管，又称原肠(primitive gut)(图 11-12)。原始消化管的头端有口咽膜封闭；尾端有泄殖腔膜封闭；中部与卵黄囊相连。原始消化管将分化成为消化系统和喉以下呼吸系统的上皮，以及甲状腺、甲状旁腺、胸腺、膀胱等器官的上皮。

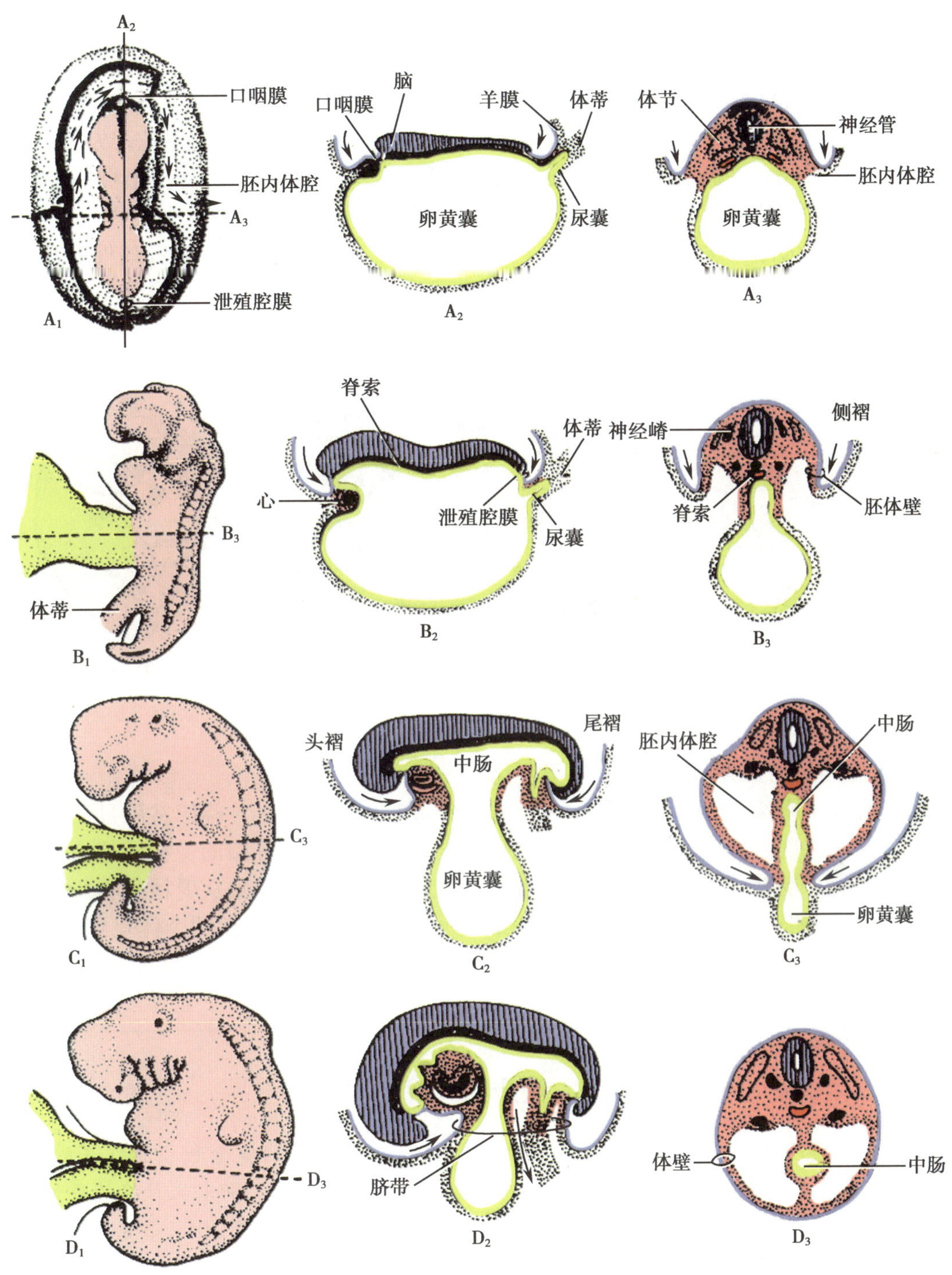

图 11-12 胚体外形的形成演变图

A_1. 第 20d 人胚背面观；B_1. 第 23d 人胚背面观；C_1. 第 26d 人胚背面观；D_1. 第 28d 人胚背面观

A_2～D_2 为 A_1～D_1 相应矢状切面；A_3～D_3 为 A_1～D_1 相应横切面

六、胚外体形的建立

（一）胚体的形成

早期胚盘为扁平的盘状结构。至第 4 周，由于体节和神经管的迅速生长，致使扁平的胚盘向羊膜腔内隆起。在胚盘的周缘出现了明显的卷折，头、尾端的卷折称头褶（head fold）和尾褶（tail fold），两侧缘的卷折称侧褶（lateral fold）。随着胚的生长，头、尾褶及侧褶逐渐加深，胚盘由圆盘状变为圆柱状的胚体，至第 5 周，胚体弯曲呈 C 形。第 5～8 周胚体外形有明显的变化，鳃弓出现，眼泡和耳泡出现，肢芽和鼻窝出现，至第 8 周末初具人形，各器官原基初步形成（图 11-13）。此期是人胚外形及内部主要器官和系统原基发生的重要时期，称器官发生期。

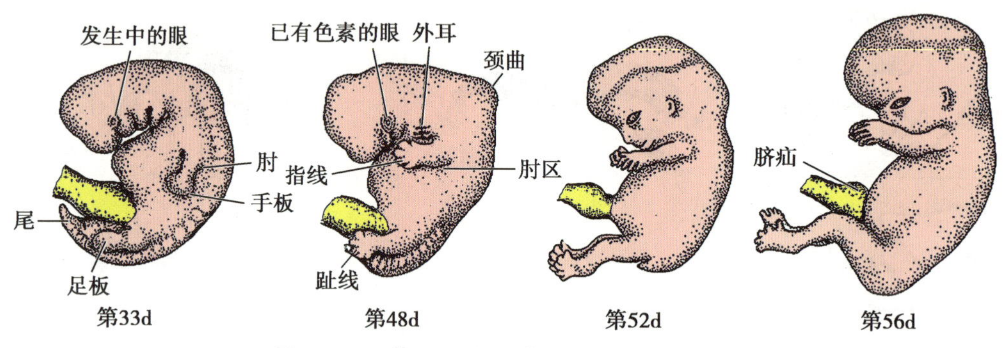

图 11-13　第 5～8 周胚体外形的演变示意图

（二）胚胎龄的推算和胚胎外形主要变化

1. 胚胎龄的推算　胚胎龄的表示方法有月经龄和受精龄两种。临床常用月经龄推算胚胎龄。从孕妇末次月经的第 1d 算起，至胎儿娩出，共约 40 周。胚胎的受精龄是从受精之日起推算胚胎龄。受精一般发生在末次月经第 1d 之后的 2 周左右，故从受精到胎儿娩出约为 38 周。由于排卵时间通常是在月经周期的第 14～15d，以及月经周期的个体差异，故以上推算法与实际的胚胎龄难免有误差。

知识拓展

预产期计算

临床上预产期是指对胎儿出生日期的预计。根据受精龄的概念和胚胎发育的时限，推导出了预产期的计算公式：年＋1，月－3（或当年月＋9），日＋7。即末次月经的年份加 1，月份减 3（或当年月加 9），日加 7d。例如某孕妇末次月经的第 1d 是 2017 年 6 月 15 日，其预产期应为 2017 年＋1＝2018 年，6 月－3＝3 月，15d＋7＝22d，即 2018 年 3 月 22 日。此推算日期前后 2 周之内均属正常。

2. 胚胎外形主要变化　胚胎学家根据大量胚胎标本的观察研究，总结归纳出各期胚胎的外形特征和长度，以作为推算胚胎龄的依据。

（1）胚期的胚胎外形特征见表 11-1。

（2）胎儿的胚胎外形特征见表 11-2。

表 11-1 人胚的外形特征与长度

胎龄(周)	外形特征	长度(mm)
1	受精、卵裂、胚泡形成，植入开始	
2	植入完成，二胚层胚盘形成，绒毛膜初步形成	0.1～0.4(GL)
3	原条、脊索、神经管、体节出现，三胚层胚盘形成	0.5～1.5(GL)
4	胚体逐渐形成，前后神经孔闭合，眼、耳、鼻原基初现，脐带与胎盘形成	1.5～5.0(GL)
5	肢芽出现，手板明显，心膨隆，体节 30～44 对	4～8(CRL)
6	肢芽分两节，足板明显，视网膜出现色素，耳郭突明显	7～12(CRL)
7	胚体渐直，体节消失，手指明显，足趾可见，颜面形成	10～21(CRL)
8	胚体变直，颜面似人形，腹部膨隆、脐疝明显，指、趾明显，外生殖器发生，性别不分，初具人形	27～35(CRL)

表 11-2 胎儿各期外形主要特征、身长及体重

胎龄(周)	外形特征	身长(CRL，mm)	体重(g)
9	眼睑闭合，外阴性别不可分辨	50	8
10	指甲开始生长，眼睑闭合，肠袢退回腹腔	61	14
12	颈明显，外阴可分辨性别	87	45
14	头竖直，趾甲出现，下肢发育良好	120	110
16	耳竖起，骨骼、肌肉发育，胎动明显	140	200
18	胎脂出现	160	320
20	胎毛出现，有吞咽活动，可听出胎心音	190	460
22	皮肤薄而红皱	210	630
24	指甲发育良好，胎体瘦	230	820
26	眼睑部分睁开，睫毛出现	250	1000
28	眼张开，头发明显，体瘦有皱纹	270	1300
30	趾甲全出现，睾丸开始下降	280	1700
32	指甲平达指尖，皮肤粉红且平滑	300	2100
36	胎体较丰满，胎毛开始脱落，趾甲越过趾尖，四肢弯曲	340	2900
38	胸部发育好，乳腺略隆出，四肢变圆，睾丸降入阴囊	360	3400

(三)胚胎长度测量

在临床上及法医鉴定中，常通过测量胚胎长度推算胚胎龄。胚胎长度测量方法有三种。

1. 最长值 多用于 4 周前的人胚，因此期胚体较直，便于直接测量。

2. 顶臀长 又称坐高，从头部最高点至尾部最低点之间的长度。此法用于测量 4 周以后胚胎。

3. 顶跟长 又称立高，从头顶至坐骨结节，从坐骨结节量到膝盖，再从膝盖量到足跟，取三者之和。

七、胎膜和胎盘

胎膜与胎盘是胚胎发育过程中形成的附属结构，对胚胎起保护、营养、呼吸、排泄和内分泌等重要作用。胎儿娩出后，胎膜和胎盘与母体子宫蜕膜分离，一并排出体外，总称衣胞（afterbirth）。

（一）胎膜

胎膜（fetal membrane）包括绒毛膜、羊膜、卵黄囊、尿囊和脐带（图 11-14）。

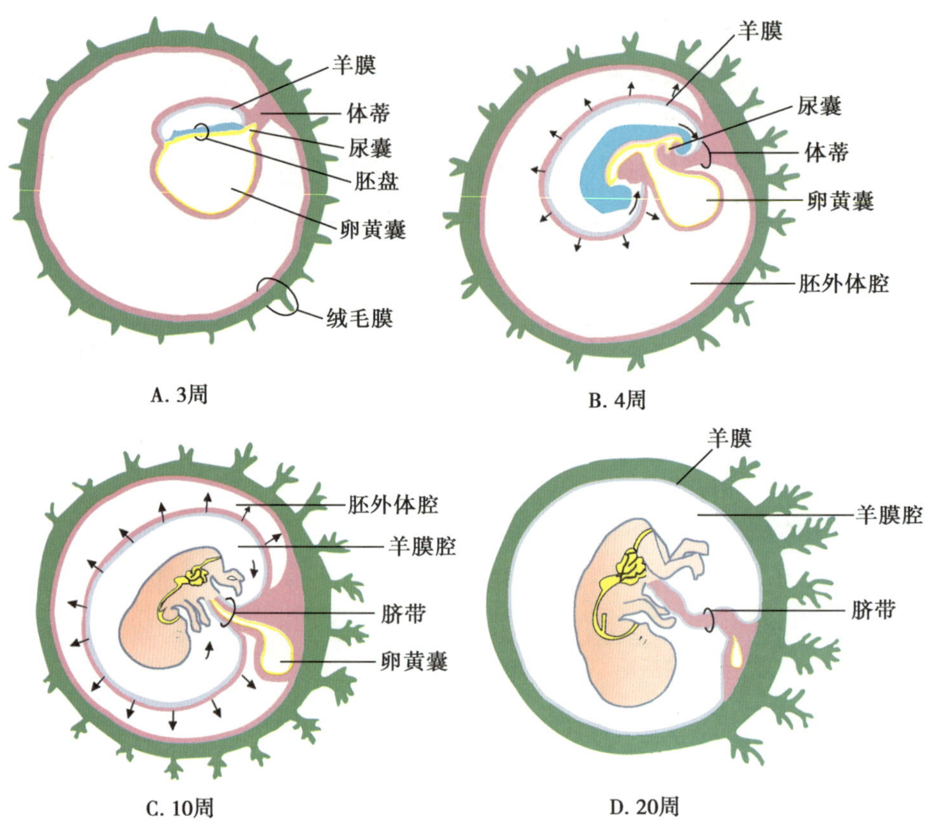

图 11-14　胎膜演变示意图

1. 绒毛膜（chorion）　由滋养层和衬贴于细胞滋养层内面的胚外中胚层壁层发育而成。胚泡植入子宫蜕膜后，细胞滋养层局部增殖，伸入合体滋养层内，形成许多绒毛状突起，称初级绒毛干。至第 3 周，胚外中胚层伸入绒毛内，形成次级绒毛干。此后，其内的间充质分化为结缔组织和血管，并与胚体内的血管相通，此时的绒毛称三级绒毛干（图 11-15）。绒毛末端的细胞滋养层细胞增殖，穿越合体滋养层插入蜕膜内，形成细胞滋养层壳，使绒毛膜与蜕膜牢固连接。

胚胎早期，整个绒毛膜表面的绒毛均匀分布。第 8 周后，基蜕膜侧的绒毛因血供丰富而生长茂密，形成丛密绒毛膜（chorion frondosum），与基蜕膜共同构成胎盘。包蜕膜侧的绒毛因血供匮乏而退化消失，形成平滑绒毛膜（chorion leave），平滑绒毛膜和包蜕膜逐渐与壁蜕膜融合，参与衣胞的构成（图 11-16）。

在绒毛膜发育过程中，若血管发育不良，会影响胚胎发育甚至导致胚胎的死亡。如绒毛表面的滋养层细胞过度增殖，绒毛中轴内间质变性水肿，血管消失，胚胎发育受阻，整个胎块变成囊泡状，形成葡萄状结构，称葡萄胎。若滋养层细胞恶变称绒毛膜上皮癌。

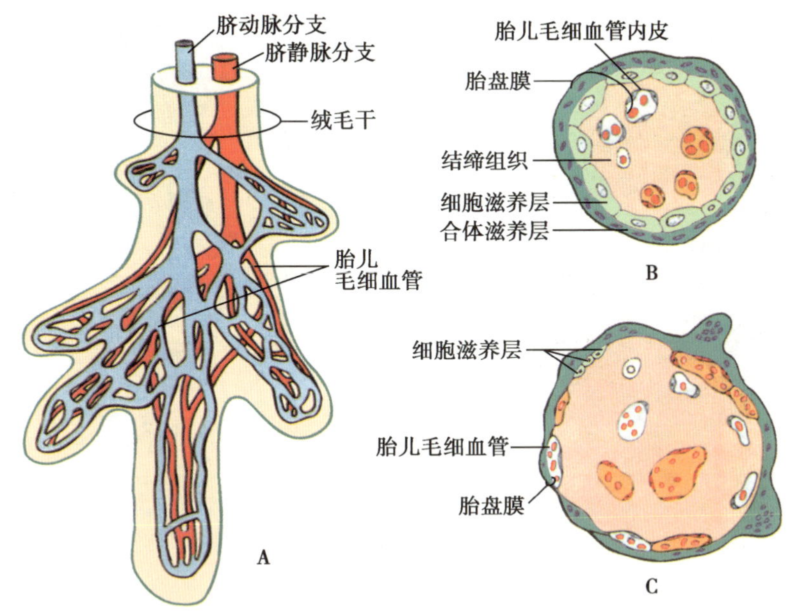

图 11-15 绒毛膜结构模式图

A. 纵切面；B、C. 横切面（B. 早期绒毛；C. 晚期绒毛）

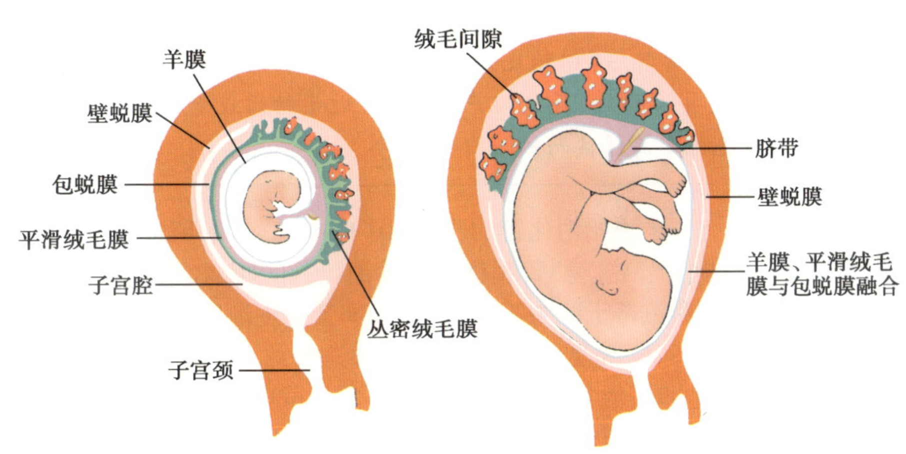

图 11-16 胎膜、蜕膜与胎盘模式图

2. 羊膜（amnion） 由单层羊膜上皮和薄层胚外中胚层构成，为半透明薄膜。羊膜最初附着于胚盘边缘，随着胚体凸入羊膜腔，羊膜腔迅速扩大，逐渐使羊膜与平滑绒毛膜相贴，胚外体腔消失；随着胚体的形成，羊膜逐渐在胚体的腹侧会聚并包裹于体蒂表面，将胎儿封闭于羊膜腔内（图 11-17）。

羊膜腔内的液体，称羊水（amniotic fluid）。妊娠早期的羊水无色透明，由羊膜上皮细胞不断分泌和吸收；妊娠中期以后，胎儿开始吞咽羊水，其消化、泌尿系统的排泄物及脱落的上皮细胞排入羊水，羊水渐变混浊。羊水不但为胎儿的生长发育提供适宜环境，还可以起防止胎儿肢体粘连，缓冲外力对胎儿的振动和压迫等作用。分娩时，羊水还可扩张宫颈和冲洗产道。足月胎儿的羊水可达 1000～1500ml，少于 500ml 为羊水过少，常见于胎儿无肾或尿道闭锁等；多于 2000ml 为羊水过多，常见于消化管闭锁、无脑畸形等。

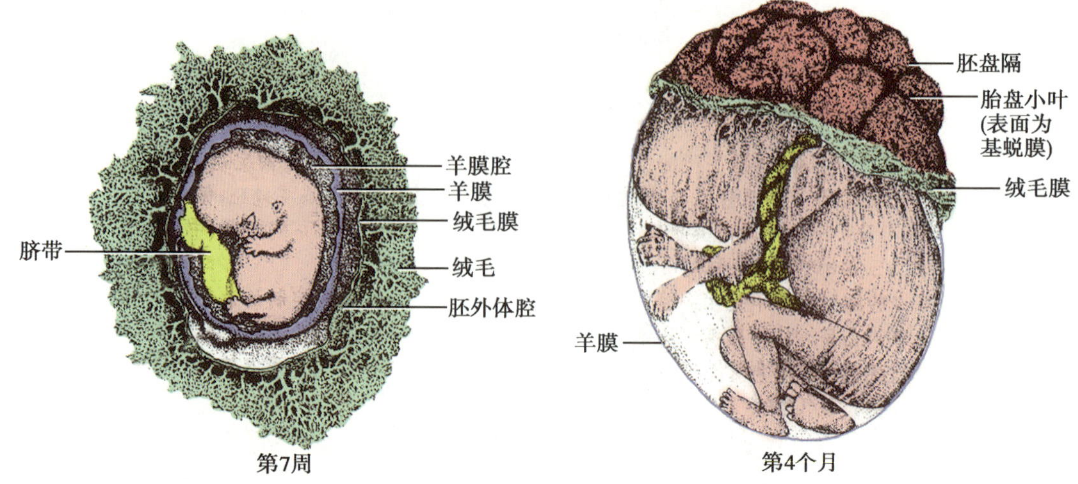

图 11-17 胚胎、胎盘仿真图

知识拓展

羊水细胞培养

在超声波指导下穿刺吸取羊水，取出羊水中含有胎儿脱落的上皮细胞进行培养，抽取其中细胞分析胎儿染色体核型，辨别胎儿是否存在染色体异常的检查。通常受检者为35岁以后分娩，曾经生育过异常胎儿、反复流产，家族里近亲结婚或者有患先天疾患的妇女。在妊娠16～18周时为进行产前评估而做。

3．卵黄囊（yolk sac） 位于原始消化管的腹侧（图11-12）。人胚卵黄囊不发达，内无卵黄物质，故不能为胚胎发育提供营养。卵黄囊位于原始消化管的腹侧，被包入脐带后逐渐变细形成卵黄蒂。正常情况下，卵黄蒂于胚胎第6周闭锁，卵黄囊逐渐退化。若卵黄蒂不闭锁，肠道与脐相通，出生后腹压增高时，粪便可从脐溢出，称脐粪瘘。

4．尿囊（allantois） 是卵黄囊顶部尾侧的内胚层向体蒂内伸入的一个盲管（图11-12）。尿囊壁的胚外中胚层所形成的尿囊动脉和尿囊静脉，以后分别演化为脐带内的脐动脉和脐静脉。尿囊根部形成膀胱顶部的一部分和脐尿管，随后脐尿管闭锁为脐正中韧带。若脐尿管不闭锁，出生后腹压增高时，膀胱内的尿液可经此从脐漏出，称脐尿瘘。

5．脐带（umbilical cord） 是胚体与胎盘间相连接的圆索状结构，是胎儿与母体进行物质交换的唯一通道。脐带外包羊膜。内有2条脐动脉和1条脐静脉以及黏液性结缔组织。足月胎儿脐带长40～60cm。若脐带过短（短于30cm）分娩时会引起胎盘早期剥离，造成出血过多。脐带过长（长于80cm）可缠绕胎儿颈部和四肢，引起胎儿发育异常或胎儿窒息。

（二）胎盘

胎盘（placenta）是由胎儿的丛密绒毛膜和母体的基蜕膜紧密结合构成的圆盘状结构，是具有物质交换、分泌激素和防御屏障等功能的重要器官。

1．胎盘的形态结构 足月胎盘呈圆盘状，重约500g，直径15～20cm，中央厚，边缘薄。在胎盘的垂直切面上可见羊膜下方为绒毛膜的结缔组织，脐血管的分支走行其中。胎盘包括胎儿面和母体面两部分（图11-18）。胎儿面光滑，覆有羊膜，脐带附着于中央或稍偏处，透过羊膜可见呈放射状走行的脐血管分支。母体面粗糙，为剥离后基蜕膜，由不规则的浅沟将其分隔为15～30个胎盘小叶。

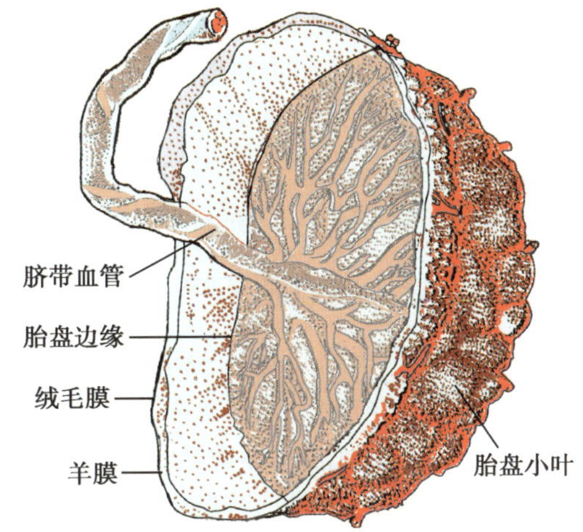

图 11-18 胎盘外形模式图

在胎盘的垂直切面上，胎盘中间为绒毛和绒毛间隙，间隙内充满着母体血（图 11-19）。绒毛膜板发出 40～60 个绒毛干，绒毛干又分出数个细小绒毛。从基蜕膜上发出若干楔形小隔，称胎盘隔，伸入绒毛间隙，将其分隔为 15～30 个胎盘小叶。子宫动脉和子宫静脉穿过蜕膜开口于绒毛间隙，母体血液直接流入绒毛间隙。胎盘小叶之间不完全分隔，母体血可以在胎盘小叶之间流动。绒毛浸泡于绒毛间隙的母体血内。

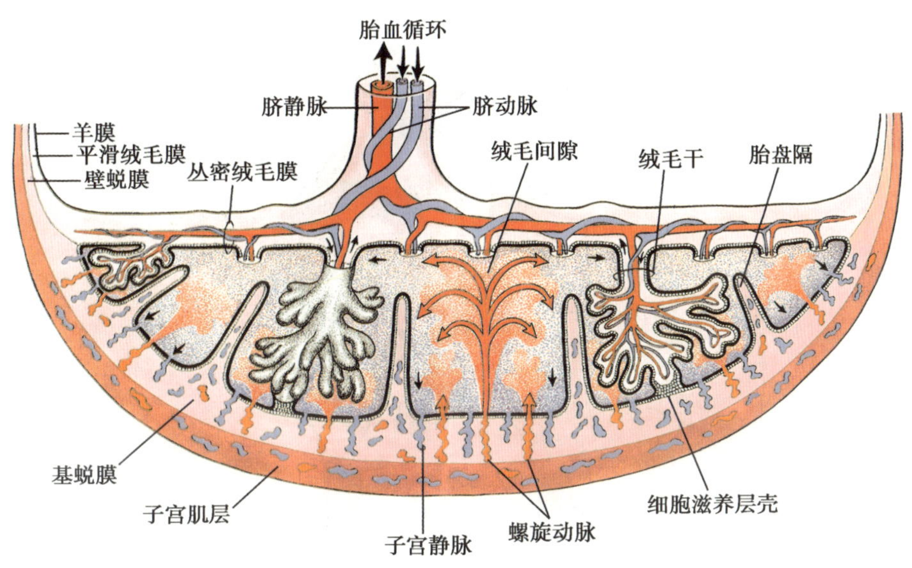

图 11-19 胎盘结构与血液循环模式图

2. 胎盘的血液循环 胎盘内有母体和胎儿两套血液循环，两者的血液在各自的封闭管道内循环，互不混合但能进行物质交换（图 11-19）。母体动脉血由子宫螺旋动脉注入绒毛间隙，在此与绒毛内毛细血管的胎儿血进行物质交换后，由子宫静脉回流母体。胎儿的静脉血经脐动脉流入绒毛毛细血管，与绒毛间隙中的母体血进行物质交换，成为动脉血，后汇集入脐静脉回流到胎儿。

3. 胎盘屏障 胎儿血与母体血在胎盘内进行物质交换所经过的结构，称胎盘屏障（placental barrier），又称胎盘膜。早期胎盘屏障由合体滋养层、细胞滋养层及其基膜、绒毛内薄层结缔组织、毛细血管基膜及其内皮共同构成。妊娠晚期，胎盘屏障逐渐变薄，母血与胎血间仅隔以薄层的合体滋养层、绒毛毛细血管内皮以及二者的基膜，更利于物质交换。胎盘屏障能阻挡母体血内的大分子物质（如细菌）进入胎儿血液循环，但某些药物、病毒和激素可透过胎盘屏障，进入胎儿体内，影响胎儿发育，故孕期妇女要注意自我保护，预防感染以及谨慎用药。

4. 胎盘的功能

（1）物质交换和防御屏障：胎儿通过胎盘从母血中获得营养和 O_2，排出代谢产物和 CO_2。母体血中的免疫球蛋白 G 可由胎盘膜进入胎儿，使得胎儿具备一定的免疫能力。

（2）内分泌功能：胎盘的合体滋养层能分泌多种激素，对维持妊娠起重要作用。主要有人绒毛膜促性腺激素、人胎盘催乳素、孕激素和雌激素。

八、胎儿血液循环特点

胎儿营养物质及氧的摄取、代谢废物的排出等都要经脐带到胎盘进行物质交换，因而其血液循环途径与成人有很大差异。

（一）胎儿血液循环途径

由胎盘来的脐静脉（allantoic vein）血含氧及丰富营养物质，进胎肝后，大部分经静脉导管（ductus venosus）直接入下腔静脉（图 11-20），少部分经肝血窦、肝静脉再进入下腔静脉。下腔静脉还收集由下肢、盆、腹腔器官来的静脉血，故下腔静脉血是混合性的。下腔静脉血进入右

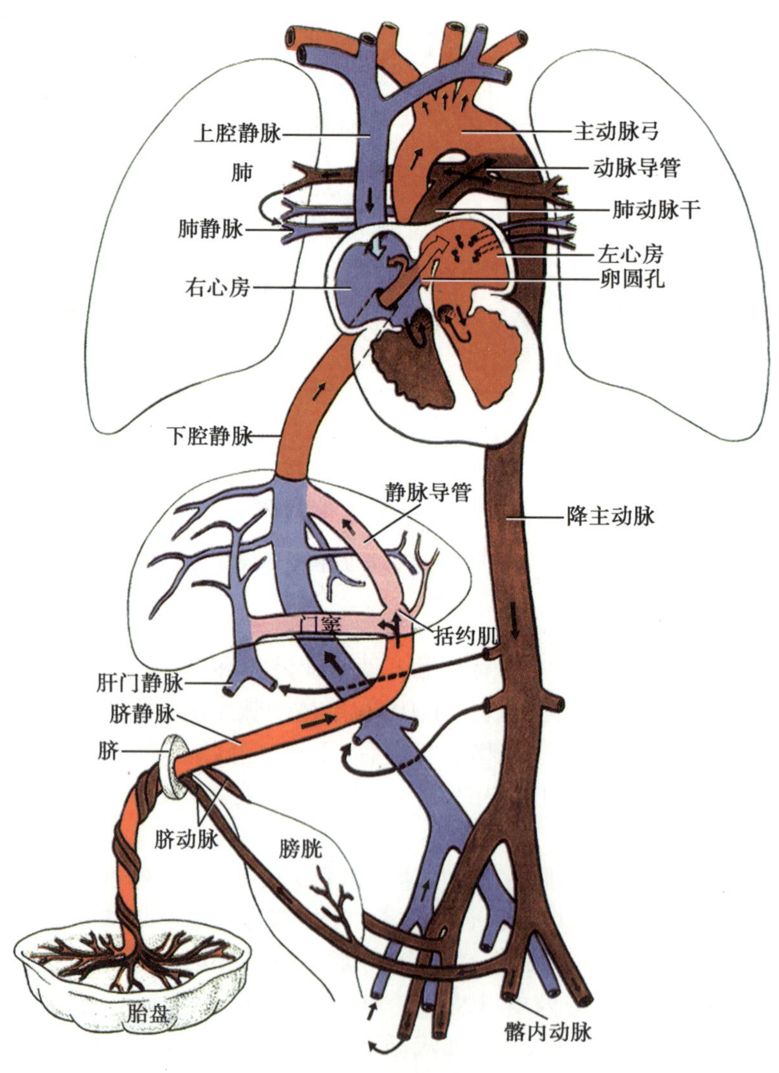

图 11-20　胎儿血液循环模式图

心房后，大部分经卵圆孔（foramen ovale）入左心房，再进入左心室。从左心室输出的血液大部分经主动脉弓的三个分支，分布到头、颈和上肢，小部分流入降主动脉。从头、颈部及上肢回流的静脉血经上腔静脉进入右心房到右心室，通过右心室进入肺动脉，由于胎儿肺处于不张状态，故肺动脉血仅少量入肺，大部分经动脉导管（ductus arteriosus）进入降主动脉。降主动脉的血液除供应躯干、腹腔、盆腔器官及下肢外，还经脐动脉（umbilical arteries）流入胎盘，与母体血液进行气体和物质交换后，再由脐静脉送往胎儿体内。

（二）胎儿血液循环特点

胎儿血液循环的这些特有结构及与成年人不同的血液循环途径，导致了胎儿血液循环具有以下特点：①胎儿体内循环的血液都是动脉血和静脉血的混合；②胎儿身体各部血液的含氧量、营养物质的浓度存在差异，肝脏含氧最丰富，心、脑和上肢次之，而腹腔脏器和下肢含氧量最低；③有胎盘循环，胎儿的营养和气体交换是通过脐血管和胎盘与母体之间以弥散方式进行的；④胎儿时期左右循环系统都向全身供血，肺无呼吸，故只有体循环而无有效的肺循环；⑤存在卵圆孔、动脉导管、静脉导管等临时通路。

九、双胎和多胎

（一）双胎

双胎（twins）又称孪生，指一次妊娠产出两个胎儿的现象。双胎的发生率占新生儿的1%。双胎分单卵双胎和双卵双胎两种。

1. 单卵双胎　又称真孪生，是一个受精卵发育为两个胚胎，此种孪生儿的遗传基因完全相同，不仅性别相同，体貌和生理特性等极为相似，是一种天然克隆。单卵孪生的形成原因是：①卵裂球分离，形成两个胚泡，各自发育形成胎儿，两个胎儿有各自的羊膜腔和胎盘；②形成两个内细胞群，两个胎儿羊膜腔独立，但共用一个胎盘和一个绒毛膜；③形成两个原条与脊索，两个胎儿共用一个胎盘、一个羊膜腔和一个绒毛膜。

2. 双卵双胎　又称假孪生，约占双胎的2/3。卵巢一次排出两个卵，分别受精后发育为胎儿。两个胎儿的性别相同或不同，相貌和生理特性的差异如同一般的兄弟姐妹。

（二）多胎

一次分娩出生两个以上的新生儿，称多胎（multiple birth）。多胎形成的原因与孪生相同，有单卵多胎、多卵多胎及混合多胎等三种类型。多胎的发生率很低。

十、先天性畸形和优生

1. 先天性畸形（congenital malformation）　是由于胚胎发育紊乱所致的出生时即可见的形态结构异常。是出生缺陷的一种。出生缺陷还包括功能、生化代谢和行为等方面的先天性异常。先天性畸形的致畸因素包括遗传因素、环境因素和两者的相互作用。不同发育阶段的胚胎对致畸因子作用的敏感度不同，在胚胎前两周受到致畸因子作用后，胚通常死亡。而胚期3～8周，胚体内细胞增殖分化活跃，最易受致畸因子的干扰而发生畸形，处于致畸敏感期。在胎期，胎儿受致畸因子作用后也会发生畸形，但多属于微观结构异常和功能缺陷，一般不出现宏观形态的畸形。

2. 优生　遗传因素是引起先天性畸形的重要因素，因此在婚前应进行遗传咨询，对不适宜生育的夫妇可建议采取如他精受精等生殖工程学措施。做好孕期保健是防止环境致畸的根本措施，特别是妊娠前8周（致畸敏感期）要尽量预防感染。同时孕期谨慎用药、避免射线照射、戒烟戒酒也是防止胎儿畸形的有效措施。

知识拓展

妊娠期禁用药

抗菌药物中氨基糖苷类如：链霉素、庆大霉素、卡那霉素等易通过胎盘，可能对胎儿或新生儿的第Ⅷ对脑神经和肾脏造成损害，妊娠期禁用。四环素类如：四环素、土霉素、多西环素、米诺环素等，其荧光物质可在牙釉质或骨骼中沉积，影响胎儿和新生儿牙釉质及骨骼发育，严重者可导致宫内发育缓慢，易通过胎盘和渗入乳汁，故妊娠期和哺乳期禁用。抗病毒药物利巴韦林动物实验研究中发现有致畸和杀胚胎作用，妊娠期禁用。

（李　华）

思考题

1. 受精的部位、过程和意义分别是什么？
2. 简述卵裂、胚泡形成和植入。
3. 试述胎盘的血液循环和胎盘屏障的结构组成。

自测题

实验指导

中英文名词对照索引

C

D

E

F

G

H

J

K

L

M

N

P

Q

R

S

T

W

X

Z

参考文献

1. 窦肇华. 人体解剖学与组织胚胎学. 7版. 北京：人民卫生出版社，2017.
2. 柏树令. 系统解剖学. 8版. 北京：人民卫生出版社，2013.
3. 邹仲之. 组织学与胚胎学. 8版. 北京：人民卫生出版社，2013.
4. 陈地龙. 人体解剖学与组织胚胎学. 7版. 北京：人民卫生出版社，2017.
5. 吴建清. 人体解剖学与组织胚胎学实验及学习指导. 北京：人民卫生出版社，2015.
6. 邵旭建. 系统解剖学实验指导. 北京：人民卫生出版社，2016.
7. 夏广军. 正常人体结构. 北京：人民卫生出版社，2016.
8. 盖一峰. 人体解剖学. 3版. 北京：人民卫生出版社，2016.
9. 李和. 组织学与胚胎学. 3版. 北京：人民卫生出版社，2015.
10. 高洪泉. 人体形态与结构. 3版. 北京：人民卫生出版社，2014.
11. 牟兆新. 人体形态与结构. 北京：人民卫生出版社，2014.
12. 王怀生. 解剖学基础. 2版. 北京：人民卫生出版社，2014.
13. 邹锦慧. 正常人体形态结构. 北京：人民卫生出版社，2012.
14. 陈玲珑. 临床应用解剖学. 北京：人民卫生出版社，2011.
15. 孙莉. 组织学与胚胎学. 北京：人民卫生出版社，2011.
16. 高英茂. 组织学与胚胎学. 北京：人民卫生出版社，2005.
17. 徐静. 组织学与胚胎学. 北京：人民卫生出版社，2011.
18. 黄文华. 系统解剖学. 北京：科学出版社，2017.
19. 邹锦慧. 人体解剖学. 5版. 北京：科学出版社，2012.
20. 梅盛平. 人体结构学. 武汉：湖北科学技术出版社，2013.
21. 徐旭东. 人体解剖学. 北京：中国医药科技出版社，2016.
22. 董博，付世杰，魏宏志. 解剖组胚学. 4版. 北京：科学出版社，2016.
23. 翟中和. 细胞生物学. 4版. 北京：高等教育出版社，2011.
24. 王亚平. 组织学与胚胎学. 2版. 北京：科学出版社，2016.
25. 翟显华. 人体解剖学与组织胚胎学. 南京：江苏凤凰教育出版社，2015.